Heidelberger Taschenbücher Band 198
Basistext Pharmazie

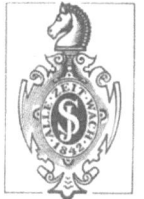

H. P. Latscha   H. A. Klein   J. Kessel

Pharmazeutische Analytik

Begleittext zum Gegenstandskatalog GKP 1

Mit 119 Abbildungen und 33 Tabellen

Springer-Verlag
Berlin Heidelberg New York 1979

Professor Dr. Hans Peter Latscha
Anorganisch-Chemisches Institut
der Universität Heidelberg
Im Neuenheimer Feld 270
6900 Heidelberg 1

Dr. Helmut Alfons Klein
Institut für Organische Chemie der
Universität Kiel
Haus N 21, 2300 Kiel 1

Dr. Jochem Kessel
Hoffmannallee 36
4190 Kleve

ISBN-13: 978-3-540-09259-9   e-ISBN-13: 978-3-642-67231-6
DOI: 10.1007/978-3-642-67231-6

CIP-Kurztitelaufnahme der Deutschen Bibliothek
Latscha, Hans P.:
Pharmazeutische Analytik: Begleittext zum Gegenstandskatalog GKP 1/
H. P. Latscha ; H. A. Klein ; J. Kessel. - Berlin, Heidelberg, New York :
Springer 1979.
(Heidelberger Taschenbücher; Bd. 198: Basistext Pharmazie)

NE: Klein, Helmut A.: ; Kessel, Jochem:

Das Werk ist urheberrechtlich geschützt. Die dadurch begründeten Rechte, insbesondere die der Übersetzung, des Nachdruckes, der Entnahme von Abbildungen, der Funksendung, der Wiedergabe auf photomechanischem oder ähnlichem Wege und der Speicherung in Datenverarbeitungsanlagen bleiben, auch bei nur auszugsweiser Verwertung, vorbehalten.
Bei Vervielfältigungen für gewerbliche Zwecke ist gemäß § 54 UrhG eine Vergütung an den Verlag zu zahlen, deren Höhe mit dem Verlag zu vereinbaren ist.
© by Springer-Verlag Berlin Heidelberg 1979

Die Wiedergabe von Gebrauchsnamen, Handelsnamen, Warenbezeichnungen usw. in diesem Werk berechtigt auch ohne besondere Kennzeichnung nicht zu der Annahme, daß solche Namen im Sinne der Warenzeichen- und Markenschutz-Gesetzgebung als frei zu betrachten wären und daher von jedermann benutzt werden dürften.

Vorwort

Dieses Buch behandelt die Grundlagen der *Analytischen Chemie*. Es setzt dabei Grundlagenkenntnisse in Chemie voraus, wie sie z. B. in den Büchern „Chemie für Pharmazeuten" (Latscha, Klein, Mosebach) oder „Chemie, Basiswissen I" (Latscha, Klein) enthalten sind.

In Stoffauswahl und Anordnung lehnt es sich eng an den GKP1 an. So wurden insbesondere die Dezimaleinteilung und die Reihenfolge der Kapitel übernommen.

Ausführlich behandelt werden die *qualitative* und *quantitative Analyse* (einschließlich der Arzneibuchmethoden), *elektrochemische, optische* und *chromatographische* Methoden.

Die Grundlagen der Kernmagnetischen Resonanzspektroskopie (NMR), Elektronenspinresonanzspektroskopie (ESR), Massenspektrometrie (MS) und Analytische Methoden mit Röntgenstrahlen werden skizziert.

Bei den pharmazeutischen Anwendungsbeispielen wird auf die Angabe von experimentellen Einzelheiten verzichtet. Sie können bei Bedarf in den Arzneibüchern bzw. den Kommentaren hierzu nachgelesen werden.

Das Buch wurde so konzipiert, daß es nicht nur ein Repetitorium zur Prüfungsvorbereitung ist, sondern auch als begleitender Lehrtext für Praktika in Analytischer Chemie von Studenten der Pharmazie, Chemie, Studenten mit Chemie als Nebenfach, sowie Pharmazeutisch-technischen Assistenten benutzt werden kann.

Zum Dank verpflichtet sind wir für konstruktive Kritik und sorgfältiges Lesen der Korrekturen u. a. Frau U. Latscha sowie den Dipl. Chemikern J. Bartel, H. Eisinger und B. Sowodniok.

Heidelberg, im März 1979
H. P. Latscha
H. A. Klein
J. Kessel

Hinweis: Statt der korrekten Bezeichnung Ph.Eur.I bzw. II wurde im Text die gängigere Bezeichnung EuAB verwendet.

Inhaltsverzeichnis

1.	**Qualitative Analyse**	1
	Einleitung	1
1.1.	**Anorganische Verbindungen**	6
1.1.1.	Nachweis wichtiger Elementarsubstanzen	6
1.1.2.	Nachweis wichtiger Anionen	8
1.1.3.	Einzelnachweis und Trennungsgänge wichtiger Kationen	34
	Lösliche Gruppe	34
	$(NH_4)_2CO_3$-Gruppe	39
	$(NH_4)_2S$-Gruppe	43
	H_2S u. HCl-Gruppe	56
1.1.4.	Nachweis besonders wichtiger Ionen neben störenden Fremdionen	73
1.1.5.	Aufschlußmethoden für schwerlösliche anorganische Substanzen	77
1.2.	**Organische Verbindungen**	83
1.2.1.	Nachweis der Elemente	83
1.2.2.	Nachweis funktioneller Gruppen	88
2.	**Grundlagen der quantitativen Analyse**	107
2.1.	**Analytische Geräte**	107
2.1.1.	Waagen	107
2.1.2.	Volumenmeßgeräte für Flüssigkeiten	111
2.2.	**Konzentrationsmaße**	116
2.3.	**Stöchiometrische Grundlagen der quantitativen Analyse**	123
2.3.1.	Grundbegriffe der Stöchiometrie	123
2.3.2.	Berechnung der Gewichtsmengen bei chemischen Umsetzungen	126
2.3.3.	Chemisches Gleichgewicht	128
2.3.4.	Aktivität	131
2.3.5.	Faradaysche Gesetze	134
2.4.	**Statistische Auswertung von Analysendaten**	135
3.	**Klassische quantitative Analyse**	139
3.1.	**Grundlagen der Gravimetrie**	139
3.1.1.	Gravimetrische Grundoperationen	140
3.1.2.	Löslichkeit	145

3.1.3.	Komplexbildung	151
3.1.4.	Niederschlagsbildung	153
3.1.5.	Berechnung der Analysenwerte	156
3.2.	**Gravimetrische Analysen mit anorganischen Fällungsreagenzien**	**159**
3.3.	**Gravimetrische Analysen mit organischen Fällungsreagenzien**	**161**
3.4.	**Grundlagen der Maßanalyse**	**165**
3.4.1.	Konzentrationsmaße	166
3.4.2.	Maßlösungen, Urtitersubstanzen	167
3.4.3.	Berechnungen der Analysen	169
3.4.4.	Indikatoren des Arzneibuches	171
3.5.	**Säure-Base-Titrationen**	**178**
3.5.1.	Theorie der Säuren und Basen	178
3.5.2.	Aziditäts- und Basizitätskonstante	182
3.5.3.	Ionenprodukt des Wassers	185
3.5.4.	pH-Wert	187
3.5.5.	Säure-Base-Reaktionen	195
3.5.6.	"Hydrolyse" (Protolyse)	196
3.5.7.	Puffer	197
3.5.8.	Titrationsmöglichkeiten für Säuren und Basen	202
3.6.	**Titrationen von Säuren und Basen in wäßrigen Lösungen**	**204**
3.6.1.	Titrationskurven	204
3.6.2.	Endpunkte der Titrationen	211
3.6.3.	Titrationsmöglichkeiten	212
3.6.4.	Pharmazeutische Anwendungsbeispiele	213
3.7.	**Titrationen von Säuren und Basen in nichtwäßrigen Lösungen**	**230**
3.7.1.	Physikalisch-chemische Grundlagen	230
3.7.2.	Lösungsmittel und ihre Einflüsse	233
3.7.3.	Titration schwacher Basen	237
3.7.4.	Titration schwacher Säuren	241
3.8.	**Grundlagen der Oxidations- und Reduktionsanalysen**	**243**
3.8.1.	Oxidation und Reduktion	243
3.8.2.	Redoxreaktionen	244
3.8.3.	Redoxpotentiale	245
3.8.4.	Standardpotentiale und Normalpotentiale	245
3.8.5.	Meßelektroden (Indikatorelektroden)	256
3.9.	**Redoxtitrationen**	**258**
3.9.1.	Titrationskurven	258
3.9.2.	Endpunkte der Titrationen	260
3.9.3.	Pharmazeutische Anwendungsbeispiele	262
3.10.	**Fällungstitrationen**	**284**
3.10.1.	Titrationskurven	284
3.10.2.	Endpunkte der Titrationen	286

3.10.3. Pharmazeutische Anwendungsbeispiele: 287
Titrationen nach Mohr, Vollhard und Fajans 287
Titrationen nach Budde 292
3.11. Komplexometrische Titrationen 294
3.11.1. Chelatbildner 294
3.11.2. Titrationsmöglichkeiten mit EDTA 297
3.11.3. Titrationsendpunkte 298
3.11.4. Komplexometrische Arbeitsweisen 299
3.11.5. Titrationskurven 301
3.11.6. Pharmazeutische Anwendungsbeispiele mit Dinatrium-ethylen-diamintetraacetat 303

4. Elektroanalytische Verfahren 310
4.1. Grundlagen der Potentiometrie 310
4.1.1. Allgemeines 310
4.1.2. Meßanordnung (für die Wendepunktmethode) und Meßelektroden . . 312
4.1.3. Anwendungsbereiche 313
4.1.4. Anwendungsbeispiele 313
4.2. Grundlagen der Elektrogravimetrie 320
4.2.1. Allgemeines 320
4.2.2. Trennungen durch Elektrolyse 325
4.2.3. Instrumentelle Anordnung 327
4.2.4. Anwendungen 329
4.3. Grundlagen der Coulometrie 331
4.3.1. Allgemeines 331
4.3.2. Durchführung coulometrischer Messungen 332
4.3.3. Anwendungsbereiche der potentiostatischen Coulometrie 337
4.3.4. Anwendungsbeispiele 340
4.4. Grundlagen der Polarographie 343
4.4.1. Allgemeines und instrumentelle Anordnung 343
4.4.2. Pharmazeutische Anwendungsbeispiele 357
4.5. Grundlagen der Konduktometrie 358
4.5.1. Allgemeines 358
4.5.2. Prinzipielle Anwendung 364
4.6. Grundlagen der Voltametrie 368
4.6.1. Allgemeines 368
4.6.2. Prinzipielle Anwendungen 370
4.7. Grundlagen der Amperometrie 371
4.7.1. Allgemeines 371
4.7.2. Prinzipielle Anwendung 374

5.	**Optische und spektroskopische Analysenverfahren**	378
5.1.	**Grundlagen der Refraktometrie**	378
5.1.1.	Allgemeine Grundlagen	378
5.1.2.	Anwendungsbereich	380
5.2.	**Grundlagen der Polarimetrie**	381
5.3.	**Gemeinsame Grundlagen der Kolorimetrie, Photometrie und Spektroskopie**	384
5.3.1.	Das elektromagnetische Spektrum	384
5.3.2.	Lichtemission	385
5.3.3.	Absorption	386
5.3.4.	Gesetz der Lichtabsorption	387
5.4.	**Grundlagen der Kolorimetrie**	389
5.5.	**Grundlagen der Photometrie**	390
5.5.1.	Flammenphotometrie	391
5.6.	**Grundlagen der Absorptionsspektroskopie und -photometrie im ultravioletten und sichtbaren Bereich**	396
5.6.1.	Molekülanregung	396
5.6.2.	Molekülstruktur und absorbiertes Licht	396
5.6.3.	Meßmethodik	399
5.6.4.	Auswertung und Anwendung	401
5.7.	**Grundlagen der Infrarot – Absorptionsspektroskopie**	402
5.7.1.	Molekülanregung	402
5.7.2.	Absorptionsbereich	404
5.7.3.	Meßmethodik	408
5.7.4.	Anwendungen und Auswertung	408
6.	**Grundlagen der chromatographischen Analysenverfahren**	420
6.1.	Prinzip und Mechanismen der Chromatographie; Kenngrößen	420
6.2.	Papierchromatographie (PC)	429
6.3.	Dünnschichtchromatographie (DC)	433
6.4.	Säulenchromatographie (SC)	436
6.5.	Gaschromatographie (GC)	439
6.6.	Hochdruckflüssigkeitschromatographie (HPLC)	441
6.7.	Ionenaustauscher	443
6.8.	Gelchromatographie	447
6.9.	Affinitätschromatographie	449
7.	**Spezielle Methoden des DAB 7 und der Ph.Eur.**	451
7.1.	**Physikalische Kennzahlen**	451
7.1.1.	Temperaturmessungen mit Thermometern	451

7.1.2.	Dichte	455
7.1.3.	Viskosität	461
7.1.4.	Ethanolgehalt	461
7.1.5.	Trocknungsverlust und Trockenrückstand	461
7.1.6.	Wassergehalt	462
7.2.	**Chemische Kennzahlen**	**463**
7.2.1.	Asche	463
7.2.2.	Säurezahl: Definition, Bestimmung, Bedeutung	464
7.2.3.	Buchnerzahl	464
7.2.4.	Verseifungszahl	464
7.2.5.	Hydroxylzahl	465
7.2.6.	Iodzahl	466
7.2.7.	Unverseifbare Anteile	467
7.2.8.	Esterzahl	467
7.2.9.	Verhältniszahl	468
7.2.10.	Peroxidzahl	468
7.3.	**Nachweisreaktionen und Identitätsprüfungen**	470
7.4.	**Grenzprüfungen**	473
7.5.	**Prüfung auf Verunreinigung**	475
7.6.	**Quantitative Bestimmungsmethoden**	476
7.6.1.	Elemente (S, N, Hal)	476
7.6.2.	Wasser (nach Karl Fischer)	478
7.6.3.	Funktionelle Gruppen ($-NH_2$, $-OH$)	478
8.	**Literaturnachweis und weiterführende Literatur**	479
9.	**Abbildungsnachweis**	485
10.	**Sachverzeichnis**	487

1. Qualitative Analyse

Einleitung

Die *qualitative Analyse* ist jener Teil der analytischen Chemie, der sich mit der qualitativen Zusammensetzung von Stoffen befaßt.

Gegenstand dieses Kapitels ist die *"klassische qualitative Analyse"*. Sie bedient sich chemischer Reaktionen, die für das jeweilige analytische Problem geeignet sind.

Analytisch brauchbare Reaktionen sind vor allem:

<u>Fällungsreaktionen</u> ($Ag^{\oplus} + Cl^{\ominus} \rightleftharpoons AgCl$),
<u>Komplexbildungsreaktionen</u> ($AgCl + 2\ NH_3 \rightleftharpoons [Ag(NH_3)_2]^{\oplus} + Cl^{\ominus}$),
<u>Neutralisationsreaktionen</u> ($NH_3 + HCl \rightleftharpoons NH_4Cl$),
<u>Redoxreaktionen</u> ($2I^{\ominus} + Cl_2 \rightarrow I_2 + 2\ Cl^{\ominus}$),
<u>Gasentwicklungsreaktionen</u> ($FeS + 2\ HCl \rightarrow FeCl_2 + H_2S$).

Analytische Reaktionen liefern einen charakteristischen <u>Niederschlag</u> (Nd.) oder führen zur Auflösung eines Niederschlags; sie bewirken eine charakteristische <u>Farbänderung</u> oder <u>Fluoreszenz,</u> eine <u>Gasentwicklung</u> oder einen deutlich wahrnehmbaren <u>Geruch.</u>

Die *analytischen Reagenzien* lassen sich grob einteilen in <u>Gruppenreagenzien</u> (selektive Reagenzien), die den Nachweis oder die Abtrennung einer größeren Substanzgruppe (mit ähnlichen Eigenschaften) gestatten, und *spezifische Reagenzien,* welche mit ganz bestimmten Substanzen eindeutige Nachweise geben.

<u>Trennungsgänge</u>

Reagieren spezifische Reagenzien mit mehreren Substanzen auf die gleiche Weise, müssen diese Substanzen vorher durch Gruppenreagenzien in verschiedene Gruppen aufgetrennt werden. In der klassischen qualitativen Analyse hat man für verschiedene Substanzen regelrechte

Trennungsgänge entwickelt. Beispiele für Trennungsgänge finden sich auf den S. 40, 41, 47, 57, 62, 68.

Entscheidend für die Brauchbarkeit einer Nachweisreaktion ist auch ihre Empfindlichkeit.

Empfindlichkeit einer Nachweisreaktion

Die Empfindlichkeit läßt sich angeben durch die Erfassungsgrenze EG (Feigel, 1923):

Erfassungsgrenze ist jene geringste Menge eines Stoffes in µg, die in einem zur Durchführung einer bestimmten Nachweisreaktion geeigneten Volumen vorhanden sein muß, um noch eine positive Reaktion zu erhalten.

Man gibt also das jeweilige Volumen an, in dem eine bestimmte Reaktion durchgeführt wird.

Von der IUPAC wurden folgende "Normalvolumina" festgelegt:

Reagenzglastest - 5 ml; kleines Reagenzglas - 1 ml;
Mikroreagenzglas - 0,1 ml;
Tropfen unter dem Mikroskop - 0,01 ml;
Tüpfelanalyse - 0,03 ml.

Die Empfindlichkeit kann auch angegeben werden durch die Grenzkonzentration GK (Hahn, 1930):

Die Grenzkonzentration ist die geringste Konzentration, bei der die Reaktion noch positiv ist.

Im allgemeinen setzt man die Grenzkonzentration als Verhältnis der Masse des zu bestimmenden Stoffes (meist gleich 1 g gesetzt) zur Gesamtmasse der Lösung. $1 : 100\ 000 = 1 : 10^5$ bedeutet: 1 Teil in 100 000 Teilen Lösung oder 10 µg in 1 g Lösung.

Für die Umrechnung zwischen beiden Empfindlichkeitsangaben gilt folgende Gleichung:

$$\text{Grenzkonzentration} = \frac{\text{Erfassungsgrenze (in µg)}}{\text{Arbeitsvolumen (in ml)} \cdot 10^6}$$

Oft verwendet man anstelle des GK-Wertes dessen negativen dekadischen Logarithmus, den pD-Wert.

Analytisch brauchbare Reaktionen haben einen pD-Wert zwischen 3 und 8.

Beachte: Die Empfindlichkeit einer Reaktion wird durch die Anwesenheit anderer Stoffe beeinflußt; meist wird sie verringert.

Die qualitative Analyse

Die häufig heterogene Analysensubstanz wird vor Beginn der Analyse durch physikalische Methoden homogenisiert, so z.B. durch Verreiben in einer Reibschale.

Je nach der Menge der Analysensubstanz, die zur Verfügung steht bzw. mit der die Reaktionen durchgeführt werden, unterscheidet man verschiedene Methoden:

Einteilung nach der Größenordnung

Methode	Stoffmenge (mg)	Volumen (ml)
Makroanalyse	100	5
Halbmikroanalyse	100 - 10	1
Tüpfelanalyse	10	0,03
Mikroanalyse	10 - 0,1	0,01
Ultramikroanalyse	0,1	

Die angegebenen Substanzmengen gelten als Richtwerte für eine Vollanalyse.

Anmerkung: Bei der sog. Spurenanalyse ist der nachzuweisende Bestandteil nur in äußerst geringer Konzentration vorhanden, z.B. Spurenelemente in biologischem Material.

Gang einer qualitativen Analyse

Kennzeichnung der Analyse und Charakterisierung der Substanz
(Art, Menge, Aggregatzustand, Farbe, Geruch usw.)
Vorproben
Lösen der Analysensubstanz
Untersuchung der Anionen
Untersuchung der Kationen
Zusammenstellung der Ergebnisse

Vorproben

Zu den Vorproben gehört: Prüfen des pH-Wertes und des Verhaltens in der Bunsenflamme, spektralanalytische Zerlegung der Flammenfärbung (besonders der durch Befeuchten mit halbkonz. Salzsäure hergestellten, meist flüchtigen Chloride), Prüfung der Löslichkeit in Wasser, verd. Salzsäure, konz. Salzsäure, verd. HNO_3, konz. HNO_3, Königswasser, Aufschlußversuche mit einem unlöslichen Rückstand.

Zu den Vorproben gehört auch die Herstellung der Borax- oder Phosphorsalzperle bestimmter Kationen.

Borax- und Phosphorsalzperle

Durch Schmelzen von Borax oder $NaNH_4HPO_4$ an einer Platindrahtöse oder an einem Magnesiastäbchen erzeugt man eine Perle und nimmt damit etwas Analysensubstanz auf.

Je nachdem, ob im reduzierenden oder oxidierenden Teil der Bunsenflamme erhitzt wird (Abb. 1), ist die Farbe der Perlen bei Anwesenheit bestimmter Metalle verschieden. Häufig zeigen die Perlen auch verschiedene Farben in der Hitze und im kalten Zustand:

Beispiel:

$$Na_2B_4O_7 \cdot 10\ H_2O \xrightarrow{Hitze} Na_2B_4O_7$$
"Borax"

$$3\ Na_2B_4O_7 + Cr_2O_3 \longrightarrow 6\ \underbrace{NaBO_2 + 2\ Cr(BO_2)_3}$$
   "Boraxperle" (smaragdgrün)

$$NaNH_4HPO_4 \xrightarrow{Hitze} NaPO_3 + H_2O + NH_3$$
"Phosphorsalz"

$$3\ NaPO_3 + Cr_2O_3 \longrightarrow \underbrace{Na_3PO_4 + 2\ CrPO_4}$$
   "Phosphorsalzperle" (smaragdgrün)

Die Auswertung der Vorproben hilft bei der Wahl des Aufschlußverfahrens bei unlöslichen Rückständen und bei der Festlegung des Analysenweges.

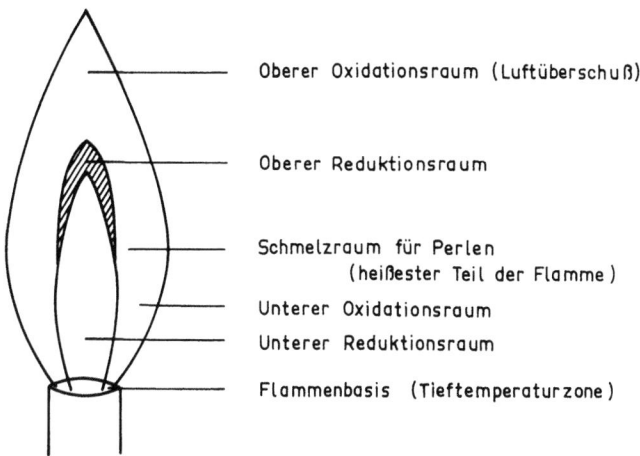

Abb. 1. Flamme des Bunsenbrenners. Anmerkung: In der leuchtenden Flamme geht ein Teil der Kohlenwasserstoffe bei ungenügender Luftzufuhr in Kohlenstoff und Wasser über. Die kleinen festen Kohleteilchen bringen die Flamme zum Leuchten

1.1. Anorganische Verbindungen

1.1.1. Nachweis wichtiger Elementarsubstanzen

|Schwefel|

Prüfung auf elementaren, kristallinen Schwefel, der in CS_2 löslich ist.

Wird beim trockenen Erhitzen der Substanz im Reagenzglas ein gelbes oder braunes Sublimat beobachtet, empfiehlt sich die Prüfung der Analysensubstanz auf elementaren Schwefel.

Man digeriert die Analysensubstanz mit Schwefelkohlenstoff, filtriert durch ein trockenes Papierfilter und läßt das Filtrat eindunsten.

Ein gelber, kristalliner Rückstand spricht für die Anwesenheit von elementarem Schwefel.

Identifizierung: Schwefel verbrennt mit blauer Flamme zu SO_2, kann aber auch durch Oxidation in $SO_4^{2\ominus}$ übergeführt werden. Hierzu wird Schwefel z.B. mit elementarem Brom in wäßriger Lösung erhitzt:
$Br_2 + H_2O \rightarrow HOBr + HBr$; $S_8 + 24\ HOBr + 8\ H_2O \rightarrow 8\ H_2SO_4 + 24\ HBr$.
Über den Nachweis von $SO_4^{2\ominus}$ s.S. 19.

Elementarer Schwefel löst sich mit roter Farbe in Piperidin.

Heparprobe (Heparreaktion)

Schwefel und schwefelhaltige Substanzen geben die Heparreaktion. Hierbei wird der Schwefel zu $S^{2\ominus}$ reduziert und dieses mit elementarem Silber und dem Sauerstoff der Luft zu Ag_2S umgesetzt:
$4\ Ag + 2\ S^{2\ominus} + 2\ H_2O + O_2 \rightarrow 2\ Ag_2S + 4\ OH^{\ominus}$.

Durchführung: Man schmilzt an einer Platindrahtöse oder einem Magnesiastäbchen eine kleine Perle aus Na_2CO_3 an, bringt etwas schwefelhaltige Substanz daran und erhitzt kurz im Oxidationsraum der Bunsenflamme, um $I^{\ominus}$ u. a. zu beseitigen. Anschließend schmilzt man reduzierend in der Spitze der leuchtenden Bunsenflamme und drückt dann die Perle mit einem Pistill mit einem Tropfen Wasser auf ein blankes Silberblech. Die Bildung von schwarzem Ag_2S beweist die Anwesenheit von Schwefel in der Analysensubstanz.

Störung: Se, Te.

Kohlenstoff

Prüfung auf elementaren Kohlenstoff

Eine Probe des getrockneten Rückstandes wird in einem Reagenzglas mit der doppelten Menge gepulverten CuO vermischt und über der Flamme eines Bunsenbrenners erhitzt.

Kohlenstoff verbrennt zu CO_2, das sich im unteren Teil des Reagenzglases sammelt.

Hält man einen Glasstab mit einem Tropfen Barytwasser ($Ba(OH)_2$) in das Reagenzglas, zeigt eine weiße Trübung die Anwesenheit von CO_2 an, s.S. 28. Bei größeren Substanzmengen leitet man das Reaktionsgas in eine Lsg. von $Ba(OH)_2$ ein.

Beachte: $BaCO_3$ löst sich in verdünnter Essigsäure unter Rückbildung von CO_2.

1.1.2. Nachweis wichtiger Anionen

Meist prüft man zuerst mit *Gruppen*reagenzien auf die Anwesenheit bestimmter Anionengruppen. Entsprechend dem Ergebnis dieser Reaktionen führt man dann einen systematischen *Trennungsgang* durch und/oder benutzt die auf den folgenden Seiten angegebenen *Nachweisreaktionen*.

Zum Trennungsgang für Anionen s.S. 73.

Sodaauszug (S.-A.)

Bei Substanzproben, die außer den Alkalimetallen und $NH_4^{\oplus}$ weitere Kationen enthalten, führt man letztere durch Kochen mit Na_2CO_3 (Soda) in schwerlösliche Carbonate oder Hydroxide über. Die interessierenden Anionen liegen dann im Filtrat (Zentrifugat), dem sog. *Sodaauszug* (S.-A.) vor.

Durchführung: Man erhitzt einen Teil der Analysensubstanz mit einer angemessenen Menge Na_2CO_3-Lsg. 5 - 10 min auf dem Wasserbad.

Der Sodaauszug kann gefärbt sein:

gelb - durch $CrO_4^{2\ominus}$; *blau* - durch Cu-Komplexe; *violett* - durch $MnO_4^{\ominus}$; rosa - durch Co-Komplexe; grün oder violett - durch Cr-Komplexe; *schwärzlich* - durch Silberverbindungen; *gelb-grün* - durch $[Fe(CN)_6]^{4\ominus}$ oder $[Fe(CN)_6]^{3\ominus}$.

Im allgemeinen wirkt sich die Farbe des Sodaauszuges beim Anionennachweis nicht störend aus.

Beispiele für Anionen

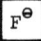

Zum Aufschluß von Fluoriden s.S. 82.

Nachweis von $F^\ominus$

Entfärben von Fe(SCN)$_3$-Lsg.

Eine Lsg. von blutrotem Fe(SCN)$_3$ wird durch Zusatz löslicher Fluoride ganz oder teilweise entfärbt infolge der Bildung von $[FeF_6]^{3\ominus}$.

Entfärbung eines Alizarin-Zirkon-Farblackes

Reagenzlsg.: Teil 1) 0,05 g Zr(NO$_3$)$_4$ werden in 10 ml verd. Salzsäure gelöst und mit 50 ml Wasser verdünnt. Teil 2) 0,05 g alizarinsulfonsaures Natrium werden in 50 ml Wasser gelöst.

Durchführung: Man vermischt gleiche Volumina der beiden Teile des Reagenzes und bringt die Mischung z.B. auf ein Filterpapier. Fügt man einen Tropfen der fluoridhaltigen Probenlsg. hinzu, schlägt die rot-violette Farbe in gelb um. Es bildet sich $[ZrF_6]^{2\ominus}$ und *freier Farbstoff*.

pD = 4,7; EG = 1 µg $F^\ominus$.

Störung: Größere Mengen $SO_4^{2\ominus}$, $S_2O_3^{2\ominus}$, $PO_4^{3\ominus}$, $AsO_4^{3\ominus}$, $C_2O_4^{2\ominus}$, (Fluoroborate, Fluorosilicate).

"Ätzprobe" und "Kriechprobe" ("Tropfenprobe")
Für größere Fluoridmengen geeignet

Konz. H_2SO_4 setzt aus Fluoriden HF in Freiheit. Gasblasen von HF *kriechen* langsam an der Glaswand zur Flüssigkeitsoberfläche empor. Die Glasoberfläche wird *angeätzt* (Bildung von SiF_4), so daß sie nicht mehr von der Schwefelsäure benetzt werden kann und diese wie Wasser an einer fettigen Fläche abläuft.

Störung: Bei Anwesenheit eines Überschusses von Kieselsäure und/oder Borsäure versagen die Proben, weil SiF_4 bzw. BF_3 entstehen, welche Glas nicht ätzen.

"Wassertropfenprobe" (Tetrafluorid-Bleitiegelprobe)
Für größere Fluoridmengen geeignet

Durchführung: 10 - 20 mg der Analysensubstanz werden in einem kleinen Bleitiegel mit einem Überschuß an Kieselsäure vermischt und mit konz. H_2SO_4 zu einem Brei angerührt. Der Tiegel wird mit einem Bleideckel mit Bohrung verschlossen. Auf das Deckelloch legt man feuchtes schwarzes Filterpapier. Beim schwachen Erwärmen (50 - 60°) hydrolysiert das im Tiegel gebildete SiF_4, und das entstandene $SiO_2 \cdot aq$ scheidet sich auf dem Papier als weiße Gallerte ab.

Störung: Die Probe versagt, wenn die Fluoride nicht durch H_2SO_4 zersetzt werden (z.B. Topas) oder bei Gegenwart von viel Borsäure. Diese bildet BF_3, welche zu löslicher H_3BO_3 hydrolysiert.

Entfernung von $F^\ominus$

$F^\ominus$ stört den Analysengang z.B. durch Bildung von $[FeF_6]^{3\ominus}, [TiF_6]^{3\ominus}$ und SiO_2 (aus SiF_4 und Wasser). Zur Entfernung als HF übergießt man die Analysensubstanz im Platin- oder Bleitiegel mit konz. H_2SO_4 und dampft die Lösung bei möglichst tiefer Temperatur bis zum Auftreten von SO_3-Dämpfen ein. Die Fluoride werden dabei in die Sulfate übergeführt.

Beachte: Bei stärkerem Erhitzen bilden sich Metalloxide!

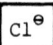

Die Chloride der meisten Metalle sind in Wasser leichtlöslich. Schwerlöslich sind $PbCl_2$, $AgCl$, Hg_2Cl_2.
Durch Reduktion mit Zink/verd. H_2SO_4 werden auch diese Chloride gelöst. Beispiel: $AgCl \xrightarrow{Zn/H_2SO_4} Ag + Cl^\ominus$.

Nachweis von $Cl^\ominus$

$Ag^\oplus$-Ionen (aus $AgNO_3$) aus HNO_3-saurer Lsg. ⎯ weißer käsiger Nd. von *AgCl*, wird am Licht dunkel, lösl. in Wasser 1 : $5 \cdot 10^5$, schwerlösl. in Säuren, löslich in wäßr. NH_3- und $(NH_4)_2CO_3$-Lsg. als Diamminkomplex: $[Ag(NH_3)_2]^\oplus$. Durch Säure wird der Komplex zerstört, und AgCl fällt wieder aus.

Störung: $\underline{CN^\ominus}$; *Abhilfe:* Ausfällen als $Zn(CN)_2$, s.S. 14, oder Austreiben von HCN mit $NaHCO_3$-Lsg., s.S. 14.

$\underline{SCN^\ominus}$, $[Fe(CN)_6]^{4\ominus}$, $[Fe(CN)_6]^{3\ominus}$: *Abhilfe:* Man erhitzt den schwefelsauren S.-A. mit Na_2SO_3 und $CuSO_4$ zum Sieden. Der entstehende Nd.

enthält CuSCN, $Cu_2[Fe(CN)_6]$ und $Cu_3[Fe(CN)_6]_2$. Das Filtrat wird zur Hälfte eingedampft und mit HNO_3 und $AgNO_3$ auf $Cl^\ominus$ geprüft.

$Br^\ominus$, $I^\ominus$; *Abhilfe:* a) Der gründlich ausgewaschene Nd. von AgCl, AgBr und AgI wird in Wasser suspendiert und in der Kälte mit ca. 1 ml verd. $K_3[Fe(CN)_6]$-Lsg. und einigen Tropfen etwa 3%iger wäßr. NH_3-Lsg. versetzt.
Bei Anwesenheit von $Cl^\ominus$ bildet sich braunes $Ag_3[Fe(CN)_6]$.
b) Schüttelt man den Silberniederschlag der Halogenide mit $(NH_4)CO_3$-Lsg., so geht nur AgCl in Lsg. Das Filtrat kann man nun entweder mit HNO_3 ansäuern oder mit einer kleinen Menge KBr versetzen. Im ersten Fall wird der Komplex zerstört und AgCl fällt wieder aus. Im zweiten Fall fällt AgBr aus, weil die geringe $Ag^\oplus$-Konzentration aus dem Gleichgewicht $[Ag(NH_3)_2]^\oplus \rightleftharpoons Ag^\oplus + 2\,NH_3$ ausreicht, um das Löslichkeitsprodukt von AgBr zu überschreiten.

$Br^\ominus$, $CN^\ominus$, $SCN^\ominus$. *Abhilfe:* Man beseitigt diese störenden Ionen durch Oxidation mit konz. HNO_3 in der Hitze. Anschließend reduziert man AgCl mit 0,1 N NaOH und Formalin. $Cl^\ominus$ läßt sich im Filtrat nachweisen.

$\boxed{Br^\ominus}$

Die Löslichkeit der Bromide ist derjenigen der Chloride ganz entsprechend; mit Ausnahme von AgBr, Hg_2Br_2 und $PbBr_2$ sind sie leichtlöslich.

$Ag^\oplus$-Ionen (aus $AgNO_3$) — aus HNO_3-saurer Lsg. gelber, käsiger Nd. von *AgBr*, löslich in Wasser 1 : $3,5 \cdot 10^6$, löslich unter Komplexbildung in KCN-, in $Na_2S_2O_3$- und konz. NH_3-Lsg.; unlöslich in HNO_3.

Beachte: AgBr verhält sich wie AgCl, nur ist es in wäßriger NH_3-Lsg. schwerer löslich als AgCl. In $(NH_4)_2CO_3$ ist AgBr unlöslich; Trennungsmöglichkeit!

Chlorwasser — scheidet aus wäßriger Lsg. Br_2 aus, das sich in Chloroform oder Tetrachlorkohlenstoff mit brauner Farbe löst: $Cl_2 + 2\,Br^\ominus \rightarrow 2\,Cl^\ominus + Br_2$. Durch überschüssiges Chlorwasser wird Br_2 in weingelbes *BrCl* umgewandelt.

Nachweis mit $K_2Cr_2O_7$

Mischt man die Analysensubstanz mit festem $\underline{K_2Cr_2O_7}$, übergießt mit $\underline{konz.\ H_2SO_4}$ und erhitzt vorsichtig, entweichen $\underline{Br_2}$-Dämpfe:

$$K_2Cr_2O_7 + 6\ KBr + 7\ H_2SO_4 \rightarrow 3\ Br_2 + 4\ K_2SO_4 + Cr_2(SO_4)_3 + 7\ H_2O.$$

Nachweis mit Fluorescein

Man erhitzt die zu prüfende Lsg. mit $\underline{KMnO_4 + H_2SO_4}$ im Reagenzglas und bedeckt seine Öffnung mit $\underline{Fluoresceinpapier}$. Bei Anwesenheit von $Br^\ominus$ wird dieses zu $\underline{Br_2}$ oxidiert, welches das gelbe Fluorescein zu **rosafarbenem** *Eosin* (Tetrabromfluorescein) bromiert.

Zur Darstellung des Fluoresceinpapiers tränkt man Filterpapier mit einer gesättigten Lsg. von Fluorescein in 50%igem Ethanol und trocknet das Papier.

pD = 5; EG = 3 µg $Br^\ominus$

Beachte: $I^\ominus$ stört nicht, weil es zu $IO_3^\ominus$ oxidiert wird.

Störung: $S^{2\ominus}$ (Entfernung: Kochen mit Essigsäure), $S_2O_3^{2\ominus}$, $CN^\ominus$, $SCN^\ominus$.

$\boxed{I^\ominus}$

Reaktion auf $I^\ominus$

$Ag^\oplus$-Ionen (aus $AgNO_3$) — gelber käsiger Nd. von $\underline{AgI}$, löslich in Wasser 1 : 4·10^8, unlösl. in HNO_3 und NH_3-Lsg., leicht lösl. in KCN- und $Na_2S_2O_3$-Lsg.: $AgI + 2\ CN^\ominus \rightleftharpoons [Ag(CN)_2]^\ominus + I^\ominus$,
$AgI + 2\ S_2O_3^{2\ominus} \rightleftharpoons [Ag(S_2O_3)_2]^{3\ominus} + I^\ominus$.

pD = 8,2.

$\underline{Konz.\ H_2SO_4}$ — in der Kälte. Ausscheidung von $\underline{Iod}$:
$2\ KI + 2\ H_2SO_4 \rightarrow I_2 + SO_2 + K_2SO_4 + 2\ H_2O$.

$\underline{Chlorwasser}$-*Iod*ausscheidung: $2\ I^\ominus + Cl_2 \rightarrow 2\ Cl^\ominus + I_2$.

Durch überschüssiges Chlor wird I_2 in verd. Lsg. zu $\underline{HIO_3}$, in konzentrierter und stark saurer Lsg. zu $\underline{ICl_3}$ oxidiert. Beide Substanzen sind farblos.

Störung: $CN^\ominus$, es bildet sich farbloses ICN.

Abhilfe: Ausfällen von $CN^\ominus$ als $Zn(CN)_2$ oder Abdestillieren von HCN aus $NaHCO_3$-haltiger Lsg.

Durchführung: Zu der Probenlösung gibt man Chloroform oder Tetrachlorkohlenstoff und fügt langsam Chlorwasser hinzu. Das Chloroform färbt sich zunächst rotviolett (I_2); bei weiterem Zusatz von Chlorwasser wird es wieder farblos ($IO_3^\ominus$ und ICl_3).

Nach der Oxidation von $I^\ominus$ zu $IO_3^\ominus$ kann man das überschüssige Cl_2 durch Ameisensäure zerstören, KI-Lsg. hinzufügen und das entstandene I_2 mit Stärkelösung nachweisen: $IO_3^\ominus + 5\ I^\ominus + 6\ H_3O^\oplus \rightarrow 3\ I_2 + 9\ H_2O$.

<u>Konz. HNO_3</u> — setzt I_2 frei. Räuchert man einen essigsauren Tropfen der Probenlösung auf einem Filterpapier über konz. HNO_3, läßt sich das gebildete I_2 mit Stärkelsg. nachweisen. $Cl^\ominus$, $Br^\ominus$, $SCN^\ominus$ stören nicht!

$\boxed{CN^\ominus}$

Mit $\underline{Ag^\oplus}$ — weißer Nd. von $\underline{AgCN}$, schwerlösl. in Säuren, lösl. in NH_3, $S_2O_3^{2\ominus}$ und überschüssigem $CN^\ominus$.

Außer AgCN gehen alle Cyanide in den S.–A. Da sich mit vielen Schwermetallen sehr stabile, lösl. Komplexe bilden, muß aber auch in der Ursubstanz auf $CN^\ominus$ geprüft werden.

Alle Cyanide, auch die komplexen, werden durch konz. H_2SO_4 zerstört:

$K_4[Fe(CN)_6] + 3\ H_2SO_4 \rightarrow 2\ K_2SO_4 + FeSO_4 + 6\ \underline{HCN}$

$6\ HCN + 3\ H_2SO_4 + 6\ H_2O \rightarrow 3\ (NH_4)_2SO_4 + 6\ \underline{CO} \uparrow$

Nachweisreaktionen

<u>Nachweis als $SCN^\ominus$</u>

Mit <u>Schwefel</u> von Polysulfiden $(NH_4)_2S_x$, ("gelbes Schwefelammon") bildet sich mit $CN^\ominus$ beim Erwärmen $\underline{SCN^\ominus}$, das nach dem Ansäuern mit verd. Salzsäure mit $Fe^{3\oplus}$-Ionen blutrotes, lösliches $\underline{Fe(SCN)_3}$ gibt, s.S. 51.

pD = 4,7; EG = 1 µg $CN^\ominus$.

Störung: SCN^-. *Abhilfe:* CN^- kann vor der Umwandlung als $Zn(CN)_2$ abgetrennt werden.

Nachweis als Berliner Blau

In alkalischer Lsg. bilden Fe^{2+}-Ionen mit überschüssigen CN^--Ionen $[Fe(CN)_6]^{4-}$-Ionen. Durch Zugabe von Fe^{3+} und Ansäuern entsteht *Berliner Blau*, s.S. 29.

pD = 6,2; EG = 0,02 µg CN^-.

Nachweis durch Komplexbildung

Mit einer $CuSO_4$-Lsg. und H_2S stellt man auf einem Filterpapier einen schwarzen Fleck von *CuS* her.

Bringt man auf den Fleck einen Tropfen der cyanidhaltigen Probenlsg., so wird dieser unter Bildung von $[Cu(CN)_4]^{3-}$ entfärbt.

Nachweis mit Benzidin-Kupferacetat

Reagenzlösung: Unmittelbar vor Gebrauch vermischt man gleiche Volumina einer 1%igen ethanolischen Benzidinlsg. und einer 0,3%igen wäßrigen Kupferacetatlsg. Damit tränkt man einen Filterpapierstreifen.

Durchführung: Einen sehr kleinen Teil der Analysensubstanz übergießt man mit verd. Salzsäure und hält den präparierten Papierstreifen darüber. Deutliche *Blaufärbung* zeigt nach einigen Minuten CN^- an.

Die Reaktion dient zum Nachweis sehr kleiner Mengen HCN!

Störung: SCN^- zeigt eine viel schwächere Färbung. *Abhilfe:* Eine wäßrige Lösung bzw. Aufschlämmung der Analysensubstanz wird mit Essigsäure oder NaOH neutralisiert, mit etwas $NaHCO_3$ versetzt und mit dem präparierten Papierstreifen geprüft. Unter diesen Bedingungen wird nur HCN frei!

$\boxed{SCN^{\ominus}}$

Alle Thiocyanate *außer* mit den Kationen $Ag^{\oplus}$, $Cu^{\oplus}$, $Hg^{2\oplus}$, $Pb^{2\oplus}$ sind in Wasser leicht löslich.

Mit Ausnahme von AgSCN gehen die schwerlösl. Thiocyanate in den S.–A.

AgSCN bleibt im Rückstand.

Thiocyanate (Rhodanide) geben die Heparreaktion, s.S. 6.

$Ag^{\oplus}$-Ionen (aus $AgNO_3$) — weißer Nd. von *AgSCN*, lösl. in konz. NH_3-Lsg. als Amminkomplex, lösl. in neutraler $SCN^{\ominus}$-Lsg. als $[Ag(SCN)_2]^{\ominus}$.

Durch Glühen des Nd. im Porzellantiegel bis zur dunklen Rotglut läßt sich *AgSCN* in schwarzes *Ag_2S* überführen.

Beachte: AgBr und AgCl bleiben unverändert. Diese Methode bietet eine Möglichkeit zur Trennung von $SCN^{\ominus}$, $Cl^{\ominus}$, $Br^{\ominus}$.

$Fe^{3\oplus}$-Ionen — in schwach saurer Lsg. blutrotes, in Ether lösl. *$Fe(SCN)_3$:*

Durch überschüssige $Fe^{3\oplus}$-Ionen werden Störungen durch $F^{\ominus}$, $PO_4^{3\ominus}$ usw. vermieden.

Eine Störung durch Cyanoferrate kann durch Fällen der Cyanoferrate aus schwach HNO_3-saurer Lsg. mit $Cd^{2\oplus}$-Ionen - vor der Zugabe der $Fe^{3\oplus}$-Ionen - oder durch Ausethern von $Fe(SCN)_3$ verhindert werden.

pD = 5,8; EG = 0,05 µg $SCN^{\ominus}$.

Nachweis mit der Iod-Azid-Reaktion

$SCN^{\ominus}$ katalysiert die Iod-Azid-Reaktion, s.S. 21.

Störung: $S^{2\ominus}$, $S_2O_3^{2\ominus}$. *Abhilfe:* Fällen dieser Ionen mit $HgCl_2$.

pD = 4,5; EG = 0,9 µg $SCN^{\ominus}$

$\boxed{ClO_3^{\ominus}}$

Reduktionsmittel reduzieren Chlorate zu $Cl^{\ominus}$. In *saurer* Lsg.: H_2SO_3, naszierender Wasserstoff, $FeSO_4$; in *alkalischer* Lsg.: Zink oder Aluminium.

$ClO_4^{\ominus}$

$K^{\oplus}$-Ionen (aus KCl) — weißer, kristalliner Nd. von $\underline{KClO_4}$, wenig lösl. in kaltem Wasser, gut lösl. in heißem Wasser.

Nachweis durch Reduktion zu $Cl^{\ominus}$

Frisch gefälltes $\underline{Fe(OH)_2}$ reduziert $ClO_4^{\ominus}$ in neutraler bis schwach alkalischer Lsg. bei längerem Kochen zu $\underline{Cl^{\ominus}}$. Im Filtrat wird wie üblich auf $Cl^{\ominus}$ geprüft.

In saurer Lsg. Reduktion mit $\underline{Ti^{3\oplus}\text{-Ionen}}$ (aus $Ti(SO_4)_2$ mit Eisenpulver).

$BrO_3^{\ominus}$

$Ag^{\oplus}$-Ionen (aus $AgNO_3$) — in konz. Lsg. weißer bis schwachgelber Nd. von $\underline{AgBrO_3}$, lösl. in Wasser 1 : 170, lösl. in wäßr. NH_3, unlösl. in verd. HNO_3.

pD = 2,2.

Reduktionsmittel (naszierender Wasserstoff, HI, SO_2, H_2S) verursachen Ausscheidung von $\underline{Br_2}$, das von überschüssigem Reduktionsmittel zu $\underline{Br^{\ominus}}$ reduziert wird:

$$2\,BrO_3^{\ominus} + 5\,SO_2 + 4\,H_2O \rightarrow Br_2 + 5\,SO_4^{2\ominus} + 8\,H^{\oplus};$$

$$Br_2 + SO_2 + 2\,H_2O \rightarrow 2\,HBr + H_2SO_4.$$

$\underline{MnSO_4}$ reduziert $BrO_3^{\ominus}$ in schwefelsaurer Lsg. zu $Br^{\ominus}$ und wird selbst zu $Mn^{3\oplus}$ (rosa) oxidiert. Das $Br^{\ominus}$ reagiert mit $BrO_3^{\ominus}$ zu Br_2, das seinerseits $Mn^{3\oplus}$ zu $\underline{MnO_2}$ (braune Flocken) weiteroxidiert.

pD = 4.

Störung: Br_2.

$IO_3^{\ominus}$

Reaktionen auf $IO_3^{\ominus}$

$Ag^{\oplus}$-Ionen (aus $AgNO_3$) — aus neutraler Lsg. weißer, käsiger Nd. von $\underline{AgIO_3}$, lösl. in Wasser 1 : $5\cdot 10^3$, lösl. in wäßr. NH_3 und

$(NH_4)_2CO_3$-Lsg., ziemlich schwerlösl. in verd. HNO_3.

pD = 4,4.

$Ba^{2\oplus}$-Ionen (aus $BaCl_2$) — weißer Nd. von $\underline{Ba(IO_3)_2}$, lösl. in Wasser 1 : 2000, lösl. in HNO_3.

pD = 3,7.

Pyrogallol wird von $IO_3^{\ominus}$ in saurer Lsg. unter Braunfärbung zu Purpurogallin (Trihydroxy-benz-α-tropolon) oxidiert.

pD = 5,3.

Reduktionsmittel (z.B. naszierender Wasserstoff aus HCl + Zn, H_2SO_3, H_2S, HI) — Iodausscheidung.

Beachte: Überschüssiges Reduktionsmittel reduziert I_2 weiter zu $I^{\ominus}$.

Beispiel:

$$2\ HIO_3 + 5\ H_2SO_3 \rightarrow I_2 + 5\ H_2SO_4 + H_2O;$$

$$I_2 + H_2SO_3 + H_2O \rightarrow 2\ HI + H_2SO_4.$$

I_2 kann mit Stärke, $I^{\ominus}$ u.a. als AgI nachgewiesen werden.

Mit H_3PO_2 (Unterphosphorige Säure) erfolgt die Reduktion von $IO_3^{\ominus}$ zu I_2 bereits in der Kälte; dies ist ein Unterschied zu $ClO_3^{\ominus}$ und $BrO_3^{\ominus}$!

$\boxed{CrO_4^{2\ominus}}$

Reaktionen auf $CrO_4^{2\ominus}$ und $Cr_2O_7^{2\ominus}$

Zwischen $CrO_4^{2\ominus}$ und $Cr_2O_7^{2\ominus}$ besteht ein pH-abhängiges Gleichgewicht:

$$2\ CrO_4^{2\ominus} + 2\ H^{\oplus} \rightleftharpoons Cr_2O_7^{2\ominus} + H_2O,$$
gelb   rot

$$Cr_2O_7^{2\ominus} + 2\ OH^{\ominus} \rightleftharpoons 2\ CrO_4^{2\ominus} + H_2O.$$
rot   gelb

$Ba^{2\oplus}$-Ionen (aus $BaCl_2$) — aus neutraler oder schwach essigsaurer Lsg. gelber Nd. von *$BaCrO_4$*, unlösl. in Essigsäure, lösl. in starken Säuren. $Lp_{BaCrO_4} = 2,4 \cdot 10^{-10}$.

$Ag^{\oplus}$-Ionen (aus $AgNO_3$) — braunroter bis dunkelroter kristalliner Nd. von *Ag_2CrO_4*- bzw. *$Ag_2Cr_2O_7$*, lösl. in HNO_3, wäßr. NH_3. $Lp_{Ag_2CrO_4} = 1,8 \cdot 10^{-12}$.

Störung: Halogenid-Ionen.

Reduktionsmittel (H_2S, H_2SO_3, Ethanol, HI) — in saurer Lsg. grünes *Cr(III)-salz:* $K_2Cr_2O_7 + 3\ H_2SO_3 \rightarrow Cr_2(SO_4)_3 + K_2SO_4 + 4\ H_2O$.

Chromperoxid-Bildung, s.S. 54.

Störung: Reduktionsmittel.

$Pb^{2\oplus}$-Ionen (aus $Pb(CH_3CO_2)_2$) — aus neutraler oder essigsaurer Lsg. gelber, kristalliner Nd. von *$PbCrO_4$*, lösl. in HNO_3 (1 : 1) und starken Laugen.

$Lp_{PbCrO_4} = 1,8 \cdot 10^{-14}$.

Störung: Halogenid-Ionen, $SO_4^{2\ominus}$.

$\boxed{MnO_4^{\ominus}}$

$MnO_4^{\ominus}$ färbt bei Abwesenheit reduzierender Substanzen den S.—A. rotviolett.

Reaktionen auf $MnO_4^{\ominus}$

Reduktionsmittel

a) In *saurer* Lsg. in der Wärme Entfärbung unter Bildung von Mn(II)-salzen.

Reduktionsmittel: H_2S, H_2SO_3, HCl, KI, $H_2C_2O_4$, $FeSO_4$, H_2O_2.

b) In *alkalischer* Lsg. Entfärbung unter Bildung von MnO_2.

Reduktionsmittel: Na_2SO_3, Ameisensäure HCOOH und ihre Salze.

$\boxed{SO_4^{2\ominus}}$

Mit Ausnahme von $BaSO_4$, $SrSO_4$, $CaSO_4$, $PbSO_4$ und den basischen Sulfaten von $Bi^{3\oplus}$, $Cr^{3\oplus}$, $Hg^{2\oplus}$ sind alle Sulfate wasserlöslich. Die basischen Sulfate sind säurelöslich.

$PbSO_4$ und $CaSO_4$ lösen sich beim Kochen in konz. Salzsäure.
$SrSO_4$ geht beim Kochen mit konz. Salzsäure merklich in Lösung.
$BaSO_4$ löst sich beim Kochen in konz. Salzsäure nur spurenweise.

Beim Kochen mit Na_2CO_3-Lsg. gehen die meisten Sulfate in Lsg.

Zum *Aufschluß* von Sulfaten s.S. 77.

Nachweisreaktionen

$SO_4^{2\ominus}$-Ionen zeigen die Heparreaktion, s.S. 6.

$Ba^{2\oplus}$-Ionen (aus $BaCl_2$) fällen aus HCl-saurer Lsg. weißes, schwerlösl. *BaSO₄:* $L_{P_{BaSO_4}} = 10^{-10}$.

Um Konzentrationsniederschläge zu vermeiden, fällt man aus nicht zu konzentrierter Lsg.

$Pb^{2\oplus}$-Ionen (aus $Pb(CH_3CO_2)_2$) — weißer Nd. von *PbSO₄*, schwerlösl. in Wasser und Säuren.

Nachweis als $BaSO_4$-$KMnO_4$-Mischkristalle

Bei Anwesenheit von $KMnO_4$ bildet sich ein rotvioletter $BaSO_4$-Nd., der $MnO_4^\ominus$-Ionen eingelagert enthält.

pD = 4,3; EG = 2,5 µg $SO_4^{2\ominus}$.

$\boxed{SO_3^{2\ominus}}$

$Ag^\oplus$-Ionen (aus $AgNO_3$) — weißer Nd. von *Ag₂SO₃*, schwerlösl. in Essigsäure, lösl. in wäßr. NH_3, HNO_3, $SO_3^{2\ominus}$-Überschuß.

$Ba^{2\oplus}$ (aus $BaCl_2$), $Pb^{2\oplus}$ (aus $Pb(CH_3CO_2)_2$) und $Sr^{2\oplus}$ (aus $Sr(NO_3)_2$) — weißer Nd. von *BaSO₃*, bzw. *PbSO₃* bzw. *SrSO₃*. Die Niederschläge sind schwerlösl. in verd. Essigsäure, leichtlösl. in verd. HNO_3.

Nachweis nach Überführung in $SO_4^{2\ominus}$

$SO_3^{2\ominus}$ wird in saurer Lsg. durch $\underline{H_2O_2}$ zu $SO_4^{2\ominus}$ oxidiert, das z.B. als $BaSO_4$ nachgewiesen werden kann.

Störung: $SO_4^{2\ominus}$; *Abhilfe:* Man fällt $SO_3^{2\ominus}$ und $SO_4^{2\ominus}$ gemeinsam aus neutraler oder schwach ammoniakalischer Lsg. als $BaSO_3$ und $BaSO_4$. Digeriert man den Nd. mit 2 M HCl, geht nur $BaSO_3$ in Lsg. In dem angesäuerten Filtrat kann es mit H_2O_2 zu $SO_4^{2\ominus}$ oxidiert werden.

Nachweis durch Geruch

Durch Verreiben von fester Substanz mit $\underline{KHSO_4}$ oder durch Ansäuern mit $\underline{H_2SO_4}$ wird *SO_2* freigesetzt, das einen stechenden Geruch hat:

$Na_2SO_3 + H_2SO_4 \rightarrow Na_2SO_4 + H_2O + SO_2 \uparrow$.

Störung: Acetat.

Nachweis als $Na_5[Fe(CN)_5SO_3]$

Eine neutrale $SO_3^{2\ominus}$-Lsg. bildet mit einem Gemisch von $ZnSO_4$, $K_4[Fe(CN)_6]$ und $Na_2[Fe(CN)_5NO] \cdot 2 H_2O$ einen roten Nd. von *$Na_5[Fe(CN)_5SO_3]$*.

Reagenzlsg.: Kaltgesättigte $ZnSO_4$-Lsg. + verd. $K_4[Fe(CN)_6]$-Lsg. + einige Tropfen einer 1%igen Dinatriumpentacyanonitrosylferrat(II)-Lsg. (Nitroprussid-Natrium-Lsg.).

$\boxed{S_2O_3^{2\ominus}}$

BaS_2O_3, $Ag_2S_2O_3$ und PbS_2O_3 sind schwerlöslich.

Das $S_2O_3^{2\ominus}$-Ion *aller* Thiosulfate geht in den S.—A.

Die Anwesenheit von $S_2O_3^{2\ominus}$ läßt sich häufig schon daran erkennen, daß sich $S_2O_3^{2\ominus}$ beim Ansäuern mit Salzsäure zersetzt, wobei die Lsg. durch ausgeschiedenen Schwefel milchig trüb wird:

$H_2S_2O_3 \rightarrow S\downarrow + SO_2\uparrow + H_2O$.

SO_2 kann am Geruch erkannt werden.

Ag$^{\oplus}$-Ionen (aus AgNO$_3$) — mit S$_2$O$_3^{2\ominus}$-Ionen zunächst ein weißer Nd. Dieser zersetzt sich unter allmählicher Schwarzfärbung ("Sonnenuntergang") unter Bildung von <u>Ag$_2$S</u>:

$$Ag_2S_2O_3 + H_2O \rightarrow Ag_2S\downarrow + H_2SO_4.$$

Störung: S$^{2\ominus}$. *Abhilfe:* Ausfällen von S$^{2\ominus}$ mit Cd$^{2\oplus}$-Ionen (aus Cd(CH$_3$CO$_2$)$_2$) aus dem S.–A. vor dem Ansäuern.

Nachweis mit der Iod-Azid-Reaktion s. unten.

Störung: S$^{2\ominus}$, SCN$^{\ominus}$.

<u>Nachweis nach Überführung in SO$_4^{2\ominus}$</u>

S$_2$O$_3^{2\ominus}$ kann durch Erhitzen mit Chlor- oder Bromwasser in SO$_4^{2\ominus}$ übergeführt und als solches identifiziert werden.

Störung: S$^{2\ominus}$, SO$_3^{2\ominus}$, SO$_4^{2\ominus}$, SCN$^{\ominus}$.
Abhilfe: Vorherige Abtrennung von S$^{2\ominus}$ als CdS, von SO$_4^{2\ominus}$ als SrSO$_4$, von SO$_3^{2\ominus}$ als SrSO$_3$. SCN$^{\ominus}$ kann mit Ni(NO$_3$)$_2$ und Pyridin als [Ni(Py)$_4$](SCN)$_2$ gefällt werden.

$\boxed{S^{2\ominus}}$

Alle Sulfide geben die Heparreaktion, s.S. 6.
Alle Sulfide geben die Iod-Azid-Reaktion.

Iod-Azid-Reaktion

Eine reine Lsg. von NaN$_3$ und I$_2$ ist beständig. Schwefel mit der Oxidationszahl -2 katalysiert die Zersetzung der Lsg.:

$$I_2 + S^{2\ominus} \rightarrow 2\ I^{\ominus} + S; \quad S + 2\ NaN_3 \rightarrow Na_2S + 3\ N_2\uparrow.$$

Die Iod-Lsg. wird entfärbt, und eine heftige N$_2$-Entwicklung tritt auf.

Störung: $SCN^{\ominus}$, $S_2O_3^{2\ominus}$.

Reagenzlsg.: Sie besteht aus gleichen Teilen einer 0,2 M NaN_3-Lsg. und einer 0,1 M $KI \cdot I_2$-Lsg.

pD = 6,4; EG = 0,02 µg $S^{2\ominus}$.

Viele Sulfide entwickeln mit Salzsäure $\underline{H_2S}$. Sulfide, die mit Salzsäure nicht reagieren, lassen sich mit Zink *und* Salzsäure zu $\underline{H_2S}$ umsetzen. H_2S kann z.B. mit $Pb^{2\oplus}$-Ionen schwarzes PbS bilden.

$\underline{Pb^{2\oplus}\text{-Ionen}}$ (aus $Pb(CH_3CO_2)_2$) oder $\underline{Ag^{\oplus}\text{-Ionen}}$ (aus $AgNO_3$) — schwarzer, schwerlöslicher Nd. von *PbS* bzw. *Ag_2S*.

pD (für PbS) = 4,1.

Nachweis als $[Fe(CN)_5NOS]^{4\ominus}$

Lösliche Sulfide geben mit $\underline{Na_2[Fe(CN)_5NO] \cdot 2\ H_2O}$ Dinatriumpentacyanonitrosylferrat(II), Nitroprussid-Natrium) in wäßriger Na_2CO_3-Lsg. eine tief violette Färbung:

$$[Fe(CN)_5NO]^{2\ominus} + S^{2\ominus} \rightarrow [Fe(CN)_5NOS]^{4\ominus}.$$

Störung: Zu große $OH^{\ominus}$-Konzentration.

pD = 4,7; EG = 0,6 µg $S^{2\ominus}$ pro 0,03 ml.

$\boxed{NO_2^{\ominus}}$

Nachweis durch Reduktion zu NH_3.

Mit Zink, Aluminium oder Devardascher Legierung (50% Cu, 45% Al, 5% Zn) und NaOH wird $NO_2^{\ominus}$ zu $\underline{NH_3}$ reduziert. NH_3-Nachweis s.S. 34.

Störung: $NO_3^{\ominus}$, $CN^{\ominus}$, $NH_4^{\oplus}$.

Nachweis durch Oxidation von $I^\ominus$ zu Iod

KI wird in essigsaurer Lsg. von $NO_2^\ominus$ zu I_2 oxidiert:

$$2\ NO_2^\ominus + 4\ H_3O^\oplus + 2\ e \rightarrow 2\ NO + 6\ H_2O;$$
$$2\ I^\ominus \rightarrow I_2 + 2\ e.$$

I_2 kann z.B. mit Stärkelösung nachgewiesen werden.

Störung: Oxidationsmittel, $Br^\ominus$, $I^\ominus$, $S^{2\ominus}$, $S_2O_3^{2\ominus}$, $SCN^\ominus$, $[Fe(CN)_6]^{3\ominus}$, $[Fe(CN)_6]^{4\ominus}$.

pD = 6,3; EG = 0,005 µg $NO_2^\ominus$ pro 0,01 ml.

Nachweis mit "Lunges Reagenz"

Reagenzlösung: Teil a): 1%ige Lsg. von Sulfanilsäure in 30%iger Essigsäure; Teil b): 0,3%ige Lsg. von α-Naphthylamin in 30%iger Essigsäure.

Die beiden Teile der Lösung gibt man erst zum Nachweis von $NO_2^\ominus$ zusammen.

Reaktionsverlauf: In saurer Lsg. wird Sulfanilsäure durch HNO_2 diazotiert und mit α-Naphthylamin zu einem roten Azofarbstoff gekuppelt:

$$HO_3S-\langle\bigcirc\rangle-N=N-\langle\bigcirc\bigcirc\rangle-NH_2$$

pD = 6,7; EG = 0,01 µg $NO_2^\ominus$.

Störung: $Br^\ominus$, $I^\ominus$, $ClO_3^\ominus$, $IO_3^\ominus$, $S^{2\ominus}$, $SO_3^{2\ominus}$, $S_2O_3^{2\ominus}$, $SCN^\ominus$, $CrO_4^{2\ominus}$, $[Fe(CN)_6]^{3\ominus}$, $[Fe(CN)_6]^{4\ominus}$.

Abhilfe: Man neutralisiert den S.-A. mit 5 M Essigsäure, macht mit 2 M Na_2CO_3-Lsg. schwach alkalisch und versetzt diese Lsg. mit einer gesättigten Ag_2SO_4-Lsg.

Ist $SO_3^{2\ominus}$ oder $CrO_4^{2\ominus}$ anwesend, versetzt man die schwach alkalische Lsg. mit einer $BaCl_2$-Lsg. Mit dem Filtrat führt man den obigen Nachweis durch.

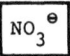

Nachweis durch Reduktion zu NH_3

Mit Zink, Aluminium oder Devardascher Legierung (s.o.) und NaOH wird $NO_3^{\ominus}$ zu NH_3 reduziert. NH_3-Nachweis s.S. 34.

Störung: $NO_2^{\ominus}$, $CN^{\ominus}$, $NH_4^{\oplus}$.

Nachweis nach Reduktion zu $NO_2^{\ominus}$ mit Lunges Reagenz

$NO_3^{\ominus}$ kann mit Zink und Salzsäure zu $NO_2^{\ominus}$ reduziert und dann indirekt über das $NO_2^{\ominus}$-Ion nachgewiesen werden. Zum Nachweis von $NO_2^{\ominus}$ s.S. 22.

pD = 6,0; EG = 0,05 µg $NO_3^{\ominus}$.

Störung: $NO_2^{\ominus}$.

Abhilfe: Zerstörung von $NO_2^{\ominus}$ durch Kochen mit Harnstoff, Amidosulfonsäure oder NaN_3:

$$HSO_3-NH_2 + HNO_2 \rightarrow N_2 + H_2O + H_2SO_4.$$

"Ringprobe"

Versetzt man die Lsg. der Analysensubstanz mit einer Lsg. von $FeSO_4$ und unterschichtet vorsichtig mit konz. H_2SO_4, so bildet sich an der Berührungsfläche je nach der $NO_3^{\ominus}$-Konzentration ein violetter bis braunschwarzer Ring von $[Fe(H_2O)_5NO]SO_4$ (Nitrosyleisen(II)-sulfat).

$NO_3^{\ominus}$ wird zu NO reduziert, das mit überschüssigem $FeSO_4$ reagiert. Bei kleinen Substanzmengen kann man die Reaktion auch an einem mit konz. H_2SO_4 befeuchteten $FeSO_4$-Kristall durchführen.

Störung: Wie bei dem Nachweis mit Lunges Reagenz.

pD = 4,2; EG = 2 µg HNO_2.

$\boxed{PO_4^{3\ominus}}$

Reaktionen auf $PO_4^{3\ominus}$

Magnesiamischung (Gemisch aus $MgCl_2$, NH_4Cl und wäßr. NH_3-Lsg.) — aus neutraler Lsg. bei ca. 60° C weißer, kristalliner Nd., lösl. in Wasser 1 : 5·10^4, lösl. in Säuren, unlösl. in NH_3:

$$Mg^{2\oplus} + NH_4^{\oplus} + PO_4^{3\ominus} \rightarrow \underline{MgNH_4PO_4 \cdot 6H_2O}\downarrow.$$

pD = 5,7.

Störung: $\underline{AsO_4^{3\ominus}}$.

Ammoniummolybdat — in HNO_3-saurer Lsg. beim Erwärmen auf ca. 40° C gelber Nd. von $\underline{(NH_4)_3[P(Mo_3O_{10})_4]}$, lösl. in Phosphatlsg., Alkalilaugen und wäßr. NH_3.

Störung: $\underline{AsO_4^{3\ominus}}$. *Abhilfe:* Ausfällen mit H_2S. $\underline{SiO_3^{2\ominus}}$, große Mengen **Oxalsäure**.

pD = 5.

$Ag^{\oplus}$-Ionen (aus $AgNO_3$) — gelber Nd. von $\underline{Ag_3PO_4}$, lösl. in Säuren, wäßr. NH_3. Da bei der Umsetzung $H_3O^{\oplus}$-Ionen entstehen, müssen diese mit Natriumacetat weggefangen werden.

$\boxed{AsO_4^{3\ominus}}$

Reaktionen auf $AsO_4^{3\ominus}$-*Ionen*

Ammoniummolybdat — aus salpetersaurer Lsg. bei längerem Kochen — gelber, kristalliner Nd. von $\underline{(NH_4)_3[As(Mo_3O_{10})_4] \cdot xH_2O}$, lösl. in Alkalilaugen u. wäßr. NH_3, unlösl. in Säuren.

pD = 5,5; EG = 2,5 µg As

Störung: $PO_4^{3\ominus}$, $SiO_3^{2\ominus}$.

__Magnesiamischung__ ($MgCl_2$, NH_4Cl und wäßr. NH_3-Lsg. bis zur deutlich basischen Reaktion zusammengeben) — aus der mit NH_3 weitgehend neutralisierten Probenlsg. beim Erwärmen weißer, kristalliner Nd., lösl. in Wasser $1 : 2,7 \cdot 10^3$:

$$H_3AsO_4 + MgCl_2 + 3\ NH_3 \rightarrow \underline{NH_4MgAsO_4 \cdot 6\ H_2O\downarrow} + 2\ NH_4Cl.$$

pD = 4; EG = 0,03 µg As.

Störung: $PO_4^{3\ominus}$.

$\underline{Ag^{\oplus}}$-Ionen (aus $AgNO_3$) — aus der mit NH_3 genau neutralisierten Lsg. schokoladenbrauner Nd. von $\underline{Ag_3AsO_4}$, lösl. in Mineralsäuren und wäßr. NH_3.

Störung: Halogenid-Ionen, $PO_4^{3\ominus}$.

$\boxed{SiO_2,\ Silicate,\ SiO_3^{2\ominus}}$

Nachweis von SiO_2 und Silicaten

Mit der "Wassertropfenprobe"

Durchführung s.S. 9.

Man vermischt die Analysensubstanz mit CaF_2 und H_2SO_4. Das gebildete HF reagiert mit SiO_2 zu SiF_4, das zu $SiO_2 \cdot aq$ hydrolysiert wird.

Störung: Ein Überschuß an HF ist zu vermeiden, weil sich damit lösl. Hexafluorokieselsäure bildet: $SiF_4 + 2\ HF \rightleftharpoons H_2[SiF_6]$. __Borsäure:__ Entfernen als $B(OCH_3)_3$.

Natürlicher Quarz muß vor dem Nachweis mit Soda-Pottasche aufgeschlossen und durch Abrauchen mit konz. HCl bzw. HNO_3 wieder in SiO_2 übergeführt werden.

Über den Aufschluß von SiO_2 und Silicaten s.S. 78.

Nachweis von $SiO_3^{2\ominus}$

a) Lösliche Silicate geben mit __Molybdänsäure__ eine __gelbe Lsg.__ von $\underline{H_4[Si(Mo_3O_{10})_4] \cdot x\ H_2O}$.

Durchführung: Man säuert die Silicatlösung mit viel HNO_3 an und versetzt die klare Lsg. mit viel Ammoniummolybdat-Lsg., $(NH_4)_6Mo_7O_{24} \cdot 4\ H_2O$.

pD = 6,1; EG = 1 µg $SiO_3^{2\ominus}$/ml.

Störung: $PO_4^{3\ominus}$, $AsO_4^{3\ominus}$, H_2O_2, $F^{\ominus}$ im Überschuß, $C_2O_4^{2\ominus}$.

Abhilfe: Man macht das lösliche Silicat unlöslich, trennt es ab und schließt es erneut auf. Der Aufschluß kann z.B. in einer Platindrahtöse erfolgen.

b) Bei der Reduktion der nach a) erhaltenen Heteropolysäure $H_4[Si(Mo_3O_{10})_4] \cdot x\ H_2O$ mit $SnCl_2$ (0,5 N in 3 N HCl) entsteht eine intensiv blaugefärbte siliciumhaltige Molybdänverbindung.

pD = 4.

c) Die nach a) hergestellte Heteropolysäure kann in schwach saurer Lsg. durch Benzidin reduziert werden, wobei Benzidin zu Benzidinblau oxidiert wird. Eine tiefblaue Farbe zeigt Silicium an.

Reagenz: Gesättigte Lsg. von Benzidin in 10%iger Essigsäure, mit Na-Acetat gepuffert.

Abtrennung löslicher Silicate

Da lösliche Silicate den Kationentrennungsgang stören, müssen sie vorher entfernt werden.

1. Möglichkeit: Durch Abrauchen mit HF (aus CaF_2 und konz. H_2SO_4) verflüchtigt sich Silicium als SiF_4. 2. Möglichkeit: Man raucht die Analysensubstanz mehrmals mit konz. Salzsäure oder konz. HNO_3 bis zur Trockne ab. Hierbei wird die gelöste Kieselsäure in eine unlösliche, filtrierbare Form übergeführt.

$\boxed{CO_3^{2\ominus}}$

Zum Nachweis übergießt man feste Carbonate mit Säure, wobei CO_2 freigesetzt wird.

Um Störungen durch Sulfite und Thiosulfate (Bildung von $BaSO_3$) zu vermeiden, verwendet man zweckmäßigerweise Essigsäure und oxidiert die Lsg. vorher mit H_2O_2.

$CO_3^{2\ominus} + 2\ H^{\oplus} \rightleftharpoons H_2CO_3 \rightleftharpoons CO_2 + H_2O$.

Bei Gegenwart von $CN^{\ominus}$ verrührt man die Lsg. vor dem Säurezusatz mit einer gesättigten Lsg. von $HgCl_2$.

Das freigesetzte CO_2 kann mit **Barytwasser**, $Ba(OH)_2$, als $\underline{BaCO_3}$ identifiziert werden.

Bei großen Mengen CO_2 kann man dieses in die Barytlsg. einleiten. Bei kleinen Substanzmengen kann man einen Tropfen Barytwasser über die Reaktionslsg. halten.

$$\boxed{B_4O_7^{2\ominus},\ H_3BO_3}$$

Nachweis durch Flammenfärbung

a) Vermischt man eine Substanzprobe mit etwas CaF_2, feuchtet mit konz. H_2SO_4 an und bringt die Substanz in den Saum der entleuchteten Bunsenflamme, färbt flüchtiges BF_3 die Flamme grün.

b) Bringt man eine borhaltige Substanz an einem Platindraht oder Magnesiastäbchen in den Saum der entleuchteten Bunsenflamme, nachdem man die Substanzprobe mit konz. H_2SO_4 angefeuchtet hat, so färbt die freigesetzte H_3BO_3 die Flamme grün.

Störung: Dieser Nachweis versagt bei manchen Borosilicaten.

Nachweis als *Borsäuremethylester*

Borsäure bildet mit Methanol und konz. H_2SO_4 den *Borsäuremethylester:* $H_3BO_3 + 3\ CH_3OH \rightleftharpoons B(OCH_3)_3 + 3\ H_2O$. Die Schwefelsäure entzieht das Wasser und verschiebt das Gleichgewicht auf die rechte Seite. Der Borsäureester ist leicht flüchtig; angezündet verbrennt er mit grüner Flamme.

Borverbindungen, die in Säuren schwerlösl. sind, müssen zuvor durch Schmelzen mit Na_2CO_3 aufgeschlossen werden.

Störung: Ca-, Tl-, Ba-Verbindungen können u.U. Bor vortäuschen.

Abhilfe: $B(OCH_3)_3$ wird in eine neutrale Lsg. von $Mn(NO_3)_2$, $AgNO_3$ und KF eingeleitet. Hierbei hydrolysiert der Ester, und die freigesetzte Borsäure reagiert mit KF: $H_3BO_3 + 4\ F^{\ominus} \rightarrow [BF_4]^{\ominus} + 3\ OH^{\ominus}$.

Bei Anwesenheit von $Mn^{2\oplus}$- und $Ag^{\oplus}$-Ionen entsteht ein schwarzer Nd. von MnO_2 und Ag.

pD = 6,7; EG = 0,2 µg B.

Reagenzlösung: 2,4 g $Mn(NO_3)_2$ und 1,7 g $AgNO_3$ werden in 100 ml H_2O gelöst. Nach Zusatz von 1 - 2 Tropfen 0,1 M NaOH bildet sich ein dunkler Nd. (MnO_2 + Ag). Das klare Filtrat wird mit 3,5 g KF in 100 ml H_2O versetzt, aufgekocht und erneut abfiltriert. Das Filtrat ist die Reagenzlsg.

$$\boxed{[Fe(CN)_6]^{3\ominus} \text{ und } [Fe(CN)_6]^{4\ominus}}$$ (Cyanoferrate)

Beide Anionen werden normalerweise im S.-A. nachgewiesen.

Bei Anwesenheit von Schwermetallcyanoferraten befinden sich diese teilweise im Rückstand des S.-A. Den charakteristisch gefärbten Rückstand kocht man mit 5 M NaOH und prüft im Filtrat nach dem Ansäuern auf die Anionen.

$$\boxed{[Fe(CN)_6]^{4\ominus}}$$

$Fe^{3\oplus}$-Ionen (aus $FeCl_3$) bilden mit $[Fe(CN)_6]^{4\ominus}$-Ionen einen dunkelblauen Nd. von "unlösl. *Berliner Blau*" $\cdot Fe_4[Fe(CN)_6]_3 \cdot aq$ (identisch mit "unlösl. Turnbulls Blau") s.S. 51.

$Cu^{2\oplus}$-Ionen fällen einen rotbraunen Nd. von $\underline{Cu_2[Fe(CN)_6]}$, unlöslich in verd. Säuren, lösl. in wäßr. NH_3-Lsg.

$$\boxed{[Fe(CN)_6]^{3\ominus}}$$

$Ag^{\oplus}$-Ionen — rotbraunes $\underline{Ag_3[Fe(CN)_6]}$, lösl. in wäßr. NH_3-Lsg.
$Fe^{2\oplus}$-Ionen — dunkelblauer Nd. von "unlösl. *Berliner Blau*". s.S. 51.
$Cu^{2\oplus}$-Ionen — grünes $\underline{Cu_3[Fe(CN)_6]_2}$.

Entfernung der Cyanoferrate aus der Analysensubstanz

Es empfiehlt sich, die Anionen entweder im neutralisierten CO_2-freien S.-A. mit 0,5 M Cd-Acetatlsg. oder im schwach sauren S.-A. mit $Ag^{\oplus}$-Ionen ($AgNO_3/HNO_3$ oder Ag_2SO_4/H_2SO_4) zu fällen.

Acetat, Essigsäure

Acetate sind in Wasser löslich.

Die Nachweisreaktionen auf Acetat oder Essigsäure sind nicht sehr empfindlich.

Vorproben und Nachweisreaktionen

Nachweis als Kakodyloxid

Beim Erhitzen eines Gemisches aus Acetat, Na_2CO_3 und As_2O_3 im Glühröhrchen bildet sich widerlich riechendes, sehr giftiges Kakodyloxid $(CH_3)_2As-O-As(CH_3)_2$, s. auch S. 68.

Nachweis als Essigsäureethylester

Aus Essigsäure bildet sich mit Ethanol und konz. H_2SO_4 Essigsäureethylester, der an seinem obstartigen Geruch erkannt werden kann:
$CH_3COOH + C_2H_5OH \rightleftharpoons CH_3COOC_2H_5 + H_2O$. Durch die konz. H_2SO_4 wird das Wasser aus dem Gleichgewicht entfernt.

Nachweis als Eisenacetatokomplex

Eine Lsg. von $Fe^{3\oplus}$-Ionen wird in der Kälte tropfenweise mit $(NH_4)_2CO_3$- oder Na_2CO_3-Lsg. annähernd neutralisiert. Mit überschüssigen $CH_3CO_2^{\ominus}$-Ionen bildet sich ein tiefroter basischer Eisenkomplex: $[Fe_3(OH)_2(CH_3CO_2^{\ominus})_6]^{\oplus} CH_3CO_2^{\ominus}$.

Durch Erhitzen des Komplexes entsteht Essigsäure und $Fe(OH)_3$.

Nachweis durch Freisetzen von Essigsäure

Verreibt man Acetat mit $\underline{KHSO_4}$ oder verd. $\underline{H_2SO_4}$, wird $\underline{CH_3COOH}$ freigesetzt, die am Geruch erkannt werden kann.

Störung: $SO_3^{2\ominus}$, $S_2O_3^{2\ominus}$, $NO_2^{\ominus}$, HCN, H_2S, HSCN.

Abhilfe: a) Oxidation mit $KMnO_4$: $SO_3^{2\ominus}$, $S_2O_3^{2\ominus} \rightarrow SO_4^{2-}$; $NO_2^{\ominus} \rightarrow NO_3^{\ominus}$.
b) Zusatz von $Ag^{\oplus}$-Ionen: Es fällt Ag_2S, AgCN, AgSCN aus.

| Oxalat, Oxalsäure |

Oxalsäure und Alkalioxalate sind in Wasser leichtlöslich. Von den Erdalkalioxalaten ist CaC_2O_4 in Wasser schwerlöslich.

Oxalat läßt sich im S.-A. nachweisen.

Vorproben und Nachweisreaktionen

Erhitzen mit konz. $\underline{H_2SO_4}$ zersetzt Oxalsäure und Oxalate:

$$H_2C_2O_4 \xrightarrow{H_2SO_4} CO\uparrow + CO_2\uparrow + H_2O.$$

Oxidation mit $MnO_4^{\ominus}$ zu CO_2

Säuert man die Oxalatlsg. mit verd. H_2SO_4 an, erhitzt und versetzt mit einer sehr verdünnten Lsg. von $KMnO_4$ oder läßt man einen kleinen $KMnO_4$-Kristall in die Lsg. fallen, so wird die violette $KMnO_4$-Lsg. entfärbt unter Entwicklung von CO_2:

$$5\ C_2O_4^{2\ominus} + 2\ MnO_4^{\ominus} + 8\ H_3O^{\oplus} \rightarrow 10\ CO_2\uparrow + 2\ Mn^{2\oplus} + 12\ H_2O.$$

CO_2 kann zusätzlich als $BaCO_3$ nachgewiesen werden, s.S. 28.

Beachte: Die Redoxreaktion wird durch $Mn^{2\oplus}$-Ionen katalytisch beschleunigt.

Störung: Reduktionsmittel entfärben $KMnO_4$-Lsg.

Abhilfe: $C_2O_4^{2\ominus}$ wird zuerst als CaC_2O_4 ausgefällt und dann mit $KMnO_4$ zersetzt.

Reduktionsmittel können häufig auch in schwach essigsaurer Lsg. mit 0,1 M $KI \cdot I_2$-Lsg. oxidiert werden.

$Ca^{2\oplus}$-Ionen — weißer Nd. von CaC_2O_4, schwerlösl. in Wasser und verd. Essigsäure, lösl. in mäßig verd. Mineralsäuren.

Tartrat

Weinsäure, $C_4H_6O_6$, $NaHC_4H_4O_6$ sowie die *neutralen Alkalisalze* sind in Wasser leicht löslich.

$KHC_4H_4O_6$ und $NH_4HC_4H_4O_6$ sind ziemlich schwerlösl.

Alle Tartrate gehen in den S.–A.

Weinsäure und Tartrate bilden in alkalischer Lsg. mit Kationen wie $Al^{3\oplus}$, $Cr^{3\oplus}$, $Fe^{3\oplus}$, $Pb^{2\oplus}$, $Cu^{2\oplus}$ *Chelatkomplexe*.

Vorproben und Nachweisreaktionen

Nachweis durch trockenes Erhitzen (Brenzreaktion)

Beim trockenen Erhitzen von Weinsäure oder Tartraten erfolgt Verkohlung, wobei ein brenzlicher Geruch auftritt.

Vorsicht bei Anwesenheit von $NO_3^{\ominus}$ und/oder $ClO_3^{\ominus}$!

Störung: Organische Verbindungen, Schwermetallacetate.

Erhitzen mit konz. H_2SO_4.

Erhitzt man eine Probe der Ursubstanz oder einen Teil des mit verd. H_2SO_4 angesäuerten und bis fast zur Trockne eingedampften S.–A. mit konz. H_2SO_4, so färbt sich die Substanzprobe bei Anwesenheit von Tartrat ab ca. 50° C schwarz. Die Substanz verkohlt unter Bildung von CO und CO_2.

Störung: Starke Oxidationsmittel

$K^{\oplus}$-Ionen — aus essigsaurer Tartratlsg. weißer, kristalliner Nd. von $KHC_4H_4O_6$.

Nachweis als Kupfertartratkomplex

Versetzt man die Lsg. eines Tartrats mit einer $CuSO_4$-Lsg. und macht mit verd. NaOH-Lsg. alkalisch, so ist bei Anwesenheit von viel Tartrat das Filtrat durch einen Kupfertartratkomplex blau gefärbt.

Ist nur wenig Tartrat vorhanden, kann man die $Cu^{2\oplus}$-Ionen im Filtrat mit $K_4[Fe(CN)_6]$ als braunes $Cu_2[Fe(CN)_6]$ nachweisen.

Störung: $NH_4^{\oplus}$, $AsO_3^{3\ominus}$, Citrate, überschüssiges $CO_3^{2\ominus}$.

1.1.3. Einzelnachweis und Trennungsgänge wichtiger Kationen

Lösliche Gruppe: $Li^{\oplus}$, $Na^{\oplus}$, $K^{\oplus}$, $Mg^{2\oplus}$ und $NH_4^{\oplus}$.

Diese Ionen werden meist als "Lösliche Gruppe" zusammengefaßt, weil es für sie kein gemeinsames Fällungsreagenz gibt. Enthält die Analysensubstanz außer den genannten Ionen noch andere Kationen, so werden diese mit geeigneten Gruppenreagenzien der Reihe nach ausgefällt, s. ·Trennungsschemata, S. 40, 41, 47, 57, 62, 68. Die Lösung der Analysensubstanz kann dann zum Schluß nur noch $Mg^{2\oplus}$ und die Alkali-Ionen enthalten (= Filtrat (Zentrifugat) der Ammoniumcarbonat-Gruppe).

Da die Ammoniumsalze in ihrer Struktur, ihrer Löslichkeit und in manchen Fällungsreaktionen den Kaliumsalzen ähnlich sind, wird das $NH_4^{\oplus}$-Ion dieser Gruppe hinzugezählt.

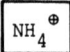

Ammoniumsalze werden durch Basen wie NaOH oder $Ba(OH)_2$ zersetzt, wobei <u>Ammoniak</u> ausgetrieben und nachgewiesen wird:
$NH_4Cl + NaOH \rightarrow NaCl + NH_3\uparrow + H_2O$. Meist kann man Ammoniak direkt aus der Ursubstanz nachweisen. In einigen Fällen ist es jedoch ratsam, Ammoniak, ähnlich dem CO_2-Nachweis, erst in der Vorlage zu identifizieren.

Bei Anwesenheit von $SCN^{\ominus}$ und $CN^{\ominus}$ fällt man diese mit $CuSO_4 + H_2SO_3$ und weist $NH_4^{\oplus}$ im Filtrat nach. (Beide Substanzen hydrolysieren mit Basen zu $NH_4^{\oplus}$!)

<u>Nachweis von Ammoniak</u>

Durch <u>Geruch</u>, mit <u>Indikatorpapier</u> oder mit· <u>"Neßlers Reagenz"</u>.

$\underline{K_2[HgI_4]}$ ("Neßlers Reagenz") — gelbbraune Lsg. (orangerotes Sol), aus der sich langsam braune Flocken von $[Hg_2N]I \cdot H_2O$ abscheiden:
$2 K_2[HgI_4] + 3 NaOH + NH_3 \rightarrow [Hg_2N]I \cdot H_2O + 2 H_2O + 4 KI + 3 NaI$.
Mit Reagenzlsg. getränktes Filterpapier wird gelb gefärbt.

Reagenzlsg.: Teil a) 6 g $HgCl_2$ werden in 50 ml Wasser gelöst und mit 7,4 g KI in 50 ml Wasser versetzt. Der Nd. von HgI_2 wird gründlich ausgewaschen und mit 5 g KI in wenig Wasser in lösl. $K_2[HgI_4]$ umgewandelt.

Teil b) 20 g NaOH löst man in wenig Wasser.

Die Teile a) und b) werden zusammengegeben und mit Wasser auf 100 ml Gesamtvolumen verdünnt. Die Reagenzlsg. muß in einer dunklen Flasche vor Lichteinwirkung geschützt werden.

pD = 7,3 (außerordentlich empfindlicher Nachweis; geeignet zum Nachweis von NH_3 im Trinkwasser).

$\boxed{Li^\oplus}$

Vorprobe und Nachweis: Charakteristisch für Lithium sind die Spektrallinien bei 670,8 nm (rot) und 610,3 nm (gelb-orange).

Na_2HPO_4 und NaOH — beim Kochen weißer Nd. von Li_3PO_4, leicht lösl. in verd. Säuren: $HPO_4^{2\ominus} + 3\ Li^\oplus \rightarrow Li_3PO_4 + H^\oplus$. Ein Zusatz von Ethanol begünstigt die Fällung.

pD = 5,3.

Beachte: LiCl löst sich in Ethanol oder noch besser Pentanol (Amylalkohol). Dies bietet eine Trennmöglichkeit für LiCl, NaCl, KCl, $MgCl_2$.

$\boxed{Na^\oplus}$

Vorprobe: Charakteristisch für Natrium ist die gelbe Spektrallinie bei 589,3 nm.

Bereits Spuren von Natrium verursachen eine starke Gelbfärbung der Bunsenflamme. Um wägbare Mengen von Natrium zu erkennen, muß die Flammenfärbung längere Zeit auftreten.

Nachweis

Magnesium-Uranylacetat — in konz. $Na^\oplus$-Lsg. gelber, kristalliner Nd.: $NaCl + 3\ UO_2(CH_3COO)_2 + Mg(CH_3CO_2)_2 + CH_3COOH \rightarrow$ $NaMg(UO_2)_3(CH_3CO_2)_9 \cdot 9\ H_2O + HCl$.

Reagenzlsg.: Man löst unter Erwärmen 3 g $UO_2(CH_3CO_2)_2 \cdot 2\ H_2O$ und 10 g $Mg(CH_3CO_2)_2 \cdot 4\ H_2O$ in 50 ml Wasser und fügt 2 ml verd. Essigsäure und 50 ml Ethanol hinzu. Nach ca. 24 Std. wird von einer evtl. Trübung abfiltriert.

Durchführung: Der Nachweis kann auch auf einem Objektträger durchgeführt werden. Unter dem Mikroskop erkennt man schwachgelbe, glasklare Kristalle (Oktaeder, Dodekaeder).

pD = 4,3; EG = 0,05 µg Na.

Störung: $PO_4^{3\ominus}$.

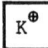

Vorprobe: Charakteristisch ist die rote Doppellinie bei 766,5 und 769,9 nm (violette Linie bei 404,4 nm).

Nachweis:

$Na[B(C_6H_5)_4]$ ("Kalignost", Natriumtetraphenylborat) — weißer Nd. von $K[B(C_6H_5)_4]$, sehr schwer löslich.
Bester Nachweis auf $K^\oplus$-Ionen!

$ClO_4^\ominus$-Ionen (aus $HClO_4$) — aus salzsaurer, kalter Lsg. weißer Nd. von $KClO_4$, gut lösl. in heißem Wasser. Durch Zugabe von Ethanol kann die Fällung vervollständigt und damit die Empfindlichkeit erhöht werden.

pD = 3,2; EG = 0,1 µg K.

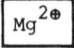

Die Carbonate, Phosphate und Fluoride von Magnesium sind relativ schwerlöslich.

Praktisch alle Mg-Nachweise werden durch andere Kationen gestört. Um Magnesium einwandfrei nachweisen zu können, ist daher ein außerordentlich sorgfältiges Arbeiten bei den vorangehenden Trennoperationen erforderlich.

$(NH_4)_2HPO_4$ — weißer, kristalliner Nd. von $Mg(NH_4)PO_4 \cdot 6\ H_2O$.

Durchführung: Zu der salzsauren Lsg. der Analysensubstanz bzw. zum Filtrat der Ammoniumcarbonatgruppe (s.S. 39) gibt man 0,5 M $(NH_4)_2HPO_4$-Lsg. und macht mit 5 M NH_3-Lsg. ammoniakalisch. Beim Erwärmen im Wasserbad fällt innerhalb weniger Minuten $Mg(NH_4)PO_4 \cdot 6\,H_2O$ quantitativ aus.

pD = 5,7; EG = 0,02 µg Mg.

Fällung als $Mg(OH)_2$ und Anfärben mit org. Reagenzien

1. Fällen als $Mg(OH)_2$: Beim Versetzen einer $Mg^{2\oplus}$-Lsg. mit überschüssiger NaOH-Lsg. — weißer, voluminöser Nd. von $Mg(OH)_2$, lösl. in Wasser 1 : 37 000, lösl. in Säuren.

$Lp_{Mg(OH)_2} = 10^{-12}$

Beachte: Größere Mengen von $NH_4^\oplus$-Ionen verhindern eine quantitative Fällung, da sie $OH^\ominus$ wegfangen, und so das $Lp_{Mg(OH)_2}$ u.U. nicht mehr überschritten werden kann.

In ammoniakalischer Lsg. bilden sich lösl. Komplexe wie $[Mg(H_2O)_5NH_3]^{2\oplus}$.

2. Anfärben von $Mg(OH)_2$

Reagenz: 5%ige ethanolische Lsg. von Diphenylcarbazid

Durchführung: Die Probenlsg. wird bis zur deutlich alkalischen Reaktion mit NaOH-Lsg. versetzt. Es fällt $Mg(OH)_2$ aus. Fügt man jetzt einige Tropfen Reagenzlsg. hinzu, bildet sich ein rotvioletter Farblack, der auch beim Auswaschen mit heißem Wasser erhalten bleibt. $Ca^{2\oplus}$, $Sr^{2\oplus}$, $Ba^{2\oplus}$ stören nicht!

Reagenz: 0,1%ige wäßr. Lösung von Titangelb

Durchführung: Versetze die saure Probenlsg. mit wenig Reagenzlsg. und mache mit 0,2 M NaOH-Lsg. stark alkalisch. Es fällt ein feuerroter flockiger Nd.

Beachte: Die Farbreaktion gelingt nicht auf einem Filterpapier. Die Anwesenheit von $Ca^{2\oplus}$-Ionen erhöht die Farbintensität.

pD = 6,0; EG = 1,5 µg Mg.

Reagenz: 0,01 - 0,02%ige ethanolische Lsg. von Chinalizarin
(1,2,5,8-Tetrahydroxyanthrachinon).

Durchführung: Man versetzt die salzsaure Probenlsg. mit etwas
Reagenzlsg. und macht mit 2 M NaOH-Lsg. stark alkalisch. Es bildet
sich ein kornblumenblauer Farblack (blaue Lsg. oder blauer Nd.).
Alkali- und Erdalkali-Ionen stören nicht!

pD = 5,3; EG = 0,25 µg Mg.

Reagenz: 0,001 g Magneson (p-Nitro-benzoazo-α-naphthol) in 100 ml
2 M NaOH-Lsg.

Es entsteht ein tiefblauer Farblack (Lsg. oder Nd.). Die Reaktion
gelingt nicht auf einem Filterpapier!

pD = 6,4; EG = 0,2 µg Mg.

Trennung von $NH_4^{\oplus}$, $Li^{\oplus}$, $Na^{\oplus}$, $K^{\oplus}$, $Mg^{2\oplus}$

$NH_4^{\oplus}$ wird aus der Ursubstanz nachgewiesen.

Enthält die Analysensubstanz viel $NH_4^{\oplus}$, so wird z.B. die Ausfällung von $Mg(OH)_2$ gestört. Man erhitzt dann die feste Substanz in einem Porzellantiegel solange, bis keine weißen Nebel mehr entstehen und sich kein $NH_4^{\oplus}$ mehr nachweisen läßt (= Abrauchen).

Beachte: Die Substanz darf nicht zu hoch erhitzt werden, weil sich
dann evtl. Kaliumverbindungen verflüchtigen.

Sind außer den interessierenden Kationen Kationen anderer Gruppen
vorhanden, und hat man einen systematischen Trennungsgang durchgeführt, so befinden sich die Kationen der "Löslichen Gruppe" im
Filtrat der $(NH_4)_2CO_3$-Gruppe, s.S. 39. Enthält die Analysensubstanz
keine weiteren Kationen, benutzt man einen wäßrigen Auszug.

Vorproben: Auf $Li^{\oplus}$, $Na^{\oplus}$ und $K^{\oplus}$ wird spektralanalytisch geprüft.

Bei *Gegenwart* von $Li^{\oplus}$ trennt man $Mg^{2\oplus}$ mit HgO als $Mg(OH)_2$ ab.

Durchführung: Man versetzt die Probenlsg. mit einer ausreichenden
Menge an feinstpulverisiertem HgO, macht schwach ammoniakalisch
und kocht die Mischung einige min. Der Nd. besteht aus HgO und
$Mg(OH)_2$.

Niederschlag. Der Niederschlag wird in einem Porzellantiegel im
Abzug getrocknet und schwach geglüht: $Mg(OH)_2$ geht in MgO über,

wird in verd. Salzsäure gelöst und identifiziert; überschüssiges HgO wird dabei zersetzt und abgedampft.

Filtrat (Zentrifugat): Das Filtrat wird eingedampft und zur Entfernung von Hg abgeraucht. Der Rückstand wird mit verd. Salzsäure gelöst und die Ionen von $Li^{\oplus}$, $Na^{\oplus}$ und $K^{\oplus}$ nachgewiesen.

Bei *Abwesenheit* von $Li^{\oplus}$ kann die vorgenannte Prozedur entfallen.

Ammoniumcarbonat-Gruppe: $Ca^{2\oplus}$, $Sr^{2\oplus}$, $Ba^{2\oplus}$

Die Carbonate dieser Elemente sind schwer löslich. Die Ionen können daher mit Ammoniumcarbonat $(NH_4)_2CO_3$ als Gruppenreagenz ausgefällt werden.

Beachte: Bei Abwesenheit eines Überschusses an $NH_4^{\oplus}$-Ionen fällt auch $Mg^{2\oplus}$ an dieser Stelle aus (als Carbonat, basisches Carbonat, Doppelsalz).

Trennung und Nachweis der Ionen

Die Lsg. der zu untersuchenden Substanz bzw. bei Anwesenheit anderer Kationen das Filtrat der Ammonsulfidgruppe (s.S. 47) versetzt man mit NH_4Cl (großen Überschuß vermeiden!) und darauf solange mit verd. NH_3-Lsg., bis die Lsg. deutlich danach riecht. Nun fällt man unter Erwärmen mit $(NH_4)_2CO_3$-Lsg.

Niederschlag (Rückstand): $CaCO_3$, $SrCO_3$, $BaCO_3$.

Filtrat: $Mg^{2\oplus}$, $Li^{\oplus}$, $Na^{\oplus}$, $K^{\oplus}$.

Über die Zusammensetzung des Niederschlags informiert man sich durch die *Spektralanalyse*.

Für die Trennung der Ionen empfehlen sich folgende Verfahren:

Chromat-Sulfat-Verfahren

- Man löst die Carbonate in wenig Essigsäure, fügt Natriumacetat hinzu, fällt in heißer Lsg. mit $\underline{K_2Cr_2O_7}$-Lsg., kocht etwa 5 min und läßt erkalten. Der gelbe Nd. besteht aus *$\underline{BaCrO_4}$*.

- Das <u>Filtrat</u> (Zentrifugat) wird mit Na_2CO_3-Lsg. versetzt, gekocht und der Nd. von $CaCO_3$ und $SrCO_3$ abfiltriert.
- Man löst den Nd. in wenig verd. Salzsäure und gibt $(NH_4)_2SO_4$-Lsg. hinzu. Es fällt ein weißer <u>Nd.</u> von $SrSO_4$ aus.
- Im <u>Filtrat</u> prüft man z.B. mit $(NH_4)_2C_2O_4$-Lsg. auf $Ca^{2\oplus}$.

Chromat-Sulfat-Verfahren

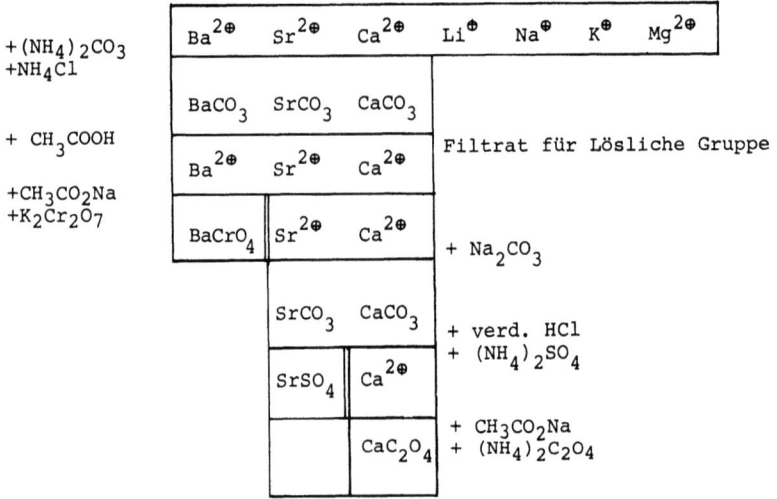

Nitrat-Chlorid-Verfahren (Ether-Alkohol-Verfahren)

- Der Carbonat-Nd. wird in verd. HNO_3 gelöst, die Lsg. zur Trockne eingedampft, der Rückstand in wenig Wasser aufgenommen und eingedampft, bis die ersten Kristalle erscheinen.
- Nach dem Erkalten versetzt man mit einer Mischung von absolutem <u>Ethanol und Ether</u> (1 : 1). $Ba(NO_3)_2$ und $Sr(NO_3)_2$ bleiben als <u>Rückstand</u>.

- Im <u>Filtrat</u> befindet sich $Ca^{2\oplus}$; Ca-Nachweis s.u.!
- Der <u>Rückstand</u> wird in einem Porzellantiegel geglüht; dabei werden die Nitrate in die Oxide übergeführt. Man löst sie in verd. Salzsäure, dampft die Lsg. bis zur Trockne ein, löst in wenig heißem Wasser, dampft wieder ein, bis die ersten Kristalle erscheinen und versetzt unter Rühren mit absolutem <u>Ethanol</u>.

<u>Rückstand</u>: $BaCl_2$; $Ba^{2\oplus}$-Nachweis s.u.!

<u>Filtrat</u>: $Sr^{2\oplus}$ sowie Spuren von $Ba^{2\oplus}$. Man dampft auf dem Wasserbad zur Trockne ein und prüft auf $Ba^{2\oplus}$. Sind noch größere Mengen $Ba^{2\oplus}$ zugegen, muß die Trennung wiederholt werden.

Der <u>Rückstand</u> besteht aus $SrCl_2$. Zum Sr-Nachweis s.u.!

Nitrat-Chlorid-Verfahren

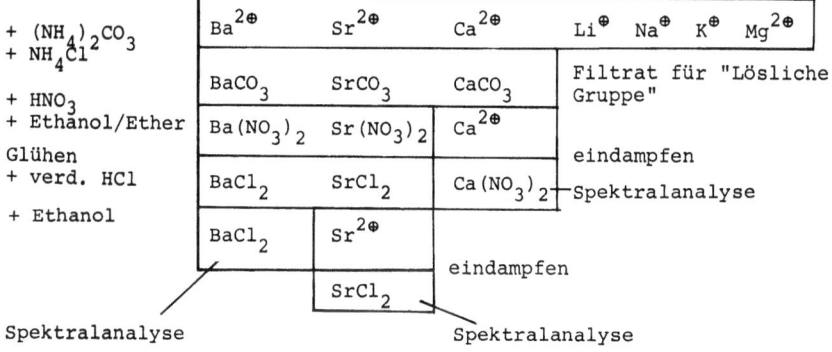

Spektralanalyse   Spektralanalyse

Einzelnachweise

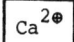

<u>Spektralanalytischer Nachweis</u>: Rechts von der Na-Spektrallinie liegt bei 553,3 nm eine breite grüne Linie und links von der Na-Linie eine breite rote Linie bei 622 nm, die für Calcium charakteristisch sind.

Anmerkung: Liegt $CaSO_4$ vor, muß dieses in der leuchtenden Flamme des Bunsenbrenners zu Sulfid reduziert werden. Durch Eintauchen in halbkonz. Salzsäure erhält man das flüchtige Chlorid, das sich für den spektralanalytischen Nachweis besonders gut eignet. Diese Prozedur ist auch mit $SrSO_4$ und $BaSO_4$ durchzuführen.

$\underline{C_2O_4^{2\ominus}}$-Ionen (aus $(NH_4)_2C_2O_4$) — aus ammoniakalischer oder schwach essigsaurer, mit Natriumacetat gepufferter Lsg. weißer kristalliner Nd. von $\underline{CaC_2O_4}$, schwerlösl. in Essigsäure, lösl. in Wasser 1 : 170 000, lösl. in starken Säuren.

pD = 6,6; EG = 5 µg Ca.

Eine gesättigte Lsg. von $\underline{K_4[Fe(CN)_6]}$ und $\underline{NH_4Cl}$ (im Überschuß) fällt aus schwach ammoniakalischer Lsg. in der Kälte einen weißen Nd. von $\underline{Ca(NH_4)_2[Fe(CN)_6]}$, lösl. in Wasser 1 : 7000, lösl. in starken Säuren. $Ba^{2\oplus}$ und $Sr^{2\oplus}$ stören nicht, $Mg^{2\oplus}$ stört.

pD = 6.

Beachte: Trockenes $Ca(NO_3)_2$ und $CaCl_2$ lösen sich in einem Gemisch aus gleichen Teilen Ether und absolutem Ethanol beim Erwärmen im Wasserbad.

$\boxed{Sr^{2\oplus}}$

Spektralanalytischer Nachweis: Mehrere rote Linien zwischen 650 und 600 nm, (blaue Linie bei 460,7 nm).

$\underline{SO_4^{2\ominus}}$-Ionen (aus $CaSO_4$, Na_2SO_4 oder H_2SO_4) — in der Hitze augenblicklich weißer, feinkristalliner Nd. von $\underline{SrSO_4}$, lösl. in Wasser 1 : 8,8·10³, lösl. in heißer konz. Salzsäure.

Störung: $Ba^{2\oplus}$;

pD = 4,7.

$\underline{CrO_4^{2\ominus}}$ (aus K_2CrO_4) — aus ammoniakalischer Lsg. gelber, kristalliner Nd. von $\underline{SrCrO_4}$, lösl. in Wasser 1 : 840, leichtlösl. in schwachen Säuren.

pD = 3,1.

Beachte: $SrCl_2$ löst sich in einem Gemisch aus Ether und Ethanol (1:1).

$\boxed{Ba^{2\oplus}}$

Spektralanalytischer Nachweis: Mehrere grüne Linien; besonders charakteristisch sind die Linien bei 524,2 und 513,9 nm.

$SO_4^{2\ominus}$-Ionen (aus $CaSO_4$, $SrSO_4$, H_2SO_4, Na_2SO_4) — weißer Nd. von $BaSO_4$, lösl. in Wasser 1 : 4,5 · 10^4, unlösl. in Säuren.

Sehr empfindliche Reaktion!

Beachte: Bei gewöhnlicher Temperatur fällt $BaSO_4$ feinpulvrig aus. Einen gröberen, besser filtrierbaren Nd. erhält man beim Fällen aus siedender, etwas saurer Lsg., der man etwas Ammoniumacetat zusetzt.

pD = 6,3; EG = 0,05 - 0,5 µg Ba.

K_2CrO_4 und $K_2Cr_2O_7$ — aus neutraler oder schwach essigsaurer Lsg. gelber Nd. von $BaCrO_4$, lösl. in Wasser 1 : 2,6 · 10^5, unlösl. in Essigsäure, lösl. in starken Säuren.

Bei der Reaktion mit $Cr_2O_7^{2\ominus}$ entstehen $H^\oplus$-Ionen. $2 Ba^{2\oplus} + Cr_2O_7^{2\ominus} + H_2O \rightarrow 2 BaCrO_4 + 2 H^\oplus$. Da $BaCrO_4$ in starken Säuren lösl. ist, puffert man die Protonen durch Zugabe von Natriumacetat.

pD = 5,8; EG = 0,2 µg Ba.

Ammoniumsulfid-Gruppe

$Co^{2\oplus}$, $Ni^{2\oplus}$, $Fe^{2\oplus}$, $Fe^{3\oplus}$, $Mn^{2\oplus}$, $Al^{3\oplus}$, $Cr^{3\oplus}$, $Zn^{2\oplus}$, $Ti^{4\oplus}$

Diese Gruppe enthält alle Elemente, die in ammoniakalischer Lsg. schwerlösliche Sulfide oder Hydroxide bilden.

Ammoniumsulfid fällt die Kationen aller Metalle mit Ausnahme der Erdalkali- und Alkalimetalle. Es fällt auch jene Kationen als Sulfide, die sich aus saurer Lsg. nicht mit H_2S ausfällen lassen: CoS/Co_2S_3, NiS/Ni_2S_3, FeS/Fe_2S_3 (alle schwarz), ZnS (weiß), MnS (rosa).

Neutrales Ammoniumsulfid $(NH_4)_2S$ reagiert stark basisch, da es in wäßr. Lsg. nahezu vollständig in NH_3 und NH_4HS zerfällt.

Die $S^{2\ominus}$-Ionenkonzentration in der Lsg. ist sehr gering, aber wesentlich größer als in einer sauren Lsg. von H_2S. Ammoniumsulfid liefert in wäßr. Lsg. auch $OH^\ominus$-Ionen. Demzufolge fällt es eine Reihe von Metallen als Hydroxide: $Cr(OH)_3$, $Al(OH)_3$, $Ti(OH)_4$ usw. (alle weiß).

Reagenz: 10%iges H_2S-Wasser wird mit NH_3 gesättigt. Es bildet sich NH_4HS. Das saure Salz wird durch Zugabe der stöchiometrischen Menge NH_3 neutralisiert.

Durchführung der Fällung und Aufarbeitung des Nd.

- Die Lsg. der Analysensubstanz bzw. das Filtrat der H_2S-Fällung versetzt man mit etwas festem $\underline{NH_4Cl}$, um $Mg^{2\oplus}$ in Lsg. zu halten, gibt wäßr. $\underline{NH_3}$-Lsg. hinzu, bis ein deutlicher Geruch nach NH_3 auftritt und versetzt diese Lsg. bei etwa 40° C mit einem kleinen Überschuß an farblosem Ammoniumsulfid. Um zu prüfen, ob die Lsg. tatsächlich Ammoniumsulfid im Überschuß enthält, bringt man einen Tropfen der Lsg. und einen Tropfen $Pb(CH_3CO_2)_2$-Lsg. nebeneinander auf ein Filterpapier. Ist genügend Ammoniumsulfid vorhanden, bildet sich an der Berührungszone der beiden Tropfen schwarzes PbS.

- Die Lsg. wird erwärmt und der Nd. heiß abfiltriert (abzentrifugiert).

Der $\underline{Nd}$. kann enthalten: CoS/Co_2S_3, NiS/Ni_2S_3, FeS/Fe_2S_3, MnS, $Al(OH)_3$, $Cr(OH)_3$, ZnS.

Beachte: Das Filtrat (Zentrifugat) muß hellgelb gefärbt sein. Hat es eine gelbbraune Farbe, so deutet dies auf kolloides NiS hin. Durch Kochen mit Ammoniumacetat und Papierschnitzeln läßt sich NiS ausflocken. Ist das Filtrat rotviolett, kann $[Cr(NH_3)_5H_2O]^{3\oplus}$ darin enthalten sein. Dieses Komplexkation wird durch Kochen zerstört. Die Niederschläge werden abfiltriert und mit dem Nd. der Hauptfällung vereinigt.

- Das $\underline{Filtrat}$ (Zentrifugat) der Ammoniumsulfid-Fällung enthält die Elemente der "Ammoniumcarbonat-Gruppe" und die der "Löslichen Gruppe".

Beachte: Die Trennung ist nur dann einigermaßen vollständig, wenn sehr sorgfältig gearbeitet wird und frische Reagenzien verwendet werden. Carbonathaltige NH_3-Lsg. fällt die Erdalkalielemente als Carbonate, und alte Ammoniumsulfidlsg. kann $SO_4^{2\ominus}$-Ionen enthalten, so daß u.U. $BaSO_4$ und $SrSO_4$ in dem Sulfid-Nd. enthalten sind.

Aufarbeitung des Sulfid-Nd.

- Den Sulfid-Nd. wäscht man mit warmem, schwach ammoniakalischem und Ammoniumsulfid-haltigem Wasser und rührt ihn in einer Porzellanschale mit kalter $\underline{0,5\ M\ Salzsäure}$ bis zum Ende der H_2S-Entwicklung.

- Der mit verd. Salzsäure gründlich gewaschene Rückstand kann enthalten: NiS/Ni_2S_3 und CoS/Co_2S_3.
- In der Lsg. können sein: $Fe^{2\oplus}$, $Mn^{2\oplus}$, $Al^{3\oplus}$, $Zn^{2\oplus}$, $Cr^{3\oplus}$ und u.U. Spuren von $Ni^{2\oplus}$.

Bearbeitung des Rückstandes: Man löst den Rückstand in verd. Essigsäure unter Zugabe einiger Tropfen 30%igen H_2O_2. Nach dem Eindampfen der vom ausgefallenen Schwefel befreiten Lsg. wird darin auf $Ni^{2\oplus}$ und $Co^{2\oplus}$ geprüft; s. unten!

Behandlung des Filtrats (Zentrifugats): Man kocht die Lsg. zur Entfernung von H_2S auf, versetzt sie mit einigen Tropfen konz. HNO_3, um $Fe^{2\oplus}$ zu $Fe^{3\oplus}$ zu oxidieren, entfernt den größten Teil der Säure durch Eindampfen und neutralisiert die Lsg. nahezu durch Zugabe von festem Na_2CO_3. Man erreicht diesen Punkt, indem man solange Na_2CO_3 hinzugibt, bis sich der gebildete Nd. gerade noch auflöst.

- Die so vorbereitete Lsg. gießt man unter Rühren und Erwärmen in eine Porzellanschale, die eine Mischung von frisch hergestellter 20%iger NaOH-Lsg. und 3%igem H_2O_2 (1 : 1) enthält (oder 0,4 g Na_2O_2 in 5 ml verd. NaOH) und erhitzt die stark alkalische Lsg. bis zum beginnenden Sieden.

- Der Nd. kann enthalten: $Fe(OH)_3 \cdot aq.$ (rotbraun), $MnO(OH)_2$ (braunschwarz).

- In Lsg. können sein: $[Al(OH)_4]^{\ominus}$, $[Zn(OH)_3]^{\ominus}$ (beide farblos), $CrO_4^{2\ominus}$ (gelb).

Aufarbeitung des Nd.: Der Nd. wird mit warmer NaOH-Lsg. und warmem Wasser gut ausgewaschen und dann in verd. Salzsäure gelöst. Bei Anwesenheit von Mn entwickelt sich Cl_2. Man kocht bis zum Ende der Chlorentwicklung und prüft auf $Fe^{3\oplus}$ und $Mn^{2\oplus}$; s.u.!

Bearbeitung des Filtrats (Zentrifugats): Das stark alkalische Filtrat wird gekocht, bis das überschüssige H_2O_2 zerstört ist. Nun neutralisiert man zuerst mit konz. Salzsäure und schließlich mit verd. Salzsäure, macht mit wäßr. NH_3-Lsg. schwach ammoniakalisch und gibt NH_4Cl hinzu (0,2 g auf 10 ml Lsg.), kocht 2 - 3 min und filtriert (zentrifugiert) $Al(OH)_3$ ab. Zum Nachweis von $Al^{3\oplus}$ s.S. 53. Bei kleiner Niederschlagsmenge ist eine Blindprobe unerläßlich.

Filtrat (Zentrifugat): Es kann $CrO_4^{2\ominus}$ (gelb) und $Zn^{2\oplus}$ enthalten. $CrO_4^{2\ominus}$ kann man mit $BaCl_2$ als $BaCrO_4$ ausfällen; im Filtrat (Zentrifugat) wird auf Zink geprüft. Zum Nachweis von $CrO_4^{2\ominus}$ bzw. $Zn^{2\oplus}$ s.S. 17 bzw. 55.

Anmerkung: Die gemeinsame Fällung *aller* Elemente der Ammoniumsulfidgruppe mit $(NH_4)_2S$ und NH_3 hat Nachteile, wenn sehr viele Elemente zugegen sind, wenn geringe Mengen einiger Elemente neben einem großen Überschuß anderer nachzuweisen sind, wenn zusätzlich seltenere Elemente vorhanden sind, und wenn $PO_4^{3\ominus}$ anwesend ist. Im letzteren Falle muß vor der Fällung $PO_4^{3\ominus}$ entfernt werden, weil sonst auch die Erdalkalimetalle unter den Fällungsbedingungen als Phosphate ausfallen.

In diesen Fällen empfiehlt es sich, *vor* der Ammoniumsulfid-Fällung die sog. Hydrolysentrennung durchzuführen.

Beachte: Hinweise auf die Zusammensetzung der Analysensubstanz geben die Färbung der Phosphorsalz- bzw. Boraxperle u.a. Vorproben, s.unten!

Hydrolysentrennung:	$Fe^{3\oplus}$, $Al^{3\oplus}$,
(Urotropin-Gruppe, Eisengruppe)	$Cr^{3\oplus}$, $Ti^{4\oplus}$

Für die gesonderte Hydrolysentrennung empfiehlt sich die Verwendung von Hexamethylentetramin (Urotropin Abb. 2), einem Kondensationsprodukt von Formaldehyd und Ammoniak. Beim Erhitzen in Wasser zerfällt diese Substanz wieder in die Ausgangsstoffe. Die Reaktionsgeschwindigkeit nimmt mit steigender Temperatur zu:
$(CH_2)_6N_4 + 6\ H_2O \rightleftharpoons 6\ HCHO + 4\ NH_3$. In saurer Lsg. wird das Gleichgewicht nach rechts verschoben, weil NH_3 verschwindet:
$NH_3 + H^\oplus \rightarrow NH_4^\oplus$. Mit Wasser reagiert NH_3 nach der Gleichung:
$NH_3 + H_2O \rightleftharpoons NH_4^\oplus + OH^\ominus$.

Vorteile von Urotropin

- Durch die Rückreaktion zu Urotropin bleibt die NH_3-Konzentration stets klein.

- Bei Gegenwart von NH_4Cl stellt sich ein pH-Wert zwischen 5 und 6 ein; in diesem Bereich fallen bei Anwesenheit von $PO_4^{3\ominus}$ noch keine Erdalkaliphosphate, es fallen jedoch wunschgemäß die Phosphate der dreiwertigen Kationen, z.B. $FePO_4$.

- Die Fällung erfolgt aus homogener Lsg.; es bildet sich daher ein grobkörniger, gut filtrierbarer Nd.

Wasserstoffperoxidtrennung der (NH$_4$)$_2$S-Gruppe

+ NH$_4$Cl + NH$_3$ + (NH$_4$)$_2$S	Co$^{2\oplus}$	Ni$^{2\oplus}$	Fe$^{2\oplus}$/Fe$^{3\oplus}$	Mn$^{2\oplus}$	Al$^{3\oplus}$	Cr$^{3\oplus}$	Zn$^{2\oplus}$
	CoS/Co$_2$S$_3$	NiS/Ni$_2$S$_3$	FeS/Fe$_2$S$_3$	MnS	Al(OH)$_3$	Cr(OH)$_3$	ZnS
+ verd. HCl	CoS/Co$_2$S$_3$	NiS/Co$_2$S$_3$	Fe$^{2\oplus}$	Mn$^{2\oplus}$	Al$^{3\oplus}$	Cr$^{3\oplus}$	Zn$^{2\oplus}$
+ verd. CH$_3$COOH + 30%iges H$_2$O$_2$	Co$^{2\oplus}$	Ni$^{2\oplus}$	Fe(OH)$_3$	MnO(OH)$_2$	[Al(OH)$_4$]$^{\ominus}$	CrO$_4^{2\ominus}$	[Zn(OH)$_3$]$^{\ominus}$	+ einige Tropfen HNO$_3$ + 20%ige NaOH + 3%iges H$_2$O$_2$
		+ verd. HCl + KSCN	Fe$^{3\oplus}$	Mn$^{2\oplus}$	Al(OH)$_3$	CrO$_4^{2\ominus}$	[Zn(OH)$_3$]$^{\ominus}$	+ NH$_4$Cl
	Nachweis als Co(SCN)$_2$	Nachweis als Ni-Diacetyl-dioxim	Fe(SCN)$_3$	+ PbO$_2$ + HNO$_3$ MnO$_4^{\ominus}$	Nachweis mit Morin	BaCrO$_4$	[Zn(OH)$_3$]$^{\ominus}$	+ CH$_3$COOH + BaCl$_2$
							Nachweis mit K$_3$[Fe(CN)$_6$] + Diethylanilin

Hydrolysentrennung der Eisengruppe

+ Urotropin pH = 5-6	Al$^{3\oplus}$	Cr$^{3\oplus}$	Fe$^{3\oplus}$	Fe(OH)$_3$	Co$^{2\oplus}$	Ni$^{2\oplus}$	Mn$^{2\oplus}$	Zn$^{2\oplus}$
verd. HCl	Al(OH)$_3$	Cr(OH)$_3$	Fe(OH)$_3$		Fitrat für (NH$_4$)$_2$S-Fällung der Mangangruppe
	Al$^{3\oplus}$	Cr$^{3\oplus}$	Fe$^{3\oplus}$		
+ NaOH + H$_2$O$_2$	[Al(OH)$_4$]$^{\ominus}$	CrO$_4^{2\ominus}$	Fe(OH)$_3$		+ verd. HCl
+ NH$_4$Cl	Al(OH)$_3$	CrO$_4^{2\ominus}$	Fe$^{3\oplus}$		+ KSCN
			Fe(SCN)$_3$		

Morinnachweis s. unten!

Nachweis als BaCrO$_4$ oder als CrO$_5$

- Die reduzierende Wirkung von CH_2O verhindert die Oxidation von z.B. Mn(II) zu Mn(IV).
- Mit Urotropin fallen die höherwertigen Kationen $Fe^{3\oplus}$, $Al^{3\oplus}$, $Cr^{3\oplus}$, ($Ti^{4\oplus}$, $Zr^{4\oplus}$) als Hydroxide aus.
- Im Filtrat (Zentrifugat) befinden sich die Elemente der "Ammoniumsulfid-Gruppe im engeren Sinne" (Mangangruppe): $Co^{2\oplus}$, $Ni^{2\oplus}$, $Mn^{2\oplus}$, $Zn^{2\oplus}$ (neben den Alkali- und Erdkalielementen).

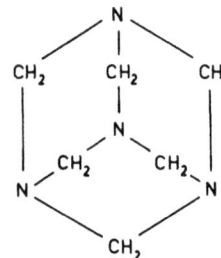

Abb. 2. In die Papierebene projezierte Strukturformel von Urotropin

Durchführung: a) Man versetzt die HCl- bzw. H_2SO_4-saure Lsg. der Analysensubstanz unter Rühren solange mit $(NH_4)_2CO_3$-Lsg., bis der sich bildende Nd. sich gerade nicht mehr auflöst.

Enthält die Lsg. $CrO_4^{2\ominus}$ oder $MnO_4^{\ominus}$, so ist sie gelb oder violett gefärbt. Man versetzt sie in diesem Fall mit Ethanol, verdampft das überschüssige Ethanol und hat damit Mn(VII) zu Mn(II) und Cr(VI) zu Cr(III) reduziert.

- Man löst den Nd. mit einigen Tropfen verd. HCl-Lsg., fügt NH_4Cl hinzu und kocht auf.

b) Verwendet man das Filtrat der H_2S-Fällung, so wird dieses zunächst durch Aufkochen von H_2S befreit, dann zur Oxidation von $Fe^{2\oplus}$ zu $Fe^{3\oplus}$ mit einigen Tropfen konz. HNO_3 versetzt und erneut gekocht. Anschließend verfährt man wie oben.

- Zur siedenden Lsg. läßt man eine 10%ige wäßr. Lsg. von Urotropin zutropfen und kocht einige Minuten. Der pH-Wert der Lsg. muß zwischen 5 und 6 liegen.

- Es bildet sich ein Nd., der $Fe(OH)_3 \cdot aq$ (rotbraun), $Al(OH)_3 \cdot aq$ (weiß), $Cr(OH)_3$ (hellgrün), $FePO_4$ (weißlich), enthalten kann.

- Die Lsg. kann enthalten: $Co^{2\oplus}$, $Ni^{2\oplus}$, $Mn^{2\oplus}$, $Zn^{2\oplus}$, Erdalkali- und Alkali-Elemente.

Aufarbeitung des Nd.: Der abgetrennte Nd. wird mehrmals mit heißem Wasser ausgewaschen und unter Erwärmen in verd. Salzsäure gelöst. Zum Nachweis von $\underline{Fe^{3\oplus}}$, $\underline{Al^{3\oplus}}$, $\underline{Cr^{3\oplus}}$ s.u.

Weiterverarbeitung des Filtrats (Zentrifugats): Das Filtrat der Hydrolysentrennung wird - falls nötig - eingeengt, schwach ammoniakalisch gemacht und in der Hitze mit einem geringen Überschuß an Ammonsulfid versetzt.

Der Nd. kann enthalten: CoS/Co_2S_3, NiS/Ni_2S_3, MnS, ZnS.

- Der Analysengang ist jetzt analog zu dem auf S. 43 beschriebenen Trennungsgang der Ammoniumsulfid-Gruppe.

Einzelnachweise

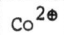

Vorprobe: Die Phosphorsalz- und Boraxperle ist in der Reduktions- und Oxidationsflamme in der Hitze und Kälte blau.

Nachweis als $Co[Hg(SCN)_4]$

Eine Lösung von $\underline{HgCl_2}$ und $\underline{NH_4SCN}$ — aus neutraler oder essigsaurer Lsg. tiefblauer Nd. von $\underline{Co[Hg(SCN)_4]}$. Die Prismen oder sternförmig verwachsenen Nadeln werden durch wäßr. NH_3-Lsg. entfärbt.

Reagenz: 6 g $HgCl_2$ und 6,5 g NH_4SCN werden in 10 ml H_2O gelöst.

Störung: $Fe^{3\oplus}$.

pD = 5,3; EG = 0,1 µg Co.

Nachweis als $Co(SCN)_2$ bzw. $H_2[Co(SCN)_4]$

Durchführung: Die neutrale oder essigsaure Lsg. der Analysensubstanz wird mit einer Lsg. von $\underline{KSCN}$ oder $\underline{NH_4SCN}$ versetzt. In neutraler Lsg. bildet sich blaues $\underline{Co(SCN)_2}$, in saurer Lsg. die ebenfalls blaue Säure $\underline{H_2[Co(SCN)_4]}$. Gibt man etwas Ether (und einige Tropfen Pentanol (Amylalkohol) hinzu und schüttelt, geht die blaue Farbe in die organische Phase.

Störung: Fe^{3+}. *Abhilfe:* Komplexieren mit NaF als $[FeF_6]^{3-}$.

pD = 5; EG = 0,3 µg Co.

Rubeanwasserstoff (Dithio-oxamid) — in ammoniakalischer Lsg. braunes *Co-Rubeanat* (Chelatkomplex).

Durchführung als Tüpfelreaktion: Man bringt einen Tropfen Probenlsg. auf ein Stück Filterpapier, räuchert mit $\underline{N}H_3$, indem man das Papier über eine offene Flasche mit konz. NH_3-Lsg. hält und tüpfelt seitlich mit einer 1%igen ethanolischen Lsg. von Rubeanwasserstoff. Es bildet sich ein brauner Ring (Fleck).

pD = 6; EG = 0,03 µg Co

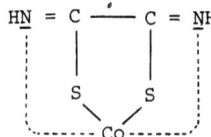

Beachte: Mit $(NH_4)_2S$ fällt aus einer ammoniakalischen Co^{2+}-Lsg. unter Luftausschluß CoS, lösl. in kalter verd. Salzsäure. Mit überschüssigem $(NH_4)_2S$ bildet sich zunächst säurelösliches Co(OH)S; es oxidiert sich durch den Sauerstoff der Luft zu Co_2S_3. Dieses Sulfid ist schwerlöslich in Essigsäure und verd. Salzsäure. Es löst sich in Essigsäure / H_2O_2, in konz. HNO_3 und Königswasser.

$\boxed{Ni^{2+}}$

Vorprobe: Die Phosphorsalz- und Borax-Perle ist in der Oxidationsflamme in der Hitze gelb-rubinrot, in der Kälte braunrot. Bei gleichzeitiger Anwesenheit von Co wird die Farbe von Ni durch diejenige von Co überdeckt.

Rubeanwasserstoff (Dithio-oxamid) — blauer - violetter Fleck auf einem Filterpapier. Co^{2+} stört nicht, da die Komplexe auf dem Papier eine unterschiedliche Wanderungsgeschwindigkeit haben. Einzelheiten s. Co^{2+}.

<u>Diacetyldioxim</u> — in neutraler, essigsaurer oder ammoniakalischer Lsg. bei viel $Ni^{2\oplus}$ in der Kälte, bei wenig $Ni^{2\oplus}$ erst nach dem Aufkochen ein roter, flockiger, schwerlösl. Nd. Einzelheiten s.S. 163.

Reagenz: Gesättigte Lsg. von Diacetyldioxim in 96%igem Ethanol.

Störung: $Fe^{2\oplus}$. *Abhilfe:* Oxidation mit H_2O_2 zu $Fe^{3\oplus}$; überschüssiges H_2O_2 muß anschließend verkocht werden. $Fe^{3\oplus}$ kann mit Tartrat komplexiert werden.

Starke Oxidationsmittel wie H_2O_2 oder Nitrate verhindern die Fällung. $Co^{2\oplus}$ gibt in ammoniakalischer Lsg. eine braunrote Färbung. Bei Gegenwart von viel $Co^{2\oplus}$ versetzt man die Lsg. mit konz. NH_3-Lsg. bis zur klaren Lösung und dann mit H_2O_2. Hierbei wird $Ni^{2\oplus}$ in $[Ni(NH_3)_6]^{2\oplus}$ und $Co^{2\oplus}$ in $[Co(NH_3)_6]^{3\oplus}$ übergeführt. Man kocht zur Zerstörung des überschüssigen H_2O_2 und verfährt wie oben.

pD = 5,9; EG = 0,16 - 2 µg Ni.

$Fe^{3\oplus}$

$CH_3COO^{\ominus}Na^{\oplus}$ (im Überschuß) — in einer mit $(NH_4)_2CO_3$ oder Na_2CO_3 neutralisierten Lsg. tiefrote Farbe durch das komplexe, basische Eisenacetat: $[Fe_3(OH)_2(CH_3COO)_6]^{\oplus}CH_3CO_2^{\ominus}$. Beim Erhitzen zersetzt sich der Komplex unter Bildung von $Fe(OH)_3$ und Essigsäure.

$SCN^{\ominus}$-Ionen (aus NH_4SCN) — aus schwach salzsaurer Lsg. blutrote Färbung durch Bildung von *Fe(SCN)$_3$*. Mit überschüssigem $SCN^{\ominus}$ entsteht $[Fe(SCN)_6]^{3\ominus}$. Die gefärbte Substanz läßt sich ausethern.

Störung: $Co^{2\oplus}$, $Hg^{2\oplus}$, $NO_2^{\ominus}$, $F^{\ominus}$, $PO_4^{3\ominus}$, $AsO_4^{3\ominus}$, zuviel Mineralsäure, sowie Komplexbildner wie Oxalat, Tartrat.

pD = 6,2; EG = 0,25 µg $Fe^{3\oplus}$.

$K_4[Fe(CN)_6]$ — tiefblaue Lsg. von "lösl. <u>Berliner Blau</u>" $K[Fe^{III}Fe^{II}(CN)_6]$ bzw. mit überschüssigen $Fe^{3\oplus}$-Ionen ein tiefdunkelblauer Nd. von "unlösl. *<u>Berliner Blau</u>*" $Fe_4[Fe(CN)_6]_3 \cdot aq$, schwerlösl. in Säuren, wird durch Laugen zersetzt. Der Nachweis ist auch als Tüpfelreaktion ausführbar.

$\boxed{Fe^{2\oplus}}$

Bei Abwesenheit von $Fe^{3\oplus}$ oxidiert man $Fe^{2\oplus}$ zu $Fe^{3\oplus}$ und weist dieses nach. Die Oxidation gelingt in alkalischer Lsg. z.B. mit $NO_3^{\ominus}$, in saurer Lsg. mit HNO_3 oder H_2O_2.

$\underline{K}_3\underline{[Fe(CN)_6]}$ — dunkelblaue Lösung von "lösl. *Turnbulls Blau*" (= "lösl. Berliner Blau") $K\left[Fe^{III}Fe^{II}(CN)_6\right]$. Mit überschüssigem $Fe^{3\oplus}$-Ionen entsteht "unlösl. Turnbulls-Blau" ("Berliner Blau").

<u>Diacetyldioxim</u> — in mit Weinsäure versetzter ammoniakalischer Lsg. rote Färbung durch *Eisen(II)-diacetyldioxim*; s. hierzu S. 51.

pD = 5,3; EG = 5 µg $Fe^{2\oplus}$

$\boxed{Mn^{2\oplus}}$

Vorprobe: Die Phosphorsalz- und Boraxperle ist in der Oxidationsflamme violett gefärbt.

<u>Nachweis durch Oxidation zu $MnO_4^{\ominus}$</u>

Durch Oxidation mit $\underline{PbO_2}$ in <u>konz. HNO_3</u> oder H_2SO_4 entsteht beim Erhitzen $\underline{MnO_4^{\ominus}}$. Die intensive Violettfärbung läßt sich nach dem Absitzen des Nd. und eventuell nach dem Verdünnen erkennen.

Störung: $Cl^{\ominus}$, $Br^{\ominus}$, $I^{\ominus}$, H_2O_2 und Substanzen, die $MnO_4^{\ominus}$ reduzieren können. *Abhilfe:* Die Halogenide kann man entfernen, wenn man mit $AgNO_3$ versetzt, aufkocht und den Nachweis mit dem Filtrat bzw. Zentrifugat durchführt.

Mit einer Blindprobe ist auf den Mn-Gehalt des PbO_2 zu prüfen.

pD = 5,3.

<u>Nachweis durch Bildung von Benzidinblau</u>

Durchführung: Man bringt einen Tropfen der $Mn^{2\oplus}$-Lsg. auf ein Filterpapier, fügt einen Tropfen <u>NaOH</u> hinzu und tüpfelt mit einer essigsauren Lsg. von <u>Benzidin</u>. Durch den Luftsauerstoff wird $Mn^{2\oplus}$ zu $\underline{MnO_2 \cdot H_2O}$ oxidiert. An den Stellen, an denen sich MnO_2 gebildet hat, tritt Blaufärbung auf, weil MnO_2 Benzidin oxidiert.

Störung: Zahlreiche oxidierende Stoffe. Fe stört nicht!

Nachweis durch Oxidationsschmelze

Durchführung: Man verreibt die Mn-haltige Substanz mit der 3- bis 6fachen Menge einer Mischung aus Na_2CO_3 und KNO_3 (1 : 1) und erhitzt das Gemisch auf einer Magnesiarinne solange auf Rotglut, bis die Gasentwicklung beendet ist. Die erkaltete Schmelze ist *grün* $(MnO_4^{2\ominus})$ oder blaugrün ($MnO_4^{2\ominus}$ + $MnO_4^{3\ominus}$(blau)). Gibt man einen Tropfen Eisessig hinzu, schlägt die grüne Farbe in die violette Farbe des $MnO_4^{\ominus}$ um; nach einiger Zeit scheiden sich dunkle Flocken von $MnO_2 \cdot$ aq ab (= Disproportionierung).

$\boxed{Al^{3\oplus}}$

Morin (3,5,7,2',4'-Pentahydroxyflavon, gelber Pflanzenfarbstoff) — in konz. essigsaurer Lsg. in der Kälte grüne *Fluoreszenz*, verschwindet beim Ansäuern mit HCl.

Eine Blindprobe ist ratsam.

Störung: $Zn^{2\oplus}$, Fe, Tartrat, $F^{\ominus}$, $PO_4^{3\ominus}$, $AsO_4^{3\ominus}$.

Reagenz: gesättigte Lsg. von Morin in Methanol.

pD = 5,5; EG = 0,2 µg Al.

Kryolithprobe

Man fällt durch Zusatz von wäßr. NH_3-Lsg. $Al(OH)_3$ aus und übergießt den gut ausgewaschenen Nd. mit einer konz. NaF-Lsg. Das Filtrat reagiert alkalisch (Prüfung z.B. mit Phenolphthalein):

$Al(OH)_3 + 6 F^{\ominus} \rightarrow [AlF_6]^{3\ominus} + 3 OH^{\ominus}$.

Störung: $Fe^{3\oplus}$, $Ti^{4\oplus}$.

Alizarin S (Na-Salz der Dihydroxyanthrachinonsulfonsäure) fällt aus alkalischer $[Al(OH)_4]^{\ominus}$-Lsg. einen roten *Nd. (Farblack)*, der bei Zusatz von Eisessig nicht entfärbt wird.

Störung: Fe, Co, Cu, Cr.

Reagenz: 1%ige wäßr. Lösung von Alizarin S.

pD = 5; EG = 0,5 µg Al.

Aluminon (Ammoniumsalz der Aurintricarbonsäure) — mit essigsaurer Aluminiumsalz-Lsg. schwerlösl. *roter Farblack*, der oft erst nach einiger Zeit in roten Flocken ausfällt. Er ist unlösl. in einer 10%igen Lsg. von $(NH_4)_2CO_3$ in verd. Ammoniak-Lsg., mit der man den Nd. bis zur schwach alkalischen Reaktion versetzt.

Störung: Be^{2+}, Fe^{3+}, SiO_3^{2-}, größere Mengen PO_4^{3-}. Reduzierende Substanzen wie H_2S zerstören den Farbstoff.

Reagenz: 0,2%ige wäßr. Lsg. von Aluminon.

pD = 5; EG = 0,16 µg Al.

OH^--Ionen — bei tropfenweiser Zugabe zunächst weißer Nd. von *Al(OH)$_3$*, lösl. in Säuren und im Überschuß von OH^--Ionen. Trennmöglichkeit für Al und Fe.

$\boxed{Cr^{3+}}$

Vorprobe: Die Phosphorsalz- und Boraxperlen sind in der oxidierenden und reduzierenden Flamme smaragdgrün.

Nachweis durch Oxidation zu CrO_4^{2-}

Durchführung: Man schmilzt ein feinpulvriges Gemisch von Cr(III)-Salz und der etwa 2fachen Menge von $\underline{Na_2CO_3}$ (wasserfrei) und $\underline{KNO_3}$, z.B. auf einer Magnesiarinne. Der erkaltete Schmelzkuchen ist durch *Na_2CrO_4*-gelb gefärbt. Beim Ansäuern schlägt die Farbe in orange um, Bildung von *$Cr_2O_7^{2-}$*.

Oxidation von Cr(III) zu Cr(VI) und Nachweis als CrO_5

Die Oxidation zu CrO_4^{2-} gelingt in alkalischer Lsg., z.B. mit Na_2O_2 oder H_2O_2. Cr(VI) bildet mit H_2O_2 in HNO_3- oder H_2SO_4-saurer Lsg. in der Kälte dunkelblaues *Chromperoxid CrO_5*, das mit Ether aus der wäßr. Phase ausgeschüttelt werden kann, wobei der Sauerstoff des Ethermoleküls die sechste Koordinationsstelle besetzt.

Sehr empfindl. und spezifische Nachweisreaktion.

pD = 5,5; EG = 50 µg Cr

```
        H₅C₂       C₂H₅
            \  O  /
             \ ‖ /
         O    \|/    O
          \   Cr   /
           \  /|\  /
            \/ | \/
         O  /  |  \  O
               O
```

$\boxed{Zn^{2\oplus}}$

H_2S — fällt aus neutraler, alkalischer, ammoniakalischer oder essigsaurer mit Natriumacetat gepufferter Lsg. einen weißen Nd. von $\underline{ZnS}$.

Nachweis mit $K_3[Fe(CN)_6]$ und Diethylanilin

Reagenzlsg.: Teil a) Lsg. von 0,25 g Diethylanilin in 100 cm H_2SO_4 (1 : 1 mit H_2O) oder 50%iger H_3PO_4. Teil b) kaltgesättigte Lsg. von $K_3[Fe(CN)_6]$.

Durchführung: Zum Nachweis mischt man die Teile a) und b) im Verhältnis 1 : 1 und gibt die zinkhaltige Lsg. hinzu. Nach einigen Minuten tritt ein roter Nd. auf. Es entsteht eine Adsorptionsverbindung aus einem organ. Farbstoff und $Zn_2[Fe(CN)_6]$.

Störung: Ionen, die mit $K_3[Fe(CN)_6]$ und $K_4[Fe(CN)_6]$ Niederschläge geben. $Mn^{2\oplus}$ gibt einen braunen Nd.

Falls man die Störungen berücksichtigt, kann man den Nachweis auch mit einem schwefelsauren Auszug der Ursubstanz durchführen.

Schwefelwasserstoff-Gruppe (mit Salzsäuregruppe)

Zu dieser Gruppe gehören die Metalle, deren Kationen aus saurer Lsg. durch H_2S ausgefällt werden.

Sie lassen sich in drei Untergruppen gliedern:

<u>Salzsäuregruppe</u>: Die Elemente dieser Gruppe bilden schwerlösl. Chloride. Ihre Kationen werden daher nicht nur durch H_2S, sondern auch durch Salzsäure ausgefällt: $AgCl$, Hg_2Cl_2, $PbCl_2$. $Pb^{2\oplus}$ wird nicht quantitativ als $PbCl_2$ abgeschieden. Es kann daher auch im Filtrat (Zentrifugat) des Chloridniederschlags mit H_2S als PbS ausgefällt werden. Bei 20° C lösen sich etwa 1 g $PbCl_2$ in 100 ml Wasser.

<u>Arsengruppe</u>: Sie enthält Arsen als typischen Vertreter. Die Sulfide dieser Elemente werden durch Ammoniumpolysulfid $(NH_4)_2S_x$ und Alkalilaugen aufgelöst: As, Sb, Sn.

<u>Kupfergruppe</u>: Kupfer ist ein typischer Vertreter einer Gruppe von Elementen, die als Sulfide in saurer Lsg. gefällt werden, und die sich weder in $(NH_4)_2S_x$, noch in Alkalilaugen lösen: $Hg^{2\oplus}$, $Pb^{2\oplus}$, $Bi^{3\oplus}$, $Cu^{2\oplus}$, $Cd^{2\oplus}$.

Bei der Abtrennung der Elemente der Schwefelwasserstoff-Gruppe aus der Analysensubstanz verfährt man folgendermaßen:

Zuerst fällt man die Elemente der Salzsäuregruppe aus HNO_3-saurer Lsg. mit Salzsäure als Chloride, filtriert (zentrifugiert) den Nd. ab, trennt ihn in seine Komponenten und weist diese einzeln nach.

In das HCl-saure Filtrat (Zentrifugat) leitet man H_2S ein, filtriert (zentrifugiert) den Sulfidniederschlag ab und behandelt ihn unter Erwärmen mit $(NH_4)_2S_x$. Die Elemente der Arsengruppe gehen als Thiosalze in Lsg. Als Rückstand bleibt die Kupfergruppe.

Salzsäuregruppe: $Ag^{\oplus}$, $Hg_2^{2\oplus}$, $Pb^{2\oplus}$

Man versetzt die wäßr. oder HNO_3-saure Lsg. der Analysensubstanz (Ursubstanz) tropfenweise mit verd. <u>Salzsäure</u>, bis kein Nd. mehr ausfällt. Der Nd. wird aufgearbeitet, wie in dem nachfolgenden Trennungsschema angegeben.

Entsteht kein Nd., so ist es ungünstig, die Analysensubstanz in HNO_3 zu lösen, da die Säure vor der anschließenden Fällung mit

H_2S wieder weitgehend abgedampft werden muß, damit nicht zu viel elementarer Schwefel ausfällt. In diesem Falle versucht man die Substanz gleich in Salzsäure zu lösen.

Bildet sich bei einer nur in konz. HNO_3 lösl. Analysensubstanz bei der Zugabe von verd. Salzsäure ein weißer Nd., so kann er auch aus BiOCl und/oder SbOCl bestehen. Beide Substanzen lösen sich in einem Gemisch konz. Salzsäure : Wasser = 1 : 1.

Schema des Trennungsganges der Salzsäuregruppe

	$Ag^{\oplus}$	$Hg_2^{2\oplus}$	$Pb^{2\oplus}$	
+ verd. HCl	AgCl (weiß)	Hg_2Cl_2 (weiß)	$PbCl_2$ (weiß)	
+ heißes H_2O	AgCl	Hg_2Cl_2	$Pb^{2\oplus}$	+ K_2CrO_4 oder verd. H_2SO_4
+ konz. HNO_3	AgCl	$Hg^{2\oplus}$	$PbCrO_4$ oder $PbSO_4$	s. Einzelnachweis
+ konz. NH_3 s. Einzelnachweis	$[Ag(NH_3)_2]^{\oplus}$	Hg_2Cl_2 + Hg	+ $SnCl_2$	

Einzelnachweise

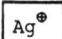

$Cl^{\ominus}$-Ionen — aus HNO_3-saurer Lsg. weißer, käsiger Nd. von _AgCl_, lösl. unter Komplexbildung in NH_3-, $CN^{\ominus}$-, $S_2O_3^{2\ominus}$-, $(NH_4)_2CO_3$-Lsg.

Beachte: AgCl sowie die Silberkomplexe lassen sich mit $S^{2\ominus}$-Ionen z.B. aus $(NH_4)_2S_x$ in schwarzes Ag_2S überführen.

pD = 5,8.

K_2CrO_4 — aus neutraler Lsg. rotbrauner Nd. von _Ag_2CrO_4_, lösl. in Säuren, wäßr. NH_3-Lsg.

pD = 4,5.

Dithizon — in neutraler Lsg. violetter Nd.

Reduktionsmittel (wie Zn, Fe, Cu, $Fe^{2\oplus}$, NH_2OH, N_2H_4, H_2CO) — metallisches _Silber_.

Durchführung. Beispiel: Reduktion mit CH_2O. Man versetzt einige Tropfen der $Ag^\oplus$-Salzlsg. mit wenig wäßr. NH_3-Lsg. und mit etwas Formalin. Beim Erwärmen scheidet sich ein Silberspiegel ab:
$2\ Ag^\oplus + HCHO + 3\ H_2O \rightarrow 2\ Ag + HCOOH + 2\ H_3O^\oplus$. Die gleiche Wirkung erzielt man beim Erhitzen mit Natriumtartrat in ammoniakalischer Lsg.

Beachte: Die Reduktion mit N_2H_4 oder NH_2OH gelingt nur in alkalischer oder essigsaurer Lsg.

$\boxed{Hg_2^{2\oplus}}$

Die Chemie des einwertigen Quecksilbers ist dadurch gekennzeichnet, daß in Verbindungen nur die -Hg-Hg- (= $Hg_2^{2\oplus}$)-Gruppierung existiert und daß das $Hg_2^{2\oplus}$-Ion leicht eine Disproportionierung erleidet:
$Hg_2^{2\oplus} \rightarrow Hg + Hg^{2\oplus}$.

Vorproben auf Quecksilber

Erhitzt man eine Mischung der Hg-haltigen Substanz mit Na_2CO_3 und KCN im Glühröhrchen, kann man an den kälteren Teilen des Röhrchens mit der Lupe kleine Quecksilbertröpfchen erkennen. Bei der Reaktion bildet sich zuerst $Hg(CN)_2$, das in metallisches Quecksilber und $(CN)_2$ zerfällt (Abzug!).

Reibt man eine kleine Menge der Hg-haltigen Substanz auf einem mit HNO_3 gereinigten Kupferblech, so scheidet sich (auch bei Gegenwart von $CN^\ominus$) metallisches Quecksilber ab: $2\ Cu + Hg_2^{2\oplus} \rightarrow 2\ Cu^\oplus + 2\ Hg$.

Nachweisreaktionen

$\underline{Cl^\ominus}$-Ionen — aus HNO_3-saurer Lsg. weißer Nd. von $\underline{Hg_2Cl_2}$ (Kalomel), lösl. in konz. HNO_3, Königswasser. Mit Ammoniak entsteht ein schwarzer Nd.; er enthält Hg und $Hg(NH_2)Cl$ (Quecksilber(II)-amidchlorid, unschmelzbares Präzipitat (weiß)). Die Schwarzfärbung kommt durch das fein verteilte Quecksilber zustande.

pD = 4.

$\underline{H_2S}$ — in saurer Lsg. schwarzer Nd. von $\underline{HgS + Hg}$, schwerlösl. in Salzsäure, lösl. in Königswasser.

$\underline{K_2CrO_4}$ — in der Kälte rotbrauner amorpher Nd. Beim Kochen bilden sich gelbrote Kristalle von $\underline{Hg_2CrO_4}$. Mit NaOH-Lsg. werden sie schwarz.

$\underline{SnCl_2}$-Lsg. — grauer Nd., unlösl. in verd. Säuren: $Hg_2^{2\oplus} + Sn^{2\oplus} \rightarrow 2\,\underline{Hg} + \underline{Sn}^{4\oplus}$.

$\boxed{Pb^{2\oplus}}$

$\underline{H_2S}$ — aus neutraler oder schwach saurer Lsg. schwarzer Nd. von $\underline{PbS}$, lösl. in HNO_3. Bei Anwesenheit von $Cl^{\ominus}$-Ionen kann zuerst rotes Pb_2SCl_2 ausfallen; es geht in PbS über.

Dithizon — rote *Komplexverbindung*.

Durchführung: Man versetzt einen Tropfen der Probenlsg. mit etwas verd. KCN- und etwas Tartrat-Lsg. (um $Ag^{\oplus}$, $Hg^{2\oplus}$, $Cu^{2\oplus}$, $SbO^{\oplus}$, $Ni^{2\oplus}$, $Zn^{2\oplus}$ zu komplexieren) und vermischt einige Tropfen dieser Lsg. mit Dithizon. Es erfolgt ein Farbumschlag von grün nach rot.

Reagenz: 0,01%ige Lsg. von Dithizon in CCl_4.

Störung: Bi, Sn.

pD = 6.

$\underline{K}_2CrO_4$ — in essigsaurer oder ammoniakalischer Lsg. gelber kristalliner Nd. von $\underline{PbCrO_4}$, lösl. in NaOH, HNO_3, Tartratlsg., unlösl. in Essigsäure, wäßr. NH_3-Lsg.

Störung: $Ag^{\oplus}$ u.a. Im Gegensatz zu Ag_2CrO_4 ist $PbCrO_4$ in Ammoniak unlöslich.

Als mikrochemischer Nachweis: pD = 5,3; EG = 0,24 µg Pb.

Verd. $\underline{H_2SO_4}$ — weißer Nd. von $\underline{PbSO_4}$, etwas lösl. in verd. HNO_3, lösl. in konz. HNO_3. Um eine quantitative Fällung zu erreichen, dampft man die Lsg. soweit ein, bis weiße Nebel entstehen.

pD = 4,8.

$\boxed{\text{Kupfergruppe: } Hg^{2\oplus},\ Pb^{2\oplus},\ Bi^{3\oplus},\ Cu^{2\oplus},\ Cd^{2\oplus}}$

Zur Fällung der Elemente der Kupfer- und Arsengruppe mit H_2S stellt man eine HCl-saure Lsg. der Analysensubstanz her, die etwa 2 bis 3 mol·l^{-1} HCl enthält, oder verwendet hierzu das Filtrat der Salzsäuregruppe, das auf den gewünschten Säuregehalt gebracht wird. In diese Lsg. leitet man in der Hitze ca. 20 min lang H_2S ein.

Man verdünnt dann die Lsg., bis sie etwa 1 mol HCl enthält, leitet wiederum H_2S ein, verdünnt erneut und prüft, ob mit H_2S noch ein Nd. ausfällt.

Sobald sich die Lsg. beim Verdünnen zu trüben beginnt, verdünnt man nicht weiter, um das Ausfallen basischer Salze zu vermeiden. Die Niederschläge werden gesammelt und mit H_2S-Wasser gründlich ausgewaschen.

Das Filtrat (Zentrifugat) kann die Elemente der Ammoniumsulfid-Gruppe, Ammoniumcarbonat-Gruppe und "Löslichen Gruppe" enthalten.

Der Nd. kann die Elemente der Kupfer- und Arsen-Gruppe enthalten.

Anmerkung: Wurde die Analysensubstanz in HNO_3 gelöst wie z.B. zur Fällung der Elemente der Salzsäuregruppe, wird die Lsg. weitgehend eingeengt (nicht bis zur Trockne! Hg^{2+} verflüchtigt sich) und der Rückstand mit Salzsäure aufgenommen.

Bei gleichzeitiger Anwesenheit von Sn(IV) und Hg^{2+} fällt besonders aus schwach saurer Lsg. in der Kälte und bei Überschuß an Sn(IV) gelbbraunes $SnHgS_3$ aus, das As_2S_3/As_2S_5 vortäuschen kann. Die Substanz ist lösl. in $(NH_4)_2S$; durch Kochen in stark salzsaurer Lsg. wird sie in wenigen Minuten in die normalen Sulfide umgewandelt.

Enthält die Lsg. Oxidationsmittel wie HNO_3, Fe^{3+}, CrO_4^{2-}, MnO_4^{-}, wird H_2S zu elementarem Schwefel oxidiert. In größeren Mengen kann der Schwefel den weiteren Trennungsgang behindern. Durch Vorproben mit kleinen Substanzmengen versucht man, Auskunft über das Substanzgemisch zu erhalten und sucht dementsprechend ein Reduktionsmittel. Bei Abwesenheit von Pb, Ca, Sr und Ba kann man z.B. mit SO_2 vor der H_2S-Fällung reduzieren.

Enthält die Lsg. kein Oxidationsmittel und leitet man H_2S unter Kochen in ein offenes Gefäß ein, muß man vorher zur Oxidation von As(III) zu As(V) einige Tropfen konz. HNO_3 hinzufügen, weil $AsCl_3$ sonst gasförmig entweicht.

Aufarbeitung des Nd.

Man rührt den mit H_2S-Wasser gut ausgewaschenen Nd. unter Erwärmen etwa 10 min mit Ammoniumpolysulfid $(NH_4)_2S_x$, um die Elemente der Arsengruppe herauszulösen. Aufarbeitung des Filtrat s.S. 66.

Der Rückstand kann die Elemente der Kupfergruppe in Form ihrer Sulfide enthalten: HgS, PbS, CuS (alle schwarz), Bi_2S_3 (braunschwarz), CdS (gelb).

Aufarbeitung des Rückstands

Man wäscht den Rückstand mit heißem Wasser aus, wobei man dem Waschwasser etwas H_2S-Wasser oder NH_4Cl-Lsg. zusetzt, um zu verhindern, daß die Sulfide kolloidal in Lsg. gehen. Dann versetzt man ihn mit einem Gemisch aus 1 Teil konz. HNO_3 und 2 Teilen Wasser und erwärmt mäßig, um eine allzu große Schwefelausscheidung zu vermeiden.

Der Rückstand kann bestehen aus: HgS (schwarz), S, etwas $PbSO_4$ ($SO_4^{2\ominus}$ kann durch Oxidation von $S^{2\ominus}$ mit HNO_3 entstehen). Man löst ihn in Königswasser, dampft die Lsg. bis fast zur Trockne ein, nimmt den Rückstand mit wenig Wasser auf und prüft auf $Hg^{2\oplus}$, s. unten!

Beachte: Wurde der H_2S-Nd. ungenügend ausgewaschen, können an dieser Stelle auch die Erdalkalimetalle als Sulfate ausfallen.

Das Filtrat (Zentrifugat) der HgS-Fällung kann enthalten: $Pb^{2\oplus}$, $Bi^{3\oplus}$, $Cu^{2\oplus}$, $Cd^{2\oplus}$.

Man versetzt es mit konz. H_2SO_4 und raucht in einer Porzellanschale ab, bis weiße Nebel entstehen. Nach dem Erkalten verdünnt man mit Wasser auf etwa das doppelte Volumen und filtriert (zentrifugiert) *PbSO₄*-ab. Zum Pb-Nachweis s. unten!

Beachte: Hat man zuviel Wasser zugegeben, so daß die Protonenaktivität zu gering wird, kann auch $Bi(OH)SO_4$ (weiß) ausfallen.

Das Filtrat (Zentrifugat) der $PbSO_4$-Fällung kann enthalten: $Bi^{3\oplus}$, $Cu^{2\oplus}$, $Cd^{2\oplus}$.

Man versetzt es mit Ammoniak bis zur basischen Reaktion. Fällt ein weißer Nd. von $Bi(OH)SO_4$ aus, wird er abfiltriert (abzentrifugiert), mit NH_3-haltigem Wasser ausgewaschen und z. B. mit $\left[Sn(OH)_3\right]^{\ominus}$ geprüft. Schwarzfärbung zeigt *Bi* an.*

---

*Anmerkung: $(NH_4)_2S_x$ ("gelbes Schwefelammon") enthält Polysulfide wie $(NH_4)_2S_5$, $(NH_4)_2S_7$, $(NH_4)_2S_9$. Man erhält es durch Auflösen von Schwefel in $(NH_4)_2S$. Es entsteht auch mit der Zeit aus farblosem $(NH_4)_2S$, weil dieses wie auch H_2S teilweise durch den Luftsauerstoff zu Schwefel oxidiert wird.

Anmerkung: Enthält die Analysensubstanz Sn(II), bleibt oft SnS im Sulfidniederschlag der Kupfergruppe zurück. In diesem Falle kann der Nd. von $Bi(OH)SO_4$ auch $Sn(OH)_2$ enthalten, das jedoch im Gegensatz zu $Bi(OH)SO_4$ in NaOH-Lsg. lösl. ist.

Wurde der H_2S-Nd. nicht genügend ausgewaschen, können an dieser Stelle auch $Al(OH)_3$ und $Fe(OH)_3$ ausfallen.

Das <u>Filtrat (Zentrifugat)</u> der <u>$Bi(OH)SO_4$-Fällung</u> kann enthalten: $Cu^{2\oplus}$, $Cd^{2\oplus}$.

Enthält das Filtrat <u>$Cu^{2\oplus}$</u>, ist es tiefdunkelblau gefärbt durch $[Cu(NH_3)_4]^{2\oplus}$. Zur Trennung von Cu und Cd gibt man KCN im Überschuß zu. Es bilden sich $[Cu(CN)_4]^{3\ominus}$ und $[Cd(CN)_4]^{2\ominus}$. Leitet man in diese Lsg. H_2S ein, bleibt der Kupfer(I)-Komplex erhalten, während der Cd-Komplex so instabil ist, daß <u>*CdS*</u> (gelb) ausfällt.

Schema des Trennungsganges der Kupfergruppe

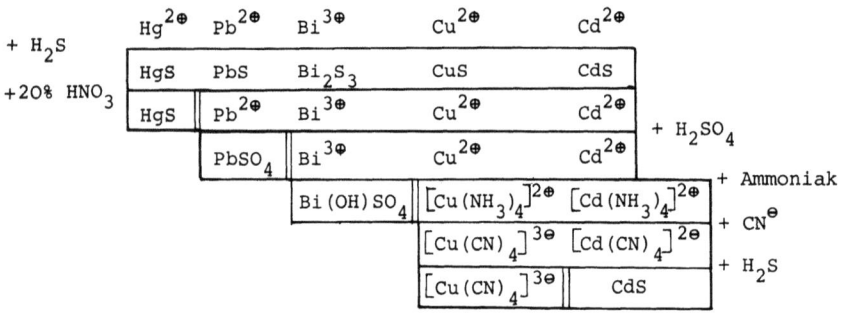

Einzelnachweise

$\boxed{Hg^{2\oplus}}$

<u>Vorproben</u> s. $Hg_2^{2\oplus}$ S. 58.

<u>Nachweis als</u> $Cu_2[HgI_4]$

Versetzt man eine saure $Hg^{2\oplus}$-Lsg. mit CuI und KI, bildet sich rotes <u>*$Cu_2[HgI_4]$*</u>.

Durchführung als Tüpfelreaktion auf einem Filterpapier: Man gibt einen Tropfen $CuSO_4$-Lsg. und einen Tropfen Reagenzlsg. auf ein Filterpapier und tüpfelt mit der HCl- oder HNO_3-sauren Probenlsg. Es entsteht eine orange-rote Färbung.

Reagenz: 5 g KI + 20 g $Na_2SO_3 \cdot 7\ H_2O$ in 100 ml H_2O.

pD = 6; EG = 0,003 µg Hg.

Nachweis durch Reduktionsmittel

$SnCl_2$-Lsg. gibt bei tropfenweiser Zugabe weißes Hg_2Cl_2 (Kalomel). Überschüssiges $SnCl_2$ reduziert weiter zu Hg (grau). Über die Reaktion von Hg_2Cl_2 mit Ammoniak s.S. 58.

$\boxed{Pb^{2\oplus}}$ s.S. 59

$\boxed{Bi^{3\oplus}}$

Bi(III)-Salze hydrolysieren leicht. In Abhängigkeit von der Verdünnung und der Temperatur bilden sich verschiedene Verbindungen: z. B. $Bi(NO_3)_3 \xrightarrow{H_2O} Bi(OH)(NO_3)_2$, $BiO(NO_3)$, $BiO(OH)$.

KI — aus schwach H_2SO_4- oder HNO_3-saurer Lsg. schwarzer Nd. von BiI_3, lösl. im Überschuß von KI unter Bildung des orangegelben, lösl. Komplexes $[BiI_4]^{\ominus}$.

Setzt man der Lsg. einige Tropfen einer 2%igen Lsg. von 8-Oxychinolin in 2 N H_2SO_4 zu, entsteht ein orangeroter Nd. von Oxinat.

Störung: Oxidationsmittel wie $Fe^{3\oplus}$, $Cu^{2\oplus}$, die I_2-Ausscheidung verursachen.

H_2S — aus nicht zu saurer Lsg. braunschwarzer Nd. von Bi_2S_3, lösl. in konz. Säuren, heißer verd. HNO_3.

Bismutol (Dimercapto-thiadiazol) — aus neutraler oder essigsaurer Lsg. orangefarbener Nd.

Reagenz: 1%ige Lsg. von Bismutol in Ether.

Störung: Die anderen Metalle der Gruppe geben weiße bis hellgelbe Niederschläge.

Nachweis mit Diacetyldioxim

Man versetzt die Bi-haltige Lsg. mit etwas NaCl (falls sie Bi(NO$_3$)$_3$ oder Bi$_2$(SO$_4$)$_3$ enthält), fügt in der Hitze einige Tropfen einer 1%igen ethanolischen Lsg. von Diacetyldioxim hinzu und macht mit wäßr. NH$_3$-Lsg. stark alkalisch. Es bildet sich ein gelber, voluminöser Nd. von Bismutdiacetyldioxim, s. hierzu Nickeldiacetyldioxim, S. 51.

Störung: As, Sb, Sn, Ni, Co, Fe(II), Mn, größere Mengen Cu, Cd, Weinsäure.

pD = 4,8.

Nachweis durch Reduktion

Alkalische Stannit-Lsg. (Stannat(II)-Lsg.) $[Sn(OH_3]^\ominus$ reduziert Bi$^{3\oplus}$ in der Kälte zu schwarzem Metallpulver, wenn man die neutrale Probenlsg. in die Reagenzlsg. fließen läßt.

Reagenz: 5 g SnCl$_2$ und 5 ml konz. Salzsäure werden in 90 ml H$_2$O gelöst und mit dem gleichen Volumen 25%iger NaOH-Lsg. versetzt.

Störung: Edelmetalle wie Cu, Hg.

Abhilfe: Reduktion mit Hydraziniumchlorid. Cu(I) wird durch CN$^\ominus$ als $[Cu(CN)_4]^{3\ominus}$-Anion vor weiterer Reduktion geschützt. Hg kann durch vorsichtiges Erhitzen verflüchtigt werden.

pD = 5,7; EG = 1 µg Bi.

$\boxed{Cu^{2\oplus}}$

H$_2$S — aus 2 N saurer Lsg. schwarzer Nd. von *CuS*, unlösl. in verd. Salzsäure und H$_2$SO$_4$, löslich in starken Säuren und in KCN.

NaOH — hellblauer Nd. von *Cu(OH)$_2$*, geht beim Erhitzen in schwarzes *CuO* über.

Cu(OH)$_2$ gibt mit Tartrat (und anderen org. Verbindungen mit mehreren Hydroxylgruppen) einen tiefblauen lösl. Chelatkomplex (mit Tartrat = Fehlingsche Lösung).

Fehlingsche Lsg. reagiert mit Reduktionsmitteln wie Hydrazin, Traubenzucker beim Erwärmen zunächst zu wasserhaltigem, gelbem Cu_2O, das sich in ziegelrotes Cu_2O umwandelt.

Ammoniak — im Überschuß tiefblaues Komplex-Kation $[\underline{Cu(NH_3)_4}]^{2\oplus}$.

$\underline{K_4[Fe(CN)_6]}$ — aus schwach saurer oder neutraler Lsg. rotbrauner Nd. von $\underline{K_2[Cu(Fe(CN)_6]\cdot H_2O}$, schwerlösl. in verd. Säuren, lösl. in wäßr. NH_3-Lsg. unter Bildung von $[Cu(NH_3)_4][Cu(Fe(CN)_6]$ (blauviolett).
Störung: $Fe^{3\oplus}$.

pD = 6.

Reduktion zu elementarem Kupfer

Taucht man einen blanken Eisennagel in eine Cu-haltige Lsg., so scheidet sich auf dem Eisen elementares Kupfer ab. Eisen geht als $Fe^{2\oplus}$ in Lsg. und kann z.B. mit $K_3[Fe(CN)_6]$ als "Turnbulls Blau" nachgewiesen werden.

Rubeanwasserstoff — aus neutraler oder schwach essigsaurer oder ammoniakalischer, weinsäurehaltiger Lsg. dunkelgrüner bis schwarzer *Komplex.* Als Tüpfelreaktion auf einem Filterpapier geeignet.
Störung: $Ni^{2\oplus}$, $Co^{2\oplus}$.

pD = 5,4; EG = 0,06 µg Cu.

Nachweis von Cu-Spuren

Man versetzt 1 cm^3 einer stark verd. $FeCl_3$-Lsg. mit etwas KSCN oder NH_4SCN und dann mit 0,1 M $S_2O_3^{2\ominus}$-Lsg., schüttelt und gießt einen Teil der Lsg. in die Probenlsg.

Während sich die kupferfreie Lsg. erst nach etwa 1 min entfärbt, verursachen Spuren von Kupfer eine momentane Entfärbung. Kupfer katalysiert die Reduktion von $Fe^{3\oplus}$ zu $Fe^{2\oplus}$:

$Fe^{3\oplus} + 2\ S_2O_3^{2\ominus} \rightleftharpoons [Fe(S_2O_3)_2]^{\ominus}$; $Fe^{3\oplus} + [Fe(S_2O_3)_2]^{\ominus} \rightarrow 2\ Fe^{2\oplus} + S_4O_6^{2\ominus}$.

pD = 6,2.

$\boxed{Cd^{2\oplus}}$

$\underline{H_2S}$ — aus schwach mineralsaurer Lsg. gelber bis gelbbrauner Nd. von *CdS*, lösl. in halbkonz. Säuren.

CdS fällt auch aus cyanidhaltiger Lsg., da der $[Cd(CN)_4]^{2\ominus}$-Komplex nicht sehr stabil ist. Trennmöglichkeit von Cu!

Nachweis mit Diphenylcarbazid

Man bringt einen Tropfen cyanidhaltiger Lsg. auf ein Filterpapier, das mit einer 1%igen ethanolischen Lsg. von Diphenylcarbazid getränkt und anschließend getrocknet wurde. Wird das so präparierte Papier über einer Flasche mit konz. NH_3-Lsg. "geräuchert", tritt nach wenigen Minuten ein *blauvioletter Fleck* auf.

Störung: $Cu^{2\oplus}$, $Pb^{2\oplus}$, $Hg^{2\oplus}$.

$\boxed{\text{Arsengruppe: } As^{3\oplus}/As^{5\oplus},\ Sb^{3\oplus}/Sb^{5\oplus},\ Sn^{2\oplus}/Sn^{4\oplus}}$

Die Sulfide dieser Kationen lösen sich beim Behandeln mit NaOH oder Ammoniumpolysulfid $(NH_4)_2S_x$ ("gelbes Schwefelammon").
Um die Elemente dieser Gruppe von denen der Kupfergruppe abzutrennen, rührt man sie unter schwachem Erwärmen ca. 10 min mit $\underline{(NH_4)_2S_x\text{-Lsg.}}$

As_2S_3/As_2S_5 und Sb_2S_3/Sb_2S_5 lösen sich leicht als $\underline{AsS_4^{3\ominus}}$ und $\underline{SbS_4^{3\ominus}}$. SnS ist nur schwer löslich und löst sich nur in stark schwefelhaltigem überschüssigem $(NH_4)_2S_x$. Es wird hierbei zu Sn(IV) oxidiert und geht als $\underline{SnS_3^{2\ominus}}$ in Lsg.

Rückstand: Elemente der Kupfergruppe, s.S. 59.

Filtrat (Zentrifugat): $AsS_4^{3\ominus}$, $SbS_4^{3\ominus}$, $SnS_3^{2\ominus}$.

Aufarbeitung des Filtrats: Man säuert mit verd. Salzsäure an und erhitzt zum Sieden.

Der Nd. kann enthalten: As_2S_5 (eigelb), Sb_2S_5 (orangerot), SnS_2 (gelb), Schwefel (weiß). Ist die Farbe des Nd. dunkel, kann auch etwas CuS enthalten sein, weil sich dieses etwas in $(NH_4)_2S_x$ löst;

es stört jedoch den weiteren Trennungsgang nicht. Bei Anwesenheit von Sn(II) kann an dieser Stelle auch As_4S_4 (gelb) ausfallen. Diese Substanz ist jedoch in $(NH_4)_2CO_3$-Lsg. lösl. und somit leicht abzutrennen.

Der Sulfidniederschlag wird mit 5 ml konz. Salzsäure etwa 3 min gekocht und dann auf etwa das doppelte Volumen verdünnt.

Der Rückstand besteht aus: As_2S_5 und Schwefel.

Das Filtrat (Zentrifugat) kann enthalten: $Sb^{3\oplus}$, $Sn^{4\oplus}$.

Bearbeitung des Rückstands: Man übergießt den Rückstand in einer Porzellanschale mit etwas konz. HNO_3 oder ammoniakalischer H_2O_2-Lsg., dampft bis fast zur Trockne ein, nimmt mit wenig Wasser auf und prüft auf $AsO_4^{3\oplus}$, s. unten!

Bearbeitung des Filtrats (Zentrifugats)

Um Sb von Sn zu trennen, gibt es mehrere Möglichkeiten:

a) Man gibt zu der salzsauren Lsg. $(NH_4)_2C_2O_4$-Lsg., erhitzt zum Sieden und leitet H_2S ein. Nach wenigen Minuten fällt Sb_2S_3 aus. Das Löslichkeitsprodukt von SnS_2 wird nicht überschritten.

Zum Antimon-Nachweis s. unten!

Im Filtrat (Zentrifugat) kann auf $Sn^{4\oplus}$ geprüft werden.

Beachte: Die Oxalatmenge muß möglichst genau dosiert werden. Bei ungenügender Menge kann SnS_2 ausfallen, bei zu großem Überschuß kann $Sb^{3\oplus}$ in Lsg. bleiben.

b) Man engt die Lsg. zur Vertreibung der überschüssigen Säure ein und bringt einen blanken Eisennagel in die Lsg. Es bildet sich ein schwarzer Überzug von Sb auf dem Nagel. Sb-Nachweis: Man kann den Überzug in Königswasser lösen, die Lsg. bis zur Trockne eindampfen, mit Salzsäure aufnehmen und H_2S einleiten. Es fällt Sb_2S_3.

Sn-Nachweis: Man versetzt die Lsg. mit Ferrum reductum (im Überschuß) und erwärmt vorsichtig (weil $SnCl_4$ flüchtig ist). Sn(IV) wird zu Sn(II) reduziert. Man filtriert von überschüssigem Fe und von Sb ab und weist im Filtrat $Sn^{2\oplus}$ nach, s. unten!

Schema des Trennungsganges der Arsengruppe

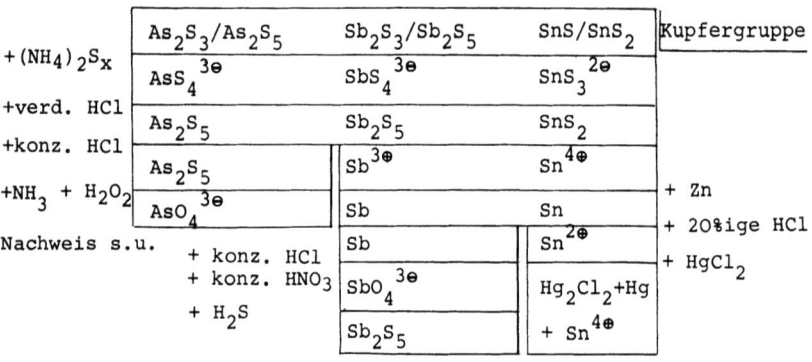

Einzelnachweise

Arsen

Vorproben

Nachweis als Kakodyloxid

Man verreibt die Analysensubstanz mit Na_2CO_3 (wasserfrei) und der etwa 10fachen Menge Natriumacetat und erhitzt das Gemisch im Glühröhrchen (unter dem Abzug). Das entstehende Kakodyloxid hat einen widerlichen Geruch: $4\ CH_3CO_2Na + As_2O_3 \rightarrow (CH_3)_2As\text{-}O\text{-}As(CH_3)_2 + 2\ CO_2 + 2\ Na_2CO_3$.

Reinsche Probe

Ein Kupferblech, das in eine mit Salzsäure angesäuerte Lsg. einer Arsenverbindung eintaucht, färbt sich grau. Es bildet sich Cu_5As_2 (Kupferarsenid). In stark verdünnter Lsg. beobachtet man die Reaktion erst beim Erwärmen.

Bettendorfsche Probe

As(III) und As(V) werden durch Sn(II) zu As reduziert. Man versetzt die As-haltige Analysensubstanz mit dem doppelten Volumen konz. Salzsäure und dann mit konz. $SnCl_2$-Lsg. Beim Erwärmen tritt ein brauner Nd. auf (Unterschied zu Sb!). Sehr kleine As-Mengen lassen sich mit Ether oder Pentanol (Amylalkohol) ausschütteln. As reichert sich dabei an der Phasengrenze an.

pD = 4,7; EG = 1 µg As.

Marshsche Probe

Man erhitzt die As-haltige Substanz mit Zink (gekörnt) und verd. H_2SO_4 (und etwas $CuSO_4$) in einem Reagenzglas, das mit einem durchbohrten Stopfen verschlossen ist, in dessen Öffnung ein zur Spitze ausgezogenes Glasrohr steckt. Hierbei bildet sich AsH_3 (giftig!), das in der Hitze in die Elemente zerfällt. Zündet man die Reaktionsgase an, brennen sie mit fahlblauer Flamme. Richtet man die Flamme auf eine kalte, glasierte Porzellanfläche, scheidet sich elementares Arsen als schwarzer Belag ab. Er löst sich in NaOCl- oder ammoniakalischer H_2O_2-Lsg. (Unterschied zu Sb!).

Beachte: Lasse vor dem Anzünden der Reaktionsgase erst den Luftsauerstoff aus dem Reagenzglas entweichen (Knallgasgemisch!).

$\boxed{As^{3\oplus}}$

$\underline{H_2S}$ — aus stark salzsaurer Lsg. (Salzsäure : Wasser = 1 : 1) gelber Nd. von $\underline{As_2S_3}$, unlösl. in Salzsäure, lösl. in HNO_3, NaOH, $(NH_4)_2S$, $(NH_4)_2S_x$, NH_3-Lsg., $(NH_4)_2CO_3$-Lsg.

Mit $(NH_4)_2S$ entsteht $AsS_3^{3\ominus}$, mit $(NH_4)_2S_x$ entsteht $AsS_4^{3\ominus}$ ($As_2S_3 + 3\ S^{2\ominus} + 2\ S \rightarrow 2\ AsS_4^{3\ominus}$). Mit Säuren fällt As_2S_3 bzw. As_2S_5 wieder aus.

Alkalische Lsg. (Alkalihydroxide, NH_3- u. $(NH_4)_2CO_3$-Lsg.) lösen As_2S_3 unter Bildung von Thiooxyarseniten: $As_2S_3 + 6\ OH^\ominus \rightarrow AsO_2S^{3\ominus} + AsOS_2^{3\ominus} + 3\ H_2O$.

$\underline{AgNO_3}$ — aus neutraler Lsg. gelbes $\underline{Ag_3AsO_3}$, lösl. in Mineralsäuren und wäßr. NH_3-Lsg.

Oxidationsmittel (wie I_2, HNO_3, alkalische H_2O_2-Lsg.) oxidieren zu $AsO_4^{3\ominus}$.

Nachweisreaktionen für das $AsO_4^{3\ominus}$-Ion

$\underline{H_2S}$ — aus stark salzsaurer Lsg. gelber Nd., unlösl. in Salzsäure, lösl. in HNO_3, NaOH, wäßr. NH_3-Lsg., $(NH_4)_2S$, $(NH_4)_2S_x$.
Der Nd. besteht aus $\underline{As_2S_3}$, $\underline{As_2S_5}$ $\underline{und\ S}$.
Mit $(NH_4)_2S$ und $(NH_4)_2S_x$ bilden sich Thioarsenate: $As_2S_5 + 3\ (NH_4)_2S \rightarrow 2\ (NH_4)_3AsS_4$.
Mit $OH^{\ominus}$-Ionen entstehen Thiooxyarsenate: $As_2S_5 + 10\ OH^{\ominus} \rightarrow AsO_3S^{3\ominus} + AsO_2S_2^{3\ominus} + 5\ H_2O$.
Mit Säuren fällt aus diesen Lösungen As_2S_5 aus.

$\underline{AgNO_3}$ — aus neutraler Lsg. schokoladenbrauner Nd. von $\underline{Ag_3AsO_4}$, lösl. in Mineralsäuren und wäßr. NH_3-Lsg.

Ammoniummolybdat-Lsg. $((NH_4)_6Mo_7O_{24}\cdot 4\ H_2O))$ — in stark HNO_3-saurer Lsg. beim Kochen gelber kristalliner Nd. von $(NH_4)_3As(Mo_3O_{10})_4\cdot xH_2O$, wird durch NaOH zersetzt.
Störung: $PO_4^{3\ominus}$, $SiO_3^{2\ominus}$.

pD = 5,3; EG = 0,2 µg As.

Magnesiamischung — weißer Nd. von $\underline{MgNH_4AsO_4}\cdot 6\ H_2O$, lösl. in Säuren, unlösl. in wäßr. NH_3-Lsg.
Durchführung: s. $PO_4^{3\ominus}$-Nachweis, S. 25.

> Antimon

Vorprobe: Marshsche Probe, s. As-Nachweis. Der schwarze Sb-Nd. ist schwerlösl. in NaOCl- und ammoniakalischer H_2O_2-Lsg.

> $Sb^{3\oplus}$

$\underline{H_2S}$ — aus mäßig saurer Lsg. orangeroter Nd. von $\underline{Sb_2S_3}$, lösl. in starken Säuren, Alkalilaugen, $(NH_4)_2S$, $(NH_4)_2S_x$, unlösl. in wäßr. NH_3- und $(NH_4)_2CO_3$-Lsg. (Unterschied zu As_2S_3!).
Bei langem Kochen bildet sich schwarzes, kristallines Sb_2S_3.

Na_2S oder $(NH_4)_2S$ löst zu Thioantimonit: $SbS_2^{\ominus}$.

Mit Alkalilauge bilden sich Thioantimonit und Thiooxyantimonit: $SbOS^{\ominus}$. Mit Säuren fällt aus diesen Lösungen wieder Sb_2S_3 aus.

Oxidation mit $NaNO_2$ in alkal. Lsg. führt Sb(III) in Sb(V) über. Man säuert die Lsg. an und kocht auf, um die Stickoxide zu entfernen. Man kann überschüssiges $NaNO_2$ z.B. auch durch Zugabe von Harnstoff zerstören.

$\boxed{Sb^{5\oplus}}$

$\underline{H_2S}$ — aus mäßig saurer Lsg. orangeroter Nd. von $\underline{Sb_2S_5}$, lösl. in starken Säuren, Laugen und Sulfid-Lsgn., unlösl. in NH_3- und $(NH_4)_2CO_3$-Lsg.

Mit $(NH_4)_2S$ bildet sich Thioantimonat $SbS_4^{3\ominus}$, mit Laugen Thioantimonat und Thiooxyantimonat $SbO_2S_2^{3\ominus}$. Aus beiden Lsgn. fällt bei Säurezusatz wieder Sb_2S_5 aus.

Rhodamin B — rotviolette Färbung.

Man versetzt auf einer Tüpfelplatte einige Tropfen der Sb(V)-Salzlsg. mit etwas Reagenzlsg. und starker Salzsäure. Die ursprünglich hellrote, fluoreszierende Farbe des Rhodamin B schlägt in violett um. Blindprobe!

Reagenz: 2 g KCl + 50 mg Rhodamin B werden in 100 ml 2 M Salzsäure gelöst.

Störung: $Hg^{2\oplus}$, Bi(W, Mo) geben die gleiche Farbe.

pD = 4.

$\boxed{Zinn}$

Vorprobe: Leuchtprobe. Die Sn-haltige Substanz wird in ein Becherglas oder einen Porzellantiegel gegeben, mit Zink (gekörnt) und 20%iger HCl-Lsg. versetzt. Taucht man in diese Mischung ein mit kaltem Wasser halbgefülltes Reagenzglas und hält dieses anschließend in den Reduktionsraum der Bunsenflamme, entsteht an der benetzten Glaswand eine blaue Fluoreszenz (die von $SnCl_2$ herrühren soll). Man kann das Reagenzglas auch durch ein Magnesiastäbchen ersetzen.

Störung: Überschüssiges As.

pD = 6,2; EG = 0,03 µg Sn.

$\boxed{Sn^{2\oplus}}$

HgCl$_2$ — weißer Nd. von Hg_2Cl_2, bei überschüssigem Sn$^{2\oplus}$ schwarzer Nd.

H$_2$S — langsam brauner Nd. von SnS, lösl. in konz. Salzsäure, in (NH$_4$)$_2$S$_x$ unter Oxidation zu Sn(IV), unlösl. in farblosem (NH$_4$)$_2$S.

FeCl$_3$ + K$_3$[Fe(CN)$_6$] — dunkelblauer Nd. von *Turnbulls Blau*. Fe(III) wird durch Sn(II) zu Fe(II) reduziert.

Bi(NO$_3$)$_2$ + NaOH — schwarzer Nd. von Bi. Bi(III) wird durch Sn(II) zu Bi reduziert.

$\boxed{Sn^{4\oplus}}$

H$_2$S — gelber Nd. von SnS_2, lösl. in starker Salzsäure, (NH$_4$)$_2$S, Alkalisulfiden.

Störung: C$_2$O$_4^{2\ominus}$; es bildet sich [Sn(C$_2$O$_4$)$_4$]$^{4\ominus}$.

1.1.4. Nachweis besonders wichtiger Ionen neben störenden Fremdionen

Halogenide nebeneinander: $Cl^\ominus, Br^\ominus, I^\ominus$

Der S.-A. wird mit HNO_3 angesäuert, mit $AgNO_3$ versetzt und erwärmt. Es fallen <u>AgI</u>, <u>AgBr</u> und <u>AgCl</u> aus.

<u>$Cl^\ominus$</u>

Man schüttelt den Nd. mit $(NH_4)_2CO_3$-Lsg. Nur AgCl geht komplex in Lösung. Rückstand: AgBr und AgI.

Über den Nachweis von $Cl^\ominus$, s.S. 10.

<u>$Br^\ominus$</u>

Der Rückstand wird mit konz. NH_3-Lsg. behandelt. AgBr geht komplex in Lösung. Rückstand: AgI.

Über Nachweisreaktionen von $Br^\ominus$ und $I^\ominus$, s.S. 11 bzw. S. 12.

<u>$Br^\ominus$ neben $I^\ominus$</u>

Den Nachweis von $Br^\ominus$ und $I^\ominus$ nebeneinander kann man auch mit Chlorwasser durchführen, s.S. 11 und S. 12.

$I^\ominus$ wird zuerst zu I_2 oxidiert!

Beachte: Die schwerlöslichen Silberhalogenide AgCl, AgBr und AgI können durch Behandeln mit Zink und verd. H_2SO_4 in lösl. Verbindungen umgewandelt werden.

Halogenide und Pseudohalogenide nebeneinander: $Cl^\ominus, Br^\ominus, I^\ominus, CN^\ominus, SCN^\ominus$

<u>$CN^\ominus$</u> wird aus neutraler Lsg. mit überschüssigen $Zn^{2\oplus}$-Ionen als $Zn(CN)_2$ ausgefällt und identifiziert, s.S. 13.

$CN^\ominus$ kann auch nach Zugabe von Essigsäure, H_3BO_3, überschüssige $NaHCO_3$-Lsg. oder durch Einleiten von CO_2 als HCN abdestilliert und in einer Vorlage mit HNO_3-saurer $AgNO_3$-Lsg. als AgCN ausgefällt werden.

Störung: Diese Methode versagt bei komplexen Cyaniden und $Hg(CN)_2$, da diese in Wasser kaum dissoziieren.

Mit Zink + verd. H_2SO_4 wird HCN aus *allen* Cyaniden freigesetzt. Stören kann dabei die Bildung flüchtiger Verbindungen wie H_2S.

Die restlichen Anionen werden mit $AgNO_3$- als Silbersalze ausgefällt.

Behandeln des Nd. mit konz. NH_3-Lsg. Außer AgI gehen alle Silbersalze komplex in Lsg.

Rückstand: *AgI*. Behandeln mit Zn + H_2SO_4 liefert gelöstes $I^\ominus$. Über den $I^\ominus$-Nachweis s.S. 12.

Filtrat (Zentrifugat): $Cl^\ominus$, $Br^\ominus$, $SCN^\ominus$.

Durch Ansäuern mit H_2SO_4 werden die Komplexe zerstört und die Silbersalze fallen wieder aus.

Der Nd. wird in einem Tiegel langsam bis zur Rotglut erhitzt. *AgSCN* geht dabei in Ag_2S (schwarz) über.

AgCl und AgBr bleiben unverändert.

$Cl^\ominus$, $Br^\ominus$: Durch Behandeln mit $(NH_4)_2CO_3$-Lsg. geht nur AgCl komplex in Lösung. AgBr bleibt als Rückstand.

Die Silbersalze können auch durch Behandeln mit Zink und verd. H_2SO_4 gelöst und dann nachgewiesen werden, s.S. 10 und S. 82.

$SCN^\ominus$ kann in einer getrennten Substanzprobe als $Fe(SCN)_3$ nachgewiesen und ausgeethert werden, s.S. 15.

Schwefelhaltige Ionen nebeneinander: $S^{2\ominus}$, $SO_3^{2\ominus}$, $S_2O_3^{2\ominus}$, $SO_4^{2\ominus}$

$SO_4^{2\ominus}$: Zur Prüfung auf $SO_4^{2\ominus}$ säuert man eine Probe des S.-A. mit Salzsäure an und versetzt mit $BaCl_2$-Lsg. Ein Nd. von $BaSO_4$ beweist die Anwesenheit von $SO_4^{2\ominus}$.

$S^{2\ominus}$: Zum S.-A. gibt man ammoniakalische $Zn(NO_3)_2$-Lsg. $S^{2\ominus}$ fällt als ZnS aus. Zur Identifizierung kann man z.B. den Nd. nach dem

Auswaschen mit 1 Tropfen $CuSO_4$-Lsg. versetzen. Schwarzfärbung beweist die Anwesenheit von CuS.

$\underline{SO_3^{2\ominus}}$, $\underline{SO_4^{2\ominus}}$: Man neutralisiert das Filtrat der ZnS-Fällung mit verd. Essigsäure, fügt $Sr(NO_3)_2$ hinzu und erwärmt auf dem Wasserbad. Der Nd. besteht aus $\underline{SrSO_3}$ und $\underline{SrSO_4}$. Im Filtrat befindet sich $S_2O_3^{2\ominus}$.

Trennung von $SO_3^{2\ominus}$ und $SO_4^{2\ominus}$

Ansäuern des Nd. löst nur $SrSO_3$ auf. Rückstand: $SrSO_4$.

Identifizierung von $SO_3^{2\ominus}$: Durch Zugabe von I_2-Lsg. wird I_2 zu $I^{\ominus}$ reduziert und $SO_3^{2\ominus}$ zu $SO_4^{2\ominus}$ oxidiert. Es fällt ein weißer Nd. von $SrSO_4$ aus.

$\underline{S_2O_3^{2\ominus}}$: Säuert man das Filtrat der $Sr(NO_3)_2$-Fällung an, deuten Schwefelausscheidung und SO_2-Geruch auf die Anwesenheit von $S_2O_3^{2\ominus}$ hin.

Identifizieren: Zugabe von $CuSO_4$-Lsg. und Erwärmen. Fällt ein schwarzer Nd. von CuS aus, so beweist dies die Anwesenheit von $S_2O_3^{2\ominus}$.

Schwerlösliche Sulfide

Die Analysensubstanz oder auch der Rückstand des S.-A. wird mit Zink und halbkonz. Salzsäure behandelt. Das freigesetzte H_2S kann mit $Pb(CH_3COO)_2$ oder $CuSO_4$ als PbS bzw. CuS nachgewiesen werden.

$\underline{NO_3^{\ominus}}$ neben $\underline{NO_2^{\ominus}}$

Der Nachweis beider Anionen nebeneinander gelingt z.B. mit "Lunges Reagenz", s.S. 23.

Um Nitrat neben Nitrit nachweisen zu können, muß Nitrit zuvor zerstört werden, z. B. mit Amidosulfonsäure, s.S. 24.

$AsO_4^{3\ominus}$ neben $PO_4^{3\ominus}$

Der Nachweis von $AsO_4^{3\ominus}$ neben $PO_4^{3\ominus}$ ist mit Ammoniummolybdat möglich. Der Nd. von $(NH_4)_3[As(Mo_3O_{10})_4]$ entsteht zum Unterschied von $(NH_4)_3[P(Mo_3O_{10})_4]$ erst nach längerem Kochen. *Vor* der Prüfung auf $PO_4^{3\ominus}$ muß $AsO_4^{3\ominus}$ nach dem Ansäuern mit Salzsäure mit H_2S ausgefällt werden, s.S. 70. Der überschüssige Schwefelwasserstoff wird durch Erhitzen vertrieben.

$Fe^{2\oplus}$ neben $Fe^{3\oplus}$

$Fe^{2\oplus}$-Ionen sind nur in saurem Milieu stabil.

$Fe^{2\oplus}$-Ionen geben mit $K_3[Fe(CN)_6]$ eine tiefblaue Lsg. oder einen tiefblauen Nd. von *Berliner Blau*, s.S. 52.

pD = 5.

$Fe^{2\oplus}$-Ionen geben mit Diacetyldioxim in ammoniakalischer Lsg. eine intensiv rote Lsg. $Fe^{3\oplus}$ kann durch Zugabe von Weinsäure komplexiert werden.

pD = 5,5.

Störung: Ni, Co, Cu.

$Fe^{2\oplus}$-Ionen bilden in mineralsaurer Lsg. mit α,α'-Dipyridyl einen tiefroten, löslichen Komplex.

Reagenz: 2%ige salzsaure Lsg. von α,α'-Dipyridyl.

pD = 7,0

$$\left[Fe\left(\underset{N}{\overset{N}{\diagup\!\!\!\diagdown}}\right)_3\right]^{2\oplus}$$

$Fe^{3\oplus}$-Ionen. Über Nachweis s.S. 51.

1.1.5. Aufschlußmethoden für schwerlösliche anorganische Substanzen

Hat man die Löslichkeit einer Probe der Analysensubstanz nacheinander in Wasser, verd. Salzsäure, konz. Salzsäure, verd. HNO_3, konz. HNO_3 und schließlich in Königswasser geprüft, und bleibt hierbei ein unlöslicher Rückstand, so stellt man eine größere Menge des unlöslichen Rückstands her. Hierzu kocht man die Analysensubstanz einige Minuten mit verd. Salzsäure und anschließend mit Königswasser, verdünnt mit Wasser, filtriert, wäscht den Rückstand mit heißem Wasser aus und trocknet ihn (im Trockenschrank).

Anmerkungen zu den nachfolgenden Aufschlüssen

Je nach der vorhandenen Substanzmenge können die Schmelzen durchgeführt werden: in einem Tiegel, auf einem Tiegeldeckel oder bei Halbmikroanalysen in einer Platindrahtöse bzw. beim Freiberger Aufschluß mit einem Magnesiastäbchen.
Das Verfahren zur Herstellung der Schmelze ist im letzteren Falle dem ähnlich, das wir bei der Herstellung der Borax- bzw. Phosphorsalzperle, S. 4, beschrieben haben.

Der unlösliche Rückstand kann folgende Substanzen enthalten:

Erdalkalisulfate (weiß): $BaSO_4$, $SrSO_4$ und $CaSO_4$, falls viel Calcium vorhanden ist.

Die Kationen erkennt man an ihrem Emissionsspektrum. Hierzu reduziert man die Erdalkalisulfate am Platindraht in der leuchtenden Flamme des Bunsenbrenners: $BaSO_4 + 4 C \rightarrow BaS + 4 CO$. Wird der Pt-Draht anschließend mit verdünnter Salzsäure angefeuchtet, entstehen die flüchtigen Erdalkalichloride, die spektroskopisch identifiziert werden können.

Zur Erkennung des $SO_4^{2\ominus}$-Restes dient die Heparprobe, s.S. 6.

Der vollständige Aufschluß gelingt in einer Schmelze mit Alkalicarbonat, wobei die Sulfate in die löslichen Carbonate übergeführt werden: $BaSO_4 + Na_2CO_3 \rightarrow Na_2SO_4 + BaCO_3$.

Soda-Pottasche-Aufschluß
(basischer Aufschluß)

Durchführung: Den trockenen Rückstand vermischt man in einem Tiegel aus Porzellan (Ni, Pt) mit etwa der 5 - 6fachen Menge einer Mischung aus Na_2CO_3 und K_2CO_3 (1 : 1) und erhitzt ca. 10 - 20 min auf ca. 1000° C. Den erkalteten Schmelzkuchen löst man in heißem Wasser, filtriert vom unlöslichen Rückstand ab und wäscht diesen solange mit heißem Wasser aus, bis sich im Waschwasser mit $BaCl_2$ kein $SO_4^{2\ominus}$ mehr nachweisen läßt. Der Rückstand besteht aus den Erdalkalicarbonaten. Er wird in verd. Salzsäure gelöst und wie auf S. 39 beschrieben untersucht.

Ein Gemisch aus Na_2CO_3 und K_2CO_3 schmilzt tiefer als Na_2CO_3.

Beachte: Das gründliche Auswaschen ist nötig, damit im Rückstand kein Na_2SO_4 zurückbleibt; dies würde beim Lösen des Rückstandes in Salzsäure die Sulfate zurückbilden.

Bei Anwesenheit von Silberhalogeniden darf kein Pt-Tiegel verwendet werden.

Bleisulfat $PbSO_4$ (weiß): Der Aufschluß kann auf die gleiche Weise erfolgen, wie bei den Erdalkalisulfaten beschrieben; $PbSO_4$ löst sich jedoch auch in heißer NH_3- oder NaOH-haltiger Tartrat-Lsg.

Silicate (meist weiß); Beispiele: $KAlSi_3O_8$, Kieselsäure $(SiO_2)_x$. Da die meisten Silicate mit Wasser oder Salzsäure nur unvollständig zersetzt werden, bleiben sie wie $(SiO_2)_x$ als unlösl. Rückstand zurück.

Ihre Anwesenheit erkennt man an der Bildung von SiF_4 bzw. $H_2[SiF_6]$ bei der Zugabe von KF und konz. H_2SO_4, s.S. 26.

Silicate werden bei Anwesenheit von Alkalimetallen mit Flußsäure, bei Abwesenheit von Alkalimetallen mit dem Soda-Pottasche-Aufschluß aufgeschlossen.

Aufschluß mit Soda-Pottasche

Durchführung: Der Rückstand wird mit etwa der 10fachen Menge Soda-Pottasche in einem Pt- oder Ni-Tiegel ca. 20 min in der Gebläseflamme auf ca. 1100° C erhitzt. Hierbei werden die Silicate und

SiO_2 in lösl. Alkalisilicate übergeführt: $SiO_2 + Na_2CO_3 \rightarrow Na_2SiO_3 + CO_2$ bzw. $M(II)SiO_3 + Na_2CO_3 \rightarrow Na_2SiO_3 + M(II)CO_3$.

Nach dem Erkalten der Schmelze übergießt man den Tiegel mit dem Inhalt in einem Becherglas mit heißem Wasser. Den aufgeweichten Schmelzkuchen zersetzt man mit viel verd. Salzsäure, entfernt den Pt-Tiegel und dampft die Lsg. und den Nd. in einer Porzellanschale zur Trockne ein. Anschließend wird die lösl. Kieselsäure durch Eindampfen mit konz. Salzsäure vollständig in unlösliche Kieselsäure $(SiO_2)_x$ übergeführt. Diese wird durch Abrauchen mit Flußsäure (Vorsicht, stark ätzend!) oder mit KF + konz. H_2SO_4 nachgewiesen, s.S. 26. Das Filtrat wird auf Kationen untersucht.

Beispiele:
Bolus alba

$[Al_2(OH)_2][Si_4O_{10}] + 5\ Na_2CO_3 \rightarrow 4\ Na_2SiO_3 + 2\ NaAlO_2 + 5\ CO_2 + H_2O$

Talcum

$[Mg_3(OH)_2][Si_4O_{10}] + 4\ Na_2CO_3 \rightarrow 4\ Na_2SiO_3 + 3\ MgCO_3 + CO_2 + H_2O$.

Zerlegung von Silicaten mit Flußsäure

Durchführung: Das Silicat wird in einem Sinterkorund- oder Platin-Tiegel mit Schwefelsäure ($H_2SO_4 : H_2O = 1 : 1$) und alkalifreier Flußsäure übergossen. Das Gemisch wird unter Umrühren mit einem Pt-Draht auf dem Wasserbad eingedampft, nochmals mit Flußsäure übergossen und erneut eingedampft. Wenn alles gelöst ist, wird im Luftbad und anschließend über freier Flamme erhitzt, um die überschüssige H_2SO_4 abzurauchen. Hierbei bilden sich die Sulfate der Kationen. Silicium ist als SiF_4 bzw. H_2SiF_6 entwichen.

Die Sulfate werden in Wasser und etwas Salzsäure gelöst. Sind Erdalkalisulfate vorhanden, werden sie wie oben beschrieben aufgeschlossen.

Oxide: Al_2O_3, TiO_2 (weiß) ⎫
SnO_2 (weiß) ⎪
Fe_2O_3 (rotbraun) ⎬ hochgeglühte Oxide
Cr_2O_3 (grün) ⎭

NiO, Ni_2O_3, CoO, Co_2O_3 geglüht (braunschwarz)

$FeCr_2O_4$ (Chromeisenstein, braunschwarz)

Auch für diese unlösl. Substanzen gibt es Aufschlußverfahren. Die Art des Aufschlusses richtet sich nach dem Ergebnis der Vorproben.

Cr_2O_3, Fe_2O_3, Co_2O_3 und Ni_2O_3 erkennt man z.B. an der Färbung der Phosphorsalz- oder Boraxperle, s.S. 4 und 49 ff.

Al_2O_3, TiO_2, Fe_2O_3

Zum Erfolg führt hier der Kaliumhydrogensulfat-Aufschluß (saurer Aufschluß). Erhitzt man die Oxide mit geschmolzenem $KHSO_4$, so verliert dieses bei 250° C Wasser und geht in Kaliumpyrosulfat über: 2 $KHSO_4 \rightarrow K_2S_2O_7 + H_2O$. Bei starker Rotglut zersetzt sich dieses nach der Gleichung: $K_2S_2O_7 \rightarrow K_2SO_4 + SO_3$. Das Oxid reagiert nun mit dem SO_3 zu lösl. Sulfat:

$$6\ KHSO_4 \rightarrow 3\ K_2SO_4 + 3\ SO_3 + 3\ H_2O.$$
$$\underline{Fe_2O_3 + 3\ SO_3 \rightarrow Fe_2(SO_4)_3.}$$
$$Fe_2O_3 + 6\ KHSO_4 \rightarrow Fe_2(SO_4)_3 + 3\ K_2SO_4 + 3\ H_2O.$$

Kaliumhydrogensulfat-Aufschluß

Durchführung: Die Oxide werden mit der 5 - 6fachen Menge $KHSO_4$ oder $K_2S_2O_7$ vermischt und in einem Porzellantiegel (Ni, Pt) vorsichtig mit kleiner Flamme bei möglichst tiefer Temperatur zum Schmelzen gebracht. Sobald der Schmelzfluß klar ist, läßt man abkühlen und löst den Schmelzkuchen in verd. H_2SO_4. Falls sich nicht alles gelöst hat, ist die Prozedur zu wiederholen.

Anmerkung: Al_2O_3 kann auch mit dem Soda-Pottasche-Aufschluß gelöst werden: $Al_2O_3 + Na_2CO_3 \rightarrow 2\ NaAlO_2 + CO_2$ (Ni- oder Pt-Tiegel!).

Cr_2O_3, $FeCr_2O_4$

Diese Substanzen können mit dem oxidierenden Aufschluß in lösliche Verbindungen übergeführt werden.

Oxidierender Aufschluß

Durchführung: Man vermischt die Substanz mit der etwa 10fachen Menge eines Gemisches von gleichen Teilen Na_2CO_3 und KNO_3 oder Na_2O_2 oder $KClO_3$. Dieses Gemenge wird in einem Porzellantiegel ca. 20 min vorsichtig auf ca. 800° C erhitzt. Der erkaltete Schmelzkuchen wird in heißem Wasser gelöst. Von Ungelöstem wird abfiltriert. In dem gelb gefärbten Filtrat befindet sich $CrO_4^{2\ominus}$ sowie Silicat und Aluminat (aus dem Porzellantiegel).

Reaktionsgleichung:

$Cr_2O_3 + 2\ Na_2CO_3 + 3\ KNO_3 \rightarrow 2\ Na_2CrO_4 + 3\ KNO_2 + 2\ CO_2$.

SnO_2 (Zinnstein)

Für den Aufschluß von SnO_2 benutzt man vor allem folgende zwei Methoden:

Alkalischer Aufschluß

Durchführung: Das fein gepulverte SnO_2 wird im Porzellanmörser mit der 6fachen Menge NaOH oder KOH verrieben. Die Mischung wird in einem Nickeltiegel (Silbertiegel) geschmolzen. Das gebildete Na_2SnO_3 ist löslich.

Reaktion: $SnO_2 + 2\ NaOH \rightarrow Na_2SnO_3 + H_2O$.

Freiberger Aufschluß

Durchführung: SnO_2 wird im Porzellanmörser mit der 6fachen Menge eines Gemisches aus gleichen Teilen Schwefel und Na_2CO_3 (wasserfrei) verrieben. Die Mischung wird im bedeckten Porzellantiegel ca. 20 min bei 1000° C geschmolzen.

Reaktion: $2\ SnO_2 + 2\ Na_2CO_3 + 9\ S \rightarrow 2\ Na_2SnS_3 + 3\ SO_2 + 2\ CO_2$.

Beim Behandeln der Schmelze mit heißem Wasser geht das Natriumthiostannat in Lsg. Bei Zugabe von Salzsäure fällt SnS_2 aus.

Anmerkung: Dieser Aufschluß eignet sich für alle Elemente bzw. deren Verbindungen, die Thiosalze bilden, wie z.B. das schwerlösl. Sb_2O_4.

Komplexe Cyanide,

wie z.B. $Cu_2Fe(CN)_6$, die sich nicht mit Salzsäure zersetzen lassen, können durch Kochen mit NaOH oder mit der $KHSO_4$-Schmelze aufgeschlossen werden, um die entsprechenden Anionen und Kationen nachweisen zu können.

Fluoride wie z.B. CaF_2 lassen sich durch Abrauchen mit konz. H_2SO_4 im Pb- oder Pt-Tiegel zerlegen.

Halogenide von Ag, Pb, Hg_2I_2 und HgI_2 lösen sich in konz. KCN-Lsg.; sie lassen sich auch mit Zink und verd. H_2SO_4 oder z.B. mit dem Soda-Pottasche-Aufschluß in einem Porzellantiegel aufschließen.

2 AgBr + Zn $\rightarrow$ 2 Ag + $Zn^{2\oplus}$ + 2 $Br^{\ominus}$; 2 AgBr + Na_2CO_3 $\rightarrow$ Ag_2O + 2 NaCl + CO_2. Ag_2O ist in verd. HNO_3 in der Wärme löslich.

MgO (hochgeglüht) läßt sich mit dem $KHSO_4$- oder Soda-Pottasche-Aufschluß in eine lösliche Verbindung überführen.

1.2. Organische Verbindungen

1.2.1. Nachweis der Elemente

| Kohlenstoff |

Eine einfache Vorprobe ist die Glühprobe: Auf einem sauberen Platindeckel oder Spatel wird eine Substanzprobe mit kleiner Bunsenflamme verbrannt oder verkohlt.

Nicht erfaßt werden Substanzen, die sich leicht verflüchtigen oder nicht brennen, wie z.B. CCl_4.

Sicherer ist der Nachweis von Kohlenstoff, wenn man die zu prüfende Substanz mit dem mehrfachen Volumen ausgeglühten, feinen Kupferoxids mischt und in einem Reagenzglas stark erhitzt.

Das durch Oxidation entstehende CO_2 kann durch Einleiten in Kalk- oder Barytwasser an der entstehenden Trübung ($BaCO_3$) erkannt werden (s. Carbonatnachweis S. 27).

| Wasserstoff |

Enthält eine Verbindung Wasserstoff, so wird dieser bei der Prüfung auf Kohlenstoff zu H_2O oxidiert. Die Bildung von Wassertröpfchen in dem oberen, kalten Teil des Reagenzglases zeigt daher Wasserstoff an.

Wasser kann nachgewiesen werden z.B. nach Karl Fischer (s.S. 376), durch Reaktion mit Calciumcarbid (Bildung von Acetylen), mit Magnesiumnitrid (Bildung von NH_3) oder mit einer Grignard-Verbindung wie CH_3MgI (Bildung von CH_4).

| Sauerstoff |

Einen Hinweis auf Sauerstoff gibt sehr oft die Prüfung auf sauerstoffhaltige funktionelle Gruppen.

Falls die organische Substanz ausreichend Sauerstoff enthält, kann man sie im Wasserstoffstrom in Gegenwart einer Platindrahtspirale erhitzen und das entstehende $\underline{CO_2}$- mit Barytwasser nachweisen. Auch ein Feuchtigkeitsbelag am Rande des Verbrennungsrohres weist auf Sauerstoff hin.

Eine weitere Bestimmungsmethode besteht z.B. darin, die mit Kohle vermischte Probe im Stickstoffstrom auf 1000° C zu erhitzen. Die gasförmigen Zersetzungsprodukte werden über Kohle geleitet, wobei der anwesende Sauerstoff in CO überführt wird, das z.B. mit I_2O_5 nachgewiesen werden kann (auch für quantitative Bestimmungen geeignet).

$$\boxed{n \cdot O} + C_n \rightarrow n\ CO;\quad I_2O_5 + 5\ CO \rightarrow 5\ CO_2 + I_2.$$

Stickstoff, Schwefel, Halogen

Aufschluß nach Lassaigne

Zum Nachweis von Stickstoff, Schwefel und Halogen wird die Substanz nach Lassaigne mit Natrium reduktiv aufgeschlossen (Schutzbrille!): Eine kleine Spatelspitze der zu prüfenden Substanz wird mit einem sehr kleinen Stückchen Natrium in einem trockenen Reagenzglas vorsichtig erhitzt. Es tritt eine lebhafte Reaktion ein. Dann bringt man das heiße Reagenzglas in ein kleines Becherglas (Abzug!), das ca. 5 ml Wasser enthält. Dabei zerspringt das Reagenzglas und das nicht umgesetzte Natrium reagiert heftig mit Wasser. Anschließend wird filtriert oder zentrifugiert und das Filtrat (Zentrifugat) geteilt.

Stickstoff

Stickstoff wird bei der Probe nach Lassaigne in Natriumcyanid übergeführt, das man mit $FeSO_4$- und $FeCl_3$-Lsg. weiter umsetzt. Dabei bildet sich bei Gegenwart von größeren Mengen Stickstoff ein Niederschlag von unlösl. *Berliner Blau*. Bei Gegenwart sehr geringer Stickstoffmengen ist der blaue Niederschlag als solcher nicht sofort sichtbar, er gibt sich zunächst nur durch eine grüne Färbung der Lösung zu erkennen. Läßt man die Probe dann einige Zeit stehen, so sammelt sich der blaue Niederschlag am Boden an. Bei Abwesenheit von Stickstoff erhält man eine gelbe Lösung.

$\text{\textcircled{N}} + \text{C} + \text{Na} \rightarrow \text{NaCN}$; $6\ \text{CN}^{\ominus} + \text{Fe}^{2\oplus} \xrightarrow{\text{OH}^{\ominus}} [\text{Fe(CN)}_6]^{4\ominus}$;
$\text{Fe}^{3\oplus} + [\text{Fe(CN)}_6]^{4\ominus} \rightarrow$ Berliner Blau (s.S. 29).

Schwefel

Schwefel wird bei dem Aufschluß nach Lassaigne in Na_2S übergeführt, woraus das Sulfidion wie üblich nachgewiesen werden kann, z.B. mit Bleiacetat als PbS (schwarz).

Ist nur wenig Schwefel in der Probe vorhanden, versetzt man sie mit einer Lsg. von $\text{Na}_2[\text{Fe(CN)}_5\text{NO}] \cdot 2\text{H}_2\text{O}$. Eine Violettfärbung zeigt die Anwesenheit von Schwefel an (s.S. 22).

Auf Schwefel kann man auch prüfen, indem man die organische Substanz mit einem Gemenge von gleichen Teilen Na_2CO_3 (wasserfrei) und KNO_3 mischt und glüht. Nach dem Auflösen der Schmelze in Wasser säuert man mit verd. Salzsäure an und weist das durch Oxidation gebildete $\underline{SO_4^{2\ominus}}$ mit BaCl_2 nach, s.S. 19.

Stickstoff und Schwefel nebeneinander

Enthält die Analysenprobe sowohl Stickstoff als auch Schwefel, dann entsteht beim Aufschluß nach Lassaigne Natriumthiocyanat, NaSCN, das mit FeCl_3 nachgewiesen werden kann (Rotfärbung).

Sollte die Bildung von NaSCN beim Stickstoff-Nachweis in schwefelreichen Verbindungen stören, wiederholt man den Aufschluß mit der doppelten Menge Natrium und verwendet mehr FeSO_4 (s.S. 84).

Halogene

Die Halogenide können in der Aufschlußlösung nach Lassaigne nachgewiesen werden. Man säuert diese mit konz. HNO_3 an und verkocht anschließend die bei Anwesenheit von Stickstoff entstandene Blausäure. Mit $\underline{\text{AgNO}_3}$-Lsg. werden dann $\underline{Cl}^{\ominus}$, $\underline{Br}^{\ominus}$ und $\underline{I}^{\ominus}$ ausgefällt und wie üblich getrennt nachgewiesen (s.S. 73). $\underline{F}^{\ominus}$ wird mit der Ätzprobe oder mit Alizarinlack nachgewiesen (s.S. 9).

Weitere Halogennachweise

a) Beilsteinprobe (Cl, Br, I)

Ein Stück Kupferdraht wird solange geglüht, bis die entleuchtete Flamme des Bunsenbrenners nicht mehr gefärbt erscheint. Einige Tropfen (bzw. eine Spatelspitze) der zu prüfenden Substanz werden auf ein kleines Uhrglas gebracht. Man bringt etwas Substanz an den Draht und hält ihn in die Flamme. Bei Anwesenheit von Halogen wird diese deutlich grün gefärbt:

$2\ Hal + Cu \rightarrow CuHal_2$ (Hal = Cl, Br, I).

b) Oxidation der Analysensubstanz

Die Analysenprobe wird mit CaO geglüht oder mit KNO_3 erhitzt, bis eine farblose Schmelze entstanden ist. Der Glührückstand bzw. die kalte Schmelze werden mit verdünnter HNO_3 aufgenommen. Anschließend wird mit $AgNO_3$-Lsg. auf $Cl^\ominus$, $Br^\ominus$, $I^\ominus$ geprüft. Bei Anwesenheit der Halogenide bildet sich ein Niederschlag von AgCl (weiß, lösl. in verd. Ammoniak), von AgBr (gelblich, schwer lösl. in verd. Ammoniak, lösl. in konz. Ammoniak) und AgI (gelb, unlösl. in konz. Ammoniak).

Phosphor

Handelt es sich bei der Analysensubstanz um ein Derivat der Phosphorsäure, so wird man zunächst versuchen, dieses zu hydrolysieren. Das entstehende $PO_4^{3\ominus}$ kann z.B. mit Ammoniummolybdat nachgewiesen werden (s.S. 25). Ist die Phosphor-organische Verbindung nicht oder nur teilweise hydrolysierbar, muß sie vorher aufgeschlossen werden (z.B. mit Na_2CO_3/KNO_3, HNO_3 oder nach Wurzschmitt). Das entstehende $PO_4^{3\ominus}$ wird wie oben nachgewiesen.

Aufschluß nach Wurzschmitt

Bei diesem Verfahren wird die Analysensubstanz durch eine oxidierende Schmelze zerstört. Hierzu bringt man die Probe in einen Nickeltiegel mit Schraubverschluß (Universalbombe) und bedeckt sie mit etwas Na_2CO_3. Danach gibt man Na_2O_2 und 5 - 6 Tropfen Ethylenglykol zu, verschließt die Bombe sofort und zündet die Mischung in einer geeigneten Vorrichtung (Zündpunkt 56° C). Die Substanzprobe wird dabei vollständig oxidiert. In der wäßrigen Aufschlußlösung können bestimmt werden $Cl^\ominus$, $Br^\ominus$, $F^\ominus$, $SO_4^{2\ominus}$, $IO_3^\ominus$, die meisten Metalle, sowie Se, P, As, B und Si.

Arsen und Antimon

<u>Arsennachweis</u>: Die Substanz wird in der Wurzschmittbombe zu $\underline{AsO_4^{3\ominus}}$ oxidiert. Nachweis s.S. 25.

<u>Antimonnachweis</u>: Aufschluß mit der Wurzschmittbombe. Es bildet sich $\underline{SbO_4^{3\ominus}}$. Nachweis s.S. 71.

Zur Identifizierung dient die Marshsche Probe (s.S. 69).

<u>Arsen und Antimon nebeneinander</u>

Die Analysenprobe wird mit $NaCO_3/KNO_3$ aufgeschlossen, und die Lösung, die $AsO_4^{3\ominus}$ und $SbO_4^{3\ominus}$ enthält, mit Wasser in ein Kölbchen gespült, in dem sich ein Platin-Zinn-Kontakt befindet (Platintiegel mit Zinnfolie umwickelt). Durch Reduktion mit H_2 (aus Sn/HCl) entsteht $\underline{AsH_3}$, das beim Erwärmen entweicht und mit $AgNO_3$-Papier nachgewiesen wird. Es bildet sich ein brauner Fleck. Gleichzeitig wird Antimon elementar am Kontakt abgeschieden. Der beladene Kontakt wird aus dem Kölbchen entnommen, mit Wasser abgespült und das Antimon mit Wasserstoff (Zn/HCl) zu $\underline{SbH_3}$ reduziert, das ebenfalls mit $AgNO_3$-Papier nachgewiesen werden kann (brauner Fleck).

Eine weitere Trennmöglichkeit ist auf S. 66 beschrieben.

(As, Sb) $\xrightarrow{NaNO_3}$ $AsO_4^{3\ominus}$ + $SbO_4^{3\ominus}$ $\xrightarrow{H_2/Pt/Sn}$ $AsH_3\uparrow$ + $Sb\downarrow$.

Sb $\xrightarrow{Zn/HCl}$ $SbH_3\uparrow$.

Quecksilber

Die Hg-haltige Analysenprobe wird mit konz. HNO_3 (Carius-Aufschluß) oder mit einer $Na_2CO_3/NaNO_3$-Schmelze aufgeschlossen, wobei ein <u>Quecksilber(II)-Salz</u> entsteht. Das $Hg^{2\oplus}$-Ion wird wie üblich nachgewiesen z.B. durch Reduktion zu $Hg_2^{2\oplus}$ bzw. zum Metall oder mit KI-Lösung (s.S. 62).

1.2.2. Nachweis funktioneller Gruppen

Alkene

Doppelbindungen können durch Additionsreaktionen nachgewiesen werden:

a) Addition von Halogenen

$$\text{>}C=C\text{<} \quad + \quad Br_2 \quad \longrightarrow \quad -\underset{Br}{\overset{}{C}}-\underset{}{\overset{Br}{C}}-$$

Man verwendet meist Brom als 5%ige Lösung in CCl_4 (vgl. Iodzahl, S. 466). Die Addition ist erkennbar an der Entfärbung der Bromlösung. Sie ist allerdings manchmal unvollständig und verläuft nicht störungsfrei; Substitutionen sind häufig auftretende Nebenreaktionen.

b) Hydroxylierung mit $KMnO_4$ (Baeyersche Probe)

$$\text{>}C=C\text{<} \quad + \quad MnO_4^{\ominus} \quad \xrightarrow[-MnO_2]{+H_2O} \quad -\underset{OH}{C}-\underset{OH}{C}-$$

Die Reaktion erfolgt nach Zugabe von 2%iger $KMnO_4$-Lösung zu der in Aceton gelösten Substanzprobe. Es entstehen Glykole unter Entfärbung der Reaktionslösung. Die Reaktion muß durch die Bromaddition ergänzt werden, da leicht oxidierbare Substanzen wie Aldehyde ebenfalls positiv reagieren.

c) Epoxidierung

$$\underset{R^2}{\overset{R^1}{>}}C=C\underset{R^4}{\overset{R^3}{<}} \quad \xrightarrow{R-\underset{O}{\overset{\|}{C}}-OOH} \quad \underset{R^2}{\overset{R^1}{>}}\!\!\!\overset{}{\underset{O}{\triangle}}\!\!\!\underset{R^4}{\overset{R^3}{<}} \quad \begin{array}{l} \xrightarrow{H^{\oplus}\,bzw.\,OH^{\ominus}} \text{Glykol bzw. Ester} \\ \xrightarrow[\sim R^1]{BF_3\,bzw.\,\triangle} R^3-\underset{R^4}{\overset{R^1}{C}}-\underset{O}{\overset{\|}{C}}-R^2 \end{array}$$

Bei der Reaktion mit Persäuren bilden sich Oxirane (Epoxide), die z.B. in Ketone bzw. Aldehyde umgelagert werden können (Charakterisierung s.S. 100).

Die Hydrolyse führt zum Glykol bzw. seinen Estern.

d) Hydrierung

$$>C=C< \;+\; H_2 \;\longrightarrow\; -\overset{|}{\underset{|}{C}}-\overset{|}{\underset{|}{C}}-$$

Durch die Anlagerung von Wasserstoff können Alkene in Alkane übergeführt werden. C=C-Doppelbindungen können dadurch quantitativ bestimmt werden.

Alkine

Alkine können ebenfalls quantitativ durch Hydrierung bestimmt werden. Ebenso wie Olefine addieren sie Brom und zeigen eine positive Baeyer-Probe.

Alkine der Form R-C≡H mit endständiger Acetylengruppe haben ein azides H-Atom. Sie bilden explosive Silber- und Kupfersalze, wobei die freigewordenen Protonen durch Titration quantitativ bestimmt werden können:

$$R-C\equiv CH \;+\; Ag^{\oplus} \;\longrightarrow\; R-C\equiv C^{\ominus}Ag^{\oplus}\downarrow \;+\; H^{\oplus}$$

Aromaten

Aromaten werden u.a. durch Substitutionsreaktionen in geeignete Derivate übergeführt. Sie werden z.B. durch Sulfonierung, Nitrierung oder durch Adduktbildung charakterisiert.

a) Sulfonierung und Sulfochlorierung

Beim Erwärmen mit 10%igem Oleum bilden sich Sulfonsäuren, die als Alkalisalze aus der Probenlösung abgetrennt werden können:

$$R-\underset{}{\bigcirc} \;\xrightarrow{H_2SO_4/SO_3}\; R-\underset{}{\bigcirc}-SO_3H$$

Bei der Umsetzung mit Chlorsulfonsäure entstehen Sulfonsäurechloride, aus denen sich mit Ammoniak schwerlösliche Sulfonamide bilden:

$$R-C_6H_5 + 2\ HOSO_2Cl \longrightarrow R-C_6H_4-SO_2Cl + H_2SO_4 + HCl$$

$$\xrightarrow{-HCl\ |+NH_3} R-C_6H_4-SO_2NH_2$$

b) Nitrierung

Durch Umsetzen mit Nitriersäure werden gefärbte Nitroaromaten gebildet. Die Nitrogruppe kann mit Zn/NH_4Cl zur Hydroxylamingruppe reduziert werden, welche mit Tollens-Reagens ($Ag^\oplus/NH_4^\oplus OH^\ominus$) Silber abscheidet.

c) Adduktbildung

Aromatische Kohlenwasserstoffe (auch annellierte Ringsysteme) können mit Verbindungen wie Trinitrobenzol, Pikrinsäure etc. kristalline Addukte bilden, die über den Schmelzpunkt identifiziert werden können.

Alkylhalogenide

Die Anwesenheit von Halogenen in einer Probe kann zunächst z.B. mit der Beilsteinprobe oder dem Aufschluß mit CaO (s.S. 86) nachgewiesen werden.

Die Art und Festigkeit der Bindung des Halogenatoms an den organischen Rest kann wie folgt bestimmt werden:

Zu einer wäßrigen oder alkoholischen Lösung der Probe gibt man eine 2%ige ethanolische $AgNO_3$-Lösung. Beobachtet man innerhalb von 5 min bei Raumtemperatur keine Reaktion, so erwärmt man die Lösung.

Ergebnis:

a) Fällung bei Raumtemperatur: Säurehalogenide, organische Salze von Halogenwasserstoffsäuren, Alkyliodide, tert. Alkylchloride, aliphatische 1,2-Dibromide, Allylhalogenide u.a.

b) __Fällung beim Erhitzen:__ Primäre und sekundäre Alkylhalogenide, aktivierte Arylhalogenide

c) __Keine Reaktion beim Erwärmen:__ Arylhalogenide, Vinylhalogenide, CCl_4 u.a.

Eine allgemein abwendbare Identifizierung bietet die Derivatisierung als Alkylthiuroniumpikrat. Dazu stellt man aus dem Halogenid mit Thioharnstoff ein S-Alkylisothiuroniumhalogenid her, das mit Pikrinsäure ein schwer lösliches S-Alkylisothiuroniumpikrat gibt:

$$R-Hal + H_2N-\underset{S}{\overset{\|}{C}}-NH_2 \longrightarrow \left[\begin{array}{c} H_2N \\ H_2\overset{\oplus}{N} \end{array}\!\!\!C-S-R\right] Hal^{\ominus} \xrightarrow[-H^{\oplus},-Hal^{\ominus}]{+\ \text{Pikrinsäure}}$$

$$\longrightarrow \left[\begin{array}{c} H_2N \\ H_2\overset{\oplus}{N} \end{array}\!\!\!C-S-R\right]\ \ O_2N-C_6H_2(NO_2)_2-O^{\ominus}$$

Alkohole

Alkohole werden am besten mit Säurechloriden in feste Ester übergeführt, die anhand des Schmelzpunktes identifiziert werden können.

Zur Prüfung auf eine Hydroxylgruppe versetzt man die Analysenlösung mit einer Lösung von "Cerammoniumnitrat" $(NH_4)_2[Ce(NO_3)_6]$ in verd. HNO_3. Alkohole färben die Lösung rot, Phenole geben in wäßriger Lösung einen braunen Niederschlag, in Dioxan eine dunkelrote bis braune Färbung.

Primäre, sekundäre und tertiäre Alkohole werden mit __Lukas-Reagenz__ unterschieden. Es handelt sich um eine Lösung von wasserfreiem $ZnCl_2$ in konz. Salzsäure. Der Nachweis nutzt die unterschiedliche Substitutionsgeschwindigkeit der OH-Gruppen durch $Cl^{\ominus}$-Ionen aus:

$$HCl + ROH \xrightarrow{ZnCl_2} R-Cl + H_2O$$

__Primäre__ Alkohole bis zu 5 C-Atomen werden zu einer klaren Lösung gelöst.

Sekundäre Alkohole trüben die Lösung nach ca. 5 - 10 min. Aus tertiären Alkoholen bildet sich sofort das Alkylchlorid, das sich als eigene Phase aus der salzsauren Lösung abscheidet.

Feste Derivate von prim., sekund. und tert. Alkoholen bilden sich z.B. mit 3,5-Dinitrobenzoylchlorid:

$$R-CH_2OH + \underset{O}{\overset{Cl}{>}}C-\underset{NO_2}{\overset{NO_2}{\bigcirc}} \xrightarrow{OH^{\ominus}} R-CH_2-O-\underset{O}{\overset{\|}{C}}-\underset{NO_2}{\overset{NO_2}{\bigcirc}} + H_2O + Cl^{\ominus}$$

Schwerflüchtige Alkohole lassen sich besser mit 4-Nitrobenzoylchlorid verestern.

Für prim. und sek. Alkohole können auch die Urethane (Carbaminsäureester) herangezogen werden, die durch Umsetzung der Alkohole mit Isocyanaten entstehen:

$$R^1-CH_2OH + O=C=N-R^2 \longrightarrow R^1-CH_2-O-\underset{O}{\overset{\|}{C}}-NH-R^2$$

R^2 = Phenyl oder α-Naphthyl

Polyhydroxyverbindungen, z.B. Zucker, werden meist als Benzoate (nach Schotten-Baumann) oder Acetate charakterisiert. Die Acylierung mit Acetylchlorid oder Acetanhydrid dient auch zur quantitativen Bestimmung von Hydroxylgruppen:

$$R-CH_2OH + CH_3-\underset{O}{\overset{\|}{C}}-Cl \xrightarrow[-HCl]{Pyridin} R-CH_2-O-\underset{O}{\overset{\|}{C}}-CH_3$$

Polyalkohole mit 1,2-Dihydroxygruppen können quantitativ durch Oxidation mit Periodsäure (Malaprade-Reaktion, vgl. Kap. 7.4.3) oder Bleitetraacetat (Criegee-Reaktion) bestimmt werden. Diese oxidative Glykolspaltung liefert Ketone bzw. Aldehyde, die entsprechend charakterisiert werden können. Vgl. S. 100.

$$\begin{matrix} R^1 \\ | \\ R^2-C-OH \\ | \\ R^3-C-OH \\ | \\ R^4 \end{matrix} + IO_4^{\ominus} \xrightarrow{-H_2O} \underset{R^4}{\overset{R^3}{>}}C=O + \underset{R^2}{\overset{R^1}{>}}C=O + IO_3^{\ominus}$$

Primäre und **sekundäre** Alkohole (nicht aber tertiäre) reagieren mit Phthalsäureanhydrid zu den Halbestern (sauren Estern) der Phthalsäure, die häufig gut kristallisieren:

$$\underset{}{\text{Phthalsäureanhydrid}} + HO-CH_2-R \longrightarrow \underset{}{\text{Phthalsäure-Halbester mit } -C(=O)-O-CH_2-R \text{ und } -COOH}$$

Durch Titration mit NaOH läßt sich die Molmasse (Äquivalentmasse) des Alkohols bestimmen.

Durch Umsetzung der Hydrogenphthalate racemischer sekundärer Alkohole mit optisch aktiven Basen (z.B. Brucin) entstehen Diastereomere, die leicht getrennt werden können. Verseifung liefert anschließend die optisch aktiven Alkohole.

| Enole |

Eine Keto-Enol-Tautomerie (Prototropie) läßt sich durch folgende Gleichung beschreiben:

$$R^1-\underset{O}{\overset{\parallel}{C}}-CH_2-R^2 \rightleftharpoons R^1-\underset{OH}{C}=CH-R^2$$

Keto-Form   Enol-Form

Enole geben daher sowohl Reaktionen wie sie für Carbonylverbindungen typisch sind, als auch solche, mit denen Olefine oder azide Hydroxylgruppen charakterisiert werden.

Dazu gehören: Entfärben von Brom- und $KMnO_4$-Lösungen (s.S. 88), Färbung mit $FeCl_3$-Lösung (rot bis blau bei aliphat. Enolen) u.a.

Die Hydroxylgruppe kann z.B. mit Acetanhydrid verestert werden (Bildung eines Enolacetats) oder mit Diazomethan in einen Enolether übergeführt werden:

$$R^1-\underset{\underset{OH}{|}}{C}=CH-R^2 \xrightarrow{H_3C-\underset{\underset{O}{\|}}{C}-O-\underset{\underset{O}{\|}}{C}-CH_3} R^1-\underset{\underset{\underset{\underset{CH_3}{|}}{\underset{|}{C=O}}}{\underset{|}{O}}}{C}=CH-R^2 + H_3C-COOH$$

$$\downarrow CH_2N_2$$

$$R^1-\underset{\underset{O-CH_3}{|}}{C}=CH-R^2 + N_2\uparrow \qquad\qquad \text{Enolester}$$

Enolether

Phenole

Charakteristisch für Phenole ist ihre Farbreaktion mit einer 1%igen $FeCl_3$-Lösung. Bei positiver Reaktion wird eine blaue bis violette Färbung der Reaktionslösung (Fe-Komplex) beobachtet. Phenole können ebenso wie Alkohole charakterisiert werden als Ester (z.B. mit Säurechloriden) oder Urethane (mit Isocyanaten). Weitere Möglichkeiten: Bromierung zu gut kristallisierenden Bromphenolen und Derivatisierung mit Chloressigsäure (Bildung von Aryloxyessigsäuren):

$$R-\underset{}{\text{C}_6\text{H}_4}-OH + Cl-CH_2-COOH \longrightarrow R-\underset{}{\text{C}_6\text{H}_4}-O-CH_2-COOH + HCl$$

Phenole mit <u>freier para-Stellung</u> werden mit 2,6-Dichlor-p-chinon-chlorimid-4 in einen Indophenolfarbstoff übergeführt (Blaufärbung):

$$\underset{Cl}{\overset{Cl}{O=\bigcirc=NCl}} + \bigcirc-OH \xrightarrow[-HCl]{+OH^\ominus} \underset{Cl}{\overset{Cl}{O=\bigcirc=N-\bigcirc-\overline{\underline{O}}|^\ominus}}$$

(mesomere Grenzform)

Ein Indophenolfarbstoff entsteht auch beim Phenolnachweis nach Liebermann:

$$\text{C}_6\text{H}_5\text{-OH} \xrightarrow{\text{HNO}_2} \text{ON-C}_6\text{H}_4\text{-OH} \xrightarrow[\text{(H}_2\text{SO}_4\text{)}]{+\text{C}_6\text{H}_5\text{OH}} \text{O}=\text{C}_6\text{H}_4=\text{N-C}_6\text{H}_4\text{-OH} \quad \text{(rot)}$$

$$\downarrow \text{NaOH}$$

$$\text{O}=\text{C}_6\text{H}_4=\text{N-C}_6\text{H}_4\text{-}\overline{\underline{\text{O}}}\text{I}^{\ominus} \quad \text{(blau)}$$

Aromatische m-Dihydroxyverbindungen (z.B. Resorcin) kondensieren mit Phthalsäureanhydrid zu Fluoresceinen.

Ether

Ether sind in der Regel chemisch sehr inert. Lediglich spezielle Ether können auf einfache Weise nachgewiesen werden. Dazu gehören Acetale (bzw. Ketale) und Vinylether, die man nach der Hydrolyse als Oxime charakterisiert (Reaktion der Carbonylgruppe).

Alkylether, Arylalkylether und cyclische Ether (auch Oxirane) werden meist über ihre Spaltprodukte identifiziert. Hierzu dient konzentrierte Iodwasserstoffsäure (Reaktionstyp: S_N):

a) $-\overset{|}{\underset{|}{\text{C}}}-\text{O}-\text{CH}_3 \quad + \quad \text{HI} \quad \longrightarrow \quad -\overset{|}{\underset{|}{\text{C}}}-\text{OH} \quad + \quad \text{CH}_3\text{I}$

(quantitative Bestimmung von Methoxygruppen nach Zeisel),

b) $-\overset{|}{\underset{|}{\text{C}}}-\text{O}-\overset{|}{\underset{|}{\text{C}}}- \quad + \quad 2\,\text{HI} \quad \longrightarrow \quad 2\,-\overset{|}{\underset{|}{\text{C}}}-\text{I} \quad + \quad \text{H}_2\text{O}$

Ein Überschuß von HI führt zur Bildung von 2 mol Alkyliodid.

Arylalkylether:

$$\text{R-C}_6\text{H}_4\text{-O}-\overset{|}{\underset{|}{\text{C}}}- \quad + \quad \text{HI} \quad \longrightarrow \quad \text{R-C}_6\text{H}_4\text{-OH} \quad + \quad -\overset{|}{\underset{|}{\text{C}}}-\text{I}$$

Bei der Spaltung erhält man ein Phenol und ein Alkyliodid.

Symmetrische Alkylether

Diese kann man auch mit 3,5-Dinitrobenzoylchlorid/ZnCl$_2$ spalten (Bildung eines Esters):

$$-\overset{|}{\underset{|}{C}}-O-\overset{|}{\underset{|}{C}}- \;+\; \underset{O_2N}{\overset{O_2N}{\text{(Ar)}}}-\overset{O}{\underset{}{\overset{\|}{C}}}-Cl \;\xrightarrow{ZnCl_2}\; \underset{O_2N}{\overset{O_2N}{\text{(Ar)}}}-\overset{O}{\underset{}{\overset{\|}{C}}}-O-\overset{|}{\underset{|}{C}}- \;+\; -\overset{|}{\underset{|}{C}}-Cl$$

Diarylether werden nicht gespalten, sondern durch elektrophile Substitution am Aromaten charakterisiert.

Peroxide

Aktive Sauerstoffgruppen oxidieren Iodid zu Iod, das wie üblich titriert werden kann:

$$R^1-O-O-R^2 \;+\; 2\,HI \longrightarrow R^1-OH \;+\; R^2-OH \;+\; I_2$$

Peroxide (z.B. in Ethern) können dadurch nachgewiesen werden, daß man sie mit essigsaurer KI-Lösung oder schwefelsaurer Ti(SO$_4$)$_2$-Lösung schüttelt. Gelbfärbung zeigt Peroxide an:

$$R^1-O-O-R^2 \;+\; 2\,H_2O \;\xrightarrow{H^\oplus}\; R^1-OH \;+\; R^2-OH \;+\; H_2O_2,$$

$$Ti(SO_4)_2 \;+\; H_2O_2 \longrightarrow [TiO_2 \cdot aq]^{2\oplus} \quad \text{gelb}$$

Amine

Amine bilden mit Säuren Salze, so daß man aufgrund ihrer Löslichkeit und ihres Stickstoffgehalts bei der Vorprobe gewisse Hinweise erhält. Im einzelnen ist dann zu unterscheiden zwischen primären, sekundären und tertiären aliphatischen bzw. aromatischen Aminen, die durch verschiedene Reaktionen getrennt und identifiziert werden können.

Eine gute Vorprobe für **primäre** Amine ist die *Isonitrilreaktion*. Erwärmt man das Amin in ethanolischer Lösung mit verd. NaOH-Lsg. und CHCl$_3$, so bildet sich ein unangenehm riechendes Isonitril. Die Reaktion verläuft über die Addition eines intermediär gebildeten Carbens an das Amin:

$$R-NH_2 + CHCl_3 \xrightarrow[-H_2O]{+NaOH} [R-NH_2 + |CCl_2] \longrightarrow R-\underset{\underset{H}{|}}{\overset{\overset{}{|}}{N}}-\underset{\underset{Cl}{|}}{\overset{\overset{}{|}}{C}}HCl$$

$$\xrightarrow{-HCl} R-N=CHCl \xrightarrow{-HCl} R-\bar{N}=Cl \longleftrightarrow R-\overset{\oplus}{N}\equiv\overset{\ominus}{C}$$

<u>Primäre</u> Amine können auch durch eine Farbreaktion mit 1,2-Naphthochinon-4-sulfonsäure nachgewiesen werden, wobei farbige Chinonimine gebildet werden:

[Reaktionsschema: 1,2-Naphthochinon-4-sulfonsäure (Natriumsalz) + R–NH$_2$ → entsprechendes Chinonimin mit OH-Gruppe und N–R + NaHSO$_3$]

<u>Primäre</u> und <u>sekundäre</u> Amine sind acylierbar, z.B. mit Acetylchlorid oder Benzoylchlorid, wobei Carbonsäureamide entstehen. Tertiäre Amine reagieren nicht.

Diese Reaktionen dienen häufig zur Charakterisierung:

$$R^1-NH_2 + R^2-C\underset{Cl}{\overset{O}{\diagdown}} \xrightarrow{-HCl} R^1-NH-\underset{\underset{O}{\|}}{C}-R^2 \, , \qquad R^2 \text{ z.B. } CH_3-, C_6H_5-,$$

$$R^1-\underset{\underset{R^3}{|}}{NH} + R^2-C\underset{Cl}{\overset{O}{\diagdown}} \xrightarrow{-HCl} R^1-\underset{\underset{R^3}{|}}{N}-\underset{\underset{O}{\|}}{C}-R^2$$

Die Reaktion mit Isocyanaten liefert Harnstoffe, mit Isothiocyanaten Thioharnstoffe:

Beispiel:

$$H_3C-NH_2 + S=C=N-C_6H_5 \longrightarrow H_3C-NH-\underset{\underset{S}{\|}}{C}-NH-C_6H_5$$
Methylamin   Phenylsenföl
             (Phenylisothiocyanat)   N-Methyl-N'-phenyl-
                                       thioharnstoff

Die Reaktion mit 2,4-Dinitrohalogenbenzolen liefert die entsprechenden Nitroaniline (nucleophile Substitution am Aromaten!):

[Reaktionsschema: R^{1}R^{2}NH + Hal–C$_6$H$_3$(NO$_2$)$_2$ → R^{1}R^{2}N–C$_6$H$_3$(NO$_2$)$_2$ + HHal]

Hal = F, Cl,
R^2 = H, Alkyl, Aryl

Eine einfache Methode ist die Umsetzung der Ammoniumsalze mit dem Alkalisalz eines Disulfimids, wobei gut kristallisierende Salze entstehen, mit 4,4'-Dichlordiphenylsulfimid z.B.

$$\left[\begin{array}{c} R^1 \\ \diagdown NH_2 \\ R^2 \diagup \end{array}\right]^{\oplus} \quad \left[\begin{array}{c} SO_2-\bigcirc-Cl \\ \overline{|N|} \\ SO_2-\bigcirc-Cl \end{array}\right]^{\ominus}$$

<u>Tertiäre</u> Amine werden durch Quaternisierung charakterisiert, z.B. als Iodide, Tosylate oder Pikrate:

$$R^1-\underset{\underset{R^3}{|}}{\overset{\overset{R^2}{|}}{N|}} \quad + \quad CH_3I \quad \longrightarrow \quad \left[R^1-\underset{\underset{R^3}{|}}{\overset{\overset{R^2}{|}}{N}}-CH_3\right]^{\oplus} I^{\ominus} \quad \text{quartäres Ammoniumiodid}$$

Trennung primärer, sekundärer und tertiärer Amine

a) Hinsberg-Trennung

Das Amingemisch wird mit Toluolsulfonylchlorid in alkalischer Lösung behandelt.

<u>Tertiäre</u> Amine reagieren nicht und können mit verd. Salzsäure als Hydrochlorid entfernt werden.

<u>Sekundäre Amine</u> bilden Monosulfonamide, die in alkalischer Lösung unlöslich sind und ausfallen:

$$\begin{array}{c} R^1 \\ \diagdown NH \\ R^2 \diagup \end{array} + C_6H_5SO_2Cl \xrightarrow{-HCl} C_6H_5-SO_2-NR^1R^2 \downarrow$$

Aus <u>primären</u> Aminen entstehen Monosulfonamide und z.T. Disulfonamide. Letztere werden mit Natriummethylat gespalten und damit in das Monosulfonamid übergeführt. Die nun vorliegenden Monosulfonamide der primären Amine bleiben als Na-Salze zunächst in der alkalischen Lösung (NH-acide Verbindungen, aktiviert durch elektronenziehende SO_2-Gruppe!). Beim Ansäuern der Lösung mit verd. Salzsäure fallen sie aus:

$$R-NH_2 + 3\,C_6H_5SO_2Cl \xrightarrow{(-3HCl)} R-N(SO_2-C_6H_5)_2 \downarrow + R-NH-SO_2-C_6H_5$$

$$\downarrow {+NaOC_2H_5} \qquad\qquad \downarrow (NaOH)$$

$$C_6H_5-SO_3^{\ominus}\,Na^{\oplus} + C_6H_5-SO_2-\overset{\ominus}{\underline{N}}-R \qquad R-\overset{\ominus}{\underline{N}}-SO_2-C_6H_5\;Na^{\oplus}$$
$$\qquad\qquad\qquad\qquad Na^{\oplus}$$

$$\downarrow +HCl$$

$$C_6H_5-SO_2-NH-R \downarrow + Na^{\oplus} + Cl^{\ominus}$$

b) <u>Trennung und Unterscheidung von aliphatischen und aromatischen Aminen</u>

Amine verhalten sich je nach ihrem Substitutionsmuster unterschiedlich gegenüber salpetriger Säure.

<u>Primäre aliphatische</u> Amine bilden instabile Diazonium-Salze, die weiter zerfallen. Der entstandene Stickstoff kann gasvolumetrisch bestimmt werden (Bestimmung nach van Slyke, auch für Aminosäuren brauchbar):

$$R-NH_2 + HONO \xrightarrow{(HX)} [R-N\equiv N]^{\oplus}\,X^{\ominus} \xrightarrow{H_2O} N_2 \uparrow \;(+\text{Alkohol + Alken})$$

<u>Primäre aromatische</u> Amine bilden Diazoniumsalze, die z.B. nach Kupplungsreaktionen mit 2-Naphthol farbige Azoverbindungen bilden:

$$Ar-NH_2 + HONO \xrightarrow{(HX)} [Ar-N\equiv N]^{\oplus}\,X^{\ominus} + 2\,H_2O$$

$$[Ar-N\equiv N]^{\oplus} + \text{(2-Naphthol)} \longrightarrow Ar-N=N-\text{(1-position of 2-naphthol)}$$

<u>Sekundäre alipathische</u> und <u>aromatische</u> Amine bilden Nitrosamine:

$$R^1R^2NH \xrightarrow{HONO} \left[R^1-\overset{R^2}{\underset{H}{\overset{\oplus}{N}}}-\bar{N}=\bar{\underline{O}}\right] \longrightarrow R^1R^2\bar{N}-\bar{N}=\bar{\underline{O}}$$

Tertiäre aliphatische und aromatische Amine reagieren unter den bei der Analyse angewandten Bedingungen nicht.

Aldehyde und Ketone

Zum Nachweis der Carbonylgruppe können die zahlreichen bekannten Kondensationsreaktionen mit Verbindungen des Typs R-NH$_2$ herangezogen werden.

Allgemeine Reaktionsgleichung:

$$\text{>C=O} + \text{H}-\overline{\text{N}}-\text{R} \longrightarrow -\overset{|}{\underset{\text{OH}}{\text{C}}}-\overset{|}{\underset{\text{H}}{\text{N}}}-\text{R} \xrightarrow{-\text{H}_2\text{O}} \text{>C=N-R}$$
           H

Wichtige Reagenzien und ihre Derivate:

$\text{H}_2\text{N}-\text{OH}$ Hydroxylamin $\longrightarrow$ >C=N-OH Oxim,

$\text{H}_2\text{N}-\text{NH}-\underset{\overset{\|}{\text{O}}}{\text{C}}-\text{NH}_2$ Semicarbazid $\longrightarrow$ $\text{>C=N-NH}-\underset{\overset{\|}{\text{O}}}{\text{C}}-\text{NH}_2$ Semicarbazon,

$\text{H}_2\text{N}-\text{NH}-\underset{\text{NO}_2}{\text{C}_6\text{H}_3}-\text{NO}_2$ 2,4-Dinitrophenylhydrazin $\longrightarrow$ $\text{>C=N-NH}-\underset{\text{NO}_2}{\text{C}_6\text{H}_3}-\text{NO}_2$ 2,4-Dinitrophenylhydrazon

Aldehyde können von Ketonen durch ihre leichte Oxidierbarkeit unterschieden werden. Hierzu dienen die "Fehlingsche Lösung", "Tollens-Reagenz" oder, als sehr empfindliche Probe, die Umsetzung mit fuchsinschwefliger Säure ("Schiffsches Reagenz"), deren Lösung sich mit Aldehyden violett färbt.

Im Reagenz liegt vorwiegend Fuchsinleukosulfonsäure als I vor, aus der durch Reaktion mit dem Aldehyd und Hydrogensulfit hauptsächlich ein Triphenylmethanfarbstoff II gebildet wird.

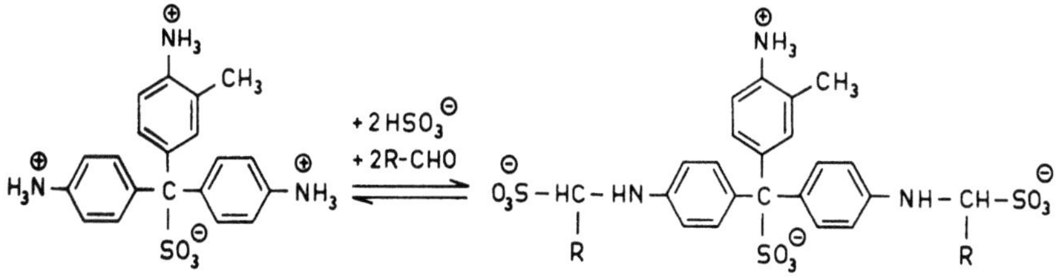

[Reaktionsschema I → II mit +2 HSO₃⁻, +2 R-CHO und −SO₃²⁻]

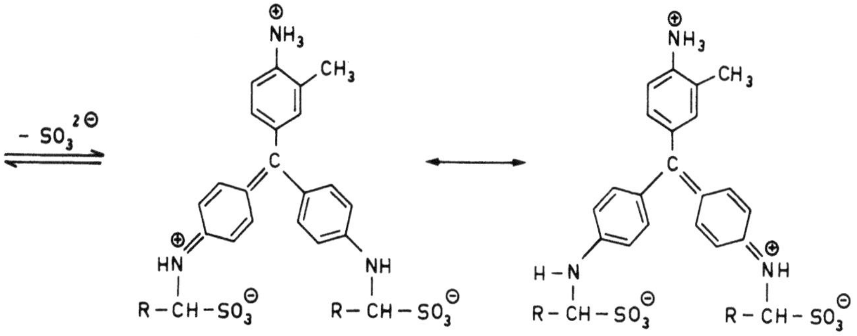

Die Reaktion mit <u>Dimedon</u> (5,5-Dimethylcyclohexan-1,3-dion) kann bei Einhaltung der vorgeschriebenen Bedingungen für Aldehyde spezifisch sein. Man erhält ein gut kristallisierendes Kondensationsprodukt, welches mit verd. Säure in ein ebenfalls gut kristallisierendes Oxo-xanthen-Derivat übergeführt werden kann:

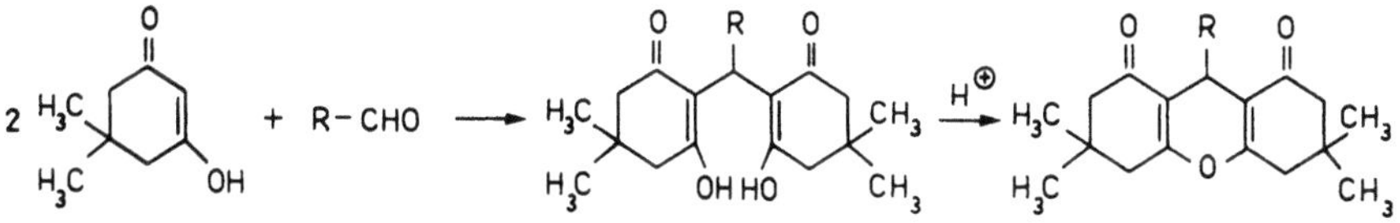

[Reaktionsschema: 2 Dimedon + R-CHO → Kondensationsprodukt →(H⁺) Oxo-xanthen-Derivat]

Mehrfunktionelle Gruppen mit einer Carbonylgruppe

<u>Kohlenhydrate</u> wie Ketosen und Aldosen werden u.a. charakterisiert als p-Nitrophenyl-hydrazone und Osazone.

Osazone entstehen durch Umsetzung von Aldosen und Ketosen mit Phenylhydrazin. Der Mechanismus ist noch nicht ganz geklärt:

$$\begin{array}{c} R \\ | \\ C=O \\ | \\ H-C-OH \\ | \\ R' \end{array} + 3\,H_2N-NH-C_6H_5 \longrightarrow \begin{array}{c} R \\ | \\ C=N-NH-C_6H_5 \\ | \\ C=N-NH-C_6H_5 \\ | \\ R' \end{array} + NH_3 + 2\,H_2O + C_6H_5NH_2$$

Osazon

α-Hydroxyketone, die das Strukturelement $-\underset{\|}{\underset{O}{C}} - \underset{|}{\underset{OH}{CH}} -$ enthalten, werden durch Triphenyltetrazoliumchlorid zur 1,2-Dicarbonylverbindung oxidiert:

$$\underset{\text{farblos}}{\begin{array}{c} H_5C_6 \diagdown \overset{\oplus}{N} - N \diagup C_6H_5 \\ \| \quad | \\ N \quad N \\ \diagdown \diagup \\ C \\ | \\ C_6H_5 \end{array}} Cl^\ominus + \begin{array}{c} | \\ C=O \\ | \\ H-C-OH \\ | \end{array} \longrightarrow \begin{array}{c} | \\ C=O \\ | \\ C=O \\ | \end{array} + \underset{\text{Triphenylformazan (rot)}}{\begin{array}{c} H_5C_6 \diagdown N \quad NH \diagup C_6H_5 \\ \| \quad | \\ N \quad N \\ \diagdown \diagup \\ C \\ | \\ C_6H_5 \end{array}}$$

<u>1,2-Diketone</u> bilden mit Hydroxylamin Bisoxime, die mit Ni(II)-Ionen rote Chelatkomplexe bilden (s.S. 51).

$$R-\underset{\|}{\underset{O}{C}}-\underset{\|}{\underset{O}{C}}-R + 2\,NH_2OH \xrightarrow{-2\,H_2O} R-\underset{\underset{OH}{|}}{\underset{\|}{\underset{N}{C}}}-\underset{\underset{OH}{|}}{\underset{\|}{\underset{N}{C}}}-R$$

Auch <u>1,3-Diketone</u> bilden schwerlösliche Chelate, z.B. mit $Cu^{2\oplus}$-Ionen, da sie zur Enolisierung neigen:

$$\underset{O}{\overset{R^1}{\diagdown}}C-CH_2-\underset{O}{\overset{R^2}{\diagup}}C \rightleftharpoons \begin{array}{c} R^1 \quad\quad R^2 \\ \diagdown \quad\quad \diagup \\ C = C \\ | \quad\quad | \\ |O\diagdown_H \diagup O| \end{array}$$

Carbonsäuren und Derivate

<u>Carbonsäuren</u> reagieren ebenso wie Sulfonsäuren sauer und setzen aus verdünnter Na_2CO_3-Lösung CO_2 frei. Sie lösen sich in wäßriger Alkalihydroxidlsg. Charakterisiert werden sie am besten über ihre Derivate, indem man sie z.B. mit Thionylchlorid ($SOCl_2$) in die entsprechenden Säurechloride überführt, aus denen unmittelbar (Rohprodukte verwendbar) die Amide (z.B. mit NH_3) oder Anilide (z.B. mit $C_6H_5NH_2$) hergestellt werden können:

$$R-\overset{O}{\underset{\|}{C}}-OH \xrightarrow{SOCl_2} R-\overset{O}{\underset{\|}{C}}-Cl + HCl + SO_2,$$

$$R-\overset{O}{\underset{\|}{C}}-Cl + H-N\overset{R^1}{\underset{R^2}{\diagdown}} \longrightarrow R-\overset{O}{\underset{\|}{C}}-NR^1R^2 + HCl$$

Zur Identifizierung können ferner Ester verwendet werden. Hierzu dienen die Reaktionen von p-Nitrobenzylchlorid oder p-Bromphenacylbromid mit den Alkalisalzen der Säuren:

$$R-COOH + NaOH \longrightarrow RCOO^{\ominus}Na^{\oplus} + H_2O,$$

$$Br-\langle O \rangle-\underset{\underset{O}{\|}}{C}-CH_2Br + RCOO^{\ominus}Na^{\oplus} \longrightarrow Br-\langle O \rangle-\underset{\underset{O}{\|}}{C}-CH_2-O-\underset{\underset{O}{\|}}{C}-R + NaBr$$

Carbonsäure-Derivate, wie Ester, Amide, Anhydride etc. werden meist hydrolysiert und die Spaltprodukte einzeln nachgewiesen.

Carbonsäureamide sind meist alkalisch gut verseifbar. Die entstandene Carbonsäure kann aus der Reaktionslösung als p-Bromphenacylester nachgewiesen werden.

Manchmal bietet auch die Reaktion mit Xanthydrol (9-Hydroxyxanthen) die Möglichkeit, zu geeigneten Derivaten zu kommen. Es entstehen Xanthylamide (9-Acylaminoxanthene):

Nitrile können alkalisch oder besser noch sauer vollständig hydrolysiert werden. Die entstandene Carbonsäure wird als p-Bromacylester nachgewiesen. Alternativ ist die Reduktion, z.B. mit Natrium in Alkohol (Bouveault-Blanc-Reduktion) möglich, die zu Aminen führt. Diese lassen sich unmittelbar in Phenylthioharnstoffe überführen.

Carbonsäureester liefern bei der Hydrolyse die entsprechenden Carbonsäuren und Alkohole, die getrennt identifiziert werden.

Alternativen sind die Umesterung und die Aminolyse: Setzt man einen Ester mit Benzylamin um, so erhält man die Säure als Benzylamid-Derivat. Die Alkoholkomponente wird identifiziert, indem der Ester in einem zweiten Reaktionsansatz mit 3,5-Dinitrobenzoesäure zur Reaktion gebracht wird, wobei der Dinitrobenzoesäureester des Alkohols entsteht. Ester höherer Alkohole müssen evtl. zuvor durch Kochen mit Methanol in die Methylester übergeführt werden. In diesem Fall kann die erhaltene Reaktionslösung direkt der Aminolyse unterworfen werden:

$$R-\overset{O}{\underset{\|}{C}}-OR' + C_6H_5-CH_2-NH_2 \longrightarrow R-\overset{O}{\underset{\|}{C}}-NH-CH_2-C_6H_5 + R'-OH \quad \text{Aminolyse}$$

$$R-\overset{O}{\underset{\|}{C}}-OR' + \underset{O_2N}{\overset{COOH}{\underset{}{\bigcirc}}}\underset{NO_2}{} \longrightarrow R-COOH + R'-O-\underset{\|}{\overset{}{C}}-\underset{NO_2}{\overset{NO_2}{\bigcirc}} \quad \text{Umesterung}$$

Nachweis von Carbonsäuren und ihren Derivaten mit Hydroxylamin

Freie Carbonsäuren und ihre Salze werden mit $SOCl_2$ in die Säurechloride übergeführt. Carbonsäureester werden mit Kalilauge hydrolysiert und noch in der Reaktionslösung mit Hydroxylammoniumchlorid versetzt. Säurechloride und Säureanhydride können zum Nachweis direkt verwendet werden.

Bei den Nachweisreaktionen entstehen Hydroxamsäuren, die mit $Fe^{3\oplus}$-Ionen rot bis violett gefärbte Komplexe bilden. 1,2-Dicarbonsäuren reagieren nicht!

Beispiel:

$$R-\overset{O}{\underset{\|}{C}}-Cl + H_2NOH \longrightarrow R-C\overset{O}{\underset{NHOH}{\diagdown}} + HCl,$$

$$3R-C\overset{O}{\underset{NHOH}{\diagdown}} + Fe^{3\oplus} \xrightarrow{-3H^\oplus} \text{[Fe-Komplex]}$$

Aminosäuren

Derivate zur Identifizierung erhält man am besten durch Acylieren der Aminogruppe, z.B. mit 3,5-Dinitrobenzoylchlorid. Eine weitere Möglichkeit bietet die Reaktion mit 2,4-Dinitrofluorbenzol (Sangers Reagenz, s.S. 97).

Die Addition an Phenylisothiocyanat wird zur Sequenzanalyse von Proteinen nach Edman verwendet. Das entstehende Hydrolyseprodukt cyclisiert zu einem Phenylthiohydantoin.

Charakteristisch, wenngleich nicht spezifisch, ist die Ninhydrin-Reaktion. Ninhydrin (Triketohydrindenhydrat) dehydriert die Aminosäure zu einer Iminosäure und wird selbst zu einem sekundären Alkohol reduziert. Die Iminosäure zerfällt in den nächst niederen Aldehyd, CO_2 und NH_3. Letzteres kondensiert mit weiterem Ninhydrin zu einem blauvioletten Farbstoff.

Eine weitere Nachweismöglichkeit bietet die van Slyke-Reaktion, s.S. 99.

Sulfonsäuren und Derivate

<u>Sulfonsäuren</u> werden ähnlich wie Carbonsäuren identifiziert. Nach Überführung in das Säurechlorid mit $SOCl_2$ oder PCl_5 können sie als Sulfonamide charakterisiert werden durch Aminolyse mit NH_3 oder $C_6H_5NH_2$:

$$R-SO_2OH \xrightarrow{PCl_5} R-SO_2Cl \xrightarrow{H_2N-R'} R-SO_2-NH-R'$$

Alternativ werden sie als Salze identifiziert, und zwar durch Fällen mit S-Benzylisothioharnstoffchlorid als S-Benzylisothioharnstoffsulfonate (diese Reaktion ist für Carbonsäuren weniger zu empfehlen):

$$R-SO_3^{\ominus} Na^{\oplus} + \underset{S-CH_2-C_6H_5}{H_2\overset{\oplus}{N}=C-NH_2} Cl^{\ominus} \longrightarrow \underset{S-CH_2-C_6H_5}{H_2\overset{\oplus}{N}=C-NH_2} {}^{\ominus}O_3S-R + NaCl$$

<u>Sulfonsäurechloride</u> werden am einfachsten als Amide oder Anilide identifiziert.

<u>Sulfonsäureamide</u> werden sauer hydrolysiert und die Hydrolyseprodukte getrennt identifiziert. Primäre Sulfonsäureamide können ferner mit Xanthydrol (9-Hydroxyxanthen) zu N-Xanthylsulfonamiden umgesetzt werden (vgl. S. 103):

$$R-SO_2-NH_2 + \text{[Xanthydrol]} \longrightarrow \text{[N-Xanthylsulfonamid]}$$

<u>Primäre</u> und <u>sekundäre</u> Sulfonamide lassen sich auch am Stickstoffatom alkylieren:

$$R^1-SO_2-NHR^2 + R^3-Hal \xrightarrow{OH^{\ominus}} R^1-SO_2-NR^2R^3 + H-Hal$$

Ein neueres Verfahren ist die Reaktion mit 7-Chlor-4-nitrobenzofurazan (7-Chlor-4-nitro-2,1,3-benzoxadiazol).

Dabei entstehen gefärbte Verbindungen, die stark fluoreszieren. Das Reagenz wird hauptsächlich zum dünnschicht-chromatographischen Nachweis von Aminen, Aminosäuren und Sulfonamiden verwendet:

$$\text{[7-Chlor-4-nitrobenzofurazan]} + H_2N-SO_2-R \xrightarrow{-HCl} \text{[N-substituiertes Produkt]}$$

keine Fluoreszenz   starke Fluoreszenz

2. Grundlagen der quantitativen Analyse

2.1. Analytische Geräte

2.1.1. Waagen

Das wichtigste Gerät des Analytikers ist die Waage, denn zu Beginn jeder quantitativen Analyse erfolgt eine Substanzeinwaage. Von ihrer Präzision hängt entscheidend die Genauigkeit der Analysenergebnisse ab.

Waagetypen

a) Balkenwaage (Hebelwaage)

Bei diesen Waagen ist die Wägung unabhängig vom jeweiligen Standort, da die zu bestimmende Masse mit einer bekannten Masse aus einem Gewichtssatz direkt verglichen wird.

Die wohl bekannteste Apothekerwaage ist die zweiarmige Hebelwaage mit drei Schneiden und zwei Schalen (Abb. 3).

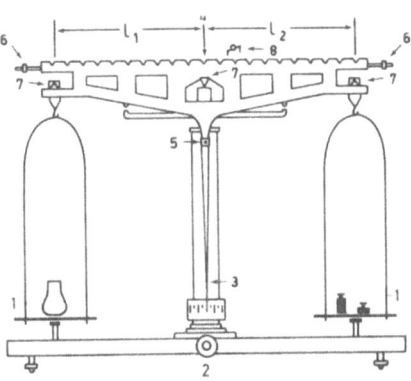

Abb. 3. Zweiarmige Hebelwaage (gleicharmig).
1. Waagschalen (eine für die Gewichte, die andere für die Probe); 2. Arretierung; 3. Balancezeiger; 4. Waagebalken; 5. Empfindlichkeitseinstellung; 6. Nullpunktseinstellung; 7. die drei Schneiden; 8. Reiter (kleines Gewicht)

Der starre Waagebalken liegt mit seiner Mittelschneide auf einem Lager (Pfanne) aus Stahl oder Achat. Er trägt an seinem Ende je eine Waagschale, die ähnlich aufgehängt ist. Dadurch werden Reibungsverluste möglichst klein gehalten. Der Schwerpunkt der Waage muß unterhalb des Drehpunktes liegen, denn nur dann ist ein stabiles Gleichgewicht erreichbar. Dies ist jedoch notwendig, weil die Wägung einen Massenvergleich auf der Grundlage eines Gleichgewichtszustandes darstellt. Hierbei gelten die Hebelgesetze. Da in der Praxis der Gleichgewichtszustand bei unbelasteter Waage nur angenähert erreicht werden kann, müssen die herstellungsbedingten Toleranzen durch Justiergewichte ausgeglichen werden.

Eine weitere Waage, die zunehmend mehr Verwendung findet, ist die einschalige, ungleicharmige Hebelwaage (Abb. 4).

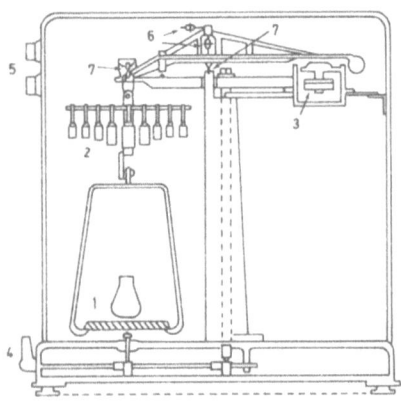

Abb. 4. Einschalige, ungleicharmige Hebelwaage. 1. Waagschale; 2. Schaltgewicht; 3. Gegenmasse (Dämpfung); 4. Arretierung; 5. Drehknöpfe für Schaltgewichte; 6. Empfindlichkeitseinstellung; 7. Schneiden des Waagebalkens

Diese Waage wurde entwickelt, um die Zahl der technisch bedingten Wägefehler zu verringern. Sie besitzt nur noch zwei Schneiden, da eine Waagschale durch eine fest angebrachte Gegenmasse am Waagebalken ersetzt wurde. Bei der Messung werden von der immer mit der Höchstlast belasteten Waage die dem Wägegut entsprechenden Massen als "Schaltgewichte" entfernt, bis der Gleichgewichtszustand erreicht ist. Die Wägung findet also immer bei der gleichen Belastung und damit bei gleicher Empfindlichkeit statt. Moderne Waagen haben zur Schonung der Schneiden oft noch eine Vorwägeeinrichtung, mit der das Wägegut grob abgewogen werden kann. Das Ergebnis der Wägung wird digital angezeigt.

Beide Waagetypen müssen nach Gebrauch arretiert werden, um die Schneiden zu schonen. In der Regel befindet sich die Waage in einem Gehäuse mit Schiebetüren (zur Verhinderung von Luftströmung), dessen Horizontaleinstellung mit Hilfe einer Libelle kontrolliert werden kann.

b) Waagen mit elastischem Meßglied und elektromagnetische Waagen

Diese Waagen sind ortsabhängig, da bei ihnen Gewichte (= Masse · Erdbeschleunigung) kompensiert werden. Sie dienen zur schnellen Wägung im Labor, z.B. als oberschalige Federwaage, oder zur Mikrowägung, z.B. als Elektrowaage, wobei die Meßwerte mit Rechenanlagen weiterverarbeitet werden können.

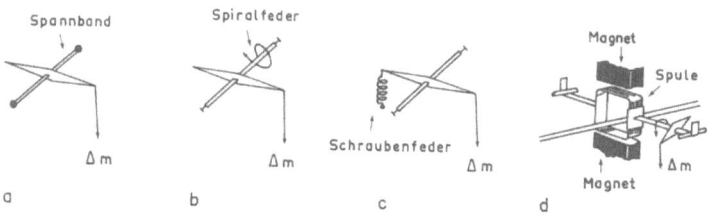

Abb. 5 a-d. Prinzip der Waagen mit elastischen und elektromagnetischen Meßgliedern. a) Spannband; b) und c) Federwaagen; d) Elektrowaage

Bei der "Torsionswaage" wird das die Last ausgleichende Gegenmoment durch die Verdrillung z.B. eines Spannbandes (Abb. 5 a) erzeugt.

Bei der "Elektrowaage" befindet sich eine mit dem Waagebalken verbundene Spule im Luftspalt eines Magnetsystems. Die Auslenkung wird entweder über eine Photozelle registriert oder über induzierte Wechselspannungen mit einem Digitalvoltmeter gemessen. Die einzelnen Hersteller bieten für die elektrische Gewichtskompensation verschiedene Spulensysteme an.

Wichtige Begriffe der Wägetechnik

Die Empfindlichkeit E gibt diejenige Mehrbelastung m einer Waage an, bei der diese noch mit einem bestimmten Ausschlag Δ reagiert.

Hierzu bestimmt man das Verhältnis des Zeigerausschlags zur Masse der Überbelastung, die ihn hervorruft:

$$E = \frac{\Delta}{m} \quad \frac{\text{Skalenteile}}{\text{mg}}, \quad \Delta = \text{Größe des Ausschlags}, \quad m = \text{Masse der Überbelastung}.$$

Die Empfindlichkeit hängt u.a. ab von der Länge und Masse des Waagebalkens, der Belastung der Waage, vom Abstand Schwerpunkt - Drehpunkt etc.

Genauigkeit heißt die Übereinstimmung der Anzeige einer Waage mit dem tatsächlichen Gewicht des Wägegutes. Sie hängt ab vom relativen Wägefehler des Gerätes und den Meßfehlern des Benutzers.

Relativer Wägefehler nennt man das Verhältnis von Fehlergrenzen zu Höchstlast. Er dient als Gütekennzeichen von Waagen und ist durch die Konstruktion gegeben. Beispiel für die Berechnung der Fehlergrenze (entspricht dem Vertrauensbereich in der Statistik s.S. 137): Eine Mikrowaage mit der Höchstlast 20 g und einem relativen Fehler von $\pm 5 \cdot 10^{-8}$ hat eine Fehlergrenze von $\pm 20 \cdot 5 \cdot 10^{-8}$ g = $\pm 10^{-6}$ g = $\pm 0,001$ mg.

Reproduzierbarkeit (Streuung, entspricht der Standardabweichung in der Statistik, s.S. 135) ist die mittlere Abweichung der Wägeergebnisse jeder Einzelwägung vom Durchschnitt.

Wägebereich heißt der Bereich, innerhalb dessen die Meßwerte von der Waage angezeigt werden. Er ist nicht mit der Höchstlast identisch, da bei dieser noch der Tarierbereich (für Leergut) zu berücksichtigen ist.

Meßfehler werden meist durch den Benutzer verursacht. Die wichtigsten sind: Temperatur des Wägeraumes oder des Wägegutes schwankt, Erschütterungen der Waagen, Abnutzung der Schneiden wegen vergessener Arretierung, ungeeigneter Gewichtssatz, wechselnder Feuchtegrad des Wägegutes, Fehler beim Wägeverfahren, Gewichtsverhältnis Probengefäß : Probe größer als 200 : 1, etc.

Einteilung der Waagen nach ihrer Verwendung

Typ	relat. Wägefehler	bei einer Höchstlast
Feinwaagen	$\pm 10^{-8}$ bis $\pm 5 \cdot 10^{-6}$	von 1 g bis 1 kg
Präzisionswaagen	$\pm 10^{-5}$ bis $\pm 10^{-3}$	von 1 g bis 10 kg
techn. Waagen	$\pm 10^{-4}$ bis $\pm 10^{-3}$	von 100 g bis 5000 kg

Einsatzbereich der Analysenwaagen (Skt = Skalenteile)

Typ	Fehlergrenze	Wägebereich	Empfindlichkeit
Mikrowaage	$\pm 0,001$ mg	bis 20 g	Skt/mg $\approx$ 200
Halbmikrowaage	$\pm 0,01$ mg	bis 100 g	Skt/mg $\approx$ 20
Analysenwaage	$\pm 0,05$ mg	bis 200 g	Skt/mg $\approx$ 10

2.1.2. Volumenmeßgeräte für Flüssigkeiten

Für maßanalytische Bestimmungen müssen Geräte verwendet werden, die eine einwandfreie Volumenmessung gestatten.

Meßkolben sind Standkolben für einen definierten Rauminhalt (Abb. 6). Sie sind für eine bestimmte Temperatur geeicht. Genaue Messungen müssen daher bei dieser Temperatur vorgenommen werden. Bei farblosen Flüssigkeiten werden die Meßkolben soweit gefüllt, bis der tiefste Punkt des Meniskus der Flüssigkeit die Eichmarke berührt. Bei farbigen, undurchsichtigen Lösungen nimmt man den oberen Teil des Meniskus als Bezugsebene. Eine Berücksichtigung des parallaktischen Fehlers ist bei größeren Flüssigkeitsmengen unnötig.

Meßzylinder s. Abb. 7.

Pipetten (Abb. 8) heißen röhrenförmige, in eine Spitze auslaufende Volumenmeßgeräte für Flüssigkeiten. Man unterscheidet zwischen Vollpipetten und Meßpipetten.

Vollpipetten haben im mittleren Teil eine zylindrische Erweiterung; am oberen Teil des Rohres begrenzt eine Eichmarke das Volumen. Man erhält diese Pipetten für 1, 2, 5, 10, 20, 50, 100 und 200 ml, vgl. Abb. 8a.

Meßpipetten besitzen eine Graduierung. Durch Anlegen eines leichten Unterdrucks saugt man die abzumessende Flüssigkeit in die Pipette, bis die Flüssigkeit kurz über der Eichmarke steht. Durch kurzes Belüften läßt man dann soviel auslaufen, bis der Meniskus der Flüssigkeit mit der Eichmarke übereinstimmt. Beim Auslaufenlassen der Flüssigkeit sollte man die Pipettenspitze an die Gefäßwand halten.

Zum Hochsaugen der Flüssigkeit in der Pipette kann man im einfachsten Falle ein Gummibällchen benutzen. Für aggressive Flüssigkeiten gibt es auch Pipetten mit angeschmolzenem Schliffzylinder, in dem sich ein eingeschliffener, beweglicher Kolben befindet. Außer dieser einfachen Anordnung sind zahlreiche Präzisionspipetten im Handel, die selbst im Mikroliterbereich ein schnelles und genaues Pipettieren gestatten.

Beachte: Alle Pipetten sind für eine bestimmte Temperatur geeicht, die jeweils aufgedruckt oder eingraviert ist.

Die einfachen Modelle sind sog. Auslaufpipetten, d.h. sie sind so konstruiert, daß das abgemessene Volumen auch tatsächlich ausläuft. Sie dürfen daher nicht ausgeblasen werden.

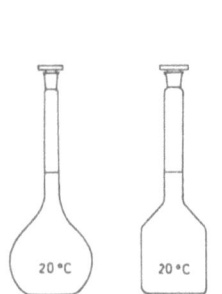
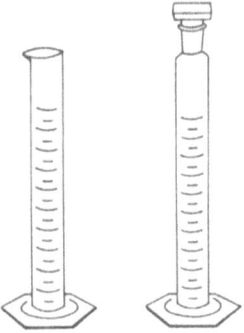

Abb. 6. Meßkolben   Abb. 7. Meßzylinder

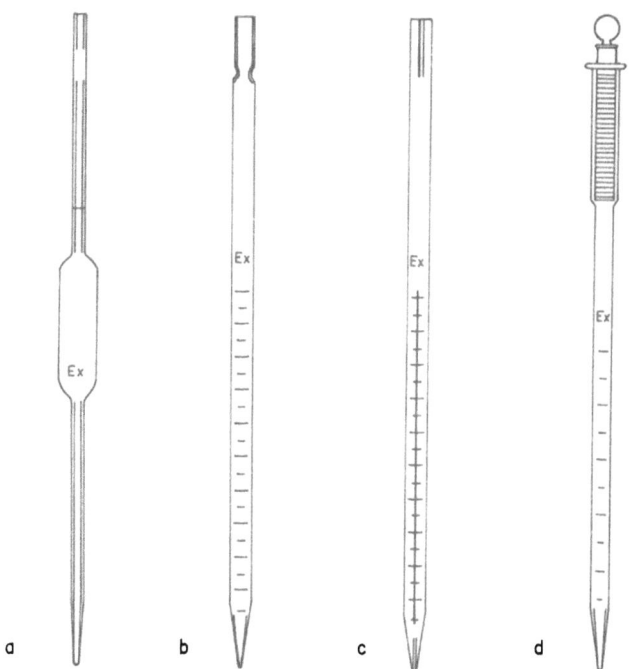

Abb. 8 a-d. Pipetten. a) Vollpipette; b) Meßpipette; c) Meßpipette mit Schellbachstreifen, s. unter Büretten; d) Meßpipette als Kolbenhubpipette
Ex symbolisiert Auslaufpipette

Büretten (Abb. 10) sind Meßpipetten mit einem regelbaren Auslauf. Einfache Ausführungen besitzen einen Quetschhahn, bessere Ausführungen haben einen Hahn mit einem Küken aus Glas oder Teflon. Die Verwendung von Teflon macht das Fetten des Kükens überflüssig.

Die *normalen* Büretten haben eine bei 20° C auf 0,1 ml geeichte Skaleneinteilung. *Mikro*büretten sind in 0,01 ml unterteilt. Die Büretten werden gefüllt, bis der Meniskus der Flüssigkeit die Marke 0 ml erreicht hat. Besonders problemlos ist das Füllen bei den sog. *Zulauf*büretten, da sich hier der Nullpunkt automatisch einstellt.

Nach dem Auslauf der benötigten Flüssigkeitsmenge kann man das verbrauchte Volumen direkt ablesen. Um den sog. Nachlauffehler möglichst klein zu halten, wartet man mit dem Ablesen ca. 30 sec. Bei einfachen Büretten ist das genaue Einstellen des Nullpunktes und das Ablesen des verbrauchten Volumens umständlich. Man verwendet daher heute fast ausschließlich Büretten mit dem sog. *Schellbachstreifen* (Abb. 9). Dies ist ein blauer Längsstreifen auf einem mattierten Hintergrund. Durch die Reflexion der beiden Meniskusflächen entsteht eine Einschnürung des blauen Streifens, wenn sich die Augen des Beobachters in der Höhe der Flüssigkeitsoberfläche befinden. Der Schellbachstreifen erlaubt ein genaues Ablesen.

Beachte: Bei gefärbten, undurchsichtigen Flüssigkeiten nimmt man den oberen Rand des Meniskus als Bezugsebene. Hierbei muß man sehr genau den *parallaktischen Fehler* berücksichtigen.

Reinigung der Volumenmeßgeräte

Reinigen lassen sie sich mit handelsüblichen Reinigungsmitteln. Weitere Reinigungsmittel sind KOH (fest) + H_2O_2 oder $NaNO_3$ (fest) + heiße konz. H_2SO_4.

Vor dem Einfüllen der Normallösungen müssen die Geräte trocken sein. Auf das Trocknen kann man verzichten, wenn man sie mehrmals mit der Normallösung spült.

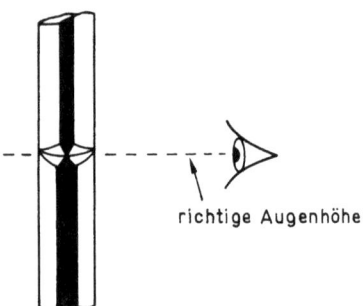

richtige Augenhöhe

Abb. 9. Wirkungsweise des Schellbachstreifens

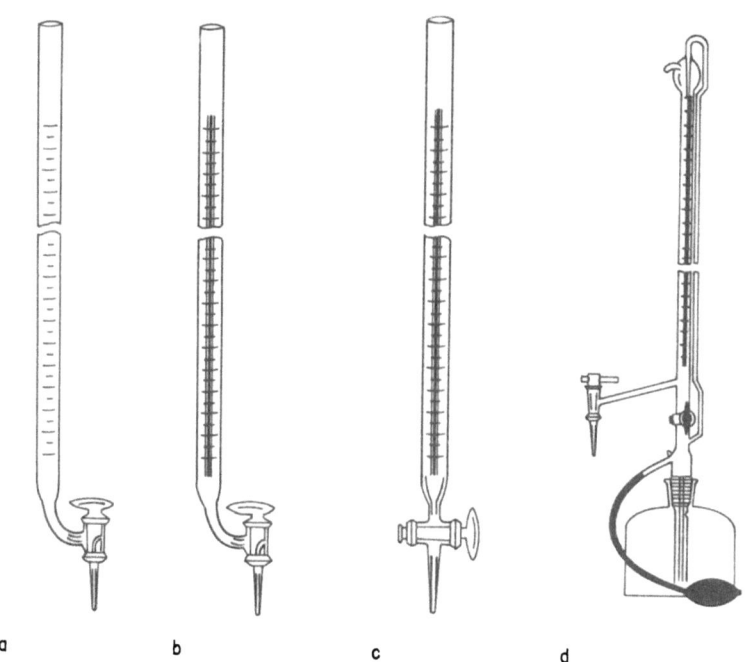

Abb. 10 a–d. Büretten. a) ohne Schellbachstreifen; b) und c) mit Schellbachstreifen; d) Zulaufbürette

2.2. Konzentrationsmaße

Konzentrationsangaben des SI-Systems

a) Die Stoffmengenkonzentration (Teilchenkonzentration) c_i eines Stoffes i wurde früher *Molarität* genannt und mit M abgekürzt. Sie wird definiert durch die Gleichung:

$$c_i = \frac{n_i}{V}, \quad \text{SI-Einheit: mol} \cdot l^{-1}; \quad V = \text{Volumen}.$$

Die Stoffmengenkonzentration c_i einer Lösung ist die Anzahl Mole n_i des gelösten Stoffes in dem gewählten Volumen der Lösung (z.B. 1 Liter Lösung).

Beispiele: Eine 1 M KCl-Lösung enthält 1 mol KCl in 1 Liter Lösung. Eine 0,2 M Lösung von $BaCl_2$ enthält 0,2 mol = 41,6 g $BaCl_2$ in 1 Liter. Die $Ba^{2\oplus}$-Ionenkonzentration ist 0,2 molar. Die Konzentration der Chlorid-Ionen ist 0,4 molar, weil die Lösung 2 · 0,2 mol $Cl^{\ominus}$-Ionen im Liter enthält.

b) Zum Unterschied von der Stoffmengenkonzentration (Molarität) ist die *Molalität* einer Lösung die Anzahl Mole des gelösten Stoffes pro 1000 g Lösungsmittel. Sie ist eine temperaturunabhängige Größe. SI-Einheit: mol · kg^{-1}. Es handelt sich demnach um die Substanzmenge einer Komponente in einer Lösung, dividiert durch die Masse des Lösungsmittels.

c) Die Äquivalentkonzentration c_{eq} eines Stoffes wurde früher *Normalität* genannt und mit N abgekürzt. Sie wird definiert durch die Gleichung:

$$c_{eq} = \frac{n_{eq}}{V}, \quad \text{SI-Einheit: mol} \cdot l^{-1}.$$

Die Äquivalentkonzentration c_{eq} - bezogen auf 1 Liter Lösung - ist die Äquivalentmenge des gelösten Stoffes in 1 Liter Lösung.

n_{eq} heißt Äquivalentmenge eines Stoffes. Sie ist definiert durch:

$$n_{eq} = z \cdot n, \quad \text{SI-Einheit: mol}.$$

$\underline{z}$ gibt bei Ionen ihre Ladungszahl an. Bei definierten chemischen Reaktionen ist z gleich der Zahl der Elektronen, die zwischen den Reaktionspartnern ausgetauscht werden.

$\underline{n}$ entspricht dem früheren Begriff *Molzahl*. Es ist eine Stoffmenge mit der SI-Einheit mol. Für einen Stoff i mit der Masse m_i und der Molmasse M_i gilt:

$$n_i = \frac{m_i}{M_i} .$$

Mit dem Mol als Stoffmengeneinheit ergibt sich daher:

Eine 1 molare Äquivalentmenge ($c_{eq} = 1$ mol $\cdot$ l^{-1})

- einer *Säure* (nach Broensted) ist diejenige Säuremenge, die 1 mol Protonen abgeben kann,

- einer *Base* (nach Broensted) ist diejenige Basenmenge, die 1 mol Protonen aufnehmen kann,

- eines *Oxidationsmittels* ist diejenige Substanzmenge, die 1 mol Elektronen aufnehmen kann,

- eines *Reduktionsmittels* ist diejenige Substanzmenge, die 1 mol Elektronen abgeben kann.

Beispiel für die Umrechnung von der alten Angabe "*val*" auf SI-Einheiten: Eine Lösung mit 2 val $\cdot$ l^{-1} enthält 2 mol Äquivalente pro Liter, d.h. $c_{eq} = 2$ mol $\cdot$ l^{-1}.

Hinweis: Die Meßgröße "Liter" für das Volumen zählt nicht zu den SI-Einheiten, sondern ist eine nichtkohärente, abgeleitete Einheit. Sie ist nach dem Einheitengesetz weiterhin zugelassen und definiert nach: "Ein Liter ist exakt gleich einem Kubikdezimeter (1 l = 1 dm^3)".

Die kohärente, abgeleitete Einheit·für das Volumen ist der Kubikmeter (m^3). Die zuständigen Kommissionen (IFCC, ISO, IUPAC, CIPM, CQUCC) haben jedoch empfohlen, das Liter als bevorzugtes Bezugsvolumen beizubehalten. Dies erleichtert die Umrechnung der früher üblichen Angaben molar bzw. normal, da die Angabe 0,2 molar ≙ 0,2 M jetzt der Angabe c = 0,2 mol $\cdot$ l^{-1} entspricht. Analog gilt: 0,2 normal ≙ 0,2 N entspricht $c_{eq} = 0,2$ mol $\cdot$ l^{-1}.

Beispiele:

1. Wieviel Gramm HCl enthält ein Liter einer 1 N HCl-Lösung?

   Gleichungen:

   $n_{eq} = z \cdot n$, $n = \frac{m}{M}$,

   $n_{eq} = 1$, da $c_{eq} = 1$ mol $\cdot$ l^{-1}, V = 1 l,

   m = gesuchte Masse in g,

   M = Molmasse = 36 g $\cdot$ mol^{-1},

   z = 1, da ein Molekül HCl ein Proton abgeben kann.

   Berechnung:

   $n_{eq} = z \cdot \frac{m}{M}$,

   $1 = 1 \cdot \frac{m}{36}$,

   m = 36 g

   Ein Liter einer 1 N HCl-Lösung enthält 36 g HCl.

2. Wieviel Gramm H_2SO_4 enthält ein Liter einer 1 N H_2SO_4-Lösung?

   Gleichungen:

   $n_{eq} = z \cdot \frac{m}{M}$, M = 98 g $\cdot$ mol^{-1}, z = 2,

   $1 = 2 \cdot \frac{m}{98}$,

   m = 49 g.

   Ein Liter einer 1 N H_2SO_4-Lösung enthält 49 g H_2SO_4.

3. Eine NaOH-Lösung enthält 80 g NaOH pro Liter. Wie groß ist die Äquivalentmenge n_{eq}? Wie groß ist die Äquivalentkonzentration c_{eq}? (= wieviel normal ist die Lösung?)

   Gleichungen:

   $n_{eq} = z \cdot \frac{m}{M}$, m = 80 g, M = 40 g $\cdot$ mol^{-1}, z = 1,

   $n_{eq} = 1 \cdot \frac{80 \text{ g}}{40 \text{ g} \cdot \text{mol}^{-1}} = 2$ mol,

   $c_{eq} = \frac{2 \text{ mol}}{1 \text{ l}} = 2$ mol $\cdot$ l^{-1}

   Es liegt eine 2 N NaOH-Lösung vor.

4. Wie groß ist die Äquivalentmenge von 63,2 g $KMnO_4$ bei Redoxreaktionen im alkalischen bzw. im sauren Medium (es werden jeweils 3 bzw. 5 Elektronen aufgenommen)?

$n_{eq} = z \cdot n = z \cdot \frac{m}{M}$; $M = 158$ g $\cdot$ mol^{-1}.

Im sauren Medium gilt:

$n_{eq} = 5 \cdot \frac{63,2}{158} = 2$ mol.

Löst man 63,2 g $KMnO_4$ in Wasser zu 1 Liter Lösung, so erhält man eine Lösung mit der Äquivalentkonzentration $c_{eq} = 2$ mol $\cdot$ l^{-1} = 2 N für Reaktionen in saurem Medium.

In alkalischem Medium gilt:

$n_{eq} = 3 \cdot \frac{63,2}{158} = 1,2$ mol.

Die gleiche Lösung hat bei Reaktionen im alkalischen Bereich nur noch die Äquivalentkonzentration $c_{eq} = 1,2$ mol $\cdot$ l^{-1} = 1,2 N.

5. Wie groß ist die Äquivalentmenge von 63,2 g $KMnO_4$ in bezug auf Kalium ($K^{\oplus}$)?

$n_{eq} = 1 \cdot \frac{63,2}{158} = 0,4$ mol.

Beim Auflösen zu 1 Liter Lösung ist diese Lösung 0,4 N ($c_{eq} = 0,4$ mol $\cdot$ l^{-1}) in bezug auf Kalium.

6. Wieviel Gramm $KMnO_4$ werden für 1 Liter einer Lösung mit $c_{eq} = 2$ mol $\cdot$ l^{-1} (2 normal) benötigt? (Oxidationswirkung im sauren Medium)

(1) $c_{eq} = \frac{n_{eq}}{V}$, $c_{eq} = 2$ mol $\cdot$ l^{-1}, $V = 1$ l.

(2) $n_{eq} = z \cdot \frac{m}{M}$, $z = 5$, $m = ?$, $M = 158$ g $\cdot$ mol^{-1}.

Einsetzen von (2) in (1) gibt:

$m = \frac{c_{eq} \cdot V \cdot M}{z} = \frac{2 \cdot 1 \cdot 158}{5} = 63,2$ g.

Man braucht $m = 63,2$ g $KMnO_4$

7. a) Für die Redoxtitration von $Fe^{2\oplus}$-Ionen mit $KMnO_4$-Lösung in saurer Lösung ($Fe^{2\oplus} \rightarrow Fe^{3\oplus} + e^{\ominus}$) gilt:

n_{eq} (Oxidationsmittel) = n_{eq} (Reduktionsmittel),

hier: $n_{eq}(MnO_4^\ominus) = n_{eq}(Fe^{2\oplus})$ (1).

Es sollen 303,8 g $FeSO_4$ oxidiert werden. Wieviel g $KMnO_4$ werden hierzu benötigt?

<u>Für $FeSO_4$ gilt:</u>

$n_{eq}(FeSO_4) = z \cdot \frac{m}{M}$, $z = 1$, $M = 151{,}9\ g\cdot mol^{-1}$, $m = 303{,}8\ g$.

$n_{eq}(FeSO_4) = 1 \cdot \frac{303{,}8}{151{,}9} = 2\ mol$.

<u>Für $KMnO_4$ gilt:</u>

$n_{eq}(KMnO_4) = z \cdot \frac{m}{M}$, $z = 5$, $M = 158\ g\cdot mol^{-1}$, $m = ?$

$n_{eq}(KMnO_4) = 5 \cdot \frac{m}{158}$.

Eingesetzt in (1) ergibt sich:

$2 = 5 \cdot \frac{m}{158}$ oder $m = \frac{316}{5} = 63{,}2\ g\ KMnO_4$.

7. b) Wieviel Liter einer 1 N $KMnO_4$-Lösung werden für die Titration in Aufgabe 7 a) benötigt?

63,2 g $KMnO_4$ entsprechen bei dieser Titration einer Äquivalentmenge von $n_{eq} = 5 \cdot \frac{63{,}2}{158} = 2\ mol$. Die Äquivalentkonzentration der verwendeten 1 N $KMnO_4$-Lösung beträgt $c_{eq} = 1\ mol \cdot l^{-1}$.

Gleichungen:

$c_{eq} = \frac{n_{eq}}{V}$, $c_{eq} = 1\ mol \cdot l^{-1}$, $n_{eq} = 2\ mol$,

$V = \frac{2\ mol}{1\cdot mol \cdot l^{-1}} = 2\ l$.

<u>Ergebnis:</u> Es werden 2 Liter Titratorlösung gebraucht.

Zusammenfassende Gleichung für die Aufgabe 7 b):

$c_{eq} = \frac{z \cdot m}{V \cdot M}$,

$V = \frac{z \cdot m}{c_{eq} \cdot M} = \frac{5 \cdot 63{,}2}{1 \cdot 158} = 2\ l$.

8. Für eine Neutralisationsreaktion gilt die Beziehung:

n_{eq} (Säure) = n_{eq} (Base). (1)

Für die Neutralisation von H_3PO_4 mit NaOH gilt demnach:

n_{eq} (Phosphorsäure) = n_{eq} (Natronlauge) (2)

Aufgabe a): Es sollen 32,67 g H_3PO_4 titriert werden. Wieviel g NaOH werden hierzu benötigt?

Für H_3PO_4 gilt:

$n_{eq}(H_3PO_4) = z \cdot \frac{m}{M}$, $z = 3$, $m = 32,67$ g, $M = 98$ g $\cdot$ mol^{-1}.

$n_{eq}(H_3PO_4) = 3 \cdot \frac{32,67}{98} = 1$ mol.

Für NaOH gilt:

$n_{eq}(NaOH) = z \cdot \frac{m}{M}$, $z = 1$, $m = ?$, $M = 40$ g $\cdot$ mol^{-1}.

$n_{eq}(NaOH) = 1 \cdot \frac{m}{40}$.

Eingesetzt in die Gleichung (2) ergibt sich:

$1 = 1 \cdot \frac{m}{40}$, $m = 40$ g.

Ergebnis: Es werden 40 g NaOH benötigt.

Aufgabe b): Wieviel Liter einer 2 N NaOH-Lösung werden für die Titration von 32,67 g H_3PO_4 benötigt?

Gleichung:

$c_{eq} = \frac{n_{eq}}{V} = \frac{z \cdot m}{V \cdot M}$, $z = 3$, $m = 32,67$ g, $V = ?$

$M = 98$ g $\cdot$ mol^{-1}, $c_{eq} = 2$ mol $\cdot$ l^{-1}.

2 mol $\cdot$ l$^{-1} = \frac{3 \cdot 32,67 \text{ g}}{V \cdot 98 \text{ g} \cdot \text{mol}^{-1}}$

$V = \frac{3 \cdot 32,67}{2 \cdot 98} \cdot l = 0,5$ l $= 500$ ml.

Ergebnis: Es werden 500 ml einer 2 NaOH-Lsg. benötigt.

Gehaltsangaben des SI-Systems

a) Der Molenbruch (Teilchengehalt, Stoffmengengehalt, Stoffmengenverhältnis) x ist eine Gehaltsangabe, die sich auf das Verhältnis der Molzahlen aller in einem homogenen Stoffgemisch vorhandenen Moleküle bezieht. Der Molenbruch x_i einer Komponente i ist definiert als das Verhältnis der Molzahl n_i dieser Komponente zur Summe der Molzahlen aller vorhandenen Moleküle:

$x_i = \frac{n_i}{n_1 + n_2 + n_3 + \ldots} = \frac{n_i}{\Sigma n_j}$.

Die Summe der Molenbrüche aller Komponenten einer Mischung ist gleich 1:

$$\Sigma x_i = x_1 + x_2 + x_3 + \ldots = \frac{n_1}{\Sigma n_j} + \frac{n_2}{\Sigma n_j} + \ldots = 1.$$

Der Molenbruch ist dimensionslos. Sein hundertfacher Wert wurde früher als Mol-% bezeichnet.

b) Der <u>Massengehalt</u> w_i ist das Verhältnis der Masse m_i einer Komponente zur Summe der Massen aller Komponenten in der Mischung:

$$w_i = \frac{m_i}{m_1 + m_2 + m_3 + \ldots} = \frac{m_i}{\Sigma m_j}.$$

Das Massenverhältnis ist dimensionslos. Es wird jedoch oft angegeben als g/g oder auch als %, ‰ bzw. ppm. Früher war die Angabe Gew.-% (Gewichtsprozent) üblich: *Anzahl Gramm gelöster Stoff in 100 g <u>Lösung</u>* (nicht Lösungsmittel!).

c) Der <u>Volumengehalt</u> χ_i an einer Komponente i ist definiert durch $\chi_i = \frac{V_i}{V}$ mit: V_i = Volumen der Komponente i, V = Summe der Volumina aller Komponenten der Mischung.

Das Volumenverhältnis ist dimensionslos.

Früher war die Angabe Vol.-% (Volumenprozent) üblich: *Anzahl Milliliter gelöster Stoff in 100 ml <u>Lösung</u>* (nicht Lösungsmittel!) mit der Einheit cm^3/100 cm^3.

Beachte: Die Volumen<u>konzentration</u> $\sigma_i = V_i/V^*$ ist lediglich bei *idealen* Systemen gleich dem Volumengehalt. V^* ist das Volumen der Mischphase. Nähere Einzelheiten siehe Lehrbücher der Physikalischen Chemie.

2.3. Stöchiometrische Grundlagen der quantitativen Analyse

Stöchiometrie heißt das Teilgebiet der Chemie, das sich mit den Massenverhältnissen zwischen den Elementen und Verbindungen beschäftigt, wie es die Formeln und Reaktionsgleichungen wiedergeben.

2.3.1. Grundbegriffe der Stöchiometrie

Aufstellung chemischer Reaktionsgleichungen

Die Grundgesetze der Chemie bilden die Grundlage für die quantitative Beschreibung chemischer Reaktionen in Form chemischer *Reaktionsgleichungen*. Hierbei schreibt man die Ausgangsstoffe auf die linke Seite und die Produkte auf die rechte Seite des Gleichheitszeichens. Wie das Wort Gleichung besagt, muß die Zahl der Atome eines Elements auf beiden Seiten der Gleichung insgesamt gleich sein. Die Reaktion von Chlor Cl_2 mit Wasserstoff H_2 zu Chlorwasserstoff HCl kann folgendermaßen wiedergegeben werden:

$$H_2 + Cl_2 = 2\ HCl + \text{Energie}.$$

Verläuft eine Reaktion weitgehend vollständig von links nach rechts, ersetzt man das Gleichheitszeichen durch einen nach rechts gerichteten Pfeil:

$$H_2 + Cl_2 \rightarrow 2\ HCl.$$

Existiert bei einer bestimmten Reaktion auch eine merkliche Zersetzung der Produkte in die Ausgangsstoffe (Rückreaktion), verwendet man Doppelpfeile:

$$A + B \rightleftharpoons C.$$

Um chemische Gleichungen <u>quantitativ</u> auswerten zu können, benötigt man die Atommasse und die Molekülmasse.

Die <u>Atommasse</u> ist die durchschnittliche Masse eines Atoms eines bestimmten chemischen Elements in der gesetzlichen atomphysikalischen Einheit: atomare Masseneinheit, Kurzzeichen: u.

Eine atomare Masseneinheit u ist 1/12 der Masse des Kohlenstoffisotops der Masse 12 ($^{12}_{6}$C). In Gramm ausgedrückt ist u = 1,66053 · 10^{-24} g.

Beispiele:

Die Atommasse von Wasserstoff ist:

A_H = 1,0079 u bzw. 1,0079 · 1,6605 · 10^{-24} g.

Die Atommasse von Chlor ist:

A_{Cl} = 35,435 u bzw. 35,453 · 1,6605 · 10^{-24} g.

In der Chemie rechnet man ausschließlich mit Atommassen, die in atomaren Einheiten u ausgedrückt sind und läßt die Einheit meist weg. Man rechnet also mit den Zahlenwerten 1,0079 für Wasserstoff (H), 15,999 für Sauerstoff (O), 12,011 für Kohlenstoff (C) usw.

Diese Zahlenwerte sind identisch mit den früher üblichen (dimensionslosen) relativen Atommassen. Die früher ebenfalls gebräuchlichen absoluten Atommassen sind identisch mit den in Gramm ausgedrückten Atommassen (z.B. ist 1,0079 · 1,6605 · 10^{-24} g die absolute Atommasse von Wasserstoff).

Die Molekularmasse oder Molekülmasse ist die Summe der Atommassen aller Atome eines Moleküls. Sie wird in der Einheit atomare Masseneinheit u angegeben.

Beispiele: Die Molekülmasse von HCl ist 1 + 35,5 = 36,5; die Molekülmasse von Methan (CH_4) ist 12 + 4 · 1 = 16.

(Auch hier läßt man, weil Verwechslung ausgeschlossen ist, die Einheit u weg).

Einheit der Stoffmenge ist das Mol (Kurzzeichen: mol). 1 Mol ist die Stoffmenge eines Systems bestimmter Zusammensetzung, das aus ebensovielen Teilchen besteht, wie Atome in 12/1000 Kilogramm des Nuklids $^{12}_{6}$C enthalten sind.

Ein Mol ist also eine bestimmte Anzahl Teilchen (Atome, Moleküle, Ionen usw.). Diese Anzahl ist die Avogadrosche Konstante N_A; oft heißt sie auch Avogadrosche Zahl N_A oder Loschmidtsche Zahl N_L.

Der **exakteste** heute bekannte Wert von N_A ist:

$N_A = 6{,}0220943 \cdot 10^{23}$ mol^{-1} ($\pm$ 1,05 ppm)

(ppm = parts per million = 1 Teil auf 10^6 Teile).

Die Stoffmengeneinheit Mol verknüpft die beiden gesetzlichen Einheiten für Massen, das Kilogramm und die atomare Masseneinheit u:

$1\ u = 1\ \frac{g}{mol} = 1{,}6605 \cdot 10^{-24}$ g.

Das *Molvolumen* erhält man (durch einen Rückschluß) aus dem Volumengesetz von Avogadro: Gleiche Zahlen von verschiedenen Teilchen nehmen im gasförmigen Zustand bei gleichen Bedingungen (Druck, Temperatur) gleiche Volumina ein. Bei 0° C und 1 bar ergibt sich für alle Gase das *Normvolumen*: $V_n = 22{,}414$ l $\cdot$ mol^{-1}.

Mit Hilfe des Normvolumens V_n von Gasen sind Umrechnungen zwischen Masse und Volumen möglich.

Mit der allgemeinen Definition Mol als Stoffmengeneinheit werden die früher üblichen Stoffmengenangaben Gramm-Atom (= Substanzmenge in so viel Gramm, wie die Atommasse angibt) und Gramm-Molekül (= Substanzmenge in so viel Gramm einer Verbindung, wie ihre Molekülmasse angibt) überflüssig. Überflüssig werden auch das Grammäquivalent (Äquivalentgewicht); s. hierzu S. 116.

Beispiele:

Unter 1 mol Eisen (Fe) versteht man N_A Atome Eisen mit der in Gramm ausgedrückten Substanzmenge der Atommasse: 1 mol Fe = 55,84 $\cdot$ 1,6 $\cdot 10^{-24}$ g $\cdot$ 6 $\cdot 10^{23}$ = 55,84 g.

Unter 1 mol Methan (CH_4) versteht man N_A Moleküle Methan mit der in Gramm ausgedrückten Substanzmenge 1 mol:

1 mol = (1 $\cdot$ 12,01 + 4 $\cdot$ 1,00) g = 16 g.

Unter 1 mol Natriumchlorid ($Na^{\oplus}Cl^{\ominus}$) versteht man $N_A \cdot Na^{\oplus}$-Ionen + $N_A \cdot Cl^{\ominus}$-Ionen mit der zahlenmäßig in Gramm ausgedrückten Substanzmenge 1 mol = 58,5 g.

2.3.2. Berechnung der Gewichtsmengen bei chemischen Umsetzungen
(stöchiometrische Rechnungen)

Als Beispiel betrachten wir die Umsetzung von Wasserstoff und Chlor zu Chlorwasserstoff nach der Gleichung:

$H_2 + Cl_2 = 2\ HCl;\ \Delta H = -185\ kJ$

Die Gleichung beschreibt die Reaktion nicht nur qualitativ, daß aus einem Molekül Wasserstoff und einem Molekül Chlor zwei Moleküle Chlorwasserstoff entstehen, sondern sie sagt auch:

$1\ mol = 2,016\ g$ Wasserstoff $= 22,414\ l$ Wasserstoff (0° C, 1 bar)

und

$1\ mol = 70,906\ g = 22,414\ l$ Chlor geben unter Wärmeentwicklung von 185 kJ bei 0° C

$2\ mol = 72,922\ g = 44,828\ l$ Chlorwasserstoff.

Weitere Beispiele:

1. Wasserstoff (H_2) und Sauerstoff (O_2) setzen sich zu Wasser (H_2O) um nach der Gleichung:

    $2\ H_2 + O_2 \rightarrow 2\ H_2O$ + Energie.

    Frage: Wie groß ist die theoretische Ausbeute an Wasser, wenn man 3 g Wasserstoff bei einem beliebig großen Sauerstoffangebot zu Wasser umsetzt?

    Lösung: Wir setzen anstelle der Elementsymbole die Atom- bzw. Molekülmassen in die Gleichung ein:

    $2 \cdot 2 + 2 \cdot 16 = 2 \cdot 18$,

    oder

    $4\ g + 32\ g = 36\ g$,

    d.h. 4 g Wasserstoff setzen sich mit 32 g Sauerstoff zu 36 g Wasser um.

    Die Wassermenge x, die sich bei der Reaktion von 3 g Wasserstoff bildet, ergibt sich zu $x = \frac{36 \cdot 3}{4} = 27\ g$ Wasser. Die Ausbeute an Wasser beträgt also 27 g.

2. Wieviel g Zink müssen in Salzsäure gelöst werden, um 10 g Wasserstoff zu erhalten?

    Reaktionsgleichung: $Zn + 2\ HCl \rightarrow ZnCl_2 + H_2$.
    $\qquad\qquad\qquad\qquad\ \ 65,38 \qquad\qquad\qquad\quad\ \ 2,02$

Für 2,02 g H_2 braucht man 65,38 g Zn.

Für 10 g H_2 braucht man x g Zn.

$x = \frac{10 \cdot 65,38}{2} = 326,9$ g Zn.

3. Wieviel g Chlor werden benötigt, um aus $SbCl_3$ 50 g $SbCl_5$ herzustellen?

Reaktionsgleichung: $SbCl_3 + Cl_2 \rightarrow SbCl_5$.

 70,9 299

70,9 g Chlor braucht man zur Darstellung von 299 g $SbCl_5$. Für 1 g $SbCl_5$ braucht man 70,9/299 g und für 50 g demnach $\frac{70,9 \cdot 50}{299} = 11,85$ g Chlor.

Beachte: Ganz allgemein kann man stöchiometrische Rechnungen dadurch vereinfachen, daß man den Stoffumsatz auf 1 Mol bezieht. Als Beispiel sei die Zersetzung von Quecksilberoxid betrachtet. Das Experiment zeigt:

 2 HgO $\rightarrow$ 2 Hg + O_2.

Schreibt man diese Gleichung für 1 mol HgO, ergibt sich: HgO $\rightarrow$ Hg + 1/2 O_2. Setzen wir die Atommassen ein, so folgt: Aus 200,59 + 16 = 216,59 g HgO entstehen beim Erhitzen 200,59 g Hg und 16 g Sauerstoff.

Man rechnet also meist mit der einfachsten Formel. Obwohl man weiß, daß elementarer Schwefel als S_8-Molekül vorliegt, schreibt man für die Verbrennung von Schwefel mit Sauerstoff zu Schwefeloxid anstelle von $S_8 + 8\ O_2 \rightarrow 8\ SO_2$ vereinfacht: $S + O_2 \rightarrow SO_2$.

Berechnung der Summenformel

Bei der <u>Analyse</u> einer Substanz ist es üblich, die Zusammensetzung nicht in g, sondern in Gewichtsprozent der Elemente anzugeben.

Beispiel: Wasser, H_2O, besteht zu $2 \cdot 100/18 = 11,11\%$ aus Wasserstoff und zu $16 \cdot 100/18 = 88,88\%$ aus Sauerstoff. Aus diesen Prozentwerten errechnet man die Bruttozusammensetzung (Summenformel, empirische Formel) für die betreffende Substanz.

Beispiel: Gesucht ist die einfachste Formel einer Verbindung, die aus 50,05% Schwefel und 49,95% Sauerstoff besteht. Dividiert man die Gewichtsprozente durch die Atommassen der betreffenden Elemente, erhält man die Atomverhältnisse der unbekannten Verbindung.

Diese werden nach dem Gesetz der multiplen Proportionen in ganze
Zahlen umgewandelt:

$$\frac{50,05}{32,06} : \frac{49,95}{15,99} = 1,56 : 3,12 = 1 : 2.$$

Die einfachste Formel ist SO_2. Weitere mögliche Summenformeln sind
$(SO_2)_2$, $(SO_2)_3$...Zur Ermittlung der richtigen Summenformel muß die
Molmasse bestimmt werden (vgl. Massenspektrometrie S. 418).

2.3.3. Chemisches Gleichgewicht

Chemische Reaktionen in geschlossenen Systemen verlaufen selten
einsinnig, sie sind meist umkehrbar:

A + B $\rightleftharpoons$ C + D.

Für die Geschwindigkeit der Hinreaktion A + B $\rightarrow$ C + D ist die
Reaktionsgeschwindigkeit v_H gegeben durch die Gleichung $v_H = k_H \cdot [A] \cdot [B]$. Für die Rückreaktion C + D $\rightarrow$ A + B gilt entsprechend
$v_R = k_R \cdot [C] \cdot [D]$.

Der in jedem Zeitmoment nach außen hin sichtbare und damit meßbare
Stoffumsatz der Gesamtreaktion (aus Hin- und Rückreaktion) ist
gleich der Umsatzdifferenz beider Teilreaktionen. Entsprechend ist
die Reaktionsgeschwindigkeit der Gesamtreaktion gleich der Differenz aus den Geschwindigkeiten der Teilreaktionen:

$$v = v_H - v_R = k_H \cdot [A] \cdot [B] - k_R \cdot [C] \cdot [D].$$

Bei einer umkehrbaren Reaktion tritt bei gegebenen Konzentrationen
und einer bestimmten Temperatur ein Zustand ein, bei dem sich der
Umsatz von Hin- und Rückreaktion aufhebt. Das Reaktionssystem befindet sich dann im <u>chemischen Gleichgewicht</u>. Die Lage des Gleichgewichts wird durch die relative Größe von v_H und v_R bestimmt. Das
chemische Gleichgewicht ist ein *dynamisches Gleichgewicht*, das
sich in jedem Zeitpunkt neu einstellt. In der Zeiteinheit werden
gleichviel Produkte gebildet, wie wieder in die Edukte zerfallen.
Im chemischen Gleichgewicht ist daher die Konzentration der einzelnen Komponenten des Reaktionssystems konstant; außerdem ist die
Geschwindigkeit der Hinreaktion v_H gleich der Geschwindigkeit der
Rückreaktion v_R. Die Geschwindigkeit der Gesamtreaktion ist gleich
Null. Die Reaktion ist nach außen hin zum Stillstand gekommen.

In Formeln läßt sich dies wie folgt angeben:

$$k_H \cdot [A] \cdot [B] = k_R \cdot [C] \cdot [D] \quad \text{oder} \quad \frac{k_H}{k_R} = \frac{[C] \cdot [D]}{[A] \cdot [B]} = K_c.$$

Das sind die Aussagen des von Guldberg und Waage 1867 formulierten **Massenwirkungsgesetzes (MWG)**: *Eine chemische Reaktion befindet sich bei gegebener Temperatur im chemischen Gleichgewicht, wenn der Quotient aus dem Produkt der Konzentrationen der Reaktionsprodukte und dem Produkt aus den Konzentrationen der Edukte einen bestimmten, für die Reaktion charakteristischen Zahlenwert K_c erreicht hat.*

K_c ist die (temperaturabhängige) **Gleichgewichtskonstante**. Der Index c deutet an, daß die Konzentrationen verwendet wurden. Da Konzentration und Druck eines gasförmigen Stoffes bei gegebener Temperatur einander proportional sind:

$$p = R \cdot T \cdot n/v = R \cdot T \cdot c = \text{konst.} \cdot c, \quad (v = \text{Volumen}),$$

kann man anstelle der Konzentrationen die Partialdrucke gasförmiger Reaktionsteilnehmer einsetzen. Die Gleichgewichtskonstante bekommt dann den Index p:

$$\frac{p_C \cdot p_D}{p_A \cdot p_B} = K_p.$$

Wichtige Regeln: Für jede Gleichgewichtsreaktion wird das MWG so geschrieben, daß das Produkt der Konzentrationen der Produkte im Zähler und das Produkt der Konzentrationen der Edukte im Nenner des Quotienten steht.

Besitzen in einer Reaktionsgleichung die Komponenten von dem Wert 1 verschiedene Koeffizienten, so werden diese im MWG als *Exponent* der Konzentration der betreffenden Komponente eingesetzt:

$$a\,A + b\,B \rightleftharpoons c\,C + d\,D,$$

$$\frac{[C]^c \cdot [D]^d}{[A]^a \cdot [B]^b} = K_c \quad \text{bzw.} \quad \frac{p_C^c \cdot p_D^d}{p_A^a \cdot p_B^b} = K_p.$$

Je größer (kleiner) der Wert der Gleichgewichtskonstanten K ist, desto mehr (weniger) liegt das Gleichgewicht auf der Seite der Produkte (Edukte).

Der negative dekadische Logarithmus von K wird als pK-Wert bezeichnet:

$$pK = -\lg K.$$

Formulierung des MWG für *einfache* Reaktionen

Beispiele:

1) $4\ HCl + O_2 \rightleftharpoons 2\ H_2O + 2\ Cl_2$,

$$\frac{[H_2O]^2[Cl_2]^2}{[HCl]^4[O_2]} = K_c \text{ oder } \frac{c_{H_2O}^2 \cdot c_{Cl_2}^2}{c_{HCl}^4 \cdot c_{O_2}} = K_c.$$

2) $N_2 + 3\ H_2 \rightleftharpoons 2\ NH_3$,

$$\frac{p_{NH_3}^2}{p_{N_2} \cdot p_{H_2}^3} = K_p.$$

3) $BaSO_4 \rightleftharpoons Ba^{2\oplus} + SO_4^{2\ominus}$,

$$\frac{[Ba^{2\oplus}][SO_4^{2\ominus}]}{[BaSO_4]} = K_c.$$

Formulierung des MWG für *gekoppelte* Reaktionen

Sind Reaktionen miteinander gekoppelt, so kann man für jede Reaktion die Reaktionsgleichung aufstellen und das MWG formulieren. Für jede Teilreaktion erhält man eine Gleichgewichtskonstante. Multipliziert man die Gleichgewichtskonstanten der Teilreaktionen miteinander, so ergibt sich die Gleichgewichtskonstante der Gesamtreaktion. Diese ist auch zu erhalten, wenn man auf die Gesamtgleichung das MWG anwendet.

Beispiel: Bleikammerverfahren zur Herstellung von Schwefelsäure; schematisierte Darstellung (ohne Nebenreaktionen):

1) $2\ NO + O_2 \rightleftharpoons 2\ NO_2$,
2) $2\ SO_2 + 2\ NO_2 \rightleftharpoons 2\ SO_3 + 2\ NO$,
3) $2\ SO_3 + 2\ H_2O \rightleftharpoons 2\ H_2SO_4$.

Gesamtreaktion: $2\ SO_2 + 2\ H_2O + O_2 \rightleftharpoons 2\ H_2SO_4$.

Die Gleichgewichtskonstanten für die einzelnen Reaktionsschritte und die Gesamtreaktion sind:

$$K_1 = \frac{[NO_2]^2}{[NO]^2[O_2]}; \quad K_2 = \frac{[SO_3]^2[NO]^2}{[SO_2]^2[NO_2]^2}; \quad K_3 = \frac{[H_2SO_4]^2}{[SO_3]^2[H_2O]^2};$$

$$K_{gesamt} = \frac{[H_2SO_4]^2}{[SO_2]^2[H_2O]^2[O_2]} = K_1 \cdot K_2 \cdot K_3.$$

2.3.4. Aktivität

Aktivitäten

Das Massenwirkungsgesetz gilt streng nur für ideale Verhältnisse wie verdünnte Lösungen (Konzentration < 0,1 M). Die formale Schreibweise des Massenwirkungsgesetzes kann aber auch für reale Verhältnisse, speziell für konzentrierte Lösungen, beibehalten werden, wenn man anstelle der Konzentrationen die wirksamen Konzentrationen, die sog. Aktivitäten der Komponenten einsetzt. Dies ist notwendig für Lösungen mit Konzentrationen größer als etwa 0,1 mol·l^{-1}. In diesen Lösungen beeinflussen sich die Teilchen einer Komponente gegenseitig und verlieren dadurch an Reaktionsvermögen. Auch andere in Lösung vorhandene Substanzen oder Substanzteilchen vermindern das Reaktionsvermögen, falls sie mit der betrachteten Substanz in Wechselwirkung treten können. Die dann noch vorhandene wirksame Konzentration heißt Aktivität a. Sie unterscheidet sich von der Konzentration durch den Aktivitätskoeffizienten f, der die Wechselwirkungen in der Lösung berücksichtigt:

Aktivität (a) = Aktivitätskoeffizient (f) · Konzentration (c)

$$\boxed{a = f \cdot c}$$

für c → 0 wird f → 1.

Der Aktivitätskoeffizient f ist stets < 1. Der Aktivitätskoeffizient korrigiert die Konzentration c einer Substanz um einen experimentell zu ermittelnden Wert (z.B. durch Anwendung des Raoultschen Gesetzes). Formuliert man für die Reaktion AB ⇌ A + B das MWG, so muß man beim Vorliegen großer Konzentrationen die Aktivitäten einsetzen:

$$\frac{c_A \cdot c_B}{c_{AB}} = K_c \text{ geht über in } \frac{a_A \cdot a_B}{a_{AB}} = \frac{f_A \cdot c_A \cdot f_B \cdot c_B}{f_{AB} \cdot c_{AB}} = K_a.$$

K_a heißt <u>Aktivitätskonstante</u> und stellt die thermodynamische Gleichgewichtskonstante dar.

Ionenstärke

Hat eine beliebige Elektrolytlösung die Konzentration c, und sind u_1 und u_2 die Ladungen der Ionen des Elektrolyten, z_1 und z_2 die Anzahl der Ionen, in die der Elektrolyt zerfällt, so ergibt sich die <u>ionale Gesamtkonzentration</u> zu

$$\Gamma = c(z_1 u_1^2 + z_2 u_2^2).$$

Sind mehrere Elektrolyten in einer Lösung vorhanden, so muß für jede Ionenart die Teilkonzentration eingesetzt werden, und man erhält:

$$\Gamma = c_1 z_1 u_1^2 + c_2 z_2 u_2^2 + c_3 z_3 u_3^2 + \ldots$$

oder $\Gamma = \Sigma c_i z_i u_i^2$.

$\Sigma z_i u_i^2$ ist für einen Elektrolyten eine konstante Größe, für die oft auch w gesetzt wird. Damit ergibt sich die ionale Konzentration zu: $\Gamma = c \cdot w$.

Anmerkung: Um die meßbare Ionenkonzentration zu erhalten, muß diese Konzentration mit dem ("wahren") Dissoziationsgrad α multipliziert werden.

$\Gamma_\alpha = \alpha \cdot c \cdot w.$ In echten Elektrolyten ist $\alpha = 1$.

Um einen Vergleich einzelner Elektrolyte zu ermöglichen, führten G. N. Lewis und R. Randall die *Ionenstärke I* ein.

I ist die halbe Summe der Produkte aus den Ionenkonzentrationen und den Quadraten der Ionenladungen.

$$I = 1/2 \ \Sigma c_i u_i^2 \text{ oder}$$
$$I = 1/2 \ \alpha \cdot c \cdot w = \frac{\Gamma_\alpha}{2}.$$

Werte für w einiger Elektrolyte:

$w =$ 2	6	8	12	20
KCl	$BaCl_2$	$HgSO_4$	$AlCl_3$	$K_4[Fe(CN)_6]$
$NaNO_3$	Na_2CO_3	$CuSO_4$	Na_3PO_4	

Beispiele:

Bei 1,1-wertigen Elektrolyten ist I gleich der Konzentration:
0,01 M NaOH: $I = 1/2\ (0,01 \cdot 1^2 + 0,01 \cdot 1^2) = 0,01$.

In allen übrigen Fällen ergibt sich ein größerer Wert:

0,02 M Na_2SO_4: $I = 1/2\ (0,02 \cdot 2 \cdot 1^2 + 0,02 \cdot 2^2) = 0,06$.

2 M $CuSO_4$ (vollständige Dissoziation vorausgesetzt):

$\Gamma = c_1 \cdot z_1 \cdot u_1^2 + c_2 \cdot z_2 \cdot u_2^2$

($z_1 = 1$, $z_2 = 1$, $u_1 = 2$, $u_2 = 2$).

$\Gamma = 2 \cdot 1 \cdot 4 + 2 \cdot 1 \cdot 4 = 16$

oder mit w: $\Gamma = c \cdot w = 16$.

Aufgabe:

Wie groß ist die Ionenstärke einer Lösung aus 0,5 M Na_2SO_4 und 0,02 M NaCl bei völliger Dissoziation der Salze?

Lösung: w für $Na_2SO_4 = 6$;

w für NaCl = 2;

$\Gamma = c_1 \cdot w_1 + c_2 \cdot w_2 = 6 \cdot 0,5 + 2 \cdot 0,02 = 3,04$;

$I = \frac{\Gamma}{2} = 1,52$.

Ionenstärken 1 - molarer Salzlösungen

Salztypus	I
1,1 (NaCl)	$1/2\ (1 + 1) = 1$
1,2 ($CaCl_2$)	$1/2\ (4 + 2) = 3$
2,2 ($MgSO_4$)	$1/2\ (4 + 4) = 4$
1,4 ($K_4[Fe(CN)_6]$)	$1/2\ (16 + 4) = 10$

Mit diesen Zahlen sind die molaren Konzentrationen der Salze zu multiplizieren, wenn man die Ionenstärke der Lösung berechnen will.
Beispiel: 0,02 M $K_4[Fe(CN)_6]$. $I = 1/2\ (0,02 \cdot 4 \cdot 1^2 + 0,02 \cdot 4^2) = 0,20$.

Ionenaktivität

Für Kationen und Anionen sind Einzelmessungen der Aktivitätskoeffizienten f_+ und f_- in konzentrierter Lösung unmöglich. Man verwendet daher einen mittleren Aktivitätskoeffizienten $f_\pm$ (Tabelle 1). Für einen starken Elektrolyten der Zusammensetzung $\overline{A}_m B_n$ gilt:
$f_\pm = {}^{m+n}\!\!\sqrt{f_+^m \cdot f_-^n}$.
Für den Zahlenwert von $f_\pm$ sind die Ladung der Ionen und ihr Radius wichtig. Bei höherer Ladung und in konzentrierter Lösung sinkt er stark ab; s. Tabelle 1.

Tabelle 1. Mittlerer Aktivitätskoeffizient bei 25° C und verschiedenen Molalitäten

Elektrolyt	Molalität				
	0,001	0,01	0,1	1,00	$mol \cdot kg^{-1}(H_2O)$
HCl	0,966	0,904	0,796	0,809	
NaCl	0,965	0,905	0,778	0,657	
KCl	0,961	0,903	0,770	0,604	
$CuSO_4$	0,735	0,408	0,150	0,043	
$ZnSO_4$	0,705	0,390	0,150	0,043	

Für Elektrolyte gleicher Ionenstärke $I \leq 10^{-2}$ und gleicher Ionenladung ist der mittlere Aktivitätskoeffizient $f_\pm$ gleich groß, und es gilt: $\lg f_\pm = -A \cdot \sqrt{I}$. Die Konstante A hängt von der Ionenladung u_+ und u_- ab. Wird diese Abhängigkeit mitberücksichtigt, ergibt sich nach Debye und Hückel: $\lg f_\pm = -A' \cdot u_+ \cdot u_- \cdot \sqrt{I}$. A' hat für wäßrige Lösungen bei 25° C den Wert 0,51.

Anmerkung: Für verdünnte Lösungen erhält man den individuellen Aktivitätskoeffizienten f mit der Formel:
$\lg f = -A' \cdot u_i^2 \cdot \sqrt{I}$.

2.3.5. Faradaysche Gesetze

1. Faradaysches Gesetz s.S. 320.
2. Faradaysches Gesetz s.S. 321.

2.4. Statistische Auswertung von Analysendaten

Fehler können nach ihrer Auswirkung auf den Meßwert grundsätzlich eingeteilt werden in *zufällige* und *systematische* Fehler. Letztere liefern immer ein zu großes oder zu kleines Meßergebnis, z.B. wegen Unzulänglichkeiten im Untersuchungsverfahren, bei den Meßgeräten u.a.; sie ändern sich jeweils mit der Meßmethode. Zufällige Fehler streuen unregelmäßig um einen mittleren Wert und können mit den Methoden der mathematischen Statistik behandelt werden.

Auch dann, wenn alle systematischen Fehler ausgeschaltet sind, sind alle Analysenergebnisse grundsätzlich mit einem Fehler behaftet, durch den sich das Meßergebnis x vom wahren Wert μ unterscheidet, weil stets nur eine begrenzte Anzahl von Messungen vorliegt (Stichprobe).

Als relativen Fehler bezeichnet man den Quotienten $\frac{\mu-x}{x}$; sein Wert mit 100 multipliziert ergibt den prozentualen Fehler.

In der Regel wird man, z.B. aus einer Reihe von n Wägungen, mehrere Meßwerte $x_i = x_1, x_2, \ldots x_n$ erhalten. Der *wahrscheinlichste Wert* für die gesuchte Masse, d.h. die beste Annäherung an den wahren Wert μ, ist dann derjenige Wert, für den die Abweichungen der Einzelmessungen am kleinsten werden.

Am besten erfüllt diese Forderung das arithmetische Mittel, d.h. der Mittelwert $\bar{x}$ der Meßwerte x_i:

$$\bar{x} = \frac{1}{n}(x_1 + x_2 + x_3 + \ldots + x_n) = \frac{1}{n}\sum_{i=1}^{n} x_i \quad (n = \text{Anzahl der Meßwerte}).$$

Da die Meßwerte x_i um den Mittelwert $\bar{x}$ streuen, ist die Messung nur innerhalb bestimmter Grenzen reproduzierbar.

Der wahre Wert μ ist meist nicht bekannt, folglich ist auch die wahre Streuung σ im allgemeinen unbekannt. Der *wahrscheinlichste Wert* s für die wahre Streuung σ kann jedoch mit Hilfe der Gleichungen

$$s = \sqrt{\frac{\sum_{i=1}^{n}(x_i - \bar{x})^2}{n-1}} = \sqrt{\frac{\sum_{i=1}^{n} x_i^2 - \frac{1}{n}(\sum_{i=1}^{n} x_i)^2}{n-1}}$$

geschätzt werden, wobei s als Standardabweichung bezeichnet wird (manchmal auch mittlerer Fehler der Einzelmessung genannt). Die

Standardabweichung des Mittelwertes (= mittlerer Fehler des Mittelwertes) F_x wird ermittelt nach:

$$F_x = \sqrt{\frac{\sum_{i=1}^{n}(x_i - \bar{x})^2}{n \cdot (n-1)}}$$

Man benutzt oft zur Darstellung des Ergebnisses E_x einer Messung die Form $E_x = \bar{x} \pm F_x$ und meint damit $\bar{x}$ mit einem mittleren Fehler von $\pm F_x$.

Beispiel: Bei 25 Kohlenstoff-Bestimmungen wurden die in Tabelle 2 angegebenen Kohlenstoffwerte erhalten. Der Mittelwert beträgt $\bar{x} = 55{,}34\%$, die Standardabweichungen sind $s = 0{,}19\%$ und $F_x = 0{,}038\%$. Der wahre Wert μ (theoretischer Kohlenstoffgehalt) beträgt $\mu = 55{,}29\%$.

Tabelle 2. Liste der Kohlenstoffwerte in % bei der Verbrennungsanalyse von N-(4-Methylbenzolsulfonyl)-N'-cyclopentylharnstoff

Analyse Nr.	C-Gehalt %	Analyse Nr.	C-Gehalt %	Analyse Nr.	C-Gehalt %
1	55,62	10	55,23	19	55,37
2	55,20	11	55,61	20	55,45
3	55,13	12	55,73	21	55,19
4	55,41	13	55,08	22	55,32
5	55,54	14	55,49	23	55,28
6	55,34	15	55,01	24	55,21
7	55,44	16	55,57	25	55,34
8	55,17	17	55,27		
9	55,37	18	55,02		

Für das Arbeiten mit wahrscheinlichen Werten, also den Näherungs- oder Schätzwerten $\bar{x}$ und s (und analog mit den wahren Werten μ und σ) kann man zusätzlich einen <u>Vertrauensbereich</u> angeben, innerhalb dessen die genannten Werte ein gewisses Maß an Zuverlässigkeit haben.

Hierzu bedient man sich meist der *Fehlerverteilung nach Gauß* (die eine Normalverteilung der Werte voraussetzt). Die Abweichungen einer zufällig verteilten Größe von ihrem Mittelwert μ werden dabei allgemein durch ein Verteilungsgesetz charakterisiert:

$$y = \frac{1}{\sigma \cdot \sqrt{2\pi}} \cdot e^{-\frac{(x-\mu)^2}{2\sigma^2}}$$

(y = Häufigkeitsdichte, σ = Streuung, σ^2 = Varianz).

Die graphische Darstellung dieses Zusammenhangs ergibt eine Glockenkurve (Abb. 11). Die Funktion ist symmetrisch um μ. Ihre Form ist abhängig von der Größe von σ (Abb. 11 b). Beachte: Für x → ± ∞ gilt y → 0; für x = μ ergibt sich ein Maximum. Die Wendepunkte der Kurve liegen bei x - μ = ± σ, d. h. x = μ ± σ. Die Werte von σ können also direkt aus der Kurve entnommen werden: Es sind die Abszissen der Wendepunkte. y bezeichnet man auch als die *Häufigkeitsdichte* (Wahrscheinlichkeitsdichte) des zugeordneten Wertes x.

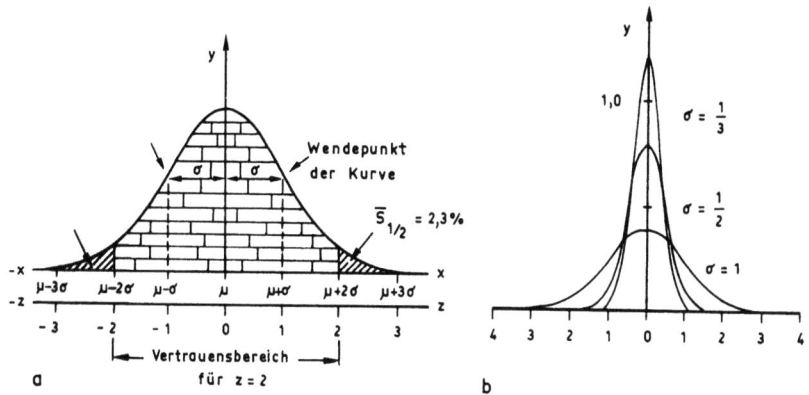

Abb. 11. a) Normalverteilung: $\bar{s}$ = Irrtumswahrscheinlichkeit ▨; z = Vertrauensbereich (Beachte die Symmetrie der Kurve); ▦ = Stat. Sicherheit S von 95,4%. b) Gaussche Fehlerkurven für σ = 1; σ = 1/2; σ = 1/3

Die Wahrscheinlichkeit (statistische Sicherheit), daß ein mit einem Fehler behafteter Meßpunkt innerhalb des Bereiches μ - z · σ bis μ + z · σ zu finden ist, ist durch das Integral der obigen Funktion gegeben. Das betreffende Intervall heißt <u>Vertrauensbereich</u>, das Integral Gauss'sches *Fehlerintegral*; es ist in den bekannten Handbüchern tabelliert.

Beispiel:

Aus den in Tabelle 3 angegebenen Werten kann man z.B. entnehmen: Für z = 2 liegt im Bereich μ ± 2 σ der wahre Wert μ mit einer Wahrscheinlichkeit von 95,4% (Abb. 11). Das bedeutet: Von 1000 Messungen liegen im Durchschnitt 954 innerhalb der angegebenen Grenzen (in ▦) und 46 außerhalb (in ▨). Die Irrtumswahrscheinlichkeit $\bar{s}$ beträgt also 4,6% (d.h. auf jede Kurvenhälfte entfallen 2,3%).

Tabelle 3. Fehlerverteilung

Vertrauensbereich für z	Statist. Sicherheit S	Irrtumswahrscheinlichkeit $\bar{s}$
0,67	50,0%	50,0%
1,00	68,3%	31,7%
1,96	95,0%	5,0%
2,00	95,4%	4,6%
2,58	99,0%	1,0%
3,00	99,7%	0,3%

3. Klassische quantitative Analyse

Gegenstand der quantitativen Analyse ist die quantitative Erfassung der Bestandteile einer "Analysensubstanz".

Die Art der Bestandteile, ihre Konzentrationen, Anforderungen an die Genauigkeit der Bestimmung, apparativer Aufwand u.a. waren der Grund für die Ausarbeitung verschiedener quantitativer Analysenverfahren wie *Gravimetrie, Maßanalyse* usw.

Dieses Kapitel ist den sog. "klassischen" Analysenverfahren gewidmet.

3.1. Grundlagen der Gravimetrie

Die *Gravimetrie* benutzt zur quantitativen Bestimmung die Massenbestimmung der Reaktionsprodukte von Fällungsreaktionen. Hierbei wird der zu bestimmende Bestandteil der Analysensubstanz in eine *schwerlösliche Verbindung* übergeführt.

Bei den gravimetrisch brauchbaren Fällungsreaktionen handelt es sich vorwiegend um Ionenkombinationen der Art:

$$m\ A^{n\oplus} + n\ B^{n\ominus} \rightleftharpoons A_m B_n.$$

An gravimetrisch brauchbare Reaktionen werden folgende Bedingungen gestellt:

- Gültigkeit der stöchiometrischen Gesetze.

- Streng definierte Zusammensetzung des Niederschlags (Fällungsform) bzw. Umwandlung in eine geeignete Wägeform.

- Bildung eines schwerlöslichen Niederschlags.

- Schnelle und vollständige Abtrennung des Niederschlags von der Lösungsphase.

- Die Wägeform soll für den interessierenden Bestandteil einen möglichst kleinen gravimetrischen Faktor besitzen.

- Der Niederschlag muß für den interessierenden Bestandteil der Analysensubstanz unter den gewählten Bedingungen spezifisch sein.

Anwendungsbereich

Gravimetrische Bestimmungen liegen im mg-Bereich. Sie eignen sich für mittlere und hohe Probengehalte. Ein- und Auswaage sollen dabei nicht wesentlich größer als etwa 200 mg sein.

Vorteile:

Gravimetrische Bestimmungen benötigen einen geringen apparativen Aufwand, außerdem entfällt die Eichung von Geräten. Ihre Ergebnisse lassen sich mit hoher Präzision erhalten.

Nachteile:

Gravimetrische Bestimmungen brauchen relativ viel Zeit und eignen sich daher nicht für Serienanalysen. Sie sind auch nicht automatisierbar.

Über die Elektrogravimetrie s.S. 320.

Fehlergrenze

Der normale Fehler beträgt $\pm$ 0,1%. In besonderen Fällen wird eine Fehlergrenze von $\pm$ 0,01% erreicht.

Ursachen für systematische Fehler sind: Verwendung unreiner Reagenzien, Verspritzen von Lösung durch unvorsichtiges Hantieren, ungeeignetes Filtermaterial, Nichtbeachtung der Löslichkeitsbeeinflussung, Verwendung von zu viel oder zu wenig Waschflüssigkeit oder auch Wägefehler bei der Ein- und Auswaage.

3.1.1. Gravimetrische Grundoperationen

Die gravimetrischen Grundoperationen bestehen i.a. im Lösen der Analysensubstanz, Fällen eines Niederschlags, Abtrennen des Niederschlags von der flüssigen Phase durch Filtrieren, Auswaschen des Niederschlags, Trocknen und/oder Glühen bis zur Gewichtskonstanz und Auswiegen der Wägeform des Niederschlags.

Lösen

Nur in wenigen Fällen sind die Analysensubstanzen in Wasser leicht löslich. Die Möglichkeiten, eine Substanz für die Durchführung einer quantitativen Analyse in Lösung zu bringen, sind im Prinzip die gleichen, wie sie bei der Durchführung qualitativer Analysen auf S. 4 und S. 77 beschrieben wurden.

Fällen

Über die Vorgänge beim *Fällen* eines Niederschlags wird auf S. 153 ff berichtet.

Beachte: Um Verunreinigungen von außen zu vermeiden, muß das Gefäß, das den gefällten Niederschlag enthält, abgedeckt werden (z.B. mit einem Uhrglas).

Trennen - Filtrieren

Die Abtrennung des interessierenden Niederschlags von der flüssigen Phase (Mutterlauge) geschieht in der Gravimetrie in der Regel durch *Filtrieren*, seltener durch *Zentrifugieren*. Man verwendet zum Filtrieren *Filterpapiere* mit geringem und bekanntem Aschengehalt. Sie sind in verschiedenen Porengrößen erhältlich. Grobkristalline Niederschläge werden mit weitporigem, "weichem" Papier, feinkristalline Niederschläge mit engporigem, "hartem" Papier abfiltriert.

Anstelle des Papierfilters kann man oft einen *Glasfiltertiegel* (bis ca. 450° C) oder einen *Porzellanfiltertiegel* benutzen. Tabelle 4 enthält eine Zusammenstellung von verschiedenen Filterarten.

Mit dem Glas- und Porzellanfiltertiegel wird die Filtration im Wasserstrahlvakuum durchgeführt. Abb. 12 zeigt eine geeignete Anordnung.

Tabelle 4. Zusammenstellung von Filterarten

Art des Filters		Porenweite in µm	Verwendung
Papierfilter	weich	1,5 - 5	gelartiger Nd.
Papierfilter	mittel	1,5 - 5	
Papierfilter	gehärtet	1,5 - 5	feinster Nd.
Glasfiltertiegel	0	230	grobkörniger Nd.
Glasfiltertiegel	1	110	grobkörniger Nd.
Glasfiltertiegel	2	50	feinkörniger Nd.
Glasfiltertiegel	3	30	feinkörniger Nd.
Glasfiltertiegel	4	8	feiner Nd.
Glasfiltertiegel	5	3,4	feinster Nd.
Porzellanfiltertiegel	A3	$\approx$ 8-10 (Grobfilter)	feiner Nd.
	A2	$\approx$ 7- 8 (Mittelfilter)	feiner Nd.
	A1	$\approx$ 6 (Feinfilter)	feinster Nd.
(Ultrafilter)		0,05 - 0,1	

Anmerkung: Auf einigen Glasfiltertiegeln findet man noch die Bezeichnungen G 0, G 1, G 2 usw. von "Geräteglas 20" und D 0, D 1, D 2 von "Duranglas 50".

Auswaschen

Das Auswaschen des Niederschlags zur Entfernung der Mutterlauge muß mit großer Sorgfalt erfolgen.

Um ein Auflösen des Niederschlags zu verhindern, werden der Waschflüssigkeit oft besondere Zusätze zugegeben, die dann bei der Nachbehandlung, z.B. beim Trocknen oder Glühen, entfernt werden können.

Auch gleichionige (niederschlagseigene) Zusätze im Waschwasser können in vielen Fällen die Lösungstendenz eines Niederschlags beim Auswaschen vermindern, s. hierzu S. 150.

Die Waschflüssigkeit wird nicht auf einmal, sondern in mehreren Portionen zugegeben; dies verbessert die Waschwirkung beträchtlich.

In vielen Fällen ist es unerläßlich, nach jedem Waschvorgang das Filtrat qualitativ auf Inhaltsstoffe zu prüfen, um den Waschprozeß im richtigen Zeitpunkt abbrechen zu können. Da man in den meisten Fällen Wasser als Lösungsmittel und als Waschflüssigkeit verwendet, kann man dieses gelegentlich durch Nachwaschen mit Ethanol oder Aceton verdrängen. Dies führt dann zu einer beträchtlichen Verkürzung der Trockenzeit.

Trocknen, Veraschen, Glühen

Bei manchen Bestimmungen genügt es, den mit einem Glasfiltertiegel abgetrennten Niederschlag durch Trocknen in seine Wägeform überzuführen.

Die Trocknung kann z.B. im Vakuum erfolgen, im Exsikkator mit geeigneten Trockenmitteln (Tabelle 5) oder bei Substanzen, die nicht wärmeempfindlich sind, in einem Trockenschrank oberhalb $100°$ C.

Tabelle 5. Trockenmittel für die Trocknung im Exsikkator

Substanz	Wassergehalt in $mg \cdot l^{-1}$ Luft nach dem Trocknen bei $25°$ C
$CaCl_2$	0,14 - 0,25
CaO	0,2
NaOH (geschmolz.)	0,16
MgO	0,008
$CaSO_4$ (wasserfrei)	0,005
konz. H_2SO_4	0,003 - 0,3
Silicagel	$\sim$0,001
P_4O_{10}	<0,000025

In sehr vielen Fällen muß der Niederschlag in einem Platin- oder Porzellantiegel geglüht werden, um in die Wägeform überführt zu werden. Die Höhe der Temperatur und die Dauer des Glühvorganges bis zur Gewichtskonstanz hängen von der Substanz ab. Einzelheiten müssen der jeweiligen Arbeitsvorschrift entnommen werden.

Veraschen

Wird bei der Filtration ein Papierfilter verwendet, wie z.B. bei der Filtration eines sehr feinkristallinen Niederschlags wie $BaSO_4$, so muß das Papier vor dem Glühen verascht werden. Man kann dies getrennt von der Hauptmenge des Niederschlags durchführen (z.B. über einem Porzellantiegel an einem Platindraht). Im allgemeinen bringt man jedoch das Filterpapier mit Inhalt in einen Porzellantiegel, trocknet Papier und Inhalt sorgfältig, um ein Verspritzen der Substanz zu vermeiden, und erhitzt den Tiegel in einem sog. Muffelofen langsam auf höhere Temperaturen. Ab einer bestimmten Temperatur verbrennt das Papier zu Asche. Anschließend wird der Tiegel mit einem Deckel verschlossen und entsprechend der Vorschrift geglüht.

Anmerkung: Der Porzellantiegel kann auch mit einem Bunsenbrenner oder Gebläse geglüht werden.

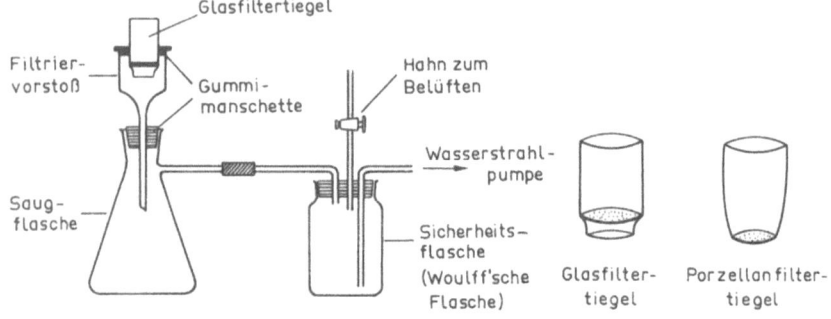

Abb. 12. Anordnung zur Filtration mit Vakuum

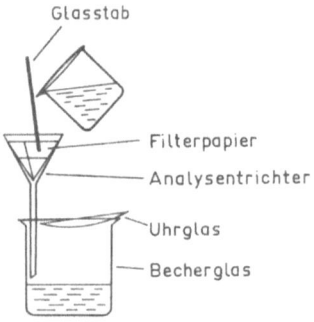

Abb. 13. Anordnung zur Filtration mit Papierfilter

Wägen s.S. 107.

3.1.2. Löslichkeit

In der Gravimetrie versucht man den interessierenden Bestandteil einer Analysensubstanz in einen schwerlöslichen Niederschlag überzuführen. Die Löslichkeit von Niederschlägen und ihre Beeinflussung ist daher für die Durchführung gravimetrischer Bestimmungen von großer Bedeutung. Die Löslichkeit eines Niederschlags begrenzt nämlich die kleinste noch bestimmbare Substanzmenge.

Löslichkeit nennt man die *maximale* Menge eines Stoffes, die ein Lösungsmittel bei einer bestimmten Temperatur aufnehmen kann. Die Löslichkeit entspricht der *Höchst-* oder *Sättigungskonzentration*.

Die Angabe der Löslichkeit kann erfolgen in

a) mol · l^{-1} *Lösung* (Molarität oder molare Löslichkeit);

b) mol/1000 g *Lösungsmittel* (Molalität);

c) Gewichtsprozent; man gibt an, wieviel g lösungsmittelfreie Substanz in *100 g Lösung* enthalten sind.

Zu c): Ist die Löslichkeit L eines Salzes bei 20° C z.B. 30 g in 100 g *Lösung*, errechnet sich die Stoffmenge x, die in *100 g Lösungsmittel* gelöst ist, zu:

$$x = \frac{100 \cdot L}{100 - L} = 42,85 \text{ g}.$$

Beachte: Die Löslichkeit einer Substanz wird immer auf die gesättigte Lösung über einem Bodenkörper bezogen.

Eine Einteilung von Substanzen entsprechend ihrer Löslichkeit zeigt Tabelle 6, die aus dem EuAB entnommen wurde.

Tabelle 6 (aus EuAB).

Bezeichnung	Ungefähre Anzahl Volumenteile Lösungsmittel für 1 Gewichtsteil Substanz
sehr leicht löslich	weniger als 1 Teil
leicht löslich	von 1 Teil bis 10 Teile
löslich	über 10 Teile bis 30 Teile
wenig löslich	über 30 Teile bis 100 Teile
schwer löslich	über 100 Teile bis 1 000 Teile
sehr schwer löslich	über 1 000 Teile bis 10 000 Teile
praktisch unlöslich	mehr als 10 000 Teile

Einfluß der Temperatur auf die Löslichkeit

Für die Abhängigkeit der Löslichkeit L von der Temperatur gilt:

$$\frac{d\ln L}{dT} = \frac{\Delta H_L}{R \cdot T^2};$$

R = allgemeine Gaskonstante; T = absolute Temperatur; ΔH_L = Lösungsenthalpie.

Da die Auflösung eines Salzes exotherm *oder* endotherm sein kann, nimmt entsprechend dem Vorzeichen von ΔH_L die Löslichkeit mit steigender Temperatur zu *oder* ab.

Tabelle 7 zeigt die Löslichkeit einiger Substanzen in Abhängigkeit von der Temperatur.

Die graphische Darstellung der Löslichkeit in Abhängigkeit von der Temperatur sind die sog. Löslichkeitskurven, s. Abb. 14.

Tabelle 7. Löslichkeit einiger Salze in Abhängigkeit von der Temperatur in g/100 g Lösung

Verbindung	0° C	20° C	30° C	40° C	100° C
NaCl	26,28	26,39	26,51	26,68	28,15
Na_2SO_4	4,5	16,1	28,8	32,5	29,9
Na_2CO_3	6,6	17,8	29,0	33,2	31,1
$MgSO_4$	20,5	26,2	29,0	31,3	40,6
KNO_3	11,6	24,1	31,5	46,2	71,1
$AgNO_3$	53,5	68,3	73,8	77,0	90,1
AgCl		$1,5 \cdot 10^{-4}$			$2,2 \cdot 10^{-3}$
AgBr		$1,3 \cdot 10^{-5}$			$3,7 \cdot 10^{-4}$
$Ca(OH)_2$		$1,2 \cdot 10^{-1}$			$6,0 \cdot 10^{-2}$
$Mg(OH)_2$		$8,5 \cdot 10^{-4}$			$4,0 \cdot 10^{-3}$
$CaSO_4$		$2,0 \cdot 10^{-1}$			$6,5 \cdot 10^{-2}$
$SrSO_4$		$1,2 \cdot 10^{-2}$			$1,8 \cdot 10^{-2}$
$BaSO_4$		$2,4 \cdot 10^{-4}$			$3,9 \cdot 10^{-4}$
$PbSO_4$		$4,4 \cdot 10^{-3}$			$6,0 \cdot 10^{-3}$

Anmerkung: Ca-Citrat ist ausnahmsweise in kaltem Wasser leicht löslich, aber in heißem schwer löslich.

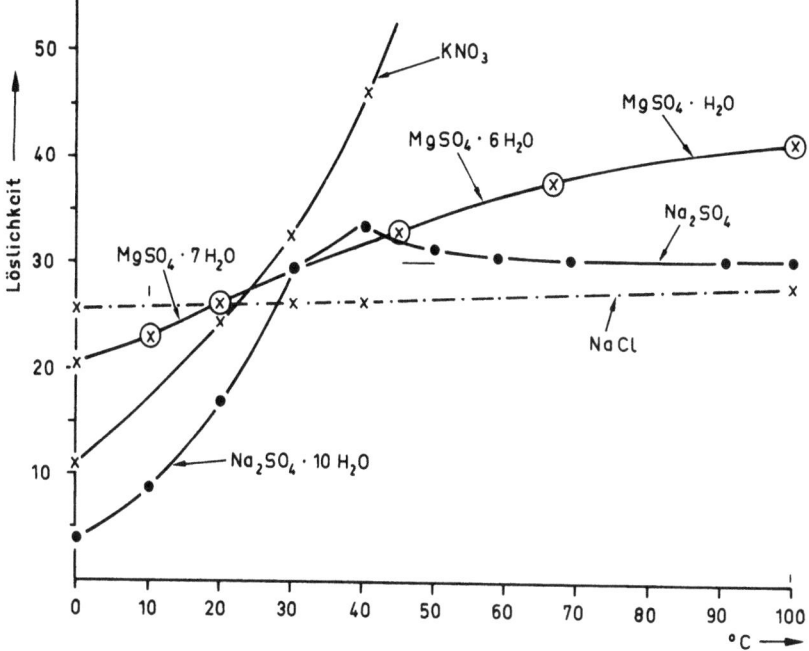

Abb. 14. Temperaturabhängigkeit der Löslichkeit einiger Salze.
L = g/100 g Lösung

Erläuterung der Löslichkeitskurven

Änderungen in der Kristallform und im Kristallwassergehalt lassen sich manchmal am Kurvenverlauf gut erkennen.

$Na_2SO_4 \cdot 10\ H_2O \xrightarrow{>32°C} Na_2SO_4$.

$MgSO_4$ hat drei Umwandlungspunkte:

$MgSO_4 \cdot 12\ H_2O \xrightarrow{>1,8°C} MgSO_4 \cdot 6\ H_2O \xrightarrow{>48°C} MgSO_4 \cdot 6\ H_2O \xrightarrow{>70°C} MgSO_4 \cdot H_2O$.

In der Gravimetrie sind nur *schwerlösliche Elektrolyte* und *Komplexe* von Interesse. Über die Bildung von Komplexen s.S. 151.

Um Fragen nach der Fällungsmöglichkeit und der Löslichkeit eines schwerlöslichen Elektrolyten beantworten zu können, muß man das Löslichkeitsprodukt kennen.

Ableitung des Löslichkeitsproduktes

Als Beispiel betrachten wir die Fällung und Auflösung von AgCl. Für sie gilt: $Ag^{\oplus} + Cl^{\ominus} \rightleftharpoons AgCl$. Interessiert man sich für die Dissoziation von AgCl, schreibt man zweckmäßigerweise die Reaktionsgleichung für die Dissoziation auf: $AgCl \rightleftharpoons Ag^{\oplus} + Cl^{\ominus}$. Da AgCl ein schwerlösliches Salz ist, liegt das Gleichgewicht auf der linken Seite.

Wendet man auf die Dissoziation das Massenwirkungsgesetz an, dann ergibt sich:

$$\frac{a_{Ag^{\oplus}} \cdot a_{Cl^{\ominus}}}{a_{AgCl}} = K_a \quad \text{oder} \quad a_{Ag^{\oplus}} \cdot a_{Cl^{\ominus}} = a_{AgCl} \cdot K_a = L_{p_{AgCl}}$$

Allgemein gilt für die Gleichung: $AB \rightleftharpoons A^{\oplus} + B^{\ominus}$

$$L_{p_{AB}} = a_{A^{\oplus}} \cdot a_{B^{\ominus}} \quad \text{oder} \quad L_{p_{AB}} = c_{A^{\oplus}} \cdot c_{B^{\ominus}} \cdot f_{A^{\oplus}} \cdot f_{B^{\ominus}}$$

(mit $a = f \cdot c$).

In einer *gesättigten* Lösung (mit Bodenkörper) ist a_{AgCl} konstant, weil zwischen dem gelösten AgCl und dem festen AgCl des Bodenkörpers ein dynamisches, heterogenes Gleichgewicht besteht. Man kann daher für das Produkt $a_{AgCl} \cdot K_a$ die *neue* Konstante Lp_{AgCl} schreiben. Die neue Konstante ist gleich dem "Ionenprodukt" von $Ag^{\oplus}$ und $Cl^{\ominus}$; sie heißt Löslichkeitsprodukt.

Für eine gesättigte Lösung von AgCl gilt:

$$a_{Ag^{\oplus}} \cdot a_{Cl^{\ominus}} = Lp_{AgCl} = 1,1 \cdot 10^{-10} \, mol^2 \cdot l^{-2} \quad \text{(bei } 20^\circ \text{ C)}$$

und

$$a_{Ag^{\oplus}} = a_{Cl^{\ominus}} \approx 10^{-5} \, mol \cdot l^{-1}.$$

Wird das Löslichkeitsprodukt überschritten, d.h. $a_{Ag^{\oplus}} \cdot a_{Cl^{\ominus}} > 10^{-10} mol^2 \cdot l^{-2}$, so fällt solange AgCl aus, bis die Gleichung wieder stimmt. Umgekehrt kann man formulieren:

Ein Niederschlag kann ausfallen, wenn das Löslichkeitsprodukt überschritten wird.

Erhöht man nur *eine* Ionenkonzentration, so kann man bei genügendem Überschuß das Gegenion quantitativ aus der Lösung ausfällen.

Ist z.B. beim Fällen von $Ag^{\oplus}$ mit $Cl^{\ominus}$ $a_{Cl^{\ominus}} = 10^{-1} mol \cdot l^{-1}$, so ergibt sich: $a_{Ag^{\oplus}} = 10^{-10}/10^{-1} = 10^{-9} mol \cdot l^{-1}$.

Die Fällung von $Ag^{\oplus}$ ist damit *quantitativ!*

Beachte: Mit einem geringen Überschuß an Fällungsmittel erzielt man in den meisten Fällen die besten Ergebnisse. Ein großer Überschuß an gleichionigem Zusatz (niederschlagseigene Ionen) führt häufig zu unerwünschten Folgereaktionen, wie z.B. Komplexbildung. Beispiel: AgCl ist in überschüssiger Salzsäure als $[AgCl_2]^\ominus$ merklich löslich.

Anmerkungen

- Das Löslichkeitsprodukt gilt für alle schwerlöslichen Elektrolyte (Lp < 1).

- Starke Elektrolyte gehorchen zwar nicht dem Massenwirkungsgesetz; für eine qualitative Deutung läßt sich das MWG jedoch mit genügender Genauigkeit anwenden.

- Der Einfachheit wegen wird anstatt mit Aktivitäten häufig mit den Konzentrationen gerechnet.

Tabelle 8. Löslichkeitsprodukte von schwerlöslichen Salzen bei 20° C (Dimension: $mol^2 \cdot l^{-2}$)

AgCl	$1,1 \cdot 10^{-10}$	$BaCrO_4$	$2,4 \cdot 10^{-10}$	$Mg(OH)_2$	$1,2 \cdot 10^{-11}$
AgBr	$4,8 \cdot 10^{-13}$	$PbCrO_4$	$1,8 \cdot 10^{-14}$	$Al(OH)_3$	$1,4 \cdot 10^{-19}$
AgI	$1,5 \cdot 10^{-16}$	$PbSO_4$	$2 \cdot 10^{-8}$	$Fe(OH)_3$	$4,7 \cdot 10^{-38}$
AgCN	$4,0 \cdot 10^{-12}$	$BaSO_4$	$1,1 \cdot 10^{-10}$	ZnS	$4,5 \cdot 10^{-24}$
Hg_2Cl_2	$2 \cdot 10^{-18}$			CdS	$8 \cdot 10^{-27}$
$PbCl_2$	$1,7 \cdot 10^{-5}$			PbS	$4,0 \cdot 10^{-28}$
				Ag_2S	$1,6 \cdot 10^{-49}$
				HgS	$3 \cdot 10^{-53}$

Die <u>Löslichkeit eines Elektrolyten</u> ist durch die Größe seines Löslichkeitsproduktes gegeben.

Beispiel: AgCl, $Lp_{AgCl} = 10^{-10}\ mol^2 \cdot l^{-2}$.

Da aus AgCl beim Lösen (Dissoziieren) gleichviel $Ag^\oplus$-Ionen und $Cl^\ominus$-Ionen entstehen, ist bei Verwendung der Konzentrationen: $[Ag^\oplus] = [Cl^\ominus] = 10^{-5}\ mol \cdot l^{-1}$.

Die Löslichkeit von AgCl ist $L_{AgCl} = [Ag^\oplus] = 10^{-5}\ mol \cdot l^{-1} = 1,43\ mg \cdot l^{-1}$ AgCl.

Für die größenordnungsmäßige Berechnung der molaren Löslichkeit c eines Elektrolyten A_mB_n eignet sich folgende allgemeine Beziehung:

$$c_{A_mB_n} = \sqrt[m+n]{\frac{Lp_{A_mB_n}}{m^m \cdot n^n}} \quad \text{und genauer} \quad c_{A_mB_n} = \sqrt[m+n]{\frac{Lp_{A_mB_n}}{m^m \cdot n^n \cdot f_A^m \cdot f_B^n}}$$

$c_{A_mB_n}$ = molare Löslichkeit der Substanz A_mB_n in $mol \cdot l^{-1}$.

Beispiele:

1 : 1-Elektrolyt: AgCl: $\quad Lp_{AgCl} = 10^{-10} \, mol^2 \cdot l^{-2}$;

$\qquad\qquad\qquad\qquad\quad c_{AgCl} = 10^{-5} \, mol \cdot l^{-1}$;

2 : 1-Elektrolyt: $Mg(OH)_2$: $\quad Lp_{Mg(OH)_2} = 10^{-12} \, mol^2 \cdot l^{-2}$;

$\qquad\qquad\qquad\qquad\quad c_{Mg(OH)_2} = 10^{-4,2} \, mol \cdot l^{-1} =$

$\qquad\qquad\qquad\qquad\qquad\qquad 6,3 \cdot 10^{-5} \, mol \cdot l^{-1}$.

Löslichkeitsbeeinflussung durch Zusatz von Ionen

In *reinem* Wasser gilt: Die Löslichkeit eines Elektrolyten wächst mit zunehmender Ionenstärke; s. hierzu S. 132.
In Lösungen treten jedoch Löslichkeitsbeeinflussungen auf.

Löslichkeitsbeeinflussung durch einen Zusatz von gleichen Ionen:

Um den Einfluß deutlich zu machen, betrachten wir die Fällung von AgCl aus $AgNO_3$ mit NaCl.
Mit $Lp = a_{Ag^\oplus} \cdot a_{Cl^\ominus}$ und c für die Konzentration von NaCl in der Lösung berechnet sich die Löslichkeit L von AgCl beim Zusatz von NaCl nach der Formel:

$$L_{AgCl} = -\frac{c}{2} + \sqrt{\frac{c^2}{4} + Lp_{AgCl}}$$

Für c = 0 ergibt sich damit: $L_{AgCl} = \sqrt{Lp_{AgCl}}$.
Für c >> Lp wird $L_{AgCl} = 0$. Dieser Grenzwert wird jedoch nicht erreicht, weil *kein* Salz absolut unlöslich ist.

Mit steigender Ionenkonzentration machen sich interionische Wechselwirkungen bemerkbar und diese erhöhen wieder die Löslichkeit (Komplexbildung s.S. 149).

Löslichkeitsbeeinflussung durch einen Zusatz von Fremdionen:

Fremdionen beeinflussen durch interionische Wechselwirkungen den *Aktivitätskoeffizienten* der interessierenden Ionen. Nach einer von Debye und Hückel angegebenen Formel gilt für die Abhängigkeit des Aktivitätskoeffizienten f_a von der Ionenstärke I und damit von der Konzentration an Fremdionen:

$$\lg f_a = -A \cdot n_i^2 \cdot \sqrt{I},\quad n_i = \text{Wertigkeit der betreffenden Ionen,}\ A = \text{Konstante.}$$

Bei starken Elektrolyten gilt für die Löslichkeit L:

$$L \cdot f_a = \sqrt{Lp} \quad \text{oder} \quad L = \frac{\sqrt{Lp}}{f_a}.$$

Da Lp für eine bestimmte Temperatur konstant ist, wächst die Löslichkeit, wenn der Wert des Aktivitätskoeffizienten kleiner wird.

Beachte: Ist kein Reaktionspartner an einer anderen Gleichgewichtsreaktion beteiligt, so gilt: *Die Löslichkeit eines Elektrolyten wird durch den Zusatz gleicher Ionen verringert und durch den Zusatz von Fremdionen erhöht.*

3.1.3. Komplexbildung

Viele Metalle reagieren mit Lewis-Basen wie H_2O, NH_3, $OH^\ominus$, $CN^\ominus$, Halogeniden, Chelat-Liganden unter Bildung von Komplexverbindungen, s. auch S. 161.

Bei der *komplexometrischen Titration*, s.S. 294, wird die Komplexbildung zur maßanalytischen Bestimmung von Kationen benutzt. In der *Gravimetrie* kann die Komplexbildung in einigen Fällen auch eine Trennung von Kationen ermöglichen, wenn diese verschieden stabile Komplexe bilden.

Ein Beispiel ist die Trennung von Cu/Cd mit H_2S. Aus einer cyanidhaltigen Lösung fällt nur gelbes CdS; der Kupfercyanidkomplex wird unter diesen Bedingungen nicht zerstört ("maskiertes" Kupfer).

In vielen Fällen kann sich eine Komplexbildung auch nachteilig für eine quantitative Fällung auswirken. Ein Beispiel ist die Bildung von $[AgCl_2]^\ominus$ aus AgCl in salzsaurer Lösung.

Komplexbildungsreaktionen sind *Gleichgewichtsreaktionen*. Fügt man z.B. zu festem AgCl eine wäßrige NH_3-Lsg., so geht AgCl in Lösung, weil sich ein wasserlöslicher Diammin-Komplex bildet:

$$AgCl + 2\,NH_3 \rightleftharpoons [Ag(NH_3)_2]^\oplus + Cl^\ominus.$$

Die Anwendung des Massenwirkungsgesetzes auf diese Reaktion liefert:

$$\frac{[Ag(NH_3)_2]^\oplus\,[Cl^\ominus]}{[AgCl]\,[NH_3]^2} = K = 10^8; \quad pK = -\lg K = -8.$$

K heißt <u>Stabilitätskonstante</u>. Ihr reziproker Wert ist die <u>Dissoziationskonstante</u> oder <u>Komplexzerfallskonstante.</u>

Ein *großer* Wert für K (ein kleiner Wert für pK) bedeutet, daß das Gleichgewicht auf der rechten Seite der Reaktionsgleichung liegt, daß also der Komplex *stabil* ist.

Tabelle 9 enthält die Komplexstabilitätskonstanten für einige Beispiele.

<u>Auswirkung unterschiedlicher Komplexstabilität</u>

Gibt man zu einem Kompex ein Molekül oder Ion hinzu, das imstande ist, mit dem Zentralteilchen einen stärkeren Komplex zu bilden, so werden die ursprünglichen Liganden aus dem Komplex herausgedrängt:

$$[Cu(H_2O)_4]^{2\oplus} + 4\,NH_3 \rightleftharpoons [Cu(NH_3)_4]^{2\oplus} + 4\,H_2O.$$

hellblau   tiefblau

Für diese Reaktion (Hinreaktion) ist $K \approx 10^{13}$ bzw. $pK \approx -13$. Das $[Cu(NH_3)_4]^{2\oplus}$-Kation ist also stabiler als das $[Cu(H_2O)_4]^{2\oplus}$-Kation.

Beachte: Die Bildung bzw. Dissoziation von Komplexen kann auch in mehreren Schritten (stufenweise) erfolgen.

Beispiel: $[Cr(H_2O)_6]^{3\oplus}$; $[Cr(H_2O)_5Cl]^{2\oplus}$; $[Cr(H_2O)_4Cl_2]^{\oplus}$.

Tabelle 9. Stabilitätskonstanten einiger Komplexe. pK = -lg K (20°C). Beachte das Vorzeichen!

Verbindung	pK-Wert	Verbindung	pK-Wert
$[Ag(NH_3)_2]^{\oplus}$	- 8	$[Co(CN)_6]^{4\ominus}$	-19
$[Ag(S_2O_3)_2]^{3\ominus}$	-13	$[AlF_6]^{3\ominus}$	-20
$[Cu(NH_3)_4]^{2\oplus}$	≈-13	$[Fe(CN)_6]^{3\ominus}$	-31
$[CuCl_4]^{2\ominus}$	- 6	$[Co(NH_3)_6]^{3\oplus}$	-35
$[Zn(CN)_4]^{2\ominus}$	-17		
$[HgI_4]^{2\ominus}$	-30		
$[Al(OH)_4]^{\ominus}$	-30		

Die Stabilitätskonstanten bzw. pK-Werte von *Chelatkomplexen* sind in Tabelle 19, S. 297 angegeben.

3.1.4. Niederschlagsbildung

Mechanismus der Niederschlagsbildung

Auf S. 148 haben wir gesehen, daß ein schwerlöslicher Elektrolyt erst dann aus einer Lösung ausfallen kann, wenn sein Löslichkeitsprodukt erreicht ist. Meist tritt aber auch dann noch kein Niederschlag auf; es entsteht vielmehr ein *metastabiler Zustand*, in dem die Lösung mehr gelösten Stoff enthält, als zur Sättigung erforderlich ist. Man spricht dann von einer Übersättigung der Lösung.

Die Bildung der (neuen) festen Phase aus der Lösung ist also gehemmt. Um dies zu vermeiden, hat man für die Durchführung von Fällungsreaktionen entsprechende Arbeitsvorschriften erarbeitet. Zweckmäßigerweise unterscheidet man beim Fällungsvorgang (Niederschlagsbildung) folgende formale Teilschritte:

Keimbildung

Bei einer bestimmten Übersättigung bilden sich in einer Lösung sog. *Keime*, (kleine Teilchen der festen Phase). Die Keimbildung kann homogen (spontan) oder heterogen erfolgen.

Bei der *homogenen* Keimbildung treten gelöste Ionen oder Moleküle zu größeren Aggregaten zusammen. Die Zahl der Keime hängt stark von der Konzentration der Ionen oder Moleküle in der Lösung ab.

Aus konzentrierten Lösungen fallen feinteiligere Niederschläge aus als aus verdünnten Lösungen.

Die *heterogene* Keimbildung geht von kleinen Fremdstoffteilchen (Fremdkeimen) aus, an die sich Ionen oder Moleküle z.B. durch Adsorption anlagern, bis ein Keim entstanden ist. Viele Fremdkeime verursachen oft einen feinkörnigen Niederschlag.

Die Fremdkeime können Staubteilchen sein. Man kann sie künstlich in die Lösung einbringen in Form von kleinen Kriställchen der gleichen Substanz oder auch von Fremdsubstanzen. Diesen Vorgang nennt man "Impfen".

Die Fremdkeime können auch z.B. durch Kratzen mit einem Glasstab an der Gefäßwand aus dem Glasstab oder dem Gefäß erzeugt werden. Die Niederschlagsbildung läßt sich auch durch Erschüttern der Lösung, z.B. mit Ultraschall, einleiten.

Kristallwachstum

Das Kristallwachstum ist eine sehr komplexe Erscheinung. Einflußgrößen sind u.a. Diffusionseffekte, Struktureigenschaften, Fremdionen.

Günstig für eine Vergrößerung der Kristallkeime und damit für die Bildung größerer Kristalle ist oft ein längerfristiges Erwärmen oder Stehenlassen der Lösung an einem warmen Ort. Eine solche "Vergröberung" des Niederschlags gelingt manchmal auch durch kurzes Aufkochen.

Reinheit und Filtrierbarkeit eines Niederschlags hängen wesentlich von der Größe der Kristalle ab.

Alterung

Alle Vorgänge, bei denen Veränderungen der chemischen und/oder physikalischen Eigenschaften eines Niederschlags mit der Zeit eintreten, nennt man Alterung des Niederschlags. Manchmal ändert sich dabei die Hydration und es treten Kondensationen ein. Auch Erscheinungen, die man als Reifung und Rekristallisation bezeichnet, sind Alterungsvorgänge.

Reifung

Die kleinen Kristalle eines Niederschlags enthalten im allgemeinen viele Fehlstellen und Kristallfehler und befinden sich nicht im thermodynamischen Gleichgewicht mit der Lösung. Sie haben auch eine größere Freie Enthalpie der Oberfläche als große Kristalle.

Die Kristalle sind um so kleiner und um so stärker gestört, je höher die Übersättigung der Lösung ist. Bei abnehmender Übersättigung gehen - nach Ostwald - kleine Kristalle in Lösung und große wachsen weiter. Dieser Vorgang, den man Reifung nennt, verursacht ebenfalls eine Vergröberung des Niederschlags.

Rekristallisation heißt die Erscheinung, daß *nach* Beendigung des Kristallwachstums ein Stoffaustausch zwischen dem Kristall und der darüberstehenden Lösung stattfindet. Zahl und Größe der Kristalle bleiben dabei meist unverändert. Bei der Rekristallisation gehen bestimmte Teile der Kristalle in Lösung und scheiden sich an anderen, energetisch günstigeren Stellen wieder ab; dabei werden Kristallfehler beseitigt. Meist erfolgt auf diese Weise auch eine gewisse *Selbstreinigung* der Kristalle.

Alterungsprozesse lassen sich u.a. durch Temperaturerhöhung und/oder Stehenlassen des Niederschlags über längere Zeit an einem warmen Ort beschleunigen. Sie bringen häufig auch eine Verbesserung des Niederschlags.

Mitfällung

Von Mitfällung spricht man, wenn bei Fällungsreaktionen Fremdionen oder Lösungsmittelmoleküle (= Mikrokomponente) den gefällten Niederschlag verunreinigen. Verursacht wird die Mitfällung durch *Mischkristallbildung, Adsorption* oder *Einschluß* (Okklusion).

Eine Mischkristallbildung wird begünstigt, wenn Hauptbestandteil und Mikrokomponente ähnliche Ionenradien und gleiche Ladungen haben.

Beim Einschluß kann die Mikrokomponente zuerst an die Hauptkomponente adsorbiert sein oder mit ihr chemisch reagieren. Beim anschliessenden Kristallwachstum wird sie dann von der Hauptkomponente umhüllt.

Nachfällung

Scheidet sich aus einem Stoffgemisch nach der Fällung des interessierenden Stoffes beim Stehenlassen in der Mutterlauge ein weiterer Nd. ab, so spricht man von Nachfällung. Beispiel: MgC_2O_4 wird durch CaC_2O_4 nachgefällt.

3.1.5. Berechnung der Analysenwerte

Die Berechnung gravimetrischer Analysen beruht auf der rechnerischen Auswertung der Reaktionsgleichung, die der jeweiligen Fällung zugrunde liegt.

In vielen Fällen ist die Form, in der ein Ion gefällt wird (Fällungsform), verschieden von der Form, in der es zur Auswaage gebracht wird (Wägeform).

Beispiel: $Al^{3\oplus}$ wird als wasserhaltiges $Al(OH)_3$ gefällt (Fällungsform) und anschließend durch Glühen bis zur Gewichtskonstanz in Al_2O_3 (Wägeform) übergeführt.

Beispiel für die Berechnung von Analysenwerten

Gesucht wird der Schwefelgehalt einer Schwefelverbindung.
Der Schwefel in der Verbindung wird zu $SO_4^{2\ominus}$ oxidiert und als $BaSO_4$ gefällt und ausgewogen.
Einwaage: 0,240 g Analysensubstanz;
Auswaage: 0,130 g $BaSO_4$ (Molmasse: 233,42).

1. Berechnung *ohne* gravimetrischen Faktor

   a) Berechnung der % BaSO$_4$

   0,240 g Einwaage ergaben 0,130 g BaSO$_4$

   100 g Einwaage .... x g BaSO$_4$

   $$x = \frac{100 \cdot \text{Auswaage}}{\text{Einwaage}} = \frac{100 \cdot 0,130}{0,240} = 54,16\% \text{ BaSO}_4$$

   b) Umrechnung auf % Schwefel

   1 Molekül BaSO$_4$ enthält 1 Atom Schwefel, und es gilt:

   233,42 g BaSO$_4$ enthalten $1 \cdot 32,066 = 32,066$ g Schwefel

   54,16 g BaSO$_4$ .... = y g Schwefel

   $$y = \frac{54,16 \cdot 32,066}{233,42} = 7,44\% \text{ Schwefel}$$

2. Berechnung *mit* gravimetrischem Faktor (s. unten).

Bei Benutzung des gravimetrischen Faktors F = 0,1373 für die Umrechnung von BaSO$_4$ in Schwefel lassen sich die Rechenschritte a) und b) zu einem Rechengang zusammenziehen:

Es gilt die *allgemeine Formel*:

$$\% = \frac{100 \cdot \text{Auswaage} \cdot \text{Faktor}}{\text{Einwaage}}$$

In unserem speziellen Beispiel ergibt sich:

$$\% \text{ S} = \frac{100 \cdot 0,130 \cdot 0,1373}{0,240} = 7,44.$$

Bedeutung des gravimetrischen Faktors

Um Teil b) der Rechnung nicht bei jeder Schwefelbestimmung durchführen zu müssen, berechnet man den sog. Umrechnungsfaktor = gravimetrischer Faktor von BaSO$_4$ für Schwefel. Wird irgendein gefundener BaSO$_4$-Wert mit diesem Faktor multipliziert, erhält man den zugehörigen Schwefel-Wert.

Die gravimetrischen Faktoren sind meist in der Arbeitsvorschrift oder in besonderen Tabellen angegeben.

Berechnung des gravimetrischen Faktors

Für die Umrechnung von $BaSO_4$ in Schwefel ergibt sich:

1 Molekül $BaSO_4$ enthält 1 Atom Schwefel, d.h.

233,42 g $BaSO_4$ enthalten 1 · 32,066 g = 32,066 g Schwefel

<u>   1   g $BaSO_4$ enthält x   g Schwefel   </u>

$$x = \frac{32,066}{233,42} = 0,1373 \text{ g}.$$

0,1373 ist der gravimetrische Umrechnungsfaktor für die Umrechnung von $BaSO_4$ in Schwefel. Man erhält ihn nach der Gleichung:

$$F = \frac{S}{BaSO_4} \quad \text{oder allgemein} \quad F = \frac{\text{gesuchtes Element}}{\text{gefundene Verbindung}}.$$

Hierbei ist zu beachten, daß im Nenner und Zähler die richtigen Angaben stehen: Ein Molekül $BaSO_4$ enthält ein Atom Schwefel, dagegen enthält ein Molekül Fe_2O_3 zwei Atome Eisen.

Beispiele: F für Fe_2O_3 in $Fe = \frac{2\, Fe}{Fe_2O_3}$;

F für $P_2O_7^{4\ominus}$ in $P = \frac{2\, P}{P_2O_7^{4\ominus}}$.

Empirischer Faktor

Ist die Zusammensetzung eines Niederschlags unbekannt, unter den Fällungsbedingungen aber konstant, so kann man durch eine Reihe von Testanalysen einen sog. <u>empirischen Faktor</u> $F_{emp.}$ bestimmen.

Fehler

Bei einer gravimetrischen Bestimmung ist der *relative Fehler* proportional dem Faktor, proportional dem absoluten Fehler bei der Einwaage und umgekehrt proportional der Auswaage.

Daraus folgt, daß ein kleiner gravimetrischer Faktor den relativen Fehler verringert.

Über Wägefehler s.S. 110.

3.2. Gravimetrische Analysen mit anorganischen Fällungsreagenzien

$\underline{BaCl_2}$ fällt $SO_4^{2\ominus}$-Ionen aus HCl-saurer Lösung in der Siedehitze als $BaSO_4$: $Ba^{2\oplus} + SO_4^{2\ominus} \rightleftharpoons BaSO_4$. Molmasse: 233,43; $F_{SO_4^{2\ominus}} = 0,4115$.
Fällungsform = Wägeform.

$BaCl_2$ fällt auch $\underline{CrO_4^{2\ominus}\text{-Ionen}}$ aus essigsaurer, mit Acetat gepufferter Lösung: $Ba^{2\oplus} + CrO_4^{2\ominus} \rightleftharpoons BaCrO_4$; $F_{CrO_4^{2\ominus}} = 0,4579$; $F_{Cr} = 0,2053$.
Beachte: Diese Fällung gelingt nur bei Abwesenheit von $SO_4^{2\ominus}$!

$\underline{AgNO_3}$ dient zur Bestimmung von $\underline{Cl^{\ominus}}$, $\underline{Br^{\ominus}}$, $\underline{I^{\ominus}}$, $\underline{CN^{\ominus}}$, $\underline{SCN^{\ominus}}$ als AgCl, AgBr usw. Die Fällungsform ist stets die Wägeform. Schwermetalle stören die Fällungen. Durch Lichteinwirkung entsteht elementares Silber.

$\underline{H_2SO_4}$: Verd. H_2SO_4 fällt $\underline{Ba^{2\oplus}\text{-Ionen}}$ als $BaSO_4$ und $\underline{Pb^{2\oplus}\text{-Ionen}}$ als $PbSO_4$.

1. $BaCl_2 + H_2SO_4 \rightleftharpoons BaSO_4 + 2\,HCl$. Die Lösung der Analysensubstanz läßt man in der Siedehitze zu der Schwefelsäure langsam zulaufen.
Beachte: $Fe^{3\oplus}$, $NO_3^{\ominus}$, $ClO_3^{\ominus}$ werden mitgefällt; freie HCl und HNO_3 lösen den Niederschlag.

2. $Pb(NO_3)_2 + H_2SO_4 \rightleftharpoons PbSO_4 + 2\,HNO_3$. Bei dieser Fällung muß die sehr umfangreiche Arbeitsvorschrift eingehalten werden.

$\underline{Na_2HPO_4}$ bzw. $\underline{(NH_4)_2HPO_4}$ wird zur Bestimmung von $\underline{Mg^{2\oplus}}$ und $\underline{Mn^{2\oplus}}$ verwendet. Unter den Reaktionsbedingungen entsteht aus dem Natriumsalz das entsprechende Ammoniumsalz.

1. Zur Bestimmung von $Mn^{2\oplus}$ wird die schwach salzsaure Lösung der Analysensubstanz mit NH_4Cl, Na_2HPO_4 und Ammoniak versetzt. Der Niederschlag wird geglüht, wobei $Mn_2P_2O_7$ entsteht:

$MnSO_4 + (NH_4)_2HPO_4 + NH_3 + H_2O \rightarrow Mn(NH_4)PO_4$ u.a.

$2\,Mn(NH_4)PO_4 \xrightarrow{\Delta} Mn_2P_2O_7$ (Wägeform); $F_{Mn} = 0,3871$.

2. Die Bestimmung von $Mg^{2\oplus}$ ähnelt in ihrer Durchführung derjenigen von $Mn^{2\oplus}$. Die Wägeform ist $Mg_2P_2O_7$. $F_{Mg} = 0,2185$.

Beachte: Alle Kationen, mit Ausnahme der Alkali-Ionen, stören die Bestimmungen durch Phosphatbildung.

Ammoniumsulfid kann zur Fällung von $Mn^{2\oplus}$, $Ni^{2\oplus}$, $Co^{2\oplus}$, $Zn^{2\oplus}$ benutzt werden. Die Kationen werden als Sulfide gefällt und können danach in die Wägeform übergeführt werden.

Im Falle von $Mn^{2\oplus}$ ist MnS auch die Wägeform. $F_{Mn} = 0,6314$.

Schwefelwasserstoff. Mit H_2S lassen sich in *saurer* Lösung viele Metallionen als Sulfide fällen; s. hierzu auch S. 56. Häufig wird ein Metallion als Sulfid gefällt und anschließend in eine günstigere Wägeform übergeführt.

Beispiele: $Ni^{2\oplus} + S^{2\ominus} \rightarrow$ NiS (Fällungsform). NiS kann in Königswasser gelöst und als Dimethylglyoxim-Komplex ausgewogen werden. $Cu^{2\oplus}$ kann als CuS gefällt und durch Glühen in CuO als Wägeform übergeführt werden.

Für die Bestimmung von Antimon eignet sich Sb_2S_3 auch als Wägeform. Antimon(V)-sulfid geht beim Glühen ebenfalls in Sb_2S_3 über.

Die Fällung mit H_2S eignet sich wegen der unterschiedlichen Löslichkeitsprodukte vieler Metallsulfide und der pH-Abhängigkeit der $S^{2\ominus}$-Konzentration in vielen Fällen auch für Trennprobleme.

Nachteilig bei der Fällung mit H_2S sind die Erscheinungen, die als Mitfällung und Nachfällung bezeichnet werden.

Thioacetamid, CH_3CSNH_2 eignet sich anstelle von gasförmigem H_2S zur Sulfidfällung in saurer Lösung. Bei seiner Verwendung entfällt die Geruchsbelästigung, und die Niederschläge sind meist körniger und deshalb besser filtrierbar als bei der Fällung mit gasförmigem H_2S.

Reaktionsgleichung: $H_3C-\underset{\underset{S}{\|}}{C}-NH_2 + 2\,H_2O \xrightarrow{H^\oplus} H_3C-COO^\ominus + NH_4^\oplus + H_2S$.

Thioharnstoff, $(NH_2)_2CS$ kann ebenfalls als Reagenz zur Sulfidfällung eingesetzt werden.

$H_2N-\underset{\underset{S}{\|}}{C}-NH_2 + H_2O \xrightarrow{H^\oplus} H_2N-\underset{\underset{O}{\|}}{C}-NH_2 + H_2S$.

Beim Erhitzen: $H_2N-CO-NH_2 \xrightarrow{H_2O} CO_2 + 2\,NH_3$.

3.3. Gravimetrische Analysen mit organischen Fällungsreagenzien

Für gravimetrische Analysen eignen sich auch eine Vielzahl von organischen Fällungsreagenzien. Häufig sind sie spezifischer und empfindlicher als die "klassischen" Reagenzien. Es ist ein besonderer Vorteil dieser Reagenzien, daß die gebildeten Verbindungen wegen der großen Molmasse der Fällungsmittel meist einen sehr günstigen gravimetrischen Faktor für das gesuchte Kation haben.
Tabelle 10 zeigt eine Auswahl an organischen Fällungsreagenzien (nach G. O. Müller).

Tabelle 10. Organische Fällungsreagenzien

Verbindung	Struktur	Molekülmasse	Bestimmbare Elemente
α-Nitroso-β-naphthol	$C_{10}H_7O_2N$	173,06	Pd, Co
α-Nitro-β-naphthol	$C_{10}H_7O_3N$	189,06	Co
Benzoinoxim (Cupron)	$C_{14}H_{13}O_2N$	227,1	Cu
Salicylaldoxim	$C_7H_7O_2N$	137,06	Pb, Cu
Cupferron	$C_6H_9O_2N_3$	155,16	Bi, Cu, Th, Fe, Ti, Zn, Ga, Nb

Tabelle 10 (Fortsetzung)

Verbindung	Struktur	Molekül-masse	Bestimmbare Elemente
8-Hydroxychinolin (Oxin)	C_9H_7ON	145,05	Pb, Tl, Bi, Cu, Cd, Sn, Pd, Mo, Ce, Zr, Th, Fe, Mn, Co, Ni, Ti, U, Al, Be, Zn, In, Ga, W, Mg
Thionalid	$C_{12}H_{11}ONS$ NH–C(=O)–CH$_2$–SH	217,27	Ag, Bi, Cu, Hg, Sn, As, Sb
Dithizon	$C_{13}H_{12}N_4S$ C(=S)(NH–NH–C$_6$H$_5$)(N=N–C$_6$H$_5$)	256,32	Pb
Mercaptobenz-thiazol	$C_7H_5NS_2$ (benzothiazole-2-SH)	167,2	Pb, Bi, Cu, Cu, Cd, Au
Anthranilsäure	$C_7H_7O_2N$ COOH, NH$_2$	137,06	Cd, Zn
Chinaldinsäure	$C_{10}H_7O_2N$ (quinoline-2-COOH)	173,0	Cu, Cd, U, Zn
Pyridinkomplexe	$[Me^{II}Py_2](SCN)_2$		Hg, Cu, Cd, Co, Ni, Zn
Pyrogallol	$C_6H_6O_3$ (OH, OH, OH)	126,5	Bi, As, Sb

Tabelle 10 (Fortsetzung)

Verbindung	Struktur	Molekül-masse	Bestimmbare Elemente
EDTA, s.S. 296	$\begin{array}{l}\diagup CH_2COONa\\ N\\ \diagdown CH_2COOH\\ \mid\\ CH_2\\ \mid 2\ H_2O\\ CH_2\\ \mid \diagup CH_2COOH\\ N\\ \diagdown CH_2COONa\end{array}$	372,25	Mg, Ca, Ba, Ni, Co, Cd, Mn, Zn, Wasserhärte

Spezielle Beispiele für Fällungsreaktionen

Dimethylglyoxim (Diacetyldioxim) bildet mit $Ni^{2\oplus}$-Ionen einen schwerlöslichen Komplex:

$$2\ \begin{array}{l}CH_3-C=NOH\\ \mid\\ CH_3-C=NOH\end{array} + Ni^{2\oplus} \rightarrow Ni(C_4H_7O_2N_2)_2 = \text{Wägeform},$$

$$F_{Ni} = 0,2032.$$

$$\begin{array}{c}
H\\
O\cdotsO\\
H_3C-C=NN=C-CH_3\\
\mid\searrow Ni \swarrow\mid\\
H_3C-C=NN=C-CH_3\\
OO\\
H
\end{array}$$

eine mögliche Grenzstrukturformel

Die Fällung erfolgt in der Siedehitze aus einer ammoniakalischen oder essigsauren Lösung mit einer 1%igen alkoholischen Lösung von Dimethylglyoxim.

Mit diesem Reagens gelingt auch die Trennung von $Ni^{2\oplus}$ von Fe, Mn, Zn, Co, Cr.

$Pd^{2\oplus}$-Ionen geben in salzsaurer Lösung einen gelben Niederschlag.

8-Hydroxychinolin (Oxin) und einige seiner Derivate eignen sich zur quantitativen Bestimmung von zahlreichen Kationen, s. Tabelle 10. Es bilden sich z.B. mit Me$^{2\oplus}$-Ionen folgende Komplexe:

Alle Komplexe enthalten Kristallwasser, mit Ausnahme derjenigen, die Al, Ga, Bi, Tl und Pb als Zentralion besitzen.

Beachte: Bei der Fällung muß der in der Arbeitsvorschrift angegebene pH-Wert genau eingehalten werden.

Natriumtetraphenylborat (Kalignost) bildet im pH-Bereich von 4 bis 5 mit K$^{\oplus}$, NH$_4^{\oplus}$, Rb$^{\oplus}$, Cs$^{\oplus}$ schwerlösliche farblose Niederschläge, in denen Na$^{\oplus}$ gegen das jeweils interessierende Kation ausgetauscht ist. Die Fällungsform ist gleichzeitig Wägeform:

Na$^{\oplus}$ = Natriumtetraphenylborat

3.4. Grundlagen der Maßanalyse

Bei der *Maßanalyse* (Titrimetrie, volumetrische oder titrimetrische Analyse) ermittelt man die Masse des zu bestimmenden Stoffes (= *Titrand*) durch eine Volumenmessung. Man mißt nämlich die Lösungsmenge eines geeigneten Reaktionspartners (= *Titrator*), die bis zur vollständigen Gleichgewichtseinstellung einer eindeutig ablaufenden Reaktion verbraucht wird.

Der Vorgang heißt *Titration*, die Operation *Titrieren*.

Das Ende der Titration ist am sog. *Äquivalenzpunkt* erreicht.

Definition:

Äquivalenzpunkt ("stöchiometrischer Punkt", theoretischer Endpunkt) *heißt derjenige Punkt bei einer Titration, an dem die Masse des Titrators der Masse des Titranden chemisch gleichwertig (= äquivalent) ist.*

Der Äquivalenzpunkt muß entweder direkt sichtbar sein oder auf irgendeine Weise eindeutig angezeigt (indiziert) werden können.

Oft gibt man anstelle des Äquivalenzpunktes den sog. *Endpunkt* der Titration an. Der Endpunkt soll dabei möglichst mit dem Äquivalenzpunkt zusammenfallen.

Definition:

Endpunkt einer Titration heißt derjenige Punkt, bei dem sich eine bestimmte Eigenschaft der Lösung (z.B. Farbe, pH-Wert usw.) *deutlich ändert.*

Beachte: Für maßanalytische Bestimmungen eignen sich nur Reaktionen, die sehr schnell, praktisch vollständig und ohne Nebenreaktionen ablaufen.

<u>Verwendungsbereich der Maßanalyse</u>

Für maßanalytische Verfahren bieten sich viele Einsatzmöglichkeiten. Sie eignen sich besonders zur Bestimmung mittlerer und hoher Gehalte.

Ihr Vorteil ist der häufig geringe apparative Aufwand, die schnelle Arbeitsweise und ihre Eignung zur Automatisierung.

Titrationskurven

Werden Änderungen bestimmter Eigenschaften des Systems Titrand-Titrator als Funktion des Umsetzungsgrades (= Titrationsgrades) in ein kartesisches Koordinatenkreuz eingetragen, erhält man *Titrationskurven*. Sie können über den gesamten Reaktionsverlauf während der Titration Auskunft geben.

Definition:

Der *Titrationsgrad* τ ist definiert als der Quotient aus der Gesamtkonzentration des Titrators und der Gesamtkonzentration des Titranden:

$$\tau = \frac{c_{Titrator}}{c_{Titrand}}; \quad c = \text{Gesamtkonzentration.}$$

Fehlermöglichkeiten bei Maßanalysen

Bei der Maßanalyse können eine ganze Reihe *systematischer* Fehler auftreten:

- Eichfehler der Volumenmeßgeräte,
- Temperaturfehler bei Abweichungen von der Eichtemperatur,
- Ablesefehler (Ursache: Parallaxe, gefärbte Lösung),
- Ablauffehler (zu kurze Auslaufzeit aus der Bürette),
- Benetzungsfehler bei viskosen Lösungen oder fettiger Bürettenwand,
- Tropfenfehler.

Anmerkung: Da ein Tropfen aus einer Bürette ca. 0,03 ml Titratorlösung entspricht, wird meist gegen Ende der Titration mehr Titratorlösung zugegeben, als bis zum Erreichen des Äquivalenzpunktes erforderlich ist. Dieser *Tropfenfehler* ist daher fast unvermeidlich.

Beachte: Um den Fehler bei Titrationen klein zu halten, soll das Volumen der Titratorlösung klein, ihre Konzentration groß und der Normalität der Maßlösung angepaßt sein.

3.4.1. Konzentrationsmaße s.S. 116

3.4.2. Maßlösungen, Urtitersubstanzen

Für maßanalytische Bestimmungen verwendet man Reagenzlösungen, die eine bestimmte Masse des Titrators enthalten. Diese Lösungen heißen **Maßlösungen**.

Molare Lösungen enthalten 1 Mol Substanz im Liter Lösung. SI-Einheit: mol $\cdot$ l^{-1}.

Normallösungen (Äquivalentlösungen)

Zum Begriff Äquivalentkonzentration ("Normalität") und Äquivalentmenge, s.S. 116.

Eine **einnormale** Lösung = 1 N Lösung eines Reagenzes enthält 1 Äquivalent des Reagenzes in einem Liter Lösung. SI-Einheit: mol $\cdot$ l^{-1}.

Im allgemeinen verwendet man 0,1 N (= N/10), 0,2 N (N/5) und 0,01 N (N/100) Lösungen.

Vorteil der Normallösungen

Normallösungen haben einen ganz bestimmten *Wirkungswert (= Titer)*. Als *Titer* bezeichnet man dabei meist die Masse einer Substanz, die *einem* Milliliter der Normallösung entspricht.

Für Normallösungen gilt:

Gleiche Volumina von Lösungen gleicher Normalität (gleichen Titers) enthalten äquivalente Stoffmengen.

Herstellung von Normallösungen

Zur *direkten* Herstellung einer *genauen* Normallösung eines bestimmten Reagenzes der sog. *Titersubstanz* wird die Äquivalentmenge oder ein bestimmter Bruchteil davon genau abgewogen, in einen Meßkolben gebracht und mit Wasser gelöst. Bei 20° C (Eichtemperatur des Meßkolbens) wird mit Wasser bis zur Eichmarke aufgefüllt und die Lösung anschließend gut durchmischt.

Die direkte Herstellung ist nur möglich, wenn folgende Voraussetzungen erfüllt sind:

- Die Titersubstanz muß absolut rein sein, d.h. ihre Zusammensetzung muß ihrer Formel entsprechen.
- Das Einwiegen der Titersubstanz muß mit großer Genauigkeit erfolgen können. Die Substanz muß sein: nichtflüchtig, nicht hygrosko-

pisch, sauerstoffunempfindlich, und sie darf kein CO_2 aus der Luft aufnehmen.
- Der Titer der Lösung muß über einen angemessen langen Zeitraum konstant bleiben (Titerkonstanz).

Beispiele für geeignete Titersubstanzen sind: NaCl, $AgNO_3$, Na_2CO_3 (krist.), $Na_2C_2O_4$, $K_2Cr_2O_7$, $KBrO_3$.

Herstellung von Normallösungen auf *indirektem* Wege

Wenn die Titersubstanz die vorstehend genannten Voraussetzungen nicht erfüllt, ist es notwendig, genaue Normallösungen auf indirektem Weg herzustellen.

In diesem Falle macht man eine *ungefähre* Einwaage der Titersubstanz (die z.B. etwa der Äquivalentmenge entspricht) und füllt wie beschrieben ihre Lösung auf das Volumen von 1 Liter auf. Man bestimmt nun den Titer durch eine Titration eines bestimmten Teiles der Lösung, entweder mit einer genau bekannten Normallösung oder mit der Lösung einer sog. Urtitersubstanz.

Diesen Vorgang nennt man Einstellen der Lösung oder Titerstellung.

Urtitersubstanzen sind absolut reine und beständige Verbindungen, die sich ohne Schwierigkeiten genau einwiegen lassen.

Beispiele für Urtitersubstanzen:

NaCl für $AgNO_3$-Lösungen,
Na_2CO_3 (krist.) für Säuren wie Salzsäure und H_2SO_4,
$KHCO_3$ für Säuren,
As_4O_6 (Tetraarsenhexoxid) für Lösungen von I_2, KIO_3, Ce(IV), $KBrO_3$,
$Na_2C_2O_4$ und $H_2C_2O_4 \cdot 2 H_2O$ für $KMnO_4$-Lösungen,
$KBrO_3$,
KIO_3 für Säuren, $Na_2S_2O_3$-Lsg.,
I_2 für $Na_2S_2O_3$-Lsg.,
$K_2Cr_2O_7$ für $Na_2S_2O_3$-Lsg.,
Zn (metallisch) für EDTA-Lsg.,
Kaliumhydrogenphthalat für $HClO_4$-Lsg. in Eisessig.

Titerstellung mit Urtitersubstanzen

Zum Einstellen der Normallösungen wiegt man mehrere Substanzproben der Urtitersubstanz auf $\pm$ 0,1 mg genau ab, löst sie in 300 - 400 ml

Lösungsmittel auf und titriert diese Lösung mit der einzustellenden *ungefähr* genauen Normallösung. Hierbei mißt man das *tatsächlich* verbrauchte Volumen in ml. Aus mehreren durchgeführten Titrationen bildet man den *Mittelwert*.

Gleichzeitig berechnet man mit Hilfe der Reaktionsgleichung, die der Titration zugrunde liegt, das theoretisch erforderliche Volumen einer *genauen* Normallösung in ml. Bildet man den Quotienten aus diesem "theoretischen Volumen" und dem "tatsächlichen, verbrauchten Volumen", so erhält man den sog. Normalfaktor (Normalitätsfaktor):

$$\text{Normalfaktor (F)} = \frac{\text{"theoretisches Volumen" in ml}}{\text{"tatsächliches Volumen" in ml}}$$

Alternative:

Für die Titereinstellung durch Titration mit einer vorhandenen *genauen* Normallösung ergibt sich der Normalfaktor auch gemäß der Gleichung:

$$\text{Normalfaktor (F)} = \frac{\text{ml der Lsg. von genauer Normalität}}{\text{ml der Lsg. von ungenauer Normalität}}$$

Beachte:

- Bei einem Normalfaktor > 1 ist die Lösung etwas zu stark.
- Bei einem Normalfaktor < 1 ist die Lösung etwas zu schwach.
- Der Fehler bei der Einstellung einer Normallösung sollte nicht größer als $\pm$ 0,1% sein.
- Bei einer Titration mit einer Lösung von *ungenauer* Normalität muß das verbrauchte Volumen mit dem Normalfaktor multipliziert werden, um das *genaue*, theoretische Volumen in ml zu erhalten.

3.4.3. *Berechnungen der Analysen*

Die numerische Auswertung von Maßanalysen ist bei der Verwendung von Normallösungen sehr einfach. Aus dem Verbrauch an Maßlösung kann man unmittelbar die äquivalente Masse der zu bestimmenden Substanz berechnen.

Berechnung bei *direkter* Titration

Berechnung der Masse des gesuchten Stoffes in mg:

$m = V \cdot F \cdot k$; m = Masse des gesuchten Stoffes in mg,
V = Verbrauch an Normallsg. in ml,
F = Normalfaktor,
k = stöchiometrischer Umrechnungsfaktor, bezogen auf 1 ml der Maßlsg.

Berechnung des gesuchten Stoffes in %:

m (in %) = $\dfrac{V \cdot F \cdot k \cdot 100}{E}$; E = Einwaage der Analysensubstanz in mg.

Beispiele:

Titration von CH_3COOH mit 1 N NaOH-Lsg.

1 ml 1 N NaOH-Lsg. sind äquivalent $\dfrac{60 \cdot 1}{1}$ = 60 mg CH_3COOH
(Molmasse: 60) oder 59 mg $CH_3CO_2^{\ominus}$.

Titration von H_2S mit I_2 -
($S^{2\ominus} - 2\,e^{\ominus} \rightarrow S$)

1 ml 0,1 N I_2-Lsg. sind äquivalent $\dfrac{34 \cdot 0,1}{2}$ = 1,704 mg H_2S
(Molmasse: 34).

Titration von Oxalsäure mit $KMnO_4$ -

Reaktionsgleichung: $2\,MnO_4^{\ominus} + 5\,C_2O_4^{2\ominus} + 16\,H^{\oplus} \rightarrow 2\,Mn^{2\oplus} + 10\,CO_2 + 8\,H_2O$; $C_2O_4^{2\ominus} \rightarrow 2\,CO_2 + 2e^{\ominus}$.

1 ml 0,1 N $KMnO_4$-Lsg. sind äquivalent $\dfrac{0,1 \cdot 134}{2}$ = 6,7 mg $Na_2C_2O_4$

Titration von $Fe^{2\oplus}$-Ionen mit 0,1 N $KMnO_4$-Lsg.

($Fe^{2\oplus} - e^{\ominus} \rightarrow Fe^{3\oplus}$)

1 ml 0,1 N $KMnO_4$-Lsg. sind äquivalent $\dfrac{0,1 \cdot 55,85}{1}$ = 5,585 mg Eisen.

Titration von $K_2Cr_2O_7$ mit $FeSO_4$-Lsg.

Reaktionsgleichung:
$Cr_2O_7^{2\ominus} + 6\,Fe^{2\oplus} + 14\,H^{\oplus} \rightarrow 6\,Fe^{3\oplus} + 2\,Cr^{3\oplus} + 7\,H_2O$; ($Cr^{6\oplus} \rightarrow Cr^{3\oplus}$).
1 ml 0,1 N $FeSO_4$-Lsg. sind äquivalent 1,733 mg Chrom oder 2,533 mg Cr_2O_3 oder 4,903 mg $K_2Cr_2O_7$.

3.4.4. Indikatoren des Arzneibuches

Indikatoren sind Stoffe, die durch eine Farbänderung den Endpunkt einer Titration anzeigen. Derartige Farbindikatoren lassen sich bei verschiedenen maßanalytischen Methoden einsetzen, so z.b. bei der Komplexometrie, der Azidimetrie und der Oxidimetrie.

Säure-Base-Indikatoren

Säure-Base-Indikatoren sind organische Farbstoffe, die durch Protonierung bzw. Deprotonierung eine Farbänderung erfahren. Sie verhalten sich wie schwache Broensted-Säuren bzw. -Basen.

Säure-Base-Indikatoren des Arzneibuches

Die Säure-Base-Indikatoren des Arzneibuches gehören drei verschiedenen chemischen Gruppen an.

a) Azofarbstoffe

Beispiel: Methylorange

Hierzu gehören weiterhin: Alizaringelb, Dimethylgelb, Metanilgelb, Methylrot, Sudan III.

b) Sulfonphthaleine

Beispiel: Phenolrot

Hierzu gehören weiterhin: Bromkresolgrün, Bromkresolpurpur, Bromphenolblau, Bromthymolblau, Kresolrot, Naphtholbenzein, Phenolrot, Thymolblau.

c) Phthaleine

Beispiel: Phenolphthalein

farblos → rot → farblos

Hierzu gehört weiterhin: Thymolphthalein.

Redoxindikatoren

Redoxindikatoren sind organische Farbstoffe, die durch Oxidation bzw. Reduktion ihre Farbe verändern. Sie sind nur dann bei Redoxtitrationen nicht erforderlich, wenn die an der Hauptreaktion beteiligten Stoffe selbst Farbänderungen bewirken (Manganometrie) bzw. gefärbte Anlagerungsverbindungen bilden (Iodometrie).

Redoxindikatoren des Arzneibuches

Ferroin

rot ⇌ blau

Diphenylamin

$$\text{(Diphenylamin)} \rightleftharpoons 2H^{\oplus} + 2e^{\ominus} + \text{(oxidierte Form)}$$

Metall-Indikatoren

Metall-Indikatoren sind organische Farbstoffe, die mit Metallionen Chelatkomplexe bilden und dabei eine Farbänderung erfahren. Sie werden zur Endpunktsanzeige bei komplexometrischen Titrationen angewandt.

Metall-Indikatoren des Arzneibuches

Beispiel: Eriochromschwarz T

$$\text{Form 1} + Me^{2\oplus} \xrightleftharpoons{pH\ 10,6} \text{Form 2} + H^{\oplus}$$

blau   weinrot

1   2

Dieser Indikator wird unter Zusatz von Methylorange im Arzneibuch als Eriochromschwarz-T-Mischindikator eingesetzt, da der Farbumschlag dieser Mischung besser sichtbar ist. Form 1 wird mit Methylorange grün, Form 2 wird rot.

Weitere Metallindikatoren des Arzneibuches sind: Calcon, Calcein, Methylthymolblau und Xylenylorange.

Einfarbige und zweifarbige Indikatoren

Unter den oben aufgeführten Indikatoren kann man unabhängig von ihrem Einsatzgebiet 2 Gruppen unterscheiden:

1. Einfarbige Indikatoren (z.B. Phenolphthalein) sind nur in einer der möglichen Formen gefärbt, in der anderen Form farblos.
2. Zweifarbige Indikatoren liegen in beiden Formen gefärbt, jedoch in verschiedenen Farben vor.

Umschlagsintervall

Zur genauen Betrachtung des Indikatorumschlages von zweifarbigen <u>Säure-Base-Indikatoren</u> bedienen wir uns des Massenwirkungsgesetzes.

Wenn wir HIn für die Indikatorsäure und $In^{\ominus}$ für die korrespondierende Base schreiben, gilt:

$$HIn + H_2O \rightleftharpoons H_3O^{\oplus} + In^{\ominus};$$

hieraus folgt nach dem MWG:

$$K_{s_{HIn}} = \frac{[H_3O^{\oplus}] \cdot [In^{\ominus}]}{[HIn]}; \quad ([H_2O] \text{ kann als konstant angesehen werden};$$

umgeformt ergibt sich: $[H_3O^{\oplus}] = K_{s_{HIn}} \cdot \frac{[HIn]}{[In^{\ominus}]}$

und logarithmiert: $pH = pK_{s_{HIn}} + \lg \frac{[In^{\ominus}]}{[HIn]}$ \hfill (I).

Hier werden die Konzentrationen verwendet, denn der Einfluß des Aktivitätskoeffizienten kann hier vernachlässigt werden, da Indikatoren nur in kleinen Konzentrationen eingesetzt werden.

Bei Betrachtung von Gleichung (I) sieht man, daß $pH = pK_{s_{HIn}}$ wird, wenn $[In^{\ominus}] = [HIn]$ ist, da $\lg 1 = 0$ ist.

Der Indikatorumschlag muß also beim $pH \approx pK_{In}$ erfolgen! Die Erfahrung zeigt aber, daß bei zweifarbigen Indikatoren der Indikatorumschlag ein pH-Intervall umfaßt. Das ergibt sich aus der Tatsache, daß eine Farbänderung für das Auge schon dann sichtbar wird, wenn das Verhältnis $HIn/In^{\ominus} = 1/10$ ist und erst dann beendet ist, wenn $HIn/In^{\ominus} = 10/1$ beträgt. Für das Umschlagsintervall ergibt sich also eine Breite von 2 pH-Einheiten: $pH = pK_{s_{HIn}} \pm 1$, da $\lg 1/10 = -1$ und $\lg 10 = 1$ ist.

Abb. 15 gibt die Umschlagsintervalle einiger wichtiger Säure-Base-Indikatoren an.

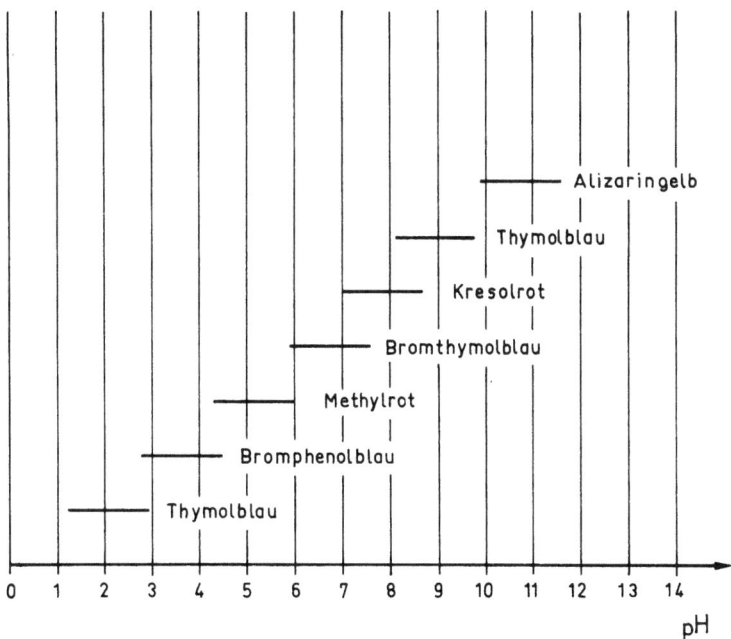

Abb. 15. Umschlagsintervalle von Indikatoren

Völlig analog läßt sich das Umschlagsintervall von <u>zweifarbigen Metall-Indikatoren</u> herleiten. Das Dissoziationsgleichgewicht lautet hier:

$$InMe^{n\oplus} \rightleftharpoons Me^{n\oplus} + In.$$

Aus dem MWG ergibt sich dann analog:

$$pMe^{n\oplus} = pK_{In} + \lg \frac{[In]}{[InMe^{n\oplus}]} \qquad (II).$$

$pMe^{n\oplus} = - \lg[Me^{n\oplus}]$ (= Metallexponent),

K_{In} = Dissoziationskonstante des Metall-Indikator-Komplexes.

Danach liegt der Umschlagspunkt bei pMe $\approx$ pK$_{In}$, das Umschlagsintervall liegt zwischen pMe = pK$_{In}$ - 1 und pMe = pK$_{In}$ + 1. Statt zwei pH-Einheiten umfaßt das Intervall hier also zwei pMe-Einheiten.

Auch bei <u>zweifarbigen Redoxindikatoren</u> läßt sich eine analoge Beziehung herstellen. Aus der Nernstschen Gleichung ergibt sich:

$$E = E^o + \frac{0,059}{n} \lg \frac{[Ox]}{[Red]} \qquad (III).$$

E = Potential, E^o = Normalpotential des Indikators, n = Zahl der beim Redoxvorgang verschobenen Elektronen, Ox = oxidierte Form des Indikators, Red = reduzierte Form des Indikators.

Für das Potential beim Umschlagspunkt gilt also E $\approx$ E^o; das Umschlagsintervall liegt zwischen E = E^o - $\frac{0,059}{n}$ und E = E^o + $\frac{0,059}{n}$.

Aus diesen Betrachtungen wird sichtbar, daß alle zweifarbigen Indikatoren ein jeweils spezifisches Umschlagsintervall haben, dessen Lage nicht konzentrationsabhängig ist. Entscheidend für die Lage des Intervalls ist je nach Indikatortyp die Dissoziationskonstante bzw. das Normalpotential des Indikators. Hierin liegt ein großer Vorzug der zweifarbigen Indikatoren.

Bei <u>einfarbigen</u> Indikatoren ist dagegen der Umschlagspunkt von der Konzentration des Indikators abhängig.

Beispiel: Phenolphthalein.

Titrieren wir eine Säure mit einer Base gegen Phenolphthalein, so ist der Umschlagspunkt dann erreicht, wenn eine bestimmte, für das Auge gerade sichtbare, Konzentration von rotgefärbten Phenolphthalein-Molekülen vorliegt. Erhöhen wir jetzt die Indikatorkonzentration in einer zweiten Titration auf die 10-fache Menge, so ist nur eine zehnfach kleinere prozentuale Umsetzung des Indikators zum gefärbten Molekül erforderlich, um die gleiche absolute Anzahl an gefärbten Teilchen und damit eine sichtbare Farbänderung zu erhalten. Das bedeutet nach Gleichung (I), daß sich der Umschlags-pH um <u>eine</u> Einheit erniedrigt. Wenn $[In^{\ominus}]$ (hier das gefärbte Molekül) um eine Zehnerpotenz kleiner wird, so wird der Logarithmus des Quotienten um den Betrag 1 größer, d.h. der pH fällt um eine Einheit.

Indikatorbedingte Fehler

Ein durch den Indikator bedingter Fehler tritt dann auf, wenn der Farbumschlag des Indikators nicht mit dem eigentlichen Äquivalenzpunkt der Titration zusammenfällt. Dieser Fehler ist um so größer, je mehr der $pK_{In}^{\ominus}$ bzw. E^{o}-Wert des Indikators vom pH, pMe bzw. E-Wert am Äquivalenzpunkt abweicht. Oft mangelt es an geeigneten Indikatoren, um diesen Fehler möglichst gering zu halten.

Eine weitere Fehlerquelle liegt in der Konkurrenzreaktion des Indikators mit dem Titrator. Der Indikator verbraucht am Ende der Titration einen Teil des Titrators, um die farbverändernde Reaktion einzugehen. Dieser Fehler läßt sich durch den Einsatz kleiner Indikatorkonzentrationen sehr gering halten.

Ein indikatorbedingter Fehler kann auch durch die Konzentrationsabhängigkeit des Umschlagspunktes bei einfarbigen Indikatoren entstehen (s.o.). Zweifarbige Indikatoren sind daher vorzuziehen.

3.5. Säure-Base-Titrationen

3.5.1. Theorie der Säuren und Basen

Die Vorstellungen über die Natur der Säuren und Basen haben sich im Laufe der Zeit zu leistungsfähigen Theorien entwickelt. Eine erste allgemein brauchbare Definition für Säuren stammt von Boyle (1663). Weitere Meilensteine auf dem Weg zu den heutigen Theorien setzten u.a. Lavoisier, Liebig und Arrhenius. Heute werden Säure-Base-Systeme vor allem durch die Theorien von Broensted (1923) und Lowry sowie durch die Elektronentheorie von Lewis (1923) beschrieben.

Säure-Base-Theorie von Broensted

Säuren sind - nach Broensted (1923) - Protonendonatoren (Protonenspender). Das sind Stoffe oder Teilchen, die $H^{\oplus}$-Ionen abgeben können, wobei ein Anion $A^{\ominus}$ zurückbleibt. Beispiele: Salzsäure, HNO_3, H_2SO_4, CH_3COOH, H_2S. Außer diesen Neutralsäuren gibt es auch Kation-Säuren, s.S. 179, und Anion-Säuren, s.S. 180.

Beachte: Diese Theorie ist nicht auf Wasser als Lösungsmittel beschränkt (s.S. 202).

Basen sind Protonenakzeptoren. Das sind Stoffe oder Teilchen, die $H^{\oplus}$-Ionen aufnehmen können. Beispiele: $NH_3 + H^{\oplus} \rightleftharpoons NH_4^{\oplus}$; $Na^{\oplus}OH^{\ominus} + HCl \rightleftharpoons H_2O + Na^{\oplus} + Cl^{\ominus}$.

Kation-Basen und Anion-Basen werden auf S. 180 besprochen.

Salze sind Stoffe, die in festem Zustand aus Ionen aufgebaut sind. Beispiele: NaCl, NH_4Cl.

Eine Säure kann ihr Proton nur dann abgeben, d.h. als Säure reagieren, wenn das Proton von einer Base aufgenommen wird. Für eine Base liegen die Verhältnisse umgekehrt. Die saure oder basische Wirkung einer Substanz ist also eine Funktion des jeweiligen Reaktionspartners, denn Säure-Base-Reaktionen sind Protonenübertragungsreaktionen (Protolysen). Säuren und Basen nennt man daher auch *Protolyte*.

Protonenaufnahme bzw. -abgabe sind reversibel, d.h. bei einer Säure-Base-Reaktion stellt sich ein Gleichgewicht ein. Es heißt Säure-

Base-Gleichgewicht oder *Protolysengleichgewicht:* HA + B $\rightleftharpoons$ BH$^\oplus$ + A$^\ominus$, mit den Säuren: HA und BH$^\oplus$ und den Basen: B und A$^\ominus$. Bei der Rückreaktion wirkt A$^\ominus$ als Base und BH$^\oplus$ als Säure. Man bezeichnet A$^\ominus$ als die zu HA *korrespondierende* (konjugierte) Base. HA ist die zu A$^\ominus$ *korrespondierende* (konjugierte) Säure. HA und A$^\ominus$ nennt man ein *korrespondierendes* (konjugiertes) *Säure-Base-Paar*. Für ein Säure-Base-Paar gilt: Je leichter eine Säure (Base) ihr Proton abgibt (aufnimmt), d.h. je stärker sie ist, um so schwächer ist ihre korrespondierende Base (Säure).

Die Lage des Protolysengleichgewichts wird durch die Stärke der beiden Basen (Säuren) bestimmt. Ist B stärker als A$^\ominus$, so liegt das Gleichgewicht auf der rechten Seite der Gleichung.

Beispiel:

$$\begin{array}{c} HCl \rightleftharpoons H^\oplus + Cl^\ominus \\ NH_3 + H^\oplus \rightleftharpoons NH_4^\oplus \\ \hline HCl + NH_3 \rightleftharpoons NH_4^\oplus + Cl^\ominus \end{array}$$

allgemein:

Säure 1 + Base 2 $\rightleftharpoons$ Säure 2 + Base 1.

Die konjugierten Säure-Base-Paare sind:

HCl/Cl$^\ominus$ bzw. (Säure 1/Base 1),

NH$_3$/NH$_4^\oplus$ bzw. (Base 2/Säure 2).

<u>Kation-Säuren</u> entstehen durch Protolysenreaktionen beim Lösen bestimmter Salze in Wasser. Beispiele für Kation-Säuren sind das NH$_4^\oplus$-Ion und hydratisierte, mehrfach geladene Metallkationen:

NH$_4^\oplus$ + H$_2$O + Cl$^\ominus$ $\rightleftharpoons$ H$_3$O$^\oplus$ + NH$_3$ + Cl$^\ominus$; $pK_{s_{NH_4^\oplus}}$ = 9,21;

[Fe(H$_2$O)$_6$]$^{3\oplus}$ + H$_2$O + 3 Cl$^\ominus$ $\rightleftharpoons$ H$_3$O$^\oplus$ + [Fe(OH)(H$_2$O)$_5$]$^{2\oplus}$ + 3 Cl$^\ominus$;

$pK_{s_{[Fe(H_2O)_6]^{3\oplus}}}$ = 2,2;

[Al(H$_2$O)$_6$]$^{3\oplus}$ + H$_2$O + 3 Cl$^\ominus$ $\rightleftharpoons$ H$_3$O$^\oplus$ + [Al(OH)(H$_2$O)$_5$]$^{2\oplus}$ + 3 Cl$^\ominus$.

In allen Fällen handelt es sich um Kationen von Salzen, deren Anionen schwächere Basen als Wasser sind, z.B. Cl$^\ominus$, SO$_4^{2\ominus}$. Die Lösungen von hydratisierten Kationen reagieren um so stärker sauer, je kleiner der Radius und je höher die Ladung, d.h. je größer die Ladungsdichte des Metallions ist. Pharmazeutisch wichtige Kationsäuren sind die Salze der Alkaloide, z.B. Chininhydrochlorid, Strychninnitrat, s.S. 221.

Kation-Basen

Betrachtet man die Reaktion von $[Fe(OH)(H_2O)_5]^{2\oplus}$ oder $[Al(OH)(H_2O)_5]^{2\oplus}$ mit Wasser, so verhalten sich die Kationen wie eine Base. Man nennt sie daher auch Kation-Basen. Es sind also Kationen, die Protonen aufnehmen. Ein Beispiel ist auch das $N_2H_5^{\oplus}$-Kation:

$N_2H_5^{\oplus} + H_2O \rightleftharpoons N_2H_6^{2\oplus} + OH^{\ominus}$ ($N_2H_6^{2\oplus}$ ist eine Kationsäure!).

Anion-Säuren sind protonenabgebende Anionen wie z.B. $HSO_4^{\ominus}$ und $H_2PO_4^{\ominus}$:

$HSO_4^{\ominus} + H_2O \rightleftharpoons H_3O^{\oplus} + SO_4^{2\ominus}$,
$H_2PO_4^{\ominus} + H_2O \rightleftharpoons H_3O^{\oplus} + HPO_4^{2\ominus}$.

Anion-Basen

Es gibt auch Salze, deren Anionen infolge einer Protolysenreaktion mit Wasser $H^{\oplus}$-Ionen aufnehmen. Es sind sog. Anion-Basen. Die stärkste stabile Anion-Base in Wasser ist $OH^{\ominus}$. Weitere Beispiele:

$ClO_4^{\ominus} + H_2O \rightleftharpoons HClO_4 + OH^{\ominus}$; $pK_{b_{ClO_4^{\ominus}}} = 23,0$;

$SO_4^{2\ominus} + H_2O \rightleftharpoons HSO_4^{\ominus} + OH^{\ominus}$; $pK_{b_{SO_4^{2\ominus}}} = 12,08$;

$CH_3COO^{\ominus} + H_2O \rightleftharpoons CH_3COOH + OH^{\ominus}$; $pK_{b_{CH_3CO_2^{\ominus}}} = 9,25$;

$CO_3^{2\ominus} + H_2O \rightleftharpoons HCO_3^{\ominus} + OH^{\ominus}$; $pK_{b_{CO_3^{2\ominus}}} = 3,6$;

$S^{2\ominus} + H_2O \rightleftharpoons HS^{\ominus} + OH^{\ominus}$; $pK_{b_{S^{2\ominus}}} = 1,1$.

Ampholyte

Ampholyt (früher amphoterer Elektrolyt) heißt eine Substanz, die sowohl Protonen abgeben als auch aufnehmen kann. Welche Funktion ein

Ampholyt ausübt, hängt vom Reaktionspartner ab. Beispiele: Wasser (H_2O), Aminosäuren (H_2N-®-$COOH$) und Protolysenprodukte mehrwertiger Säuren wie $HCO_3^{2\ominus}$, $H_2PO_4^{\ominus}$, $HSO_4^{\ominus}$ usw.

Reaktionsmöglichkeiten eines Ampholyten mit H_2O als Reaktionspartner:

Ampholyt + H_2O ⇌ b + $H_3O^{\oplus}$ (Reaktion als Säure),

Ampholyt + H_2O ⇌ s + $OH^{\ominus}$ (Reaktion als Base),

Ampholyt + Ampholyt ⇌ s + b (Autoprotolyse).

(s bzw. b sind Symbole für konjugierte Säure bzw. Base; s = Amph.$H^{\oplus}$, b = Amph.$^{\ominus}$).
Spezielle Beispiele s.S. 191 ff.

Einteilung von nichtwäßrigen Lösungsmitteln nach ihren sauren und basischen Eigenschaften

Auf der Grundlage der Säure-Base-Theorie von Broensted können nichtwäßrige Lösungsmittel in folgende Gruppen eingeteilt werden (vgl. auch S. 233) (Lewis Theorie, s.S. 202).

Aprotische Lösungsmittel sind inert und enthalten kein abspaltbares Proton. *Unpolare* aprotische Lösungsmittel haben eine kleine Dielektrizitätskonstante. Beispiele: Benzol (C_6H_6), Chloroform ($CHCl_3$), Methylenchlorid (CH_2Cl_2).

Polare aprotische Lösungsmittel sind z.B. Acetonitril CH_3CN, Dimethylsulfoxid $(CH_3)_2SO$, Dimethylformamid $(CH_3)_2NCHO$.

Protogene Lösungsmittel sind saure Substanzen, die ionisiert sind und leicht Protonen abgeben. Sie haben i.a. eine große Dielektrizitätskonstante, und ihr Ionenprodukt ist größer als dasjenige von Wasser, s.S. 185. Beispiele: Essigsäure 2 CH_3COOH ⇌ $CH_3CO_2H_2^{\oplus}$ + $CH_3CO_2^{\ominus}$; Ameisensäure 2 $HCOOH$ ⇌ $HCO_2H_2^{\oplus}$ + $HCO_2^{\ominus}$.

Protophile Lösungsmittel sind basische Substanzen, die leicht Protonen aufnehmen und dabei ionisiert werden. Sie haben i.a. eine große Dielektrizitätskonstante, und ihr Ionenprodukt ist kleiner als dasjenige von Wasser.

Beispiel: Ethylendiamin: $H_2N-CH_2-CH_2-NH_2$ + $H^{\oplus}$ ⇌ $H_3N^{\oplus}-CH_2-CH_2-NH_2$.

Amphiprote (amphiprotische) Lösungsmittel sind Substanzen, die teilweise in Kationen und Anionen dissoziieren. Sie haben meist eine große Dielektrizitätskonstante. Das Ionenprodukt der freien Ionen ist in der Regel kleiner als dasjenige von Wasser.

Amphiprotische Lösungsmittel können sowohl Protonen aufnehmen als auch abgeben. Sie gehören zu der Gruppe der protischen Lösungsmittel. Diese zeigen eine merkliche Eigendissoziation in Protonen und Lösungsmittelanionen.

Beispiel für amphiprotische Lösungsmittel: Alkohole $R-OH + R-OH \rightleftharpoons R-OH_2^{\oplus} + R-O^{\ominus}$.

3.5.2. *Azidităts- und Bazizitätskonstante* (Säuren- und Basenkonstante)

Betrachten wir die Reaktion einer Säure HA mit H_2O und wenden darauf das Massenwirkungsgesetz an, ergibt sich

$$HA + H_2O \rightleftharpoons H_3O^{\oplus} + A^{\ominus}; \quad \frac{[H_3O^{\oplus}] \cdot [A^{\ominus}]}{[HA] \cdot [H_2O]} = K.$$

Solange mit verdünnten Lösungen der Säure gearbeitet wird, kann man $[H_2O]$ als konstant annehmen und in die Gleichgewichtskonstante K einbeziehen, die dann einen anderen Wert erhält:

$$\frac{[H_3O^{\oplus}] \cdot [A^{\ominus}]}{[HA]} = K \cdot [H_2O] = \underline{K_s}.$$

Für die Reaktion der Base B mit H_2O ergeben sich analoge Beziehungen:

$$B + H_2O \rightleftharpoons BH^{\oplus} + OH^{\ominus}; \quad \frac{[BH^{\oplus}] \cdot [OH^{\ominus}]}{[H_2O] \cdot [B]} = K'$$

und $\quad \dfrac{[BH^{\oplus}] \cdot [OH^{\ominus}]}{[B]} = K' \cdot [H_2O] = \underline{K_b}.$

Die Konstanten K_s bzw. K_b heißen Säuren- bzw. Basenkonstante. Sie sind ein *Maß für die Stärke* einer Säure bzw. Base. Symbolisiert man den negativen dekadischen Logarithmus allgemein mit einem kleinen p, erhält man die häufig benutzten pK_s- bzw. pK_b-Werte:

$pK_s = -\lg K_s$ und $pK_b = -\lg K_b$

In Wasser gilt zwischen den pK_s- und pK_b-Werten *korrespondierender* Säure-Base-Paare die Beziehung:

$$\boxed{pK_s + pK_b = 14}$$, s. hierzu S. 186.

Tabelle 11 enthält ausgewählte Beispiele für starke und schwache Säure-Base-Paare.

Tabelle 11. Starke und schwache Säure-Base-Paare

pK_s		Säure ←—	korrespondierende —→	Base		pK_b
-9	sehr	$HClO_4$	Perchlorsäure	$ClO_4^\ominus$	Perchloration	sehr	23
-3	starke Säure	H_2SO_4	Schwefelsäure	$HSO_4^\ominus$	Hydrogensulfation	schwache Base	17
-1,74		$H_3O^\oplus$	Oxoniumion	H_2O	Wasser		15,74
1,92		H_2SO_3	Schweflige Säure	$HSO_3^\ominus$	Hydrogensulfition		12,08
1,92	Die Stärke der Säure nimmt ab	$HSO_4^\ominus$	Hydrogensulfation	$SO_4^{2\ominus}$	Sulfation	Die Stärke der Base nimmt zu	12,08
1,96		H_3PO_4	Orthophosphorsäure	$H_2PO_4^\ominus$	Dihydrogenphosphation		12,04
4,74		HAc	Essigsäure	$Ac^\ominus$	Acetation		9,25
6,52		H_2CO_3	Kohlensäure	$HCO_3^\ominus$	Hydrogencarbonation		7,48
7		$HSO_3^\ominus$	Hydrogensulfition	$SO_3^{2\ominus}$	Sulfition		7
9,25		$NH_4^\oplus$	Ammoniumion	NH_3	Ammoniak		4,75
10,4	sehr schwache Säure	$HCO_3^\ominus$	Hydrogencarbonation	$CO_3^{2\ominus}$	Carbonation	sehr starke Base	3,6
15,74		H_2O	Wasser	$OH^\ominus$	Hydroxidion		-1,74
24		$OH^\ominus$	Hydroxidion	$O^{2\ominus}$	Oxidion		-10

Aus Tabelle 11 geht hervor:

<u>Starke Säuren</u> haben pK_s-Werte < 1, und <u>starke Basen</u> haben pK_b-Werte < 0, d.h. pK_s-Werte > 14. In wäßrigen Lösungen starker Säuren und Basen reagiert nämlich die Säure oder Base praktisch vollständig mit dem Wasser, d.h. $[H_3O^\oplus]$ bzw. $[OH^\ominus]$ ist gleich der Gesamtkonzentration der Säure bzw. Base.

Bei schwachen Säuren und Basen kommt es nur zu unvollständigen Protolysen. Es stellt sich ein Gleichgewicht ein, in dem alle beteiligten Teilchen in meßbaren Konzentrationen vorhanden sind.

Mehrbasige (mehrprotonige, mehrwertige) Säuren sind Beispiele für mehrstufig dissoziierende Elektrolyte. Sie können ihre Protonen *schrittweise* abgeben (übertragen). Für jede einzelne Protolysenreaktion gibt es eine Säurenkonstante K und einen entsprechenden pK_s-Wert. Der K_s-Wert der gesamten Protolysenreaktion ist gleich dem *Produkt* der K_s-Werte der einzelnen Schritte, und der pK_s-Wert ist die *Summe* der einzelnen pK_s-Werte.

Beispiele: a) Phosphorsäure

$$H_3PO_4 + H_2O \rightleftharpoons H_3O^{\oplus} + H_2PO_4^{\ominus};$$

$$K_{s_1} = \frac{[H_3O^{\oplus}][H_2PO_4^{\ominus}]}{[H_3PO_4]} = 1{,}1 \cdot 10^{-2}; \quad pK_{s_1} = 1{,}96;$$

$$H_2PO_4^{\ominus} + H_2O \rightleftharpoons H_3O^{\oplus} + HPO_4^{2\ominus};$$

$$K_{s_2} = \frac{[H_3O^{\oplus}][HPO_4^{2\ominus}]}{[H_2PO_4^{\ominus}]} = 6{,}1 \cdot 10^{-8}; \quad pK_{s_2} = 7{,}21;$$

$$HPO_4^{2\ominus} + H_2O \rightleftharpoons H_3O^{\oplus} + PO_4^{3\ominus};$$

$$K_{s_3} = \frac{[H_3O^{\oplus}][PO_4^{3\ominus}]}{[HPO_4^{2\ominus}]} = 4{,}7 \cdot 10^{-13}; \quad pK_{s_3} = 12{,}32.$$

Gesamtreaktion:

$$H_3PO_4 + 3\,H_2O \rightleftharpoons 3\,H_3O^{\oplus} + PO_4^{3\ominus};$$

$$K_{s_{1,2,3}} = \frac{[H_3O^{\oplus}]^3 \cdot [PO_4^{3\ominus}]}{[H_3PO_4]};$$

$$K_{s_{1,2,3}} = K_{s_1} \cdot K_{s_2} \cdot K_{s_3} = 4 \cdot 10^{-22};$$

$$pK_{s_{1,2,3}} = pK_{s_1} + pK_{s_2} + pK_{s_3} = 21{,}49.$$

b) Kohlensäure

1. Stufe:

$$H_2CO_3 + H_2O \rightleftharpoons HCO_3^{\ominus} + H_3O^{\oplus}; \quad K_{s_1} = \frac{[H_3O^{\oplus}][HCO_3^{\ominus}]}{[H_2CO_3]} = 3 \cdot 10^{-7};$$

$$pK_{s_1} = 6,52.$$

2. Stufe:

$$HCO_3^{\ominus} + H_2O \rightleftharpoons CO_3^{2\ominus} + H_3O^{\oplus}; \quad K_{s_2} = \frac{[CO_3^{2\ominus}][H_3O^{\oplus}]}{[HCO_3^{\ominus}]} = 3,9 \cdot 10^{-11};$$

$$pK_{s_2} = 10,4.$$

Gesamtreaktion:

$$H_2CO_3 + 2H_2O \rightleftharpoons CO_3^{2\ominus} + 2H_3O^{\oplus}; \quad K_{s_{1,2}} = \frac{[CO_3^{2\ominus}][H_3O^{\oplus}]^2}{[H_2CO_3]} = K_{s_1} \cdot K_{s_2}$$

$$= 1,2 \cdot 10^{-17};$$

$$pK_{s_{1,2}} = pK_{s_1} + pK_{s_2} = 16,92.$$

3.5.3. Ionenprodukt des Wassers

Wasser, H_2O, ist als Ampholyt in ganz geringem Maße dissoziiert:

$$H_2O \rightleftharpoons H^{\oplus} + OH^{\ominus}.$$

$H^{\oplus}$-Ionen sind wegen ihrer im Verhältnis zur Größe hohen Ladung nicht existenzfähig. Man schreibt daher besser:

$$H_2O + H_2O \rightleftharpoons H_3O^{\oplus} + OH^{\ominus} \quad (\underline{\text{Autoprotolyse}} \text{ des Wassers}).$$

Der Dissoziationsgrad α von Wasser ist: $\alpha = 1,4 \cdot 10^{-9}$ bei $22°$ C.
(Die $H_3O^{\oplus}$-Ionen (Hydronium-Ionen) sind in wäßriger Lösung nur 10^{-13}s stabil. Sie lagern sich mit weiteren Wassermolekülen zu größeren Aggregaten zusammen, z.B. $H_9O_4^{\oplus} = H_3O^{\oplus} \cdot 3\ H_2O$).

Das Massenwirkungsgesetz gibt auf die Autoprotolyse des Wassers angewandt:

$$\frac{[H_3O^{\oplus}] \cdot [OH^{\ominus}]}{[H_2O]^2} = K \quad \text{oder} \quad [H_3O^{\oplus}] \cdot [OH^{\ominus}] = K \cdot [H_2O]^2.$$

Da $[H_2O]^2$ praktisch konstant ist, schreibt man für $K \cdot [H_2O]^2$ die neue Konstante K_W.

Die Konstante K_W heißt das <u>Ionenprodukt des Wassers</u>. Für reinstes Wasser und 22° C ergibt sich als Wert für K_W:

$$K_W = 10^{-14} \text{ mol}^2 \cdot \text{l}^{-2}$$

und damit für

$[H_3O^{\oplus}]$ und $[OH^{\ominus}]$: $[H_3O^{\oplus}] = [OH^{\ominus}] = \sqrt{10^{-14}} = 10^{-7}$ mol·l^{-1}.

Mit p als Symbol für den negativen dekadischen Logarithmus erhält man pK_W anstelle von K_W und damit handlichere Werte:

$pK_W = -\lg K_W$,

$pK_W = 14$ bei 22° C in reinstem Wasser.

Die Abhängigkeit des Ionenproduktes des Wassers von der Temperatur zeigt Tabelle 12.

Tabelle 12. Zahlenwerte von K_W und pK_W in Abhängigkeit von der Temperatur

Temperatur °C	K_W	pK_W
0	$0,13 \cdot 10^{-14}$	14,89
10	$0,36 \cdot 10^{-14}$	14,45
20	$0,86 \cdot 10^{-14}$	14,07
22	$1,00 \cdot 10^{-14}$	14,00
25	$1,27 \cdot 10^{-14}$	13,90
30	$1,89 \cdot 10^{-14}$	13,73
50	$5,6 \cdot 10^{-14}$	13,25
100	$74,0 \cdot 10^{-14}$	12,13

Zwischen dem Ionenprodukt des Wassers (K_W) und der Säuren- und Basenkonstante eines Stoffes in Wasser besteht die Beziehung:

$$K_s \cdot K_b = K_W \quad \text{bzw.} \quad pK_s + pK_b = pK_W.$$

In Worten heißt dies: Das *Produkt* aus der Säurenkonstante und der Basenkonstante eines konjugierten Säure-Base-Paares ist gleich dem Ionenprodukt des Wassers, bzw. die Summe von pK_s und pK_b eines konjugierten Säure-Base-Paares ist gleich pK_W.

3.5.4. pH-Wert

Auf S. 186 hatten wir bei der Autoprotolyse des Wassers gesehen, daß in reinstem Wasser bei 22° C die Konzentration der $H_3O^{\oplus}$-Ionen gleich der Konzentration der $OH^{\ominus}$-Ionen ist: $[H_3O^{\oplus}] = [OH^{\ominus}] = 10^{-7}$ mol·l^{-1}. Wasser reagiert also bei Zimmertemperatur neutral, d.h. weder sauer noch basisch.

Man kann auch allgemein sagen: Eine wäßrige Lösung reagiert dann *neutral*, wenn in ihr die Wasserstoffionenkonzentration $[H_3O^{\oplus}]$ den Wert 10^{-7} mol·l^{-1} hat.

Für den negativen dekadischen Logarithmus der Wasserstoffionenkonzentration hat man aus praktischen Gründen das Symbol pH (von potentia hydrogenii) eingeführt. Den zugehörigen Zahlenwert bezeichnet man als den pH-Wert oder als das pH einer Lösung:

$$pH = -\lg [H_3O^{\oplus}]$$

Beachte: Korrekt formuliert ist der pH-Wert der mit -1 multiplizierte Wert des dekadischen Logarithmus der Aktivität der Wasserstoff-Ionen: $pH = -\lg a_{H_3O^{\oplus}}$. In der Praxis rechnet man jedoch meist mit der Wasserstoffionenkonzentration $[H_3O^{\oplus}]$. Wir schließen uns in diesem Buch dem allgemeinen Brauch an.

Eine *neutrale* Lösung hat den pH-Wert 7.

In *sauren* Lösungen überwiegen die $H_3O^{\oplus}$-Ionen und es gilt:

$[H_3O^{\oplus}] > 10^{-7}$ mol·l^{-1} oder pH < 7.

In *alkalischen* (basischen) Lösungen überwiegen die $OH^{\ominus}$-Ionen. Hier ist:

$[H_3O^{\oplus}] < 10^{-7}$ mol·l^{-1} oder pH > 7.

Schreibt man für die Konzentration der $OH^{\ominus}$-Ionen ihren negativen dekadischen Logarithmus: $pOH = -\lg OH^{\ominus}$, kann man das *Ionenprodukt von Wasser* als Summe von pH und pOH schreiben (s.S. 186):

$$pH + pOH = pK_W$$

Mit dieser Gleichung kann man über die $OH^{\ominus}$-Konzentration basischer Lösungen auch ihren pH-Wert errechnen. Tabelliert ist meist nur der pH-Wert.

Tabelle 13. pH- und pOH-Werte von Säuren und Basen (Auswahl)

pH		pOH
0	1N starke Säure, z.B. 1N HCl, $[H_3O^\oplus] = 10^0 = 1$, $[OH^\ominus] = 10^{-14}$	14
1	0,1N starke Säure, z.B. 0,1 N HCl, $[H_3O^\oplus] = 10^{-1}$, $[OH^\ominus] = 10^{-13}$	13
2	0,01N starke Säure, z.B. 0,01 N HCl, $[H_3O^\oplus] = 10^{-2}$, $[OH^\ominus] = 10^{-12}$	12
.	.	.
.	.	.
.	.	.
.	.	.
7	Neutralpunkt, reines Wasser, $[H_3O^\oplus] = [OH^\ominus] = 10^{-7}$	7
.	.	.
.	.	.
.	.	.
.	.	.
12	0,01N starke Base, z.B. 0,01 N NaOH, $[OH^\ominus] = 10^{-2}$, $[H_3O^\oplus] = 10^{-12}$	2
13	0,1N starke Base, z.B. 0,1 N NaOH, $[OH^\ominus] = 10^{-1}$, $[H_3O^\oplus] = 10^{-13}$	1
14	1 N starke Base, z.B. 1N NaOH, $[OH^\ominus] = 10^0$, $[H_3O^\oplus] = 10^{-14}$	0
pH		pOH

Berechnung von pH-Werten

pH-Wert von starken Säuren

Eine starke Säure reagiert praktisch vollständig mit H_2O, d.h. das Gleichgewicht der Protolysenreaktion liegt vollständig auf der rechten Seite:

$$HA + H_2O \rightleftharpoons A^\ominus + H_3O^\oplus.$$

Läßt man die Autoprotolyse von H_2O unberücksichtigt, weil sie hier nicht ins Gewicht fällt, kann man sagen:

$[H_3O^\oplus]$ ist gleich der Gesamtkonzentration C der Säure.

In Formeln: $[H_3O^\oplus] = C$.

Der pH-Wert einer starken Säure ist gleich dem negativen dekadischen Logarithmus der Konzentration der Säure:

$$\boxed{pH = -\lg C}.$$

Beispiel: Gegeben: 0,01 M wäßrige HCl-Lösung; gesucht: pH-Wert.

$[H_3O^\oplus] = 0,01 = 10^{-2}$ mol·l^{-1}; pH = 2.

Lösungen mehrerer starker Säuren

In diesen Lösungen protolysieren die einzelnen Säuren praktisch unabhängig voneinander. C muß daher durch $\sum C$ ersetzt werden. Dies gilt auch für den Fall, daß eine mehrprotonige starke Säure in allen Stufen gleichstark protolysiert.

pH-Wert von starken Basen

Für den pOH-Wert von starken Basen gilt aus analogen Gründen wie für den pH-Wert von starken Säuren:

$[OH^{\ominus}] = C$ und $pOH = -\lg C$,

wobei C die Gesamtkonzentration der starken Base ist. Der pH-Wert errechnet sich (bei 22° C) über die Gleichung $pH = 14 - pOH$.

Beispiel: Gegeben: 0,1 M NaOH; gesucht: pH-Wert.

$[OH^{\ominus}] = 0,1 = 10^{-1} mol \cdot l^{-1}$; $pOH = 1$; $[OH^{\ominus}] \cdot [H_3O^{\oplus}] = 10^{-14}$;
$[H_3O^{\oplus}] = 10^{-13} mol \cdot l^{-1}$; $pH = 13$.

Anmerkung: Sind in einer Lösung mehrere starke Basen enthalten, wird C durch $\sum C$ ersetzt.

pH-Wert einer schwachen Säure

Schwache Säuren sind nur wenig protolysiert. Das Gleichgewicht der Protolysenreaktion liegt auf der linken Seite:

Säure: $HA + H_2O \rightleftharpoons H_3O^{\oplus} + A^{\ominus}$.

Aus Säure und H_2O entstehen gleichviele $H_3O^{\oplus}$- und $A^{\ominus}$-Ionen, d.h. $[A^{\ominus}] = [H_3O^{\oplus}] = x$. Die Konzentration der undissoziierten Säure $c = [HA]$ ist gleich der Anfangskonzentration der Säure C minus x; denn wenn x $H_3O^{\oplus}$-Ionen gebildet werden, werden x Säuremoleküle verbraucht. Bei schwachen Säuren ist x gegenüber C vernachlässigbar und man darf $c \approx [HA] \approx C$ setzen. Hiermit ergibt sich bei der Anwendung des Massenwirkungsgesetzes auf die Protolysenreaktion:

$$K_S = \frac{[H_3O^{\oplus}] \cdot [A^{\ominus}]}{[HA]} = \frac{[H_3O^{\oplus}]^2}{[HA]} = \frac{[H_3O^{\oplus}]^2}{C - x} \approx \frac{[H_3O^{\oplus}]^2}{C} ;$$

$K_S \cdot C = [H_3O^{\oplus}]^2$; $[H_3O^{\oplus}] = \sqrt{K_S \cdot C}$; Logarithmieren und multiplizieren mit -1 ergibt:

$pK_S - \lg C = 2 \cdot pH$, und daraus erhält man:

$$\boxed{\begin{array}{l} pH = \dfrac{pK_s - \lg C}{2} \\ \text{oder} \\ pH = 1/2\ pK_s - 1/2\ \lg C \end{array}} \qquad = 7 - 1/2\ pK_b - 1/2\ \lg C.$$

Beispiel:

Säure: Gegeben: 0,1 M HCN-Lösung, $pK_{s_{HCN}} = 9,4$; gesucht: pH-Wert.

Lösung:

$$C = 0,1 = 10^{-1}\ mol \cdot l^{-1};\quad pH = \frac{9,4 + 1}{2} = 5,2.$$

pH-Wert einer schwachen Base

Die Berechnung des pOH-Wertes einer schwachen Base erfolgt analog zur Berechnung des pH-Wertes einer schwachen Säure. C ist jetzt die Anfangskonzentration der Base B.

Base: $B + H_2O \rightleftharpoons BH^\oplus + OH^\ominus$.

Zur Berechnung des pH-Wertes in der Lösung einer Base verwendet man die Basenkonstante K_b:

$$\frac{[BH^\oplus] \cdot [OH^\ominus]}{[B]} = K_b.$$

$$K_b \cdot [B] = [OH^\ominus]^2 \quad (\text{mit } [OH^\ominus] = [BH^\oplus]).$$

Durch Logarithmieren, Multiplikation mit -1 und Substitution von [B] durch C ergibt sich daraus:

$pK_b - \lg C = 2 \cdot pOH$,

oder

$$pOH = \frac{pK_b - \lg C}{2}.$$

Den pH-Wert der Lösung der Base erhält man durch die Beziehung: $pH + pOH = pK_W$ (= 14 für $22°$ C):

$$\boxed{\begin{array}{l} pH = 14 - \dfrac{pK_b - \lg C}{2} \\ \text{oder} \\ pH = 7 + 1/2\ pK_s + 1/2\ \lg C \end{array}}$$

Beispiel:

Base: Gegeben: 0,1 M Na_2CO_3-Lösung; gesucht: pH-Wert.

Lösung: Na_2CO_3 enthält das basische $CO_3^{2\ominus}$-Ion, das mit H_2O reagiert: $CO_3^{2\ominus} + H_2O \rightleftharpoons HCO_3^{\ominus} + OH^{\ominus}$. Das $HCO_3^{\ominus}$-Ion ist die zu $CO_3^{2\ominus}$ konjugierte Säure mit $pK_s = 10,4$.

Aus $pK_s + pK_b = 14$ folgt $pK_b = 3,6$. Damit wird

$$pOH = \frac{3,6 - \lg 0,1}{2} = \frac{3,6 - (-1)}{2} = 2,3 \text{ und } pH = 14 - 2,3 = 11,7.$$

pH-Wert *mehrprotoniger* Säuren

Mehrprotonige Säuren können - entsprechend der Zahl an abdissoziierbaren Protonen - mehrere Protolysenreaktionen eingehen. Sie verhalten sich demnach wie eine Mischung von verschiedenen Säuren. Bei genügend großem Unterschied der K_s- bzw. pK_s-Werte der einzelnen Protolysenreaktionen kann man jede Reaktion für sich betrachten. In vielen Fällen ist nur die *erste* Protolyse von Bedeutung. In diesem Fall bestimmt diese Reaktion den pH-Wert der Lösung. Die Berechnung des pH-Wertes erfolgt entsprechend der jeweiligen Säurestärke nach einer der für Säuren angegebenen Formeln.

pH-Wert eines Ampholyten

Auf Seite 181 hatten wir gesehen, daß in der wäßrigen Lösung eines Ampholyten drei Protolysenreaktionen ablaufen:

1. Ampholyt + $H_2O \rightleftharpoons s + OH^{\ominus}$;

$$\frac{[s] \cdot [OH^{\ominus}]}{[Amphol.]} = K_b \qquad\qquad K_b = K_W / K_{s1}$$

(aus $K_b \cdot K_s = K_W$)

2. Ampholyt + $H_2O \rightleftharpoons b + H_3O^{\oplus}$;

$$\frac{[b] \cdot [H_3O^{\oplus}]}{[Amphol.]} = K_s \qquad\qquad K_s = K_{s2}$$

3. Ampholyt + Ampholyt $\rightleftharpoons s + b$ (Autoprotolyse).

Nach Gleichung (1) und (2) läßt sich ein Ampholyt auch als Zwischenprodukt bei der Protolyse einer zwei- oder mehrprotonigen Säure s auffassen. Die Protolyse erfolgt dabei in der Reihenfolge:

Säure (s) → Ampholyt → Base (b). Entsprechend erfolgt die Kennzeichnung der K_s-Werte in der rechten Spalte: K_{s1} ist also die Säurekonstante der Reaktion: s + $OH^\ominus$ ⇌ Ampholyt + H_2O.

Dividiert man K_s (Protolysenreaktion (2)) durch K_b (Protolysenreaktion (1)) und berücksichtigt, daß $[H_3O^\oplus] \cdot [OH^\ominus] = K_W$ ist, ergibt sich:

$$[H_3O^\oplus] = \sqrt{\frac{K_s}{K_b} \cdot K_W \frac{[s]}{[b]}}; \quad pH = -lg\,[H_3O^\oplus]$$

Eine *Vereinfachung* dieser Gleichung ist möglich, wenn $[H_3O^\oplus]$ und $[OH^\ominus]$ klein sind im Verhältnis zu [s] und [b]. Dies ist der Fall, wenn die Gesamtkonzentration des Ampholyten groß ist. Es überwiegt nun Reaktion (3); damit wird [s] = [b], und man erhält für diesen Sonderfall (Isoelektrischer Punkt):

$$[H_3O^\oplus] = \sqrt{\frac{K_s}{K_b} \cdot K_W}\,.$$

Werden K_s durch K_{s2} und K_b durch K_W / K_{s1} ersetzt, wird daraus

$$[H_3O^\oplus] = \sqrt{K_{s1} \cdot K_{s2}}$$

und

$$pH = 1/2\,(pK_{s1} + pK_{s2}), \text{ für } [s] = [b] \; (\equiv \text{Isoelektrischer Punkt})$$

Isoelektrischer Punkt (I.P.)

Besonders wichtig ist die Kenntnis des I.P. bei Aminosäuren. Wir wählen daher diese Verbindungsklasse als Beispiel.

Aminosäuren H_2N-Ⓡ-COOH besitzen aufgrund ihrer Struktur sowohl basische als auch saure Eigenschaften. Es ist daher eine intramolekulare Neutralisation möglich, die zu einem sog. Zwitterion führt:

R-CH-COO$^\ominus$
|
$^\oplus$NH$_3$

In wäßriger Lösung ist die $-NH_3^{\oplus}$-Gruppe die Säuregruppe einer Aminosäure. Der pK_s-Wert ist ein Maß für die Säurestärke dieser Gruppe. Der pK_b-Wert einer Aminosäure bezieht sich auf die basische Wirkung der $-COO^{\ominus}$-Gruppe.

Für eine bestimmte Verbindung sind die Säuren- und Basenstärken nicht genau gleich, da diese von der Struktur abhängen. Es gibt jedoch in Abhängigkeit vom pH-Wert einen Punkt, bei dem die intramolekulare Neutralisation vollständig ist. Dieser wird als isoelektrischer Punkt I.P. bezeichnet. Er ist dadurch gekennzeichnet, daß im elektrischen Feld bei der Elektrolyse keine Ionenwanderung mehr stattfindet und die Löslichkeit der Aminosäuren ein Minimum erreicht. Daher ist es wichtig, bei gegebenen pK_s-Werten den isoelektrischen Punkt I.P. berechnen zu können. Die Formel hierfür lautet:

$$I.P. = 1/2 \ (pK_{s1} + pK_{s2}),$$

$pK_{s1} = pK_s$-Wert der Carboxylgruppe, $pK_{s2} = pK_s$-Wert der Aminogruppe. Manchmal findet man anstatt K_s auch K_a (von acid).

Beispiel: Glycin H_2NCH_2COOH

(A)
$$K_s = 1,6 \cdot 10^{-10}, \ pK_s = 9,8,$$
$$K_b = 2,5 \cdot 10^{-12}, \ pK_b = 11,6,$$

oder (B)
$$K_{s2} = 1,6 \cdot 10^{-10}$$
$$pK_{s2} = 9,8,$$
$$K_{s1} = 4 \cdot 10^{-3}$$
$$pK_{s1} = 2,4.$$

Beide Angaben (A) und (B) sind in der Literatur üblich.

Der I.P. berechnet sich daraus zu:

$$I.P. = 1/2 \ (2,4 + 9,8) = 6,1.$$

Der I.P. ist also etwas zur sauren Seite hin verschoben. Dies ist verständlich, da Glycin stärker sauer als basisch ist ($K_s > K_b$), und für den Vorgang $H_2NCH_2COO^{\ominus} + H^{\oplus} \rightarrow H_3\overset{\oplus}{N}CH_2COO^{\ominus}$ Protonen benötigt werden. Die entsprechende Titrationskurve zeigt Abb. 16.

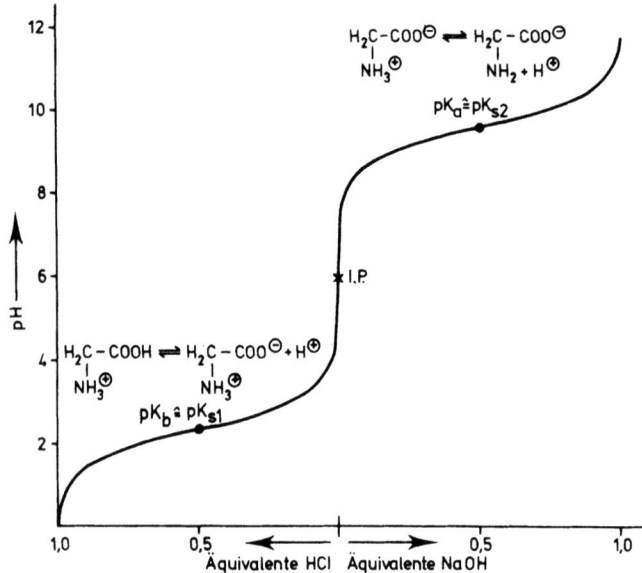

Abb. 16. Titrationskurve von Glycin

Wir sehen daraus, daß der gemessene K_s-Wert die Säurestärke der $NH_3^\oplus$-Gruppe wiedergibt, hingegen K_b sich auf die Basizität der $COO^\ominus$-Gruppe bezieht. Mit der Beziehung $pK_s + pK_b = 14$ (s.S. 187) können wir im obigen Beispiel (Angabe A) leicht den pK_s-Wert der konjugierten Säure -COOH berechnen: Aus $K_b = 2,5 \cdot 10^{-12}$ folgt $pK_b = 11,6$ und damit $pK_{s1} = 2,4$. Der pK_s-Wert (Angabe A) braucht nicht umgerechnet zu werden, denn er ist bereits der pK_{s2}-Wert der Aminogruppe.

Verändert man den pH-Wert einer Lösung, so wandert die Aminosäure je nach Ladung an die Kathode oder Anode, wenn man eine Gleichspannung an zwei in ihre Lösung eintauchende Elektroden anlegt (Elektrophorese). Dies läßt sich anhand folgender Gleichungen leicht einsehen:

$$H_2N-\underset{R}{CH}-COO^\ominus \underset{-H_2O}{\overset{+OH^\ominus}{\longleftarrow}} H_3\overset{\oplus}{N}-\underset{R}{CH}-COO^\ominus \overset{+H^\oplus}{\longrightarrow} H_3\overset{\oplus}{N}-\underset{R}{CH}-COOH$$

(basisch)　　　　　　　　I.P.　　　　　　　　(sauer)
Anion (wandert　　　　keine Wanderung　　　Kation (wandert
zur Anode)　　　　　　　　　　　　　　　　　zur Kathode)

Damit wird auch die jeweils vorliegende Struktur der Aminosäuren vom pH-Wert bestimmt.

Beispiel: Lysin hat einen I.P. von 9,74. Bei einem pH von 10 liegt Lysin als Anion vor (basischer!), bei pH = 9,5 als Kation. Die jeweils vorliegende Struktur ergibt sich aus den obigen Gleichungen.

Will man Lysin an einem Anionenaustauscher (s.S. 443) adsorbieren, muß man daher den pH-Wert der wäßrigen Lösung größer als den I.P. wählen (z.B. pH = 10). In einer derartigen Lösung wird Lysin beim Anlegen einer elektrischen Gleichspannung zur Anode wandern.

Messung von pH-Werten

Eine genaue Bestimmung des pH-Wertes ist potentiometrisch mit der sog. Glaselektrode möglich, s.S. 317.

Weniger genau ist die Verwendung von Farbindikatoren (pH-Indikatoren); s. hierzu S. 171 und S. 242.

3.5.5. Säure-Base-Reaktionen

Die Umsetzung einer Säure mit einer Base nennt man allgemein *Neutralisationsreaktion*. Hierbei hebt die Säure die Basenwirkung bzw. die Base die Säurenwirkung mehr oder weniger vollständig auf.

Läßt man z.B. äquivalente Mengen wäßriger Lösungen von starken Säuren und Basen miteinander reagieren, so ist das erhaltene Gemisch weder sauer noch basisch, sondern neutral. Es hat den pH-Wert 7. Handelt es sich nicht um starke Säuren und starke Basen, so kann die Mischung einen pH-Wert $\neq$ 7 aufweisen, s.S. 207.

Allgemeine Formulierung einer Neutralisationsreaktion:

Säure + Base $\rightarrow$ Salz + Wasser + Wärme.

Beispiel: HCl + NaOH

$$H_3O^{\oplus} + Cl^{\ominus} + Na^{\oplus} + OH^{\ominus} \rightarrow Na^{\oplus} + Cl^{\ominus} + 2\ H_2O$$
$$\Delta H^{o} = -57,3\ kJ \cdot mol^{-1}.$$

Die Metall-Kationen und die Säurerest-Anionen bleiben wie in diesem Fall meist gelöst und bilden erst beim Eindampfen der Lösung Salze.

Das Beispiel zeigt deutlich:

Die Neutralisationsreaktion ist eine Protolyse, d.h. eine Übertragung eines Protons von der Säure $H_3O^{\oplus}$ auf die Base $OH^{\ominus}$.

$H_3O^{\oplus} + OH^{\ominus} \rightarrow 2\ H_2O$; $\Delta H^0 = -57,3\ kJ \cdot mol^{-1}$.

Diese Gleichung gilt für alle Neutralisationsvorgänge in wäßriger Lösung.

Dies erklärt, weshalb bei allen Neutralisationsreaktionen gleich konzentrierter Hydroxidlösungen mit verschiedenen starken Säuren immer die gleiche Wärmemenge (Neutralisationswärme) von $57,3\ kJ \cdot mol^{-1}$ frei wird.

Ermittelt man die Konzentration von Säuren durch langsame, portionsweise Zugabe von genau eingestellten Laugen, dann spricht man von azidimetrischer Titration. Die maßanalytische Bestimmung von Laugen mit eingestellten Säuren heißt entsprechend alkalimetrische Titration. Meist nennt man beide Verfahren einfach Neutralisationstitrationen.

Über Äquivalenzpunkt und Neutralpunkt s. Kap. 3.6., S. 205.

Ausführungsformen von Neutralisationstitrationen

Es werden sowohl direkte als auch indirekte Verfahren benutzt; s. hierzu S. 213 ff.

3.5.6. "Hydrolyse" (Protolyse)

Der Ausdruck Hydrolyse sollte ausschließlich für die Reaktion einer kovalenten Bindung mit Wasser benutzt werden.

Im folgenden verwenden wir daher den Ausdruck Protolyse auch für die Reaktion von Salzen mit Wasser.

Protolysenreaktionen beim Lösen von Salzen in Wasser

Salze aus einer starken Säure und einer starken Base wie NaCl reagieren in Wasser neutral. Die hydratisierten $Na^{\oplus}$-Ionen sind so schwache Protonendonatoren, daß sie gegenüber Wasser nicht sauer reagieren. Die $Cl^{\ominus}$-Anionen sind andererseits so schwach basisch, daß sie aus dem Lösungsmittel keine Protonen aufnehmen können.

Saure Reaktion zeigt die Lösung eines Salzes aus einer *starken* Säure und einer schwachen Base wie z.B. $NH_4^{\oplus}Cl^{\ominus}$ s. hierzu unter Kation-Säuren S. 179.

Basische Reaktion zeigt die Lösung eines Salzes aus einer schwachen Säure und einer starken Base wie z.B. $CH_3COO^{\ominus}Na^{\oplus}$; s. hierzu unter Anion-Basen, S. 180.

3.5.7. *Puffer*

pH-Abhängigkeit von Säuren- und Basen-Gleichgewichten

Protonenübertragungen in wäßrigen Lösungen verändern den pH-Wert. Dieser wiederum beeinflußt die Konzentrationen konjugierter Säure/Base-Paare.

Die Henderson-Hasselbalch-Gleichung gibt diesen Sachverhalt wieder. Man erhält sie auf folgende Weise:

$$HA + H_2O \rightleftharpoons H_3O^{\oplus} + A^{\ominus}.$$

Schreiben wir für diese Protolysenreaktion der Säure HA das MWG an:

$$K_s = \frac{[H_3O^{\oplus}] \cdot [A^{\ominus}]}{[HA]},$$

dividieren durch K_s und $[H_3O^{\oplus}]$ und logarithmieren anschließend, ergibt sich:

$$-\lg [H_3O^{\oplus}] = -\lg K_s + \lg \frac{[A^{\ominus}]}{[HA]},$$

oder $\boxed{pH = pK_s + \lg \frac{[A^{\ominus}]}{[HA]}}$ (Henderson-Hasselbalch-Gleichung)

oder $\boxed{pH = pK_s + \lg \frac{[Salz]}{[Säure]}}$ (Hier ist $[A^{\ominus}] = [Salz]$ gesetzt).

Berechnet man mit dieser Gleichung für bestimmte pH-Werte die prozentualen Verhältnisse an Säure und korrespondierender Base ($HA/A^{\ominus}$) und stellt diese graphisch dar, entstehen Kurven, die als *Pufferungskurven* bezeichnet werden (Abb. 17 - 19). Abb. 17 zeigt die Kurve für $CH_3COOH/CH_3COO^{\ominus}$. Die Kurve gibt die Grenze des Existenzbereichs von Säure und korrespondierender Base an: Bis pH = 3 existiert nur CH_3COOH; bei pH = 5 liegt 63,5%, bei pH = 6 liegt 95% $CH_3COO^\ominus$ vor; ab pH = 8 existiert nur $CH_3COO^\ominus$.

Abb. 18 gibt die Verhältnisse für das System $NH_4^\oplus/NH_3$ wieder. Bei pH = 6 existiert nur $NH_4^\oplus$, ab pH = 12 nur NH_3. Will man die $NH_4^\oplus$-Ionen quantitativ in NH_3 überführen, muß man durch Zusatz einer starken Base den pH-Wert auf 12 erhöhen. Da NH_3 unter diesen Umständen flüchtig ist, "treibt die stärkere Base die schwächere aus". Ein analoges Beispiel für eine Säure ist das System $H_2CO_3/HCO_3^\ominus$ (Abb. 19).

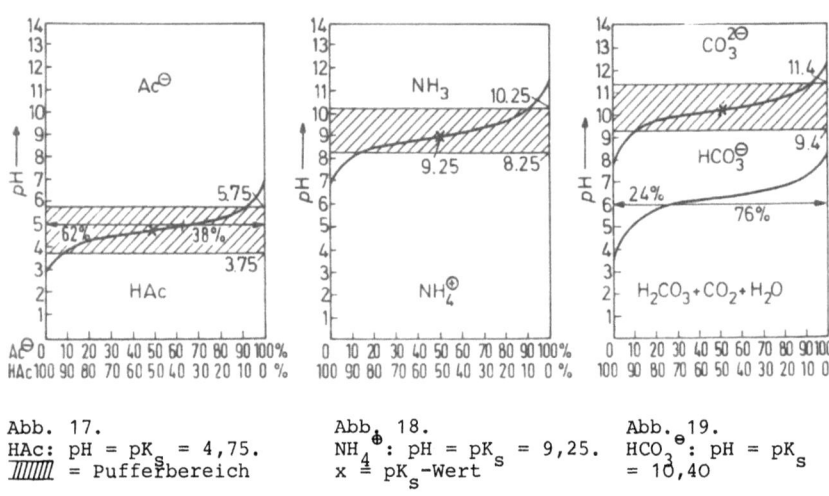

Abb. 17.
HAc: pH = pK_s = 4,75.
▨▨▨ = Pufferbereich

Abb. 18.
$NH_4^\oplus$: pH = pK_s = 9,25.
x ≙ pK_s-Wert

Abb. 19.
$HCO_3^\ominus$: pH = pK_s = 10,40

Bedeutung der Henderson-Hasselbalch-Gleichung:

a) Bei bekanntem pH-Wert kann man das Verhältnis der Konzentrationen an Säure und konjugierter Base berechnen.

b) bei pH = pK_s ist lg $[A^\ominus]/[HA]$ = lg 1 = 0, d.h. $[A^\ominus]$ = $[HA]$.

c) Ist $[A^\ominus]$ = $[HA]$, so ist der pH-Wert gleich dem pK_s-Wert der Säure. Dieser pH-Wert stellt den Wendepunkt der Pufferungskurven in Abb. 17 - 19 dar!

d) Bei kleinen Konzentrationsänderungen ist der pH-Wert von der Verdünnung unabhängig.

e) Die Gleichung gibt auch Auskunft darüber, wie sich der pH-Wert ändert, wenn man zu Lösungen, die eine schwache Säure (geringe Protolyse) und ihr Salz (konjugierte Base) oder eine schwache Base und ihr Salz (konjugierte Säure) enthalten, eine Säure oder Base zugibt.

Enthält die Lösung eine Säure und ihr Salz bzw. eine Base und ihr Salz in etwa gleichen Konzentrationen, so bleibt der pH-Wert bei Zugabe von Säure bzw. Base in einem bestimmten Bereich, dem *Pufferbereich* des Systems, nahezu konstant (Abb. 17 - 19).

Lösungen mit diesen Eigenschaften heißen *Pufferlösungen*, Puffersysteme oder *Puffer*.

Eine Pufferlösung besteht aus einer schwachen Broensted-Säure (Base) und ihrem Alkalisalz, d.h. der korrespondierenden Base (korrespondierenden Säure). Sie vermag je nach der Stärke der gewählten Säure bzw. Base die Lösung in einem ganz bestimmten Bereich (Pufferbereich) gegen Säure- bzw. Basenzusatz zu puffern. Ein günstiger Pufferungsbereich erstreckt sich über je eine pH-Einheit auf beiden Seiten des pK_s-Wertes der zugrundeliegenden schwachen Säure.

Pufferkapazität

Die Kapazität eines Puffers ist die Größe seiner Pufferwirkung.

Allgemein bezieht man die Pufferwirkung auf den Zusatz von starker Base und definiert:

Die Pufferwirkung oder Pufferkapazität β ist proportional dem Differentialquotienten aus der Änderung der Konzentration der Base und der Änderung des pH-Wertes: $d[B]/dpH$

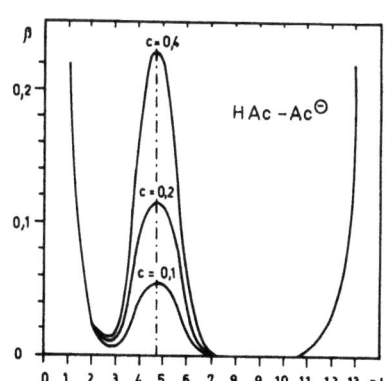

Abb. 20. Pufferkapazität bei äquimolaren Essigsäure-Acetat-Gemischen von verschiedener Gesamtmolarität

β ist immer positiv, denn Basenzusatz führt zu einer Erhöhung des pH-Wertes; Säurezusatz entspricht dem Verschwinden von Base, d.h. d[B] wird negativ; da aber auch der pH-Wert kleiner wird, ist dpH negativ, und der Differentialquotient bekommt das positive Vorzeichen.

Trägt man β als Funktion von pH auf, erhält man eine Kurve. Im ersten Wendepunkt bei pH = pK_s hat β ein Maximum, im zweiten Wendepunkt, im Äquivalenzpunkt, ein Minimum.

Über die Berechnung von β s. Lehrbücher der Analytischen Chemie.

Eine Pufferlösung hat die Pufferkapazität 1, wenn sich bei Zusatz von 1 mol $H_3O^{\oplus}$-Ionen zu einem Liter Pufferlösung der pH-Wert um eine Einheit ändert.

Eine *maximale* Pufferwirkung erhält man für ein molares Verhältnis von Säure zu Salz von 1 : 1. In diesem Fall ist $[HA] = [A^{\ominus}]$ und pH = pK_s.

Beispiele für Puffersysteme

Pufferlösungen besitzen in der physiologischen Chemie besondere Bedeutung, denn viele Körperflüssigkeiten, z.B. Blut (pH = 7,39 ± 0,05), sind gepuffert (physiologische Puffersysteme).

Wichtige Puffersysteme des Blutes sind:

1. Der Bicarbonatpuffer (Kohlensäure-Hydrogencarbonatpuffer):

$$H_2CO_3 \rightleftharpoons HCO_3^{\ominus} + H^{\oplus}.$$

H_2CO_3 ist praktisch vollständig in CO_2 und H_2O zerfallen:

$H_2CO_3 \rightleftharpoons CO_2 + H_2O$. Die Kohlensäure wird jedoch je nach Verbrauch aus den Produkten wieder nachgebildet. Bei der Formulierung der Henderson-Hasselbalch-Gleichung für den Bicarbonatpuffer muß man daher die CO_2-Konzentration im Blut mitberücksichtigen:

$$pH = pK'_{H_2CO_3} + \lg \frac{[HCO_3^{\ominus}]}{[H_2CO_3 + CO_2]},$$

$$\text{mit } K'_{H_2CO_3} = \frac{[H^{\oplus}][HCO_3^{\ominus}]}{[H_2CO_3 + CO_2]}.$$

2. Der Phosphatpuffer: Mischung aus $H_2PO_4^{\ominus}$ (primäres Phosphat) und $HPO_4^{2\ominus}$ (sekundäres Phosphat):

$$H_2PO_4^{\ominus} \rightleftharpoons HPO_4^{2\ominus} + H^{\oplus},$$

$$pH = pK_{H_2PO_4^{\ominus}} + \lg \frac{[HPO_4^{2\ominus}]}{[H_2PO_4^{\ominus}]}.$$

$CH_3COOH/CH_3CO_2^{\ominus}$-Gemisch (Essigsäure/Acetat-Gemisch):

a) Säurezusatz: Gibt man zu dieser Lösung etwas verdünnte HCl, so reagiert das $H_3O^{\oplus}$-Ion der vollständig protolysierten HCl mit dem Acetatanion und bildet undissoziierte Essigsäure. Das Acetatanion fängt also die Protonen der zugesetzten Säure ab, wodurch der pH-Wert der Lösung konstant bleibt:

$$H_3O^{\oplus} + Ac^{\ominus} \rightleftharpoons HAc + H_2O.$$

b) Basenzusatz: Gibt man zu der Pufferlösung wenig verdünnte Natriumhydroxid-Lösung NaOH, reagieren die $OH^{\ominus}$-Ionen mit den $H_3O^{\oplus}$-Ionen zu H_2O:

$$CH_3COOH + Na^{\oplus} + OH^{\ominus} \rightleftharpoons CH_3COO^{\ominus} + Na^{\oplus} + H_2O.$$

Da CH_3COOH als schwache Säure wenig protolysiert ist, ändert auch der Verbrauch an Essigsäure durch die Neutralisation das pH nicht merklich.

Die zugesetzte Base wird von dem Puffersystem "abgepuffert".

Zahlenbeispiel für die Berechnung des pH-Wertes eines Puffers:

Gegeben:

Lösung 1: 1 l Pufferlösung aus 0,1 N Essigsäure CH_3COOH (pK_s = 4,74) und 0,1 N Natriumacetat-Lösung ($CH_3COO^{\ominus}Na^{\oplus}$). Eine solche Lösung kann man herstellen, indem man z.B. x ml 0,1 N Essigsäure mit x/2 ml 0,1 N NaOH versetzt. Die Essigsäure ist dann zur Hälfte in Natriumacetat übergeführt.

Der pH-Wert des Puffers berechnet sich zu:

$$pH = pK_s + \lg \frac{[CH_3COO^{\ominus}]}{[CH_3COOH]} = 4,74 + \lg \frac{0,1}{0,1} = 4,74.$$

Gegeben:

Lösung 2: 1 ml 1 N Natriumhydroxid-Lösung enthalten 0,001 mol NaOH.

Gesucht: pH-Wert der Mischung aus Lösung 1 und Lösung 2.

0,001 mol NaOH neutralisieren die äquivalente Menge = 0,001 mol CH_3COOH. Hierdurch wird $[CH_3COOH]$ = 0,099 und $[CH_3COO^{\ominus}]$ = 0,101.

Der pH-Wert der Lösung berechnet sich zu:

$$pH = pK_s + \lg \frac{0,101}{0,099} = 4,74 + \lg 1,02 = 4,74 + 0,0086$$
$$= 4,7486.$$

3.5.8. Titrationsmöglichkeiten für Säuren und Basen

S. hierzu S. 204.

Elektronentheorie der Säuren und Basen nach Lewis

Wir haben gesehen, daß Broensted-Säuren Wasserstoffverbindungen sind und Broensted-Basen ein freies Elektronenpaar besitzen müssen, um ein Proton aufnehmen zu können.

Es gibt nun aber sehr viele Substanzen, die saure Eigenschaften haben, ohne daß sie Wasserstoffverbindungen sind. Ferner gibt es in nichtwasserstoffhaltigen (nichtprototropen) Lösungsmitteln Erscheinungen, die Säure-Base-Vorgängen in Wasser oder anderen prototropen Lösungsmitteln vergleichbar sind. Eine Beschreibung dieser Reaktionen ist mit der nach Lewis benannten Elektronentheorie der Säuren und Basen möglich.

Eine Lewis-Säure ist ein Molekül mit einer unvollständig besetzten Valenzschale (Elektronenpaarlücke), das zur Bildung einer kovalenten Bindung ein Elektronenpaar aufnehmen kann.

Eine Lewis-Säure ist demnach ein *Elektronenpaar-Akzeptor*. Beispiele: SO_3, BF_3, BCl_3, $AlCl_3$, $SnCl_4$, $SbCl_5$, $Cu^{2\oplus}$.

Eine Lewis-Base ist eine Substanz, die ein Elektronenpaar zur Ausbildung einer Bindung zur Verfügung stellen kann. Sie ist ein Elektronenpaar-Donator. Beispiele: $|NH_3$, $|N(C_2H_5)_3$, CH_3COCH_3, $C_6H_5^{\ominus}$, $Cl^{\ominus}$, $O^{2\ominus}$, $SO_3^{2\ominus}$.

Beachte: Eine Lewis-Säure ist ein Elektrophil. Eine Lewis-Base ist ein Nucleophil.

Eine Säure-Base-Reaktion besteht nach Lewis in der Ausbildung einer Atombindung zwischen einer Lewis-Säure und einer Lewis-Base. Die

Stärke einer Lewis-Säure bzw. Lewis-Base hängt daher vom jeweiligen Reaktionspartner ab.

Beispiele für Säure-Base-Reaktionen nach Lewis:

$$Ni + 4\ |C \equiv O| \longrightarrow Ni(|C \equiv O|)_4\ ;$$

$$Fe^{3\oplus} + 6\ |C \equiv N|^{\ominus} \longrightarrow [Fe(|C \equiv N|)_6]^{3\ominus}$$

$$\begin{array}{c} Cl \\ | \\ Cl-B \\ | \\ Cl \end{array} + \begin{array}{c} H \\ | \\ |N-H \\ | \\ H \end{array} \longrightarrow \begin{array}{c} Cl\ \ H \\ |\ \ | \\ Cl-B-N-H \\ |\ \ | \\ Cl\ \ H \end{array}\ ;\quad \begin{array}{c} F \\ | \\ F-B \\ | \\ F \end{array} + |\bar{\underline{F}}|^{\ominus} \longrightarrow \left[\begin{array}{c} F \\ | \\ F-B-F \\ | \\ F \end{array}\right]^{\ominus}$$

3.6. Titrationen von Säuren und Basen in wäßrigen Lösungen

3.6.1. Titrationskurven

Kurven von Neutralisationstitrationen erhält man, wenn auf einer Achse eines Koordinantenkreuzes das Volumen des Titrators oder die Differenz von Säure- und Basekonzentration und auf der anderen Achse der zugehörige pH-Wert aufgetragen werden.

I. Titration einer starken Säure mit einer starken Base und umgekehrt

Berechnung der Titrationskurve

In der wäßrigen Lösung eines Gemisches einer starken Säure HA mit der Gesamtkonzentration C_{HA} und einer Base B mit der Gesamtkonzentration C_B lassen sich folgende Reaktionsschritte unterscheiden:

$$HA \rightleftharpoons A^\ominus + H^\oplus,$$
$$B + H^\oplus \rightleftharpoons BH^\oplus,$$
$$H_2O \rightleftharpoons OH^\ominus + H^\oplus,$$
$$H_2O + H^\oplus \rightleftharpoons H_3O^\oplus.$$

Bei diesen Reaktionen muß die Summe *aller* gebildeten Basen gleich sein der Summe *aller* gebildeten Säuren.

Es gilt also:

$$[A^\ominus] + [OH^\ominus] = [BH^\oplus] + [H_3O^\oplus]$$

mit $[A^\ominus] = C_{HA}$ und $[BH^\oplus] = C_B$ (weil starke Säuren und Basen vollständig protolysieren).

Es folgt daraus:

$$[H_3O^\oplus] = C_{HA} - C_B + C_{OH^\ominus}.$$

Setzt man $[OH^\ominus] = K_W/[H_3O^\oplus]$ erhält man schließlich:

$$[H_3O^\oplus] = \frac{C_{HA} - C_B}{2} + \sqrt{\frac{(C_{HA} - C_B)^2}{4} + K_W} \quad ,$$

$$pH = -\lg[H_3O^\oplus].$$

Mit dieser Formel läßt sich eine *exakte* Berechnung des gesamten Kurvenverlaufs durchführen.

Ausgezeichnete Punkte

Ist in der Lösung die Konzentration der Säure gleich der Konzentration der Base, d.h. $C_{HA} = C_B$, dann ist der sog. Äquivalenzpunkt erreicht. In diesem Fall ist die dem Titranden äquivalente Menge Titrator in der Lösung enthalten. Der Titrationsgrad ist 1 ($\equiv$ 100%ige Neutralisation).

Definition

Äquivalenzpunkt heißt derjenige Punkt, an dem die Menge des Titranden der Menge des Titrators chemisch äquivalent ist.

Gleichwertige Bezeichnungen sind: "Theoretischer Endpunkt", "stöchiometrischer Punkt", s. auch S. 165.

Der Äquivalenzpunkt ist der *Wendepunkt* der Titrationskurve beim Titrationsgrad 1.

Bei der Titration einer starken Säure (Base) mit einer starken Base (Säure) erfolgt innerhalb eines schmalen Konzentrationsbereichs auf beiden Seiten des Äquivalenzpunktes eine *sprunghafte* Änderung des pH-Wertes.

Die Größe des pH-Sprunges ($\equiv$ Steilheit der Kurve) ist abhängig von der *Konzentration* der Protolyte, s. Abb. 22 und von der Temperatur, s.S. 212. Mit steigender Temperatur wird der pH-Sprung kleiner ($\equiv$ Temperaturabhängigkeit von K_W).

Setzen wir $C_{HA} = C_B$ in die Formel für die Berechnung des pH-Wertes ein, erhalten wir einen pH-Wert von 7:

$$[H_3O^\oplus] = \sqrt{K_W} \text{ und pH} = 7 \text{ (für } 22°\text{ C)}.$$

Der Punkt auf der Kurve für den pH = 7 ist heißt Neutralpunkt, weil die Lösung gleichviele $H_3O^\oplus$- und $OH^\ominus$-Ionen enthält und daher "neutral" ist.

Definition

Neutralpunkt heißt derjenige Punkt, an dem der pH-Wert = 7 ist.

Beachte: Bei der Titration einer starken Säure mit einer starken Base fallen Äquivalenzpunkt und Neutralpunkt zusammen.

Anmerkung:

Bei geringen Abweichungen vom Neutralpunkt kann man die Titrationskurve mit folgenden einfachen Näherungsformeln berechnen:

$$[H_3O^\oplus] = c_{HA} - c_B; \quad pH = -\lg[H_3O^\oplus]$$

und

$$[OH^\ominus] = c_B - c_{HA}; \quad pOH = -\lg[OH^\ominus]; \quad pH = 14 - pOH.$$

Erfolgt die Konzentrationsangabe in val·l^{-1}, gelten alle Formeln auch für mehrwertige starke Protolyte.

Graphische Darstellung von Titrationskurven

Trägt man die berechneten pH-Werte der Lösung gegen den Titrationsgrad bzw. gegen das Volumen (in ml) des zugesetzten Titrators auf, erhält man eine *Titrationskurve*.

In der Praxis bestimmt man meist den Säurengehalt (Basengehalt) einer Lösung durch Zugabe einer Base (Säure) genau bekannten Gehalts, indem man die Basenmenge mißt, die bis zum Äquivalenzpunkt verbraucht wird, und die Titration durch Messung des jeweiligen pH-Wertes der Lösung verfolgt. Trägt man die so erhaltenen Wertepaare in ein Achsenkreuz ein und verbindet die Meßpunkte miteinander, erhält man ebenfalls Titrationskurven. Über die Messung des pH-Wertes s.S. 317.

Beispiel

0,1 N HCl-Lsg. wird vorgelegt und mit 0,1 N NaOH-Lsg. übertitriert. Die pH-Wert-Änderung wird potentiometrisch verfolgt, s.S. 317.

Beachte: Die gezeichnete Kurve in Abb. 21 ist idealisiert. In der Praxis fallen Äquivalenzpunkt und Neutralpunkt oft nicht genau zusammen, weil die Lösung nicht ganz CO_2-frei ist.

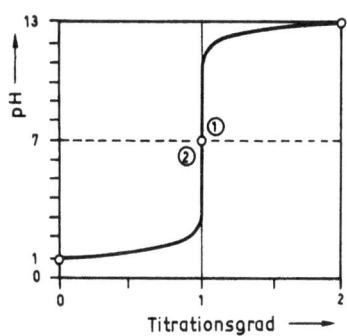
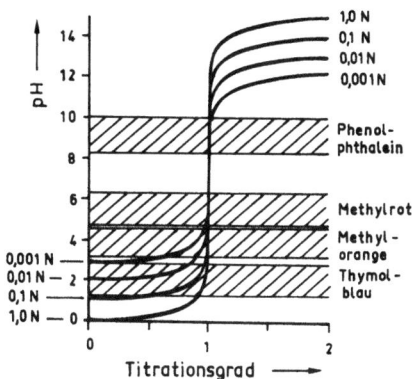

Abb. 21. Titration von sehr starken Säuren mit sehr starken Basen bei Raumtemperatur.
1 = Äquivalenzpunkt;
2 = Neutralpunkt (pH = 7)

Abb. 22. Titrationskurve von sehr starken Protolyten verschiedener Konzentration; schraffiert sind die Umschlagsgebiete von vier pH-Indikatoren

II. Titration einer *schwachen* Säure mit einer *starken* Base

Berechnung der Titrationskurve

Titriert man eine schwache Säure mit einer starken Base, so entsteht außer H_2O das gelöste Salz beider Protolyte:

Beispiel: $CH_3COOH + NaOH \rightleftharpoons CH_3CO_2^{\ominus} Na^{\oplus} + H_2O$.

Die Lösung einer schwachen Säure und ihres Salzes haben wir auf S. 199 als Puffersystem kennengelernt. Für die Berechnung des pH-Wertes einer solchen Lösung gilt die Henderson-Hasselbalch-Gleichung:

$$pH = pK_s + \lg \frac{[Salz]}{[Säure]}$$

oder

$$pH = pK_s + \lg \frac{c_b}{c_s} \quad \text{oder} \quad pH = pK_s - \lg c_s + \lg c_b$$

(c_b = Konzentration der zugesetzten Base; c_s Konzentration der undissoziierten Säure (= Ausgangskonzentration der Säure minus c_b).

Ausgezeichnete Punkte

Ist in der Lösung die Konzentration des gebildeten Salzes gleich der Konzentration der undissoziierten Säure: $c_b = c_s$, so ist gerade die Hälfte der Säure neutralisiert. Für diesen <u>Halbneutralisationspunkt</u> ist: $pH = pK_s$.

Der pH-Wert des <u>Äquivalenzpunktes</u> ergibt sich mit folgender Gleichung:

$$pH = 14 - 1/2\ pK_b + 1/2\ \lg c_b$$

oder

$$pH = 7 + 1/2\ pK_s + 1/2\ \lg c_b.$$

c_b ist die Konzentration der Base, die bis zum Erreichen des Äquivalenzpunktes hinzugefügt werden muß; sie ist damit gleich der Ausgangskonzentration der vorgelegten Säure.

Der Äquivalenzpunkt liegt im alkalischen Gebiet (pH > 7), weil bei der Protolyse des Salzes aus einer schwachen Säure und einer starken Base Hydroxyl-Ionen entstehen. Die Gleichung, mit der wir den pH-Wert am Äquivalenzpunkt berechnen können, ist also diejenige, die für schwache Säuren abgeleitet wurde.

Graphische Darstellung der Titrationskurve

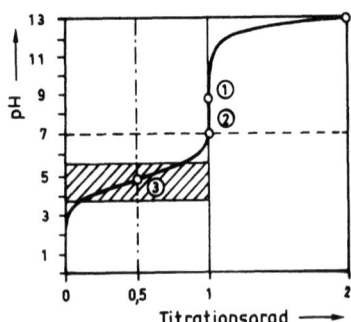

1 Äquivalenzpunkt
2 Neutralpunkt
3 Halbneutralisationspunkt
   $pH = pK_s$
   (Titrationsgrad $0,5 \triangleq 50\%$)

Abb. 23. pH-Diagramm zur Titration einer 0,1 M Lösung von HAc mit einer sehr starken Base bei Raumtemperatur (idealisierte Kurve). Der Pufferbereich ($pK_s \pm 1$) ist schraffiert

III. Titration einer schwachen Base mit einer starken Säure

Berechnung der Titrationskurve

Für diesen Fall gelten die gleichen Überlegungen wie für die Titration einer schwachen Säure mit einer starken Base. Der pH-Wert in der Lösung berechnet sich - unter Berücksichtigung von $pK_s = pK_W - pK_b$ - nach folgender Gleichung:

$$pH = pK_W - pK_b - \lg c_s + \lg c_b$$

(c_s ist die Menge der zugesetzten Säure, c_b ist die Anfangskonzentration der Base minus c_s)

Ausgezeichnete Punkte

Neutralpunkt bei pH = 7 für Titrationen bei Raumtemperatur. **Halbneutralisationspunkt** bei $pH = pK_s$.

Äquivalenzpunkt: Die Protolyse des bei der Titration gebildeten Salzes aus einer schwachen Base und einer starken Säure führt zur Bildung von Protonen. Die Lösung reagiert daher am Äquivalenzpunkt sauer.

Der pH-Wert des Äquivalenzpunktes berechnet sich nach der Gleichung für schwache Basen von S. 190:

$$pH = 7 - 1/2\ pK_b - 1/2\ \lg c_s$$

c_s ist die Menge der zugefügten Säure. Sie entspricht der Anfangskonzentration der vorgelegten Base. Konzentrationsmaß: $mol \cdot l^{-1}$.

Graphische Darstellung

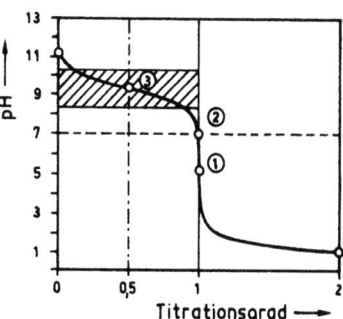

Abb. 24. pH-Diagramm zur Titration einer 0,1 M Lösung von NH_3 mit einer sehr starken Säure bei Raumtemperatur (idealisierte Kurve).

1 Äquivalenzpunkt
2 Neutralpunkt (pH = 7).
3 Halbneutralisationspunkt
   ($pH = pK_s$)
   (Titrationsgrad 0,5 ≙ 50%).
   Der Pufferbereich ($pK_b \pm 1$) ist schraffiert

IV. Titrationen schwacher Basen (Säuren) mit schwachen Säuren (Basen)

Diese Titrationen sind im allgemeinen ungeeignet, weil die Titrationskurven im Äquivalenzpunkt stark geneigt sind, wodurch die Bestimmung des Äquivalenzpunktes ungenau wird.

V. Titration mehrwertiger Basen und Säuren mit unterschiedlichen pK_s- bzw. pK_b-Werten

Berechnung von Titrationskurven

Die Berechnung der Titrationskurven ist wesentlich komplizierter als in den vorangehenden Fällen, weil in der Lösung ungleich viel mehr Protolysengleichgewichte vorliegen.

Nähere Einzelheiten s. Fachliteratur.

Graphische Darstellung

Ein Beispiel für Titrationskurven mehrprotoniger Säuren zeigt die Abb. 25. Für jede einzelne Protolysenreaktion erhält man eine Titrationskurve, die sich zu einer Gesamtkurve zusammensetzen.

Beachte: Die Säuren (Basen) werden in der Reihenfolge abnehmender Säurenstärke (Basenstärke) neutralisiert.

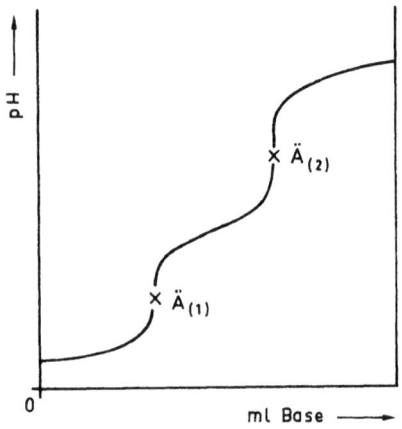

Abb. 25. Titrationskurve einer zweiprotonigen Säure mit einer starken Base. $Ä_{(1)}$ ist der Äquivalenzpunkt der stärkeren Säure

Der pH-Wert für den 1. Äquivalenzpunkt der zweiprotonigen Säure H_2b berechnet sich nach folgender Gleichung:

$$pH_{Ä_{(1)}} = 1/2\ pK_{s1} + 1/2\ pK_{s2}.$$

pK_{s1} und pK_{s2} sind die Säurenexponenten der ersten und zweiten Protolysenreaktion. S. hierzu H_2CO_3, S. 185.

VI. Titration einer schwachen und einer starken Säure mit einer starken Base

VII. Titration einer schwachen und einer starken Base mit einer starken Säure

Auf beide Fälle lassen sich die Verhältnisse bei mehrwertigen Basen und Säuren übertragen.

3.6.2. Endpunkte der Titrationen

Endpunkt einer Titration heißt der Punkt, bei dem sich eine ausgewählte Eigenschaft der Lösung deutlich ändert. Eine genaue Titration verlangt, daß Endpunkt und Äquivalenzpunkt möglichst eng beieinander liegen.

Die Endpunktsbestimmung bei einer Neutralisationsreaktion ist mit einem geeigneten Farbindikator oder elektrochemisch möglich.

Kolorimetrische Endpunktsbestimmung

Für die Auswahl eines geeigneten Farbindikators muß man den Verlauf der Titrationskurve, besonders in der Gegend um den Äquivalenzpunkt, kennen.

Für die Titration starker Säuren (Basen) mit starken Basen (Säuren) eignen sich Indikatoren mit einem Umschlagsgebiet zwischen demjenigen von *Phenolphthalein* und *Methylorange*, vgl. Abb. 22.

Für die Titration einer schwachen Base mit einer starken Säure kann man *Methylrot* verwenden.

Für die Titration einer schwachen Säure mit einer starken Base empfiehlt sich *Phenolphthalein*.

Elektrochemische Endpunktsbestimmung

Die elektrochemische Indikation des Äquivalenzpunktes ist wesentlich genauer als die kolorimetrische. Sie ist auch in trüben, gefärbten und sehr verdünnten Lösungen möglich. Über die einzelnen Methoden s. die Kap. 4.1.4., 4.3.4., 4.5.2., 4.6.2. und 4.6.3.

Beachte: Je steiler der Kurvenverlauf und je größer die Änderung des pH-Wertes im Äquivalenzpunkt ist, um so genauer wird das erhaltene Analysenergebnis sein.

3.6.3. Titrationsmöglichkeiten

Abschätzung anhand vorgegebener pK-Werte

Titration von Säuren

Mit zunehmenden pK_s-Werten wird die sprunghafte Änderung des pH-Wertes im Äquivalenzpunkt kleiner.

Ab $pK_s = 9$ ist die genaue Indikation des Äquivalenzpunktes unmöglich, s. hierzu Abb. 26.

Anstelle der Säuren mit $pK_s > 7$ kann man die konjugierte Base titrieren.

Titration von Basen

Ab etwa $pK_b > 7$ ist kein auswertbarer pH-Sprung vorhanden.

Anstelle der Basen mit $pK_b > 7$ kann man die konjugierte Säure titrieren.

Allgemeine Bemerkungen: Der Wendepunkt einer Titrationskurve, der dem Äquivalenzpunkt entspricht, weicht um so mehr vom Neutralpunkt (pH = 7) ab, je schwächer die Säure oder Lauge ist. Bei der Titration schwacher Säuren liegt er im alkalischen, bei der Titration schwacher Basen im sauren Gebiet. Der Sprung im Äquivalenzpunkt, d.h. die größte Änderung des pH-Wertes bei geringster Zugabe von Reagenzlösung, ist um so kleiner, je schwächer die Säure bzw. Lauge ist.

Die Größe des pH-Sprunges nimmt mit steigender Temperatur ab; die Steilheit der Titrationskurve nimmt mit abnehmender Konzentration ab.

Durch Verändern des Protolysencharakters durch geeignete Zusätze läßt sich der Titrationsbereich für Säuren und Basen erweitern. Kap. 3.6.4. bringt hierfür zahlreiche Beispiele wie die Titration von H_3BO_3 oder auch $NH_4^{\oplus}$.

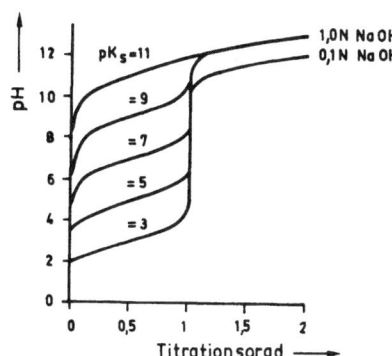

Abb. 26. Titrationskurven von Säuren mit verschiedenen pK_s-Werten (nach Analytikum)

3.6.4. Pharmazeutische Anwendungsbeispiele

3.6.4.1. Titration starker Säuren

Starke Säuren werden im Arzneibuch mit Natronlauge titriert. Aufgrund des großen pH-Sprungs hat die Wahl des Indikators keinen großen Einfluß auf die Lage des Titrationsendpunktes. Das DAB 7 verwendet z.B. für Salzsäure, H_2SO_4 und HNO_3 Methylorange, das EuAB Methylrot als Indikator, deren Umschlagsintervalle im schwach sauren Bereich liegen, während das EuAB für Toluolsulfonsäure und das DAB 7 für Trichloressigsäure Phenolphthalein verwenden, das im schwach alkalischen Bereich farbig wird.

Phosphorsäure

Phosphorsäure kann als dreibasige Säure in mehreren Schritten ihre Protonen abgeben, s.S. 184.

Die dazugehörigen pK_s-Werte sind: $pK_{s1} = 1,96$, $pK_{s2} = 7,21$, $pK_{s3} = 12,32$.

In der ersten Protolysenreaktion ist Phosphorsäure also eine starke, in der zweiten eine schwache Säure. Das dritte Proton ist unter normalen Titrationsbedingungen kaum zu erfassen.

Titriert man also H_3PO_4 mit Natronlauge, so erhält man 2 Äquivalenzpunkte. Der pH-Wert des 1. Äquivalenzpunktes entspricht dem pH-Wert einer NaH_2PO_4-Lösung, der sich aus der Gleichung

$$pH = 1/2 \ (pK_{s1} + pK_{s2}) \text{ berechnen läßt, s.S. 192.}$$

Die entsprechenden Werte eingesetzt ergibt:

$$pH_{(1)} = 1/2 \ (1,96 + 7,21) = 4,40.$$

Zur Indikation erweisen sich hier also Methylrot oder Methylorange als sinnvoll, die in diesem Bereich ihr Umschlagsintervall haben.

Für den pH-Wert beim 2. Äquivalenzpunkt gilt dementsprechend:

$$pH_{(2)} = 1/2 \ (pK_{s2} + pK_{s3})$$
$$pH_{(2)} = 1/2 \ (7,21 + 12,32) = 9,76.$$

Hierfür ist z.B. Thymolphthalein ein geeigneter Indikator.

Das DAB 7 verwendet für den zweiten Äquivalenzpunkt Phenolphthalein, welches schon bei pH 8,2 bei der angewandten Konzentration eine sichtbare Rosafärbung hervorruft. Der Farbumschlag erfolgt hier also zu früh, deshalb wird nach DAB 7 Natriumchlorid zugesetzt. Dadurch wird die Ionenstärke der Probenlösung so stark erhöht, daß die Protolyse von $HPO_4^{2\ominus}$ zurückgedrängt und der pH-Wert erniedrigt wird.

Sowohl das EuAB wie das DAB 7 lassen Phosphorsäure bis zur zweiten Stufe gegen Phenolphthalein titrieren. Zu beachten ist, daß bei dieser Methode die Äquivalentmasse der halben Molekülmasse entspricht.

3.6.4.2. Titration schwacher Säuren

Prinzipiell gilt dabei, daß der Äquivalenzpunkt bei der Titration mit starken Laugen im schwach alkalischen Gebiet liegt (s. 3.6.1. und 3.6.2.) und dementsprechend der Indikator zu wählen ist.

Organische Säuren

Die Azidität vieler organischer Säuren reicht aus, um im wäßrigen Milieu mit ausreichender Genauigkeit titriert zu werden.

Das Problem liegt in der oft schlechten Löslichkeit der Säure im wäßrigen Milieu.

Zu den schwachen organischen Säuren gehören die meisten Carbonsäuren wie z.B. Essigsäure und Salicylsäure, die gegen Phenol-

phthalein mit NaOH-Lsg. titriert werden können. Zur Verbesserung
der Löslichkeit der Salicylsäure verwendet man 70%iges Ethanol als
Lösungsmittel.

OH- SH- und NH-azide Verbindungen:

In diese Gruppe gehören die Barbiturate, Hydantoine und Thiouracile
des Arzneibuches. Diese drei chemischen Gruppen weisen durch die
gemeinsame -C-NH-C-NH- bzw. -C-NH-C-NH-Gruppierung Strukturähn-
         ‖   ‖   ‖   ‖
         O   O   O   S
lichkeiten auf. Durch den -I-Effekt der Carbonylfunktion ist die Azidität des an Stickstoff gebundenen Wasserstoffs stark erhöht. Außerdem sind von allen drei Verbindungstypen weitere tautomere Grenz-
strukturen bekannt, die OH- bzw. SH-azide Gruppen enthalten (s.u.).

Barbiturate

Für Barbiturate, die in 5-Stellung substituiert sind, ist folgende
Lactam-Lactim-Tautomerie möglich:

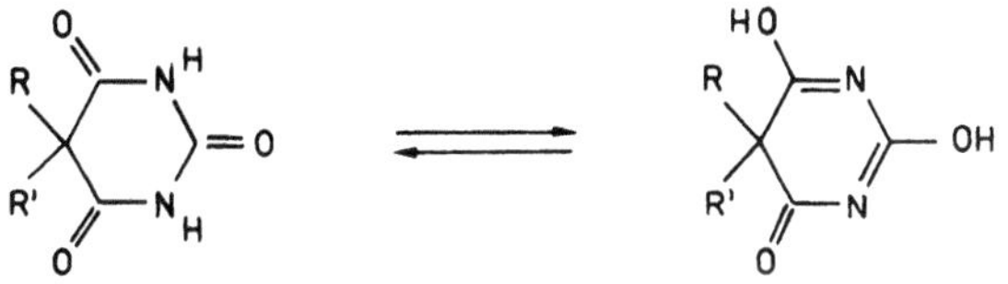

Sie können also sowohl als NH-azide als auch als OH-azide Verbindungen betrachtet werden. Bei den N-unsubstituierten freien Barbitursäuren handelt es sich um zweiprotonige Säuren, während die Na-Salze,
wie z.B. Amobarbitalum natricum (EuAB), als einprotonige Säuren titriert werden:

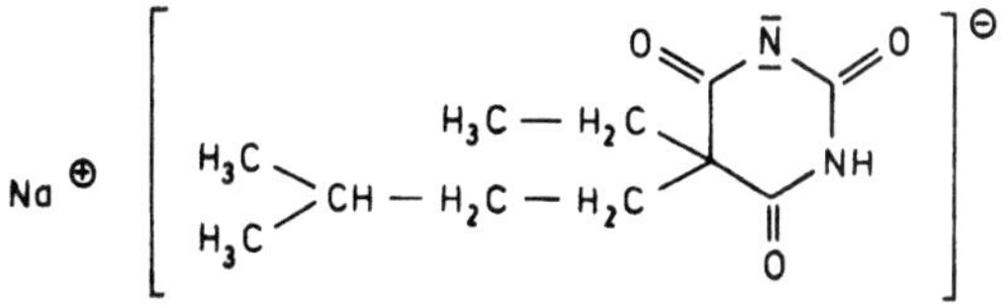

Als Lösungsmittel schreibt das EuAB Pyridin bei den freien Barbituraten und bei den Na-Salzen das polarere Ethanol vor. Durch Zusatz eines Überschusses von $AgNO_3$ (in Pyridin gelöst) bildet sich aus den freien Barbitursäuren ein Disilberbarbiturat-Pyridin-Komplex, wobei die freiwerdenden 2 mol Protonen von Pyridin abgefangen werden (Bildung von Pyridiniumionen):

$$H_2 \cdot Barb + 2 Ag^{\oplus} + 4 \; \underset{N}{\bigcirc} \longrightarrow Ag_2 \cdot Barb \cdot \left(\underset{N}{\bigcirc} \right)_2 + 2 \; \underset{\underset{H}{N^{\oplus}}}{\bigcirc}$$

Aus Na-Salzen von Barbituraten wird sinngemäß nur ein mol Protonen freigesetzt, so daß sich nur 1 mol Pyridiniumionen bildet.

Die Pyridiniumionen (Kationsäuren!) werden mit ethanolischer NaOH-Lsg. gegen Thymolphthalein titriert.

Hydantoine

Auch für die Hydantoine läßt sich wie für die Barbiturate eine Lactam-Lactim-Tautomerie formulieren:

[Strukturformeln: Lactam-Lactim-Tautomerie der Hydantoine]

Ein Proton der OH- bzw. NH-Gruppe ist schwach sauer. Das DAB 7, 2. Nachtrag, titriert Diphenylhydantoin mit NaOH gegen Thymophthalein bis zur schwachen Blaufärbung. Zur Verbesserung der Löslichkeit titriert man in *90%igem Ethanol*. Da die Azidität des Diphenylhydantoins für die direkte Titration nicht groß genug ist, liegt beim Umschlagspunkt ein Teil der Verbindung noch in der protonierten Form vor.

Jetzt wird in Analogie zur Titration der Barbiturate Pyridin und überschüssiges $AgNO_3$ zugesetzt. Es bildet sich das schwerlösliche

Monosilbersalz des Diphenylhydantoins, wobei je Molekül Hydantoin ein Proton frei wird. Dieses Proton bildet mit dem Pyridin Pyridiniumionen, die anschließend mit NaOH gegen Phenolphthalein erfaßt werden. Aus der Summe des ersten und zweiten Titrationsverbrauchs ergibt sich die Menge NaOH, die dem Hydantoin äquivalent ist.

Eine weitere Aufgabe des Pyridins ist es, durch Komplexbildung mit $Ag^{\oplus}$-Ionen die Fällung von Ag_2O im alkalischen Milieu zu verhindern.

Thiouracile

Die Tautomerie (Prototropie) der Thiouracile läßt sich wie folgt beschreiben:

[Strukturformeln der Thiouracil-Tautomere]

Die im DAB 7 enthaltenen Thiouracile sind Methylthiouracil ($R = -CH_3$) und Propylthiouracil ($R = -C_3H_7$). Die azidimetrische Titration erfolgt wie bei den Barbituraten und Hydantoinen durch Bildung von Silbersalzen.

Die Substanz wird in Wasser mit einem Unterschuß von 0,1 N NaOH gelöst, anschließend wird überschüssiges $AgNO_3$ zugegeben. Die Lösung kann dann gegen Bromthymolblau mit NaOH titriert werden.

Die Uracile bilden mit $Ag^{\oplus}$ ein schwerlösliches Disilbersalz. Hierbei werden pro mol Uracil 2 mol Protonen frei, die anschließend mit NaOH erfaßt werden.

Kohlensäure

Die beiden pK_s-Werte der Kohlensäure sind $pK_{s1} = 6,52$ und $pK_{s2} = 10,4$. Titriert man also mit NaOH, wird nur das erste Proton erfaßt. Der pH-Wert am Äquivalenzpunkt ist dann:

pH = $1/2 \, (pK_{s1} + pK_{s2})$ = $1/2 \, (6,52 + 10,4)$ = 8,46.

Phenolphthalein ist also ein geeigneter Indikator. Nach der ersten Titration bis zur Rosafärbung gibt man in einem zweiten Ansatz die gesamte Menge NaOH auf einmal zu, um ein Entweichen von CO_2 zu verhindern. Tritt jetzt noch eine Entfärbung des Indikators ein, kann weitere NaOH bis zur bleibenden Rosafärbung zugegeben werden. Die Genauigkeit der zweiten Titration ist also größer als die der ersten, die nur den Zweck hat, die für die zweite Titration erforderliche Menge NaOH zu ermitteln.

Auch als zweiprotonige Säure kann H_2CO_3 titriert werden, wenn das entstehende Carbonat aus der Lösung entfernt und damit das Gleichgewicht verschoben wird. Dies geschieht durch einen Zusatz von Barytwasser:

$$Ba(OH)_2 + H_2CO_3 \rightarrow BaCO_3 \downarrow + 2\ H_2O.$$

Borsäure (EuAB)

Die Säurekonstante des ersten Protolysenschrittes liegt bei etwa $K_s \approx 10^{-10}$. Eine direkte Titration ist also aufgrund der geringen Säurenstärke schwer möglich. Durch Zusatz von vicinalen Alkoholen - das EuAB verwendet Mannit, das DAB 7 Sorbit - bildet sich ein Chelatkomplex, der sich wie eine mittelstarke Säure ($K_s = 1{,}91 \cdot 10^{-5}$) verhält:

$$2\ \begin{array}{c} | \\ -C-OH \\ | \\ -C-OH \\ | \end{array} + B(OH)_3 \rightleftharpoons \left[\begin{array}{c} | \quad\quad\quad | \\ -C-O \diagdown \quad \diagup O-C- \\ \quad\quad\quad B \\ -C-O \diagup \quad \diagdown O-C- \\ | \quad\quad\quad | \end{array} \right] H^\oplus + 3\ H_2O$$

Diese einprotonige Säure läßt sich mit NaOH gegen Phenolphthalein titrieren. Auf die gleiche Weise kann auch Borax azidimetrisch titriert werden (s.S. 218)..

Kationsäuren

Salze schwacher ungeladener Basen bilden Kationsäuren ($HB^\oplus$), die azidimetrisch titriert werden können. Hierbei wird durch den Zusatz einer starken Base wie z.B. NaOH die schwächere Base B freigesetzt, d.h. aus ihrem Salz verdrängt:

$$BH^\oplus + NaOH \rightarrow B + Na^\oplus + H_2O.$$

Deshalb spricht man bei diesem Verfahren auch von Verdrängungstitration.

Pharmazeutisch verwandte Kationsäuren sind z.B. Ammoniumsalze und Alkaloidsalze, Näheres s. Kap. 3.6.3.7.

Titration von Ammoniumsalzen

NH_4Cl (EuAB) wird als Kationsäure mit NaOH gegen Phenolphthalein titriert. Die Azidität des $NH_4^{\oplus}$-Ions ist allerdings so gering ($pK_S = 9,38$), daß eine direkte Titration nicht mit genügend großer Genauigkeit durchführbar ist. Durch Zusatz von überschüssigem Formaldehyd bildet sich Hexamethylentetramin (Urotropin) und somit aus jedem mol $NH_4^{\oplus}$ ein mol $H_3O^{\oplus}$ (s. Reaktionsgleichung), das mit NaOH gegen Phenolphthalein erfaßt wird:

$$4\ NH_4^{\oplus} + 6\ CH_2O \rightarrow (CH_2)_6N_4 + 4\ H_3O^{\oplus} + 2\ H_2O.$$

Dieses Verfahren wird als "Formoltitration" bezeichnet.

Anionsäuren

Saure Salze (Hydrogensalze) von mehrprotonigen Säuren können als Säuren titriert werden, wenn die noch vorhandenen Protonen eine ausreichende Azidität aufweisen. Ein Beispiel hierfür ist das Dihydrogenphosphatanion:

$$H_2PO_4^{\ominus} \rightleftharpoons HPO_4^{2\ominus} + H^{\oplus}.$$

Die Azidität des $H_2PO_4^{\ominus}$-Ions reicht für eine azidimetrische Titration aus. Näheres hierzu s. Kap. 3.6.3.1.

3.6.4.3. Titration starker Basen

Sowohl Alkalihydroxide als auch quartäre Ammoniumhydroxide gehören zu den starken Basen. Auch hier ist wie bei der Titration starker Säuren der pH-Sprung sehr groß, so daß ein breites Spektrum geeigneter Indikatoren zur Verfügung steht.

Natriumhydroxid

Alkalihydroxide enthalten, bedingt durch ihre Reaktion mit dem Kohlendioxid der Luft, Carbonat als Verunreinigung. Durch ein Titrationsverfahren in zwei Stufen läßt sich die freie $OH^{\ominus}$-Konzentration ermitteln.

Gemäß DAB 7 titriert man zunächst mit Salzsäure gegen Phenolphthalein. Hierbei laufen zwei Reaktionen ab:

1. $OH^{\ominus} + H_3O^{\oplus} \rightarrow 2\ H_2O$
2. $CO_3^{2\ominus} + H_3O^{\oplus} \rightarrow HCO_3^{\ominus} + H_2O$.

Anschließend wird mit Salzsäure gegen Methylorange-Mischindikator das $HCO_3^{\ominus}$ zu Kohlendioxid und Wasser umgesetzt:

$$HCO_3^{\ominus} + H_3O^{\oplus} \rightarrow 2\ H_2O + CO_2 \uparrow.$$

Diese 2. Titration dient zur Berechnung des Carbonat-Gehalts, wobei für 1 mol des ursprünglichen Carbonats 1 mol Protonen verbraucht werden. Zur Berechnung der $OH^{\ominus}$-Konzentration ist der Verbrauch der 1. Titration abzüglich des Verbrauchs der 2. Titration zugrundezulegen, da ja beim 1. Titrationsschritt ein Teil der Protonen für die Bildung des $HCO_3^{\ominus}$ verbraucht wird.

Das EuAB verfährt analog, setzt allerdings schon vor der 1. Titration Bariumhydroxid zu. Es bildet sich eine Fällung von Bariumcarbonat:

$$Ba(OH)_2 + CO_3^{2\ominus} \rightarrow BaCO_3 \downarrow + 2\ OH^{\ominus}.$$

Nach der 1. Titration gegen Phenolphthalein bildet sich also kein $HCO_3^{\ominus}$, da die Fällung an der Reaktion nicht teilnimmt. Die 2. Titration erfolgt gegen Bromphenolblau und erfaßt die Bariumcarbonat-Fällung, die in schwach saurer Lösung zu Kohlendioxid und Wasser reagiert:

$$BaCO_3 + H_3O^{\oplus} \rightarrow CO_2 \uparrow + H_2O + Ba^{2\oplus}.$$

Hier werden also 2 mol Protonen für 1 mol Carbonat verbraucht.

3.6.4.4. Titration schwacher Basen

Titriert man eine schwache Base mit einer starken Säure, so liegt der Äquivalenzpunkt im schwach sauren Bereich. Der Indikator ist dementsprechend zu wählen.

Ammoniak

Das DAB 7 titriert Ammoniaklösung mit 1 N Salzsäure direkt gegen Methylrot-Mischindikator. Das EuAB weicht von diesem Verfahren ab, indem es zuerst einen Überschuß an 1 N Salzsäure zur Probe zugibt und anschließend mit 1 N NaOH-Lsg. gegen Methylrot-Mischindikator zurücktitriert. Der Vorteil dieses Verfahrens gegenüber der direkten Titration liegt darin, daß ein Entweichen des flüchtigen Ammoniaks während der Titration durch die Umsetzung zu NH_4Cl verhindert wird. Da der Fehler durch Verdunstung nur bei konzentrierter NH_3-Lsg. von Belang ist, zieht das EuAB für die verdünnten NH_3-Lösungen auch das direkte Verfahren vor.

Alkaloide

Die Alkaloide des Arzneibuches liegen zum größten Teil als Salze vor, wie z.B. als Nitrate, Sulfate oder Hydrochloride. Diese können entweder als Kationsäuren mittels der Zweiphasentitration bestimmt werden (s. Kap. 3.6.3.7.), oder ihre Anionen werden im wasserfreien Medium als Base s.S. 240 titriert.

Alkaloide können aber auch, wenn sie frei vorliegen, wie Chinin im DAB 7 als schwache Basen im wäßrigen Milieu titriert werden. Die wichtigsten Indikatoren sind Methylrot bei stärker basischen und Dimethylgelb bzw. Methylorange bei schwächer basischen Alkaloiden.

Da die freien Alkaloidbasen oft schlecht wasserlöslich sind, ist ein Zusatz von Ethanol erforderlich. Zu beachten ist, daß sich durch diesen Zusatz die Dielektrizitätskonstante des Lösungsmittels verkleinert und deshalb die Basenkonstanten der schwachen Basen erniedrigt werden.

Anionbasen

Anionen können durch Säuren protoniert werden und stellen deshalb Broenstedbasen dar. Hierzu gehören z.B. die Anionen, die häufig in Alkaloidsalzen zu finden sind. Diese werden im wasserfreien Medium mit Perchlorsäure in Eisessig titriert (s.S. 240). Anionbasen des Arzneibuches, die im wäßrigen Milieu titriert werden, sind Carbonat, Hydrogencarbonat und Borax.

Carbonat

Carbonat ist eine zweiwertige Base, die im schwach sauren Milieu zu Kohlendioxid und Wasser protoniert wird (s. Natriumhydroxid). Das Arzneibuch schreibt die Verwendung von 1 N Salzsäure vor und titriert gegen Methylorange (EuAB) bzw. gegen Methylorange-Mischindikator (DAB 7).

Borax

Das Tetraborat-Anion, das in seiner kristallinen Struktur folgender Formel entspricht:

$$\text{HO—B} \begin{array}{c} \diagup O - \overset{\ominus}{B}(OH) - O \diagdown \\ \diagdown O - \overset{\ominus}{B}(OH) - O \diagup \end{array} O \diagdown \text{B—OH},$$

kann als zweiwertige Anionbase mit Salzsäure gegen Methylrot titriert werden. Hierbei entstehen 4 mol Borsäure. Während sich das DAB 7 dieses Verfahrens bedient, wendet das EuAB das gleiche Verfahren wie zur Bestimmung der Borsäure an (s. dort), da Borax leicht zu Borsäure hydrolysiert.

Salze von substituierten Barbitursäuren

Salze von Barbitursäuren lassen sich als Säuren titrieren, da sie noch ein azides Proton enthalten (s. oben).

Andererseits kann auch das Anion als Broensted-Base titriert werden, wobei sich die freie Barbitursäure bildet:

$$\left[\text{Barbiturat-Anion} \right]^{\ominus} \text{Na}^{\oplus} + \text{H}_3\text{O}^{\oplus} \longrightarrow \text{Barbitursäure} + \text{Na}^{\oplus} + \text{H}_2\text{O}$$

Das Deutsche Arzneibuch verwendet dieses Verfahren nicht. Als Indikatoren eignen sich Methylorange oder Bromphenolblau (für Hexobarbital-Na, DAB 7, DDR), deren Umschlagsintervalle zwischen pH 3 und pH 4,5 liegen. Titriert wird mit Salzsäure.

3.6.4.5. Simultantitrationen

Lauge neben Carbonat, S. 220.

Phosphatgemische, S. 213.

3.6.4.6. Bestimmung von Carbonsäurederivaten

Ester (Beispiel: Acetylsalicylsäure):

$$\begin{array}{c}\text{COOH}\\ \text{O}-\underset{\underset{\text{O}}{\|}}{\text{C}}-\text{CH}_3\end{array}$$

Wie aus der Formel ersichtlich ist, enthält Acetylsalicylsäure sowohl eine Estergruppe als auch eine freie Carboxylgruppe. Da die Estergruppe bei Lagerung durch Luftfeuchtigkeit partiell hydrolysiert werden kann, enthält die Substanz geringe Mengen freier Salicylsäure. Zur Ermittlung der Konzentration freier Salicylsäure ist eine getrennte Titration beider funktioneller Gruppen erforderlich.

Zuerst wird die in Ethanol (s. Kap. 3.6.4.2.) gelöste Probe mit NaOH gegen Phenolphthalein titriert. Acetylsalicylsäure ist eine mittelstarke Säure ($K_s = 3,27 \cdot 10^{-4}$), deren Äquivalenzpunkt im schwach alkalischen Gebiet liegt. Bei diesem ersten Titrationsschritt wird nur die freie Carboxylgruppe erfaßt.

Durch Zusatz einer bestimmten überschüssigen Menge eingestellter NaOH-Lsg. zur neutralisierten Probe und durch 15-minütiges Kochen unter Rückfluß erzielt man eine vollständige Hydrolyse der Esterfunktion. Das überschüssige NaOH kann dann mit Salzsäure titriert werden.

Der Laugenverbrauch der zweiten Titration ist der Menge reiner Acetylsalicylsäure äquivalent. Der Verbrauch der ersten Bestimmung erfaßt alle freien Carboxylgruppen, also auch die der evtl. vorhandenen freien Salicylsäure. Aus der Differenz beider Titrationen kann man somit den Grad der Verunreinigung der Substanz ersehen.

Anhydride (Beispiel: Acetanhydrid):

$$H_3C - \underset{\underset{O}{\|}}{C} - O - \underset{\underset{O}{\|}}{C} - CH_3$$

Essigsäureanhydrid enthält als Nebenbestandteil freie Essigsäure, die durch partielle Hydrolyse des Anhydrids entstanden ist. Das Arzneibuch schreibt einen Mindestgehalt von 97% (EuAB) bzw. 95% (DAB 7) Acetanhydrid vor.

Nach DAB 7 hydrolysiert man Acetanhydrid mit Wasser. Anschließend wird die gesamte freie Essigsäure mit NaOH gegen Phenolphthalein titriert. Da aber die gesamte titrierte Essigsäure nicht nur bei der Zugabe von Wasser entstanden ist, sondern teilweise schon vorher frei vorlag, muß die Acetanhydridkonzentration rechnerisch ermittelt werden:

e ≙ Einwaage der Substanz,

x ≙ Menge Acetanhydrid,

demnach ist: (e - x) ≙ Menge freier Essigsäure,

$$\text{\% Acetanhydrid} = \frac{x}{e} \cdot 100 \qquad (I).$$

x muß ermittelt werden.

a sei der Verbrauch an 1 N Natronlauge, angegeben in Millilitern, das entspricht a/1000 mol Protonen.

x Gramm Acetanhydrid bilden $\frac{2 \cdot x}{\text{Molekülmasse}} = \frac{2 \cdot x}{102,1}$ mol Protonen,

(e - x) Gramm Essigsäure bilden $\frac{e - x}{\text{Molekülmasse}} = \frac{e - x}{60,05}$ mol Protonen.

Da die gesamte Protonenmenge sowohl aus frei vorliegender Essigsäure als auch aus Acetanhydrid durch Hydrolyse entsteht, gilt:

$$\frac{2 \cdot x}{102,1} + \frac{e - x}{60,05} = \frac{a}{1000} \tag{II}.$$

Aufgelöst nach x:

$x = 0,3403\ a - 5,667\ e.$

x eingesetzt in Gl. (I):

$$\begin{aligned}\% \text{ Acetanhydrid} &= \frac{100 \cdot (0,3403\ a - 5,667\ e)}{e} \\ &= \frac{34,03\ a - 566,7\ e}{e} \\ &= \frac{34,03\ a}{e} - 566,7 \end{aligned} \tag{III}.$$

Aus der Einwaage und dem Verbrauch an Natronlauge läßt sich also mit Formel III der Gehalt an Acetanhydrid berechnen.

Der Nachteil dieser Methode liegt darin, daß die Formel II nur dann gültig ist, wenn keine weitere Verunreinigung in der Substanz enthalten ist. Ein direkteres Verfahren, das auch durch weitere Verunreinigungen nicht zu Fehlern führt, wendet deshalb das EuAB an:

Hier wird zunächst mit einem Überschuß 1 N NaOH die freie Essigsäure neutralisiert und durch Kochen das Acetanhydrid gespalten. Das überschüssige NaOH titriert man mit Salzsäure gegen Phenolphthalein zurück.

In einer zweiten Probe wird die gleiche Menge Substanz in Benzol gelöst und mit überschüssigem Anilin versetzt. Beim Kochen wird die Aminogruppe acetyliert.

Anschließend gibt man wie bei der ersten Bestimmung überschüssige NaOH-Lsg. zu und titriert mit Salzsäure zurück.

Bei der ersten Titration erfaßt man die freie Essigsäure und die durch Hydrolyse entstandene Essigsäure, bei der zweiten Titration ebenfalls die vorhandene freie Essigsäure und je mol Acetanhydrid 1 mol Essigsäure, die bei der Acetylierung freigeworden ist (s. Formel). Die Differenz zwischen dem ersten und zweiten Verbrauch ist der Menge an Acetanhydrid äquivalent, wobei je mol Anhydrid 1 mol Protonen geliefert wird.

3.6.4.7. Zweiphasentitration

Alkaloidsalze (1) können als Säuren mit Natronlauge neutralisiert werden, wobei die freien Alkaloidbasen (2) entstehen:

$$R_3NH^\oplus + OH^\ominus \rightleftharpoons R_3N + H_2O \qquad (I).$$
$$(1) (2)$$

Die gebräuchliche Bezeichnung "Verdrängungstitration" für diese Bestimmung sagt aus, daß bei dieser Reaktion die schwächere Base (2) durch die stärkere Base $OH^\ominus$ aus ihrem Salz (1) verdrängt wird. Analog hierzu verläuft die Titration von Anionbasen mit Säuren (s. Kap. 3.6.4.4.).

Titriert man Alkaloidsalze im wäßrigen Milieu, so erhält man meist schleppende Indikatorumschläge, da die Azidität der meisten Alkaloidsalze sehr gering ist. Der pK_S-Wert liegt oft zwischen 6 und 10, d.h. die Basizität der entstehenden freien Base ist relativ groß. Verwendet man anstelle von Wasser ($\varepsilon \approx 80$) ein Lösungsmittel mit einer kleineren Dielektrizitätskonstanten, z.B. Ethanol ($\varepsilon = 24$), so wird die Trennung von Ladungen erschwert und damit die Ionenbildung herabgesetzt. Betrachtet man hierzu Gleichung (I), dann erkennt man, daß die rechte Seite der Gleichung, die keine geladenen Teilchen enthält, begünstigt wird, d.h. die Basenstärke des Alkaloids wird in Ethanol vermindert (vgl. Kap. 3.7.). Außerdem wird auch die Dissoziation des Indikators verringert,

$$HIn \rightleftharpoons H^\oplus + In^\ominus,$$

so daß seine Empfindlichkeit gegenüber Basen herabgesetzt ist. Das führt zu einem - hier erwünschten - späteren Farbumschlag.

Für die praktische Durchführung der Titration ist wichtig:

Die Differenz zwischen der Azidität des Lösungsmittels K_L und der zu titrierenden Säure K_S darf einen bestimmten Wert nicht unterschreiten. Bei maßanalytisch üblichen Konzentrationen gilt die Forderung $pK_L - pK_S \geq 8$. Häufig liegt der pK_S-Wert der Alkaloidsalze zwischen 6 und 10, so daß die Differenz kleiner als 8 wird, da Wasser einen pK_L-Wert von 14 hat. Verwendet man Ethanol als Lösungsmittel ($pK_L \approx 19$), so sind die meisten Alkaloidsalze des Arzneibuches aufgrund der jetzt größeren Differenz zwischen pK_L und pK_S titrierbar. Als Indikator verwendet das DAB 7 Phenolphthalein.

Das Arzneibuch läßt außer Ethanol noch Chloroform als Lösungsmittel zusetzen. Dadurch ist das Lösungsmittelgemisch lipophiler, und ein

Ausfallen der freien Alkaloidbase wird verhindert. In einigen Fällen tritt durch die Zugabe des Titrationsmittels (wäßrige NaOH-Lsg.!) vor dem Erreichen des Äquivalenzpunktes eine Phasentrennung ein, wobei die obere Phase aus Ethanol/Wasser, die untere aus Chloroform/Ethanol besteht. In der letzteren reichert sich die lipophile freie Alkaloidbase im Verlaufe der Titration an. Das Gleichgewicht (Gl. I) wird durch die Entfernung von R_3N aus der Lösung auf die rechte Seite verschoben und damit die scheinbare Säurenstärke der Kationsäure (1) erhöht.

Im EuAB wird die Verdrängungstitration nicht verwendet; hier werden in den meisten Fällen die Anionen der Alkaloidsalze im wasserfreien Milieu als Basen titriert (s.S. 240). Das DAB 7 titriert nach dem obigen Verfahren in Chloroform/Ethanol: Atropin-, Chinidinsulfat, Chinin-, Cocain-, Dihydrohydroxycodeinon-, Lobelinhydrochlorid, Physostigminsalicylat.

Bei diesen Substanzen tritt vor Erreichen des Titrationsendpunktes keine Phasentrennung ein. Bei den folgenden Stoffen erfolgt eine Phasentrennung vor dem Umschlagspunkt: Chininsulfat, Papaverin-, Procain-, Tetracain-, Ethylmorphin-, Pilocarpinhydrochlorid, Strychninnitrat.

Ein Abweichen von diesem Vorgehen schreibt das Arzneibuch für die Titration von Codeinphosphat vor.

Hier wird die Bestimmung in Chloroform/wäßriger NaCl-Lsg. durchgeführt. Beim Farbumschlag des Phenolphthaleins ist nicht nur das Kation deprotoniert, sondern auch $H_2PO_4^{\ominus}$ in $HPO_4^{2\ominus}$ übergeführt. 1 mol Codeinphosphat entspricht also 2 mol Hydroxidionen (zum Zusatz von NaCl s.S. 219).

3.6.4.8. Spezielle Verfahren (z.B. Oximtitration, Formoltitration)

Oximtitration

Enthält ein ätherisches Öl ein Terpen oder eine Phenylpropanverbindung, die eine Aldehyd- bzw. Ketofunktion tragen, so bietet sich die Oximbildung zur Gehaltsbestimmung an. Als Reagenz wird ein Überschuß von Hydroxylaminhydrochlorid verwendet, das mit Carbonylfunktionen in folgender Weise reagiert:

$$\underset{R'}{\overset{R}{>}}C=O + [H_3NOH]^{\oplus} \longrightarrow \underset{R'}{\overset{R}{>}}C=NOH + H_3O^{\oplus}$$

Die freiwerdenden Protonen können mit ethanolischer Kalilauge titriert werden. Die Reaktionsgeschwindigkeit ist beim pH-Wert der Hydroxylamin-HCl-Lösung hoch; Aldehyde reagieren schneller als Ketone; deshalb können die Protonen bei Aldehyden sofort nach Zugabe des Reagenzes titriert werden. Der pH-Wert am Äquivalenzpunkt entspricht dem pH-Wert einer Hydroxylamin/HCl-Lösung, also etwa 3,5. Als Indikator schreibt das DAB 7 Bromphenolblau vor. Die Aldehyde, die auf diese Weise bestimmt werden, sind:

Zimtaldehyd in Zimtöl: $C_6H_5-CH=CH-CHO$,

Citral in Citronenöl:

Da Ketone langsamer reagieren, ist es bei der Bestimmung von Carvon in Kümmelöl (s.S. 229) nach Zugabe des Reagenzes erforderlich, 15 min unter Rückfluß zu kochen, bevor die freigesetzten Protonen in gleicher Weise titriert werden können. Campher (s.u.) bildet als cyclisches Keton nur sehr langsam Oxime (sterische Hinderung).

Um eine quantitative Umsetzung sicherzustellen, fängt man während des mehrstündigen Kochens die freiwerdenden Protonen durch einen Zusatz von $NaHCO_3$ ab, um auf diese Weise ein Absinken des pH-Wertes zu verhindern (würde Reaktionsgeschwindigkeit verringern).

Dem gleichen Verfahren unterwirft man eine Vergleichslösung ohne Campherzusatz. Nach dem Einstellen beider Lösungen auf pH = 3,5 wird mit ethanolischer KOH bis zum Umschlag von Phenolphthalein titriert. Hiermit erfaßt man dann überschüssiges Hydroxylaminhydrochlorid als Kationsäure:

$$H_3\overset{\oplus}{N}OH + OH^{\ominus} \longrightarrow H_2NOH + H_2O$$

D – Campher   Carvon

Formoltitration s.S. 219.

3.7. Titrationen von Säuren und Basen in nichtwäßrigen Lösungen

3.7.1. Physikalisch-chemische Grundlagen

Die in Kap. 3.5.1. besprochene Säure-Base-Theorie von Broensted läßt sich zwanglos auf Neutralisationsreaktionen in nichtwäßrigen Systemen anwenden. Die Neutralisation verläuft auch in diesem Fall als Protonenaustauschreaktion (Protolyse) unter Bildung neuer Säuren und Basen (s.S. 179).

Man beachte aber beim Vergleich mit dem Lösungsmittel Wasser, daß der pH-Wert nur für Wasser definiert ist. Die Angabe eines pH-Wertes z.b. in einem organischen Lösungsmittel wie Acetonitril ist lediglich eine rein formale Übertragung dieses Ausdrucks. pH-Wert-Messungen in verschiedenen Lösungsmittelsystemen können daher i.a. nicht miteinander kombiniert oder korreliert werden.

Bei speziellen Reaktionen ist die Säure-Base-Theorie nach Lewis von Vorteil, da sie das Verhalten von Säuren und Basen in protonenfreien Systemen erklärt (s.S. 202): Säure = Elektronenpaarakzeptor, Base = Elektronenpaardonator.

Bedeutung der Dielektrizitätskonstante

Beim Auflösen einer ionischen Verbindung hängt es von der Dielektrizitätskonstante des Lösungsmittels ab, in welchem Ausmaß die elektrostatische Wechselwirkung zwischen den entgegengesetzt geladenen Ionen vermindert wird. Lösungsmittel mit niedriger Dielektrizitätskonstante haben dabei den Nachteil, daß sie die Neigung von Ionen begünstigen, sich zu solvatisierten *Ionenpaaren* zu assoziieren. So findet man z.B. bei der Titration von Carbonsäuren in Lösungsmitteln mit sehr niedrigen Dielektrizitätskonstanten bei der potentiometrischen Endpunktsbestimmung zwei Potentialsprünge, die mit der Neigung der Carbonsäuren zur Dimerisierung erklärt werden.

Wie bereits erwähnt, können Säuren und Basen verschieden geladen sein (s.S. 178). Demzufolge wirkt sich ein Wechsel des Lösungsmittels (≙ Wechsel des Dielektrikums) verschieden aus.

Bei der Protolyse von Säuren können folgende Fälle unterschieden werden:

1. $NH_4^{\oplus} + H_2O \rightleftharpoons NH_3 + H_3O^{\oplus}$,
2. $CH_3COOH + H_2O \rightleftharpoons CH_3COO^{\ominus} + H_3O^{\oplus}$,
3. $HSO_4^{\ominus} + H_2O \rightleftharpoons SO_4^{2\ominus} + H_3O^{\oplus}$,

$\text{Säure}_1 + \text{Base}_2 \rightleftharpoons \text{Base}_1 + \text{Säure}_2$

Im Fall 1 sind die Reaktionspartner neutral oder positiv geladen. Es findet keine Coulombsche Wechselwirkung statt. Die Protolyse wird in erster Linie von der Basizität des Lösungsmittels, weniger von der Dielektrizitätskonstante bestimmt.

Im Fall 2 wird die Dissoziation der Essigsäure u.a. aufgrund der Coulombschen Anziehungskräfte vermindert. Die Azidität nimmt zu (bzw. ab), wenn wir ein Lösungsmittel mit hoher (bzw. niedriger) Dielektrizitätskonstante verwenden. Dementsprechend nimmt die Coulombsche Wechselwirkung ab (bzw. zu).

Im Fall 3 gilt das gleiche wie bei 2, jedoch in stärkerem Maße, da $SO_4^{2\ominus}$ zwei negative Ladungen trägt.

Praktische Auswirkungen, Beispiel Bernsteinsäure

Die beiden Carboxylgruppen können in Wasser ($\varepsilon = 81$) nur gemeinsam titriert werden, in Isopropanol ($\varepsilon = 18,3$) jedoch nacheinander. Grund: Am Halbneutralisationspunkt liegt ein saures Salz vor wie $M^{\oplus}\ {}^{\ominus}OOC-(CH_2)_2-COOH$ (Fall 3); das H-Atom der Carboxylgruppe ist weniger azid als in der ungeladenen Säure $HOOC-(CH_2)_2-COOH$.

Die Stärke von Säuren und Basen

Eine Säure kann nur als Säure wirken, wenn ein Protonenakzeptor vorhanden ist. Als solcher kann z.B. das Lösungsmittel LH fungieren. Dann gilt für die Protolyse einer

Säure: $AH + LH \rightleftharpoons A^{\ominus} + LH_2^{\oplus}$,
Base: $B + LH \rightleftharpoons BH^{\oplus} + L^{\ominus}$.

$LH_2^{\oplus}$ ist das solvatisierte Proton. Die entsprechende Protolysenkonstante läßt sich, wie auf S. 182 beschrieben, über das Massenwirkungsgesetz ableiten. Dies gilt vor allem für protische Lösungs-

mittel (s.S. 234) mit *relativ hoher* Dielektrizitätskonstante wie
Wasser, Ethanol etc. In nichtwäßrigen Lösungsmitteln mit *kleiner*
Dielektrizitätskonstante liegen demgegenüber selbst starke Elektrolyte als Ionenpaare vor. Das bedeutet: In unpolaren Lösungsmitteln können auch *starke* Säuren bzw. Basen nur *schwach* dissoziiert
vorliegen.

In diesen Fällen ist es daher erforderlich, zwischen der zuerst
erfolgenden Ionisation einer Substanz und ihrer nachfolgenden Dissoziation im Lösungsmittel zu unterscheiden.

a) Basen

Betrachten wir z.B. die Lösung einer Base B in wasserfreier Essigsäure (Eisessig) CH_3COOH (abgekürzt AcOH):

$$AcOH + B \rightleftharpoons AcOH \cdot B \rightleftharpoons AcO\cdots H\cdots B \rightleftharpoons AcO^{\ominus} \cdot HB^{\oplus} \rightleftharpoons AcO^{\ominus} + BH^{\oplus}.$$
$$\text{I} \qquad\qquad \text{II} \qquad\qquad \text{III} \qquad\qquad \text{IV}$$

Zunächst entsteht ein lockeres Addukt I. Danach bildet sich eine
H-Brückenbindung aus II, die zu der Ionisation eines AcOH-Moleküls und des Basenmoleküls unter Bildung eines Ionenpaares führt
(III, Protolyse). Dieses Ionenpaar ist zunächst noch von einer
Solvat-Hülle aus Essigsäuremolekülen umgeben. Die vollständige Dissoziation IV erfolgt dadurch, daß sich Solvensmoleküle zwischen
die Ionen schieben, so daß schließlich selbständige, solvatisierte
Ionen (Protolysenprodukte) vorliegen.

Die Gesamtazidätskonstante (Säurenkonstante) K_s bzw. Gesamtbasizitätskonstante (Basenkonstante) K_b setzt sich daher aus einer
Ionisationskonstante K_I der Säure bzw. Base und der Dissoziationskonstante K_D des Ionenpaares zusammen:

$$K_s \text{ bzw. } K_b = \frac{K_I \cdot K_D}{1 + K_I} \qquad\qquad (I).$$

Für das vorstehende Beispiel gilt:

a) Ionisationskonstante

$$K_{I\,(B)} = \frac{[BH^{\oplus}CH_3COO^{\ominus}]}{[B]}$$

für das Gleichgewicht III $\rightleftharpoons$
AcOH + B wird [AcOH] als
Lösungsmittel in K_I einbezogen

b) Dissoziationskonstante

$$K_{D\ (B)} = \frac{[BH^{\oplus}]\,[CH_3COO^{\ominus}]}{[BH^{\oplus}CH_3COO^{\ominus}]} \qquad \text{Gleichgewicht III} \rightleftharpoons \text{IV.}$$

c) Gesamtbasizitätskonstante

$$K_b = \frac{[BH^{\oplus}]\,[CH_3COO^{\ominus}]}{[B] + [BH^{\oplus}CH_3COO^{\ominus}]}$$

b) Säuren

Ein Beispiel für eine Säure ist das Titrationsmittel $HClO_4$ in Eisessig:

$$HClO_4 + CH_3COOH \rightleftharpoons CH_3COOH_2^{\oplus} \cdot ClO_4^{\ominus} \rightleftharpoons CH_3COOH_2^{\oplus} + ClO_4^{\ominus}.$$

a) Ionisationskonstante

$$K_{I\ (HClO_4)} = \frac{[CH_3COOH_2^{\oplus} \cdot ClO_4^{\ominus}]}{[HClO_4]}$$

b) Dissoziationskonstante

$$K_{D\ (HClO_4)} = \frac{[CH_3COOH_2^{\oplus}]\,[ClO_4^{\ominus}]}{[CH_3COOH_2^{\oplus} \cdot ClO_4^{\ominus}]}$$

c) Gesamtaziditätskonstante

$$K_s = \frac{[CH_3COOH_2^{\oplus}]\,[ClO_4^{\ominus}]}{[HClO_4] + [CH_3COOH_2^{\oplus}ClO_4^{\ominus}]}$$

3.7.2. Lösungsmittel und ihre Einflüsse

Einteilung der Lösungsmittel

Die wasserfreien Lösungsmittel wurden in Kap. 3.5.1, S. 181 eingeteilt in a) inerte, aprotische Lösungsmittel wie Benzol, b) amphotere (amphiprotische) Lösungsmittel wie Alkohole, c) saure protogene

Lösungsmittel wie Essigsäure und d) basische protophile Lösungsmittel wie Butylamin.

Die Lösungsmittel b), c) und d) bilden die Gruppe der protischen Lösungsmittel.

Eine andere Einteilung faßt die verwendeten Lösungsmittel in zwei Gruppen zusammen. Der Bezugspunkt ist Wasser, das als neutral betrachtet wird. Danach unterscheidet man:

1. Aprotische (inerte) Lösungsmittel. Sie besitzen eine kaum meßbare Eigendissoziation. Dazu gehören *saure* Lösungsmittel wie Nitromethan, Nitroethan und *neutrale* wie Aceton, Benzol, Dioxan, Chloroform, Acetonitril oder *basische* wie Dimethylformamid, Pyridin, Dimethylsulfoxid.

2. Amphiprotische Lösungsmittel. Sie weisen eine merkliche Eigendissoziation auf.

Sauer sind Essigsäure, Ameisensäure, Trifluoressigsäure, Phenol.
Neutral sind Wasser, Methanol, Ethanol, Ethylenglykol.
Basisch sind Butylamin, Ethylendiamin, flüssiges Ammoniak.

Die Eignung eines Lösungsmittels zur Durchführung einer Titration kann abgeschätzt werden aus dem Wert seiner Dielektrizitätskonstante (s.S. 230) und den nachfolgend besprochenen Eigenschaften.

Nivellierung und Differenzierung

Liegt das Protolysengleichgewicht (Gleichung 1 und 2, S. 231) auf der Seite der ionisierten Produkte, dann sind, wie man deutlich erkennt, das *Lyonium-Kation* $LH_2^{\oplus}$ bzw. das *Lyat-Anion* $L^{\ominus}$ des Lösungsmittels LH an die Stelle der interessierenden starken Säure bzw. Base getreten. Diese Ionen stellen dann die in dem *betreffenden Lösungsmittel* stärksten stabilen Säuren bzw. Basen dar.

Das bedeutet: In einem Gemisch verschieden starker Säuren bzw. Basen werden die vorhandenen Stärkeunterschiede zwangsläufig ausgeglichen, sie werden nivelliert.

Beispiel für den nivellierenden Effekt des Wassers:

Die Protolysenkonstante der Säure HA_1 sei 10^4, die der Säure HA_2 sei 10^2. Berechnet man wie üblich $\left[H_3O^{\oplus}\right]$ einer jeweils 0,1 N wäßrigen Lösung, so erhält man

$[H_3O^\oplus]$ von HA_1: 0.099 999 N,

$[H_3O^\oplus]$ von HA_2: 0.099 9 N,

d.h. die Säurestärken in Wasser sind praktisch gleich.

Geht man nun zu einem Lösungsmittel über, dessen Basizität 10^6 mal kleiner ist, dann betragen die Protolysenkonstanten $HA_1 = 10^{-2}$ und $HA_2 = 10^{-4}$. $[H_3O^\oplus]$ verändert sich dadurch auf 0,027 N für HA_1 und 0,0037 N für HA_2. Die Säurenstärken sind nun meßbar verschieden, sie wurden <u>differenziert.</u>

Ein praktisches <u>Beispiel</u> sind die in Eisessig vorliegenden <u>Acetate von Basen</u>. Aus Gleichung (I) (s.S. 232) können wir entnehmen: Für <u>starke</u> Basen und Säuren gilt: K_s bzw. $K_b \approx K_D$. Für <u>schwache</u> Basen und Säuren gilt: K_s bzw. $K_b \approx K_I \cdot K_D$.

a) Starke Basen werden in Wasser praktisch nivelliert. In <u>Wasser</u> gilt: Je geringer die Dissoziation der protonierten Base, um so stärker ist ihre Basizität ($BH^\oplus + H_2O \rightleftharpoons B + H_3O^\oplus$). In <u>Eisessig</u> hingegen werden die ionisierten Acetate zwar auch nivelliert, aber dennoch etwas differenziert: Je größer K_D ist, desto stärker ist ihre Basizität ($BH^\oplus CH_3COO^\ominus \rightleftharpoons BH^\oplus + CH_3COO^\ominus$). Das bedeutet aber: Die Reihenfolgen der Basenstärken in Wasser und Eisessig sind verschieden.

b) Bei sehr schwachen Basen ähneln die Verhältnisse wieder dem Verhalten in Wasser. Hier wird die Ionisierungskonstante K_I von großer Bedeutung, da sie die Basenstärke besser wiedergibt als K_b.

Allgemein gilt: Nivellierende und differenzierende Wirkung beruhen auf den Wechselwirkungen zwischen dem Lösungsmittel und der gelösten Substanz (<u>Solvatation</u>). Ionenbildung, auch von Lösungsmittelionen, begünstigt die Nivellierung, Wasserstoffbrücken-Bildung die Differenzierung.

Homokonjugation - Heterokonjugation

In protischen Lösungsmitteln werden die Anionen infolge Ionen-Dipol-Wechselwirkung und H-Brückenbindung solvatisiert. Kationen werden i.a. weniger stark solvatisiert. In polaren aprotischen Lösungsmitteln gilt umgekehrt:

Die Anionen werden weniger stark solvatisiert, weil keine Wasserstoffbrücken ausgebildet werden können.

Bildet ein Anion $A^{\ominus}$ Assoziate mit seiner konjugierten Säure HA, spricht man von *Homokonjugation*. Reagiert $A^{\ominus}$ mit einem anderen Donator HR (HR $\neq$ HA), nennt man dies *Heterokonjugation*:

$$A^{\ominus} + n\ HA \rightleftharpoons A(HA)_n^{\ominus},$$

$$A^{\ominus} + HR \rightleftharpoons (AHR)^{\ominus} \quad \text{und} \quad A^{\ominus} + 2\ HR \rightleftharpoons A(HR)_2^{\ominus}.$$

In beiden Fällen handelt es sich um eine Assoziation über Wasserstoffbrücken. Durch diese Reaktionen wird $A^{\ominus}$ in solchen Lösungsmitteln stabilisiert, die keine Wasserstoffbrücken ausbilden können und eine kleine Dielektrizitätskonstante haben.

Protolyse

Außer dem Nivellierungseffekt können auch unerwünschte Protolysenreaktionen die Verwendung von protischen Lösungsmitteln LH einschränken:

$$A^{\ominus} + LH \rightleftharpoons AH + L^{\ominus},$$

$$BH^{\oplus} + LH \rightleftharpoons LH_2^{\oplus} + B.$$

Dabei reagiert das Lösungsmittel mit dem bei der Neutralisation gebildeten Salz. Wenn die Gleichgewichte nicht mehr auf der linken Seite liegen, ist es nicht möglich, einen scharfen Endpunkt bei der Titration zu erhalten. Beispiel: Titration von Phenol in Wasser oder Ethanol, von aromatischen Aminen in Wasser oder Dimethylformamid.

Aprotische Lösungsmittel gehen i.a. keine Protolysen ein. Sie haben aber andere Nachteile: schlechte Lösungseigenschaften für Salze, starkes Zurückdrängen der Dissoziation, geringe Leitfähigkeit der Lösung. Letzteres ist z.B. ungünstig für die Potentiometrie.

Zusammenfassung

Die Lösungsmittel für Säure-Base-Titrationen müssen unter Verwendung der einschlägigen Monographien, Handbücher, Arbeitsvorschriften etc. für jedes Problem ausgewählt werden. Hierfür gelten folgende allgemeine Gesichtspunkte:

Tabelle 14. Wirkung der Lösungsmittel auf den gelösten Stoff

Inerte Lösungsmittel	Saure oder basische Lösungsmittel
Zur Ionisation fähige Verbindungen dissoziieren in inerten Lösungsmitteln nicht. Die Säuren- oder Basenstärke bleibt erhalten, es tritt jedoch kein Nivellierungseffekt auf; die Stärke schwacher Säuren oder Basen wird nicht gesteigert.	In sauren oder basischen Lösungsmitteln tritt Ionisation des gelösten Stoffes und (in geringem Maße) auch Dissoziation auf. Er bildet mit dem Lösungsmittel ein Assoziat; demzufolge ändert sich der saure oder basische Charakter (er wird meist gesteigert und nivelliert).
Es bilden sich keine Lösungsmittelkationen und -anionen; das Lösungsmittel nimmt am Neutralisationsprozeß nicht teil.	Das Lösungsmittel fördert die Beweglichkeit des Protons durch Bildung von Lösungsmittelanionen oder -kationen, d.h. es nimmt am Neutralisationsprozeß teil. Die Reaktionsprodukte sind ein Salz und das Lösungsmittelmolekül.
Die Nucleophilie der titrierten oder titrierenden Base muß stärker sein als diejenige der dem Säure-Titriermittel oder der titrierten Säure entsprechenden Base.	Das Lösungsmittel muß eine schwächere Säure oder Base sein als die titrierte Säure oder Base.
In manchen Fällen muß mit besonderen Indikatoren gearbeitet werden.	Viele der üblichen Indikatoren und Elektroden können zur Endpunktsbestimmung verwendet werden.
Potentiometrische Titrationen können in unpolaren Lösungsmitteln nur unter Zugabe von Leitsalzen durchgeführt werden.	

3.7.3. *Titration schwacher Basen*

Zur Titration wasserunlöslicher schwacher Basen werden meist saure, protonenspendende Lösungsmittel verwendet (Tabelle 15).

Tabelle 15. Geeignete Lösungsmittel für die Bestimmung von Basen

<u>Inerte Lösungsmittel</u> (in der Reihenfolge der wachsenden Dielektrizitätskonstanten):

n-Hexan, Cyclohexan, Dioxan, Tetrachlorkohlenstoff, Benzol, Chloroform, Chlorbenzol, Methylisobutylketon, Methylethylketon, Aceton, Acetonitril

<u>Saure oder amphiprotische Lösungsmittel</u> (in der Reihenfolge der abnehmenden Azidität):

Ameisensäure, Essigsäure, Propionsäure, Nitromethan, Nitrobenzol, Ethylenglykol, Propylenglykol, 2-Ethoxyethanol (Cellosolve), Isopropanol

Bemerkung: Bei der Titration von Basen wird das 1,4-Dioxan als inertes Lösungsmittel betrachtet.

Für die Auswahl eines Lösungsmittels gelten allgemein folgende Gesichtspunkte:

1. Das Lösungsmittel darf weder mit der zu bestimmenden Substanz noch mit der Maßlösung reagieren (außer Solvatation etc.).
2. Die zu bestimmende Substanz muß in dem Lösungsmittel löslich sein (Mindestkonzentration 0,01 N).
3. Der Äquivalenzpunkt sollte potentiometrisch oder mittels Indikator bestimmbar sein.
4. Das Lösungsmittel muß leicht zu reinigen sein.

Beispiel für die Titration von Basen in *Eisessig* mit Perchlorat

Eisessig war das erste organische Lösungsmittel, das bei der Bestimmung schwacher Basen eingesetzt wurde. Es wird auch heute noch wegen seiner guten Lösungseigenschaften häufig verwendet.

a) Starke und mittelstarke Basen

$$C_6H_5NH_2 + CH_3COOH \rightleftharpoons C_6H_5NH_3^\oplus + CH_3COO^\ominus.$$

Die Reaktion mit dem Lösungsmittel erhöht indirekt die Basenstärke. Bei Basengemischen hebt die nivellierende Wirkung des Eisessigs die Basizitätsunterschiede weitgehend auf. Titriert wird das gebildete Acetat mit Acetoniumperchlorat in Eisessig (vgl. S. 233):

$$CH_3COO^\ominus + C_6H_5NH_3^\oplus + CH_3COOH_2^\oplus ClO_4^\ominus \rightleftharpoons C_6H_5NH_3^\oplus ClO_4^\ominus + 2CH_2COOH.$$

b) Schwache Basen

Schwache Basen bilden nur in untergeordnetem Maße Oniumacetate. Bei der Titration entstehen unmittelbar die Perchlorate:

$$RNH_2 \cdots CH_3COOH + CH_3COOH_2^\oplus ClO_4^\ominus \rightleftharpoons RNH_3^\oplus ClO_4^\ominus + 2\, CH_3COOH.$$

Titrationen in Acetanhydrid

Sehr schwache Basen werden häufig in Acetanhydrid bestimmt. Man muß dabei beachten, daß Acetanhydrid ein gutes Acetylierungsmittel z.B. für Amine wie Anilin ist.

Berücksichtigt man die Eigendissoziation des Acetanhydrids gemäß:

$$2\,(CH_3CO)_2O \;\rightleftharpoons\; \begin{matrix} H_3C-C\overset{\oplus OH}{\underset{O}{\diagup}} \\ H_3C-C\underset{O}{\diagup} \end{matrix} \;+\; {}^{\ominus}|CH_2-C\underset{O}{\overset{O}{\diagup}} \;,\; H_3C-C\underset{O}{\overset{O}{\diagup}}$$

dann ergibt sich für die Reaktion einer Base B mit Acetanhydrid:

$$B \;+\; (CH_3CO)_2O \;\rightleftharpoons\; BH^{\oplus} \;+\; {}^{\ominus}|CH_2-\underset{O}{\overset{\|}{C}}-O-\underset{O}{\overset{\|}{C}}-CH_3$$

und für die Neutralisation bei der Titration mit Perchlorat in Eisessig:

$$CH_3-\underset{O}{\overset{\|}{C}}-O-\underset{O}{\overset{\|}{C}}-\bar{C}H_2^{\ominus} \;+\; CH_3COOH_2^{\oplus} \;\rightleftharpoons\; (CH_3CO)_2O \;+\; CH_3COOH$$

Titrationen in Lösungsmittelgemischen, die Benzol enthalten

Manchmal ist es erforderlich, Lösungsmittelgemische bei einer Titration zu verwenden. Gründe hierfür sind z.b. geringe Löslichkeit der Analysensubstanz, Niederschlagsbildung während der Titration. Manchmal sollen auch solvatisierende Eigenschaften des einen mit den inerten bzw. differenzierenden Eigenschaften des anderen Lösungsmittels gekoppelt werden.

Benzol hat keine nivellierenden Eigenschaften und wird daher u.a. in Mischungen mit Eisessig oder Acetanhydrid verwendet. Allerdings muß man berücksichtigen, daß sich wegen seiner niedrigen Dielektrizitätskonstante und seiner schlechten Solvatationseigenschaften leicht Assoziate bilden, die bei der Potentiometrie stören können.

Normallösungen

Wegen ihrer hohen Säurenstärke wird meist Perchlorsäure in Eisessig oder Dioxan verwendet, daneben benutzt man noch Sulfonsäuren wie Methan- und p-Toluol-sulfonsäure.

Titerstellung

Als Standardsubstanz dienen u.a. Kaliumhydrogenphthalat $KHC_8H_4O_4$, das sehr rein erhältlich ist und zur Bestimmung in heißem Eisessig gelöst werden muß, Tris-hydroxymethyl-aminomethan $(HOCH_2)_3CNH_2$ und Diphenylguanidin $(C_6H_5NH)_2C=NH$.

Endpunktsanzeige

Der Endpunkt der Titration kann i.a. mit den bekannten Methoden bestimmt werden. Auch bei Verwendung von Indikatoren ist es üblich, mit Hilfe einer potentiometrischen Messung den pK-Wert zu bestimmen, um einen geeigneten Indikator auswählen zu können.

Das wichtigste Verfahren ist wohl die Potentiometrie mit der Glaselektrode. Ihr Anwendungsbereich hängt bei sehr kleinen pK-Werten stark von der Leistungsfähigkeit des Anzeigegerätes ab.

Weniger häufig benutzt werden Konduktometrie, Amperometrie u.a.

Falls ausgearbeitete Vorschriften vorliegen, ist eine Endpunktsbestimmung mit Indikatoren (visuell, photometrisch bzw. kolorimetrisch) eine recht einfache Methode. Häufig verwendet werden für Basenbestimmungen: Kristallviolett, Malachitgrün, Neutralrot, Dibenzalaceton, Chinaldinrot und Eosin.

Pharmazeutische Anwendung

Im Arzneibuch werden als schwache Basen eine große Anzahl von Substanzen mit Perchlorsäure in Eisessig titriert. Es handelt sich entweder um <u>organische Substanzen mit basischem Stickstoff</u>, wie Coffein, Nicotinsäureamid, Codein, Aminophenazon, oder um <u>organische</u> bzw. <u>anorganische Anionen</u>, wie Saccharin-Na, $NO_3^{\ominus}$ in Pilocarpinnitrat, $SO_4^{2\ominus}$ in Atropinsulfat. $Cl^{\ominus}$-Ionen, die in vielen Alkaloidsalzen vorhanden sind (Morphin·HCl, Chinin·HCl, Cocain·HCl), können auch in Eisessig wegen zu schwacher Basizität nicht scharf titriert werden. Hier hilft ein Zusatz von überschüssigem Quecksilberacetat zur Probenlösung: Es bildet sich undissoziiertes Quecksilberdichlorid und eine äquivalente Menge an freiem Acetat, das anschließend titriert wird:

$$2\ Cl^{\ominus} + Hg(CH_3COO)_2 \rightleftharpoons HgCl_2 + 2\ CH_3COO^{\ominus}.$$

3.7.4. Titration schwacher Säuren

Hierfür verwendet man protonenaufnehmende basische Lösungsmittel (s. Tabelle 16).

Tabelle 16. Geeignete Lösungsmittel für die Bestimmung von Säuren (und Säureanalogen)

Inerte Lösungsmittel (in der Reihenfolge wachsender Dielektrizitätskonstanten):

Benzol, Toluol, Chlorbenzol, Methylisobutylketon, Methylethylketon, Aceton, Acetonitril.

Basische oder amphiprotische Lösungsmittel (in der Reihenfolge abnehmender Basizität):

Ethylendiamin, n-Butylamin, Pyridin, N,N-Dimethylformamid, 1,4-Dioxan, Ethylether, t-Butanol, Isopropanol, n-Propanol, n-Butanol, Ethanol, Methanol, 2-Methoxyethanol (Methylcellosolve), Propylenglykol.

Beispiel für eine Titration in n-Butylamin

Butylamin ist CO_2-empfindlich, es muß daher mit N_2-Gas als Schutzgas gearbeitet werden. Butylamin ist eine stärkere Base als Dimethylformamid (s.u.) und daher für noch schwächere Säuren als dieses brauchbar. Es nivelliert Säuren, die stärker als Carbonsäuren sind:

$$C_6H_5OH + C_4H_9NH_2 \rightleftharpoons C_6H_5\bar{O}^\ominus + C_4H_9\overset{\oplus}{N}H_3$$

Titriert wird das Anion mit Tetrabutylammoniumhydroxid (R = C_4H_9):

$$C_4H_9\overset{\oplus}{N}H_3 + C_6H_5\bar{O}^\ominus + R_4\overset{\oplus}{N}\ OH^\ominus \rightleftharpoons C_4H_9NH_2 + H_2O + C_6H_5\bar{O}^\ominus\ R_4\overset{\oplus}{N}$$

Titration in Dimethylformamid (DMF)

DMF ist ein sehr gutes Lösungsmittel für Säuretitrationen. Nachteilig ist seine Reaktionsfähigkeit vor allem bei der Bestimmung starker Säuren. Titrationsmittel, die Alkohole enthalten, können das Ergebnis verschlechtern (unscharfer Umschlag).

Das DMF-Molekül kann an zwei unterschiedlichen Stellen ein Säureproton aufnehmen.

NMR-Untersuchungen haben gezeigt, daß von den möglichen Strukturen Struktur I bevorzugt wird:

$$\begin{array}{cc} H-\underset{\underset{OH}{|}}{\overset{\oplus}{C}}\text{---}N(CH_3)_2 & H-C-\overset{\oplus}{N}(CH_3)_2 \\ & \parallel\quad | \\ & O\quad H \end{array}$$

   I   II

Normallösungen

Bekannte basische Titriermittel sind Alkalihydroxide wie KOH (fest) in wasserfreiem Methanol oder Ethanol und Alkalimetallalkoholate, z.B. $NaOCH_3$ in Methanol/Benzol.

Meist verwendet man jedoch das käufliche Tetrabutylammoniumhydroxid. Man vermeidet dadurch störende Niederschläge von Alkalisalzen und den sog. Alkalifehler der Glaselektrode (s.S. 317).

Titerstellung

Die Normallösungen der Basen werden in der Regel gegen Benzoesäure eingestellt.

Indikatoren

Wichtige Indikatoren für die Bestimmung von Säuren sind: Thymolblau, Azoviolett (p-Nitrophenylazoresorcin), Phenolphthalein (vor allem für DMF), o-Nitranilin und p-Oxyazobenzol.

3.8. Grundlagen der Oxidations- und Reduktionsanalysen

3.8.1. Oxidation und Reduktion

Definition und Diskussion der Begriffe

<u>Reduktion</u> heißt jeder Vorgang, bei dem ein Teilchen (Atom, Ion, Molekül) Elektronen aufnimmt. Hierbei wird die Oxidationszahl des reduzierten Teilchens kleiner.

Reduktion bedeutet also *Elektronenaufnahme*.

Beispiel: $\overset{0}{Cl} + e^{\ominus} \rightleftharpoons \overset{-1}{Cl}{}^{\ominus}$.

Allgemein: $Ox_1 + n \cdot e^{\ominus} \rightleftharpoons Red_1$.

<u>Oxidation</u> heißt jeder Vorgang, bei dem einem Teilchen (Atom, Ion, Molekül) Elektronen entzogen werden. Hierbei wird die Oxidationszahl des oxidierten Teilchens größer.

Beispiel: $\overset{0}{Na} \rightleftharpoons \overset{+1}{Na}{}^{\oplus} + e^{\ominus}$.

Allgemein: $Red_2 \rightleftharpoons Ox_2 + n \cdot e^{\ominus}$.

Oxidation bedeutet *Elektronenabgabe*.

Ein Teilchen kann nur dann Elektronen aufnehmen (abgeben), wenn diese von anderen Teilchen abgegeben (aufgenommen) werden. Reduktion und Oxidation sind also stets miteinander gekoppelt:

$$Ox_1 + n \cdot e^{\ominus} \rightleftharpoons Red_1 \quad \text{konjugiertes Redoxpaar: } Ox_1/Red_1$$
$$Red_2 \rightleftharpoons Ox_2 + n \cdot e^{\ominus} \quad \text{konjugiertes Redoxpaar: } Red_2/Ox_2$$

$$Ox_1 + Red_2 \rightleftharpoons Ox_2 + Red_1 \quad \text{Redoxsystem}$$
$$\overset{0}{Cl} + \overset{0}{Na} \rightleftharpoons Na^{\oplus} + Cl^{\ominus}$$

Zwei miteinander kombinierte Redoxpaare nennt man ein *Redoxsystem*.

Reaktionen, die unter Reduktion und Oxidation irgendwelcher Teilchen verlaufen, nennt man <u>*Redoxreaktionen*</u> (Redoxvorgänge). Ihre Reaktionsgleichungen heißen Redoxgleichungen.

Allgemein kann man formulieren: *Redoxvorgang = Elektronenverschiebung*.

3.8.2. Redoxreaktionen

Aufstellung von Redoxgleichungen; Gesetz der Elektroneutralität

Die formelmäßige Wiedergabe von Redoxvorgängen wird erleichtert, wenn man zuerst für die Teilreaktionen (Halbreaktionen, Redoxpaare) formale Teilgleichungen schreibt. Die Gleichung für den gesamten Redoxvorgang erhält man dann durch Addition der Teilgleichungen.

Da Reduktion und Oxidation stets miteinander gekoppelt sind, gilt:

Die Summe der Ladungen (auch der Oxidationszahlen) und die Summe der Elemente muß auf beiden Seiten einer Redoxgleichung gleich sein!

Ist dies nicht unmittelbar der Fall, muß durch Wahl geeigneter Koeffizienten (Faktoren) der Ausgleich hergestellt werden.

Vielfach werden Redoxgleichungen ohne die Begleit-Ionen vereinfacht angegeben.

Beispiele für Redoxpaare: $\overset{0}{Na}/\overset{+1}{Na}{}^{\oplus}$; $\overset{0}{Cl}/\overset{-1}{Cl}{}^{\ominus}$; $\overset{+2}{Mn}{}^{2\oplus}/\overset{+7}{Mn}{}^{7\oplus}$; $\overset{+2}{Fe}{}^{2\oplus}/\overset{+3}{Fe}{}^{3\oplus}$.

Beispiele für Redoxgleichungen:

Verbrennen von Natrium in Chlor

$$1) \quad \overset{0}{Na} - e^{\ominus} \rightarrow \overset{+1}{Na}{}^{\oplus} \quad |\cdot 2$$

$$2) \quad \overset{0}{Cl_2} + 2e^{\ominus} \rightarrow 2\ \overset{-1}{Cl}{}^{\ominus}$$

$$1) + 2) \quad 2\ \overset{0}{Na} + Cl_2 \rightarrow 2\ \overset{+1\ -1}{Na\ Cl}$$

Verbrennen von Wasserstoff in Sauerstoff

$$1) \quad \overset{0}{H_2} - 2e^{\ominus} \rightarrow 2\ \overset{+1}{H}{}^{\oplus} \quad |\cdot 2$$

$$2) \quad \overset{0}{O_2} + 4e^{\ominus} \rightarrow 2\ \overset{-2}{O}{}^{2\ominus}$$

$$1) + 2) \quad 2\ \overset{0}{H_2} + \overset{0}{O_2} \rightarrow 2\ \overset{+1\ -2}{H_2O}$$

Reaktion von Permanganat-MnO_4^- und $Fe^{2\oplus}$-Ionen in saurer Lösung

1) $\overset{+7}{Mn}O_4^\ominus + 8\ H_3O^\oplus + 5\ e^\ominus \rightarrow \overset{+2}{Mn}^{2\oplus} + 12\ H_2O$

2) $\overset{+2}{Fe}^{2\oplus} - 1\ e^\ominus \rightarrow \overset{+3}{Fe}^{3\oplus}$ $\qquad |\cdot 5$

---

1) + 2) $\overset{+7}{Mn}O_4^\ominus + 8\ H_3O^\oplus + 5\ \overset{+2}{Fe}^{2\oplus} \rightarrow 5\ \overset{+3}{Fe}^{3\oplus} + \overset{+2}{Mn}^{2\oplus} + 12\ H_2O$

Bei der Reduktion von $\overset{+7}{Mn}O_4^\ominus$ zu $\overset{+2}{Mn}^{2\oplus}$ werden 4 Sauerstoffatome in Form von Wasser frei, wozu man 8 $H_3O^\oplus$-Ionen braucht. Deshalb stehen auf der rechten Seite der Gleichung 12 H_2O-Moleküle.

Solche Gleichungen geben nur die Edukte und Produkte der Reaktionen sowie die Massenverhältnisse an. Sie sagen nichts über den Reaktionsverlauf (Reaktionsmechanismus) aus.

<u>Reduktionsmittel</u> sind Substanzen (Elemente, Verbindungen), die Elektronen abgeben oder denen Elektronen entzogen werden können. Sie werden hierbei oxidiert. Beispiele: Natrium, Kalium, Kohlenstoff, Wasserstoff.

<u>Oxidationsmittel</u> sind Substanzen (Elemente, Verbindungen), die Elektronen aufnehmen und dabei andere Substanzen oxidieren. Sie selbst werden dabei reduziert. Beispiele: Sauerstoff, Ozon, Chlor, Salpetersäure, Kaliumpermanganat.

Ein *Redoxvorgang* läßt sich allgemein formulieren:

$$\text{Oxidierte Form} + \text{Elektronen} \underset{\text{Oxidation}}{\overset{\text{Reduktion}}{\rightleftarrows}} \text{Reduzierte Form}$$
(Oxidationsmittel) $\qquad\qquad\qquad\qquad\qquad$ (Reduktionsmittel)

<u>Berechnung der Äquivalentmasse (Äquivalentgewichte) von Reduktions- und Oxidationsmitteln</u> (vgl. Kap. 2.2.).

3.8.3. *Redoxpotentiale*

3.8.4. *Standardpotentiale und Normalpotentiale*

Läßt man den Elektronenaustausch einer Redoxreaktion so ablaufen, daß man die Redoxpaare (Teil- oder Halbreaktionen) räumlich voneinander trennt, sie jedoch elektrisch und elektrolytisch leitend miteinander verbindet, ändert sich am eigentlichen Reaktionsvorgang nichts.

Ein Redoxpaar bildet zusammen mit einer Elektrode, z.B. einem Platinblech zur Leitung der Elektronen, eine sog. *Halbzelle* (Halbkette). Die Kombination zweier Halbzellen nennt man eine *Zelle, Kette, galvanische Zelle, galvanisches Element* oder Volta-Element.

Bei Redoxpaaren Metall/Metall-Ion kann das betreffende Metall als Elektrode dienen (Metallelektrode).

Ein Beispiel für eine aus Halbzellen aufgebaute Zelle ist das Daniell-Element (Abb. 27).

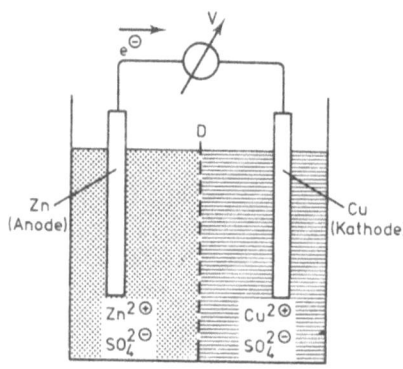

D = Diaphragma;
V = Voltmeter
$\vec{e^{\ominus}}$ = Richtung der Elektronenwanderung

Als Kathode wird diejenige Elektrode bezeichnet, an der Elektronen in die Elektrolytlösung eintreten. An der Kathode erfolgt die Reduktion.
An der Anode verlassen die Elektronen die Elektrolytlösung. An der Anode erfolgt die Oxidation.

Abb. 27. Daniell-Element

Die Reaktionsgleichungen für den Redoxvorgang im Daniell-Element sind:

Anodenvorgang: $Zn \rightleftharpoons Zn^{2\oplus} + 2\ e^{\ominus}$

Kathodenvorgang: $Cu^{2\oplus} + 2\ e^{\ominus} \rightleftharpoons Cu$

Redoxvorgang: $Cu^{2\oplus} + Zn \rightleftharpoons Zn^{2\oplus} + Cu$

oder in Kurzschreibweise:

$Zn(f)/Zn^{2\oplus}(1\ molar)$
$\underline{Cu^{2\oplus}(1\ molar)/Cu(f)}$
$Zn(f)/Zn^{2\oplus}(1\ molar)//Cu^{2\oplus}(1\ molar)/Cu(f)$

Die Schrägstriche symbolisieren die Phasengrenzen; doppelte Schrägstriche trennen die Halbzellen.

In der Versuchsanordnung erfolgt der Austausch der Elektronen über die Metallelektroden Zn bzw. Cu, die leitend miteinander verbunden sind. Die elektrolytische Leitung wird durch das Diaphragma D hergestellt. D ist eine semipermeable Wand und verhindert eine Durchmischung der Lösungen von Anoden- und Kathodenraum. Anstelle eines Diaphragmas wird oft eine Salzbrücke ("Stromschlüssel") benutzt. Ein Durchmischen von Anoden- und Kathodenraum muß verhindert werden, damit der Elektronenübergang zwischen der Zn- und Cu-Elektrode über die leitende Verbindung erfolgt.

Bei einem "Eintopfverfahren" scheidet sich Kupfer direkt an der Zinkelektrode ab.

Schaltet man nun zwischen die Elektroden in Abb. 27 ein Voltmeter, so registriert es eine Spannung (Potentialdifferenz) zwischen den beiden Halbzellen. Die stromlos gemessene Potentialdifferenz einer galvanischen Zelle wird elektromotorische Kraft (EMK, ΔE) genannt. Sie ist die *maximale* Spannung der Zelle und wird stets als positive Größe betrachtet. Die Existenz einer Potentialdifferenz in Abb. 27 zeigt: Ein Redoxpaar hat unter genau fixierten Bedingungen ein ganz bestimmtes elektrisches Potential, das *Redoxpotential* E.

Die Redoxpotentiale von Halbzellen sind die Potentiale, die sich zwischen den Komponenten eines Redoxpaares ausbilden, z.B. zwischen einem Metall und der Lösung seiner Ionen. Sie sind einzeln nicht meßbar, d.h. es können nur Potential*differenzen* einwandfrei bestimmt werden.

Messung von Redoxpotentialen

Kombiniert man eine Halbzelle mit einer geeigneten (standardisierten) Halbzelle, so kann man das Einzelpotential der Halbzelle in bezug auf das Einzelpotential (Redoxpotential) dieser Bezugs-Halbzelle (Bezugselektrode) in einem *relativen* Zahlenmaß bestimmen. Als standardisierte Bezugselektrode hat man die *Normalwasserstoffelektrode* (Abb. 28) gewählt und ihr willkürlich das Potential *Null* zugeordnet.

Die Normalwasserstoffelektrode ist eine Halbzelle. Sie besteht aus einer Elektrode aus Platin (mit elektrolytisch abgeschiedenem, fein verteiltem Platin überzogen), die bei 25° C von Wasserstoffgas unter einem konstanten Druck von 1 bar umspült wird. Diese Elektrode taucht in die wäßrige Lösung einer Säure mit $a_{H_3O^\oplus} = 1$ ein (Abb. 28); dies ist z.B. eine 2 N H_2SO_4-Lösung.

Die Normalwasserstoffelektrode ist eine Wasserstoffelektrode (s. S. 251), für die *Normalbedingungen* eingehalten werden.

Anmerkungen

Standardbedingungen sind gegeben, wenn alle Reaktionsteilnehmer die Aktivität 1 haben. Gase haben dann die Aktivität 1, wenn sie unter einem Druck von 1 bar stehen. Für reine Feststoffe wird die Aktivität gleich 1 gesetzt.

Standardpotential heißt ein Potential, das unter Standardbedingungen gemessen wurde.

Normalbedingungen sind gegeben, wenn zu den Standardbedingungen als weitere Bedingung die Temperatur von 25° C hinzukommt.

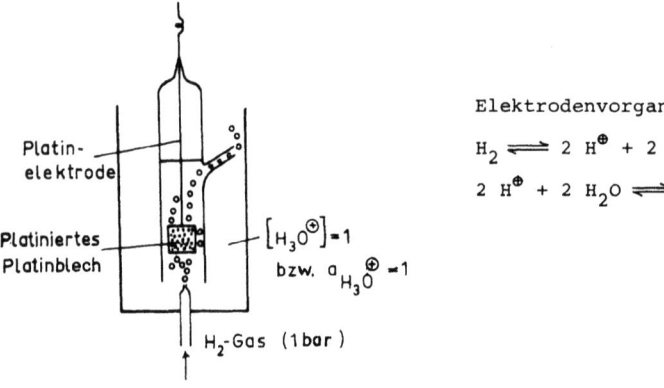

Elektrodenvorgang:

$H_2 \rightleftharpoons 2 H^\oplus + 2 e^\ominus$

$2 H^\oplus + 2 H_2O \rightleftharpoons 2 H_3O^\oplus$

Abb. 28. Normalwasserstoffelektrode

Werden die Potentialdifferenzmessungen mit der Normalwasserstoffelektrode unter Normalbedingungen durchgeführt, so erhält man die Normalpotentiale E^o der betreffenden Redoxpaare. Es sind die EMK-Werte von Zellen, die aus einem Redoxpaar und der Normalwasserstoffelektrode bestehen und unter Normalbedingungen gemessen werden. Das Potential der Normalwasserstoffelektrode wird dabei Null gesetzt.

Redoxpaare, die Elektronen abgeben, wenn sie mit der Normalwasserstoffelektrode kombiniert werden, erhalten ein negatives Normalpotential zugeordnet. Sie wirken gegenüber dem Redoxpaar $H_2/H_3O^{\oplus}$ reduzierend.

Redoxpaare, deren oxidierte Form (Oxidationsmittel) stärker oxidierend wirkt als das $H_3O^{\oplus}$-Ion, bekommen ein positives Normalpotential. Ordnet man die Redoxpaare nach steigendem Normalpotential, erhält man die elektrochemische Spannungsreihe (Redoxreihe) (Tabelle 17):

Tabelle 17. Redoxreihe ("Spannungsreihe") (Ausschnitt)

				E^O
	Li	$\rightleftharpoons$	$Li^{\oplus} + e^{\ominus}$	−3,03
	K	$\rightleftharpoons$	$K^{\oplus} + e^{\ominus}$	−2,92
	Ca	$\rightleftharpoons$	$Ca^{2\oplus} + 2\,e^{\ominus}$	−2,76
	Na	$\rightleftharpoons$	$Na^{\oplus} + e^{\ominus}$	−2,71
	Mg	$\rightleftharpoons$	$Mg^{2\oplus} + 2\,e^{\ominus}$	−2,40
	Zn	$\rightleftharpoons$	$Zn^{2\oplus} + 2\,e^{\ominus}$	−0,76
	$S^{2\ominus}$	$\rightleftharpoons$	$S + 2\,e^{\ominus}$	−0,51
	Fe	$\rightleftharpoons$	$Fe^{2\oplus} + 2\,e^{\ominus}$	−0,44
$2\,H_2O +$	H_2	$\rightleftharpoons$	$2\,H_3O^{\oplus} + 2\,e^{\ominus}$	0,00
	$Cu^{\oplus}$	$\rightleftharpoons$	$Cu^{2\oplus} + e^{\ominus}$	+0,17
	Cu	$\rightleftharpoons$	$Cu^{2\oplus} + 2\,e^{\ominus}$	+0,35
	$4\,OH^{\ominus}$	$\rightleftharpoons$	$O_2 + 2\,H_2O + 4\,e^{\ominus}$	+0,40*
	$2\,I^{\ominus}$	$\rightleftharpoons$	$I_2 + 2\,e^{\ominus}$	+0,58
	$Fe^{2\oplus}$	$\rightleftharpoons$	$Fe^{3\oplus} + e^{\ominus}$	+0,75
$12\,H_2O + $	$Cr^{3\oplus}$	$\rightleftharpoons$	$CrO_4^{2\ominus} + 8\,H_3O^{\oplus} + 3\,e^{\ominus}$	+1,30
	$2\,Cl^{\ominus}$	$\rightleftharpoons$	$Cl_2 + 2\,e^{\ominus}$	+1,36
$12\,H_2O +$	$Mn^{2\oplus}$	$\rightleftharpoons$	$MnO_4^{\ominus} + 8\,H_3O^{\oplus} + 5\,e^{\ominus}$	+1,50
$3\,H_2O +$	O_2	$\rightleftharpoons$	$O_3 + 2\,H_3O^{\oplus} + 2\,e^{\ominus}$	+1,90
	Red		Ox	Normalpotential
	(reduzierte Form)		(oxidierte Form)	

(Linker Rand: Reduzierende Wirkung nimmt ab ↓; rechter Rand: Oxidierende Wirkung nimmt zu ↓)

*Das Normalpotential bezieht sich auf Lösungen vom pH 14 ($[OH^{\ominus}] = 1$). Bei pH 7 beträgt das Potential +0,82 V.

K Ca Na Mg Al	Mn Zn Cr Fe Cd Co Ni Sn Pb	H_2
Leichtmetalle (unedel)	Schwermetalle (unedel)	

Cu Ag Hg	Au Pt
Halbedelmetalle	Edelmetalle

Nernstsche Gleichung

Liegen die Reaktionspartner einer Zelle nicht unter Normalbedingungen vor, kann man mit einer von W. Nernst 1889 entwickelten Gleichung sowohl das Potential eines Redoxpaares (Halbzelle) als auch die EMK einer Zelle (Redoxsystem) berechnen.

a) **Redoxpaar**: Für die Berechnung des Potentials E eines Redoxpaares ($Ox + n \cdot e^\ominus \rightleftharpoons Red$) lautet die **Nernstsche Gleichung**:

$$E = E^o + \frac{R \cdot T}{n \cdot F} \ln \frac{a_{Ox}}{a_{Red}} \quad \text{oder} \quad E = E^o + \frac{R \cdot T}{n \cdot F} \ln \frac{[Ox]}{[Red]}$$

oder

$$E = E^o + \frac{R \cdot T \cdot 2{,}303}{n \cdot F} \lg \frac{[Ox]}{[Red]} \quad (\text{mit } \ln x = 2{,}303 \cdot \lg x)$$

oder

$$E = E^o + \frac{0{,}059}{n} \lg \frac{[Ox]}{[Red]} \quad \text{mit } T = 298{,}15 \text{ K}$$
$$R = 8{,}314 \text{ I/grad} \cdot \text{mol}$$
$$F = 96463 \text{ A} \cdot \text{s}$$

(E^o = Normalpotential des Redoxpaares aus Tabelle 17; R = Gaskonstante; T = absolute Temperatur; F = Faraday-Konstante; n = Zahl der bei dem Redoxvorgang verschobenen Elektronen).

a_{Ox} bzw. a_{Red} sind die Aktivitäten, $[Ox]$ bzw. $[Red]$ die Konzentrationen der oxidierten Form (Oxidationsmittel) bzw. reduzierten Form (Reduktionsmittel) des Redoxpaares.

Anmerkung: Der Einfachheit wegen wird anstelle der Aktivität oft die Konzentration angegeben. Hierbei muß man jedoch beachten, daß der Aktivitätskoeffizient von der Ionenstärke der Lösung und somit von der Ionenladung abhängt und selbst in verdünnten Lösungen einen von 1 verschiedenen Wert hat.

Beispiele:

1. Gesucht wird das Potential E des Redoxpaares $Mn^{2\oplus}/MnO_4^{\ominus}$. Aus Tabelle 17 entnimmt man $E^o = +1,5$ V. Die vollständige Teilreaktion für den Redoxvorgang in der Halbzelle ist:

$$MnO_4^{\ominus} + 8\ H_3O^{\oplus} + 5\ e^{\ominus} \rightleftharpoons Mn^{2\oplus} + 12\ H_2O.$$

Die Nernstsche Gleichung lautet:

$$E = 1,5 + \frac{0,059}{5} \lg \frac{[MnO_4^{\ominus}] \cdot [H_3O^{\oplus}]^8}{[Mn^{2\oplus}] \cdot [H_2O]^{12}}.$$

Die Konzentration $[H_2O]^{12}$ wird in wäßriger Lösung 1 gesetzt. Damit erhält man:

$$E = 1,5 + \frac{0,059}{5} \lg \frac{[MnO_4^{\ominus}] \cdot [H_3O^{\oplus}]^8}{[Mn^{2\oplus}]}.$$

Man sieht, daß das Redoxpotential in diesem Beispiel stark pH-abhängig ist.

pH-abhängig sind auch die Potentiale der Redoxpaare $H_2/H_3O^{\oplus}$ (Wasserstoffelektrode) und $O_2/OH^{\ominus}$ (Sauerstoffelektrode). Über die Potentialänderung in Abhängigkeit vom pH-Wert gibt wieder die Nernstsche Gleichung Auskunft.

Redoxpaar $H_2/H_3O^{\oplus}$ (Wasserstoffelektrode)

Der Aufbau der Wasserstoffelektrode ist in Abb. 28 beschrieben. Im Gegensatz zur Normalwasserstoffelektrode sind jedoch die Temperatur, die Wasserstoffionenaktivität und der Druck des H_2-Gases (p_{H_2}) frei wählbar.

Für das Potential des Redoxpaares lautet die Nernstsche Gleichung:

$$E = E^o_{H_2/H_3O^{\oplus}} + \frac{R \cdot T}{2 \cdot F} \ln \frac{a_{H^{\oplus}}}{\sqrt{p_{H_2}}} = E^o + \frac{R \cdot T}{2 \cdot F} \ln \frac{a^2_{H^{\oplus}}}{p_{H_2}}.$$

Da das Potential der Wasserstoffelektrode pH-abhängig ist, wurde diese Elektrode früher in der pH-Meßtechnik verwendet.

Beachte: Die Wasserstoffelektrode wird durch geringste Sauerstoffspuren vergiftet. Sie kann nicht eingesetzt werden in Lösungen, die starke Oxidations- oder Reduktionsmittel, leicht reduzierbare organische Verbindungen oder Ionen von Metallen enthalten, die ein positiveres Redoxpotential als Wasserstoff besitzen.

Redoxpaar $O_2/OH^\ominus$ (Sauerstoffelektrode)

Die Sauerstoffelektrode besteht - analog zur Wasserstoffelektrode - aus einem platinierten Platinblech, das von Sauerstoffgas mit einem bestimmten Druck umspült wird und in eine Lösung mit $OH^\ominus$-Ionen eintaucht. Die potentialbestimmende Reaktion ist: $1/2\ O_2 + H_2O + 2\ e^\ominus \rightleftharpoons 2\ OH^\ominus$. Bei Verwendung der Gleichung $K_W = a_{H^\oplus} \cdot a_{OH^\ominus}$ (Ionenprodukt des Wassers) kann man $a_{OH^\ominus}$ durch $a_{H^\oplus}$ ausdrücken. Für das Potential des Redoxpaares ergibt sich damit:

$$E = E^o_{O_2/OH^\ominus} + \frac{R \cdot T}{2 \cdot F} \cdot \ln a^2_{H^\oplus} \sqrt{p_{O_2}} \quad (p_{O_2} \text{ ist der Druck des Sauerstoffs}).$$

Anmerkung: Aufgrund von Überspannungseffekten ist das Potential der Sauerstoffelektrode schlecht reproduzierbar.

Unter *Überspannung* ($\equiv$ irreversible Polarisation) η versteht man meist die Differenz zwischen dem Potential V_e einer Elektrode bei Stromfluß und dem berechneten Redoxpotential (Gleichgewichtspotential) V_o: $\eta = V_e - V_o$. Die Größe von η hängt ab: von der Art und Konzentration des Elektrolyten, der Art und Oberflächenbeschaffenheit des Elektrodenmaterials, der Stromdichte (Stromstärke/Elektrodenoberfläche), vom Druck, der Temperatur und von der verwendeten Meßmethode.

Besonders große Werte für η beobachtet man bei der Abscheidung von Gasen und bei der kathodischen Metallabscheidung.

b) <u>Redoxsystem</u>: $Ox_2 + Red_1 \rightleftharpoons Ox_1 + Red_2$.

Für die EMK (ΔE) eines Redoxsystems ergibt sich aus der Nernstschen Gleichung

$$\Delta E = E^o_2 + \frac{R \cdot T \cdot 2{,}303}{n \cdot F} \lg \frac{[Ox_2]}{[Red_2]} - E^o_1 - \frac{R \cdot T \cdot 2{,}303}{n \cdot F} \lg \frac{[Ox_1]}{[Red_1]}$$

oder

$$\Delta E = E^o_2 - E^o_1 + \frac{R \cdot T \cdot 2{,}303}{n \cdot F} \lg \frac{[Ox_2] \cdot [Red_1]}{[Red_2] \cdot [Ox_1]}$$

E_2^O bzw. E_1^O sind die Normalpotentiale der Redoxpaare Ox_2/Red_2 bzw. Ox_1/Red_1. E_2^O soll positiver sein als E_1^O, d.h. Ox_2/Red_2 ist das stärkere Oxidationsmittel.

Beispiel:

Wie groß ist die EMK der Zelle (Redoxsystem) $Ni/Ni^{2\oplus}$ (0,01 M) // $Cl^{\ominus}$ (0,2 M)/Cl_2 (1 bar)/Pt ?

Lösung:

In die Redoxreaktion geht die Elektrizitätsmenge 2·F ein:

$Ni + Cl_2 \rightarrow Ni^{2\oplus} + 2\ Cl^{\ominus}$.

n hat deshalb den Wert 2. Die EMK der Zelle unter Normalbedingungen beträgt:

$\Delta E^O = E^O_{(Cl^{\ominus}/Cl_2)} - E^O_{(Ni/Ni^{2\oplus})} = +1,36 - (-0,25) = +1,61$ V.

Daraus folgt:

$\Delta E = E^O + \dfrac{0,059}{2} \lg \dfrac{[Cl_2][Ni]}{[Ni^{2\oplus}][Cl^{\ominus}]^2} = +1,61 + \dfrac{0,059}{2} \lg \dfrac{1 \cdot 1}{0,01 \cdot 0,2^2}$

$= 1,61 + 0,10 = 1,71$ V.

Bezugselektroden

In der Praxis benutzt man anstelle der Normalwasserstoffelektrode andere, bequemer zu handhabende Bezugselektroden, deren Potential auf die Normalwasserstoffelektrode bezogen ist. Besonders bewährt haben sich *Elektroden 2. Art*. Dies sind Anordnungen, in denen die Konzentration der potentialbestimmenden Ionen durch die Anwesenheit einer schwerlöslichen, gleichionigen Verbindung festgelegt ist. Durch geeignete Wahl der Elektrodenkomponenten erhält man genau definierte, sehr konstante und gut reproduzierbare Elektrodenpotentiale.

Beispiele:

Kalomelelektrode

Abb. 29 zeigt eine einfache, für den Dauergebrauch geeignete Anordnung.

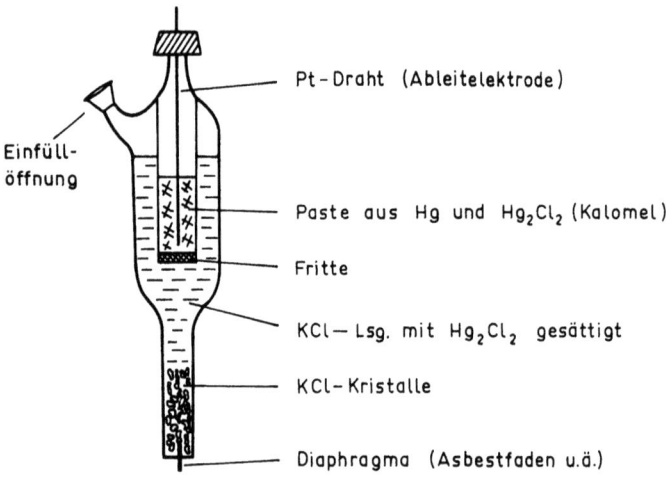

Abb. 29. Prinzipieller Aufbau einer Kalomelelektrode (GKE)

Der potentialbestimmende Vorgang ist: $Hg_2^{2\oplus} + 2\,e^{\ominus} \rightleftharpoons 2\,Hg$.
Für das Potential dieser Elektrode gilt:

$$E = E^{o}_{Hg/Hg_2^{2\oplus}} + \frac{R \cdot T}{2F} \ln a_{Hg_2^{2\oplus}}.$$

Da die Lösung an Hg_2Cl_2 gesättigt ist, ist $a_{Hg_2^{2\oplus}}$ gemäß dem Löslichkeitsprodukt ($Lp_{Hg_2Cl_2} = a_{Hg_2^{2\oplus}} \cdot a^2_{Cl^{\ominus}}$) von $a_{Cl^{\ominus}}$ abhängig, und es gilt daher:

$$E = E^{o} + \frac{R \cdot T}{2F} \ln Lp_{Hg_2Cl_2} - \frac{R \cdot T}{2F} \ln a^2_{Cl^{\ominus}} \quad \text{oder}$$

$$E = E^{o'} - \frac{R \cdot T}{F} \ln a_{Cl^{\ominus}} \quad \text{mit} \quad E^{o'} = E^{o} + \frac{R \cdot T}{2F} \ln Lp.$$

In der Praxis finden folgende Kalomelelektroden Verwendung:

0,1 NKE (mit 0,1 N KCl-Lsg), E = 0,3337 V,
NKE (mit 1 N KCl-Lsg), E = 0,2807 V,
GKE (gesättigt an KCl), E = 0,2415 V.

(Die Potentialwerte sind gegen die Normalwasserstoffelektrode bei 25° C gemessen).

Die GKE ist die in wäßriger Lösung am meisten benutzte Bezugselektrode, weil sie leicht herzustellen ist und ein gut reproduzierbares Potential besitzt.

Ein Nachteil der Kalomelelektrode ist ihre starke Temperaturabhängigkeit (wegen der unterschiedlichen Löslichkeit von KCl). Bei der NKE beträgt die Potentialänderung ca. 1 mV pro °C.

Beachte: In nichtwäßrigen Lösungen ist die Kalomelelektrode nur beschränkt einsatzfähig.

Silber-Silberchlorid-Elektrode

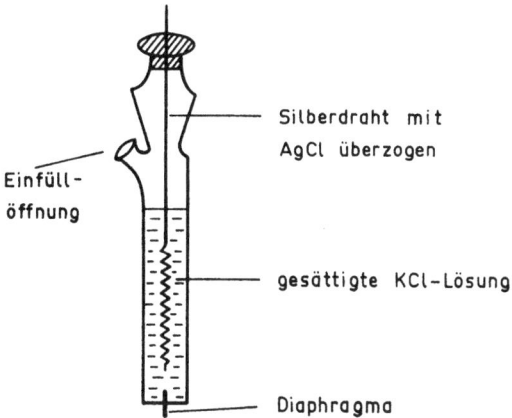

Abb. 30. Prinzipieller Aufbau einer Silber-Silberchlorid-Elektrode

Die potentialbestimmende Reaktion ist: $Ag^{\oplus} + e \rightleftharpoons Ag$. Für das Potential gilt:

$$E = E^o_{Ag/Ag^{\oplus}} + \frac{R \cdot T}{F} \ln a_{Ag^{\oplus}}; \qquad E^o_{Ag/Ag^{\oplus}} = +0,81 \text{ V}.$$

Die Aktivität der $Ag^{\oplus}$-Ionen $a_{Ag^{\oplus}}$ wird über das Löslichkeitsprodukt von AgCl durch die Aktivität der $Cl^{\ominus}$-Ionen bestimmt.

Anwendungsbereich:

Die Ag/AgCl-Elektrode ist bis 130° C einsetzbar. $S^{2\ominus}$-haltige Lösungen vergiften die Elektrode durch Bildung von Ag_2S.

Quecksilbersulfat-Elektrode

Im Aufbau gleicht sie der Kalomelelektrode, wenn man Hg_2Cl_2 durch Hg_2SO_4 und KCl durch 0,1 M H_2SO_4, 1 N H_2SO_4 oder gesättigte K_2SO_4-Lsg. ersetzt. Für das Potential der Elektrode gilt:

$$E = E^o_{Hg/Hg^{2\oplus}} + \frac{R \cdot T}{2F} \ln a_{SO_4^{2\ominus}}; \qquad E^o_{Hg/Hg^{2\oplus}} = +0,641 \text{ V}.$$

Für 25° C und 1 N H_2SO_4-Lsg. ist E = +0,682 V; für die gesättigte K_2SO_4-Lsg. findet man bei 25°C E = +0,650 V.

3.8.5. Meßelektroden (Indikatorelektroden)

Meßelektroden heißen Anordnungen, die sich zur Messung von Potentialdifferenzen (= Spannungen) und Spannungsänderungen eignen. Sie müssen dem jeweiligen Problem angepaßt werden.

Beispiele:

Metallelektroden bestehen aus einem Metall, das in die Lösung seiner Ionen eintaucht. Beispiel: Ag-Draht in einer Lösung von $Ag^\oplus$-Ionen.

Redoxelektroden sind Meßelektroden, bei denen die Elektrode als Medium für den Elektronenaustausch dient. Sie nimmt ein Potential an, das in Vorzeichen und Größe durch die Redoxreaktionen in der Umgebung der Elektrode verursacht wird. Taucht z.B. ein Platinblech in eine wäßrige Lösung mit $Fe^{2\oplus}$- und $Fe^{3\oplus}$-Ionen, so ist das Platinblech an dem Redoxvorgang $Fe^{2\oplus} \rightleftharpoons Fe^{3\oplus} + e^\ominus$ unbeteiligt.

Chinhydronelektrode

Ein Platinblech taucht in eine wäßrige Lösung von Chinhydron (Additionsverbindung aus Chinon und Hydrochinon im Molverhältnis 1:1). Für die Reaktion:

$$\text{O=C}_6\text{H}_4\text{=O} + 2e^\ominus + 2H^\oplus \rightleftharpoons \text{HO-C}_6\text{H}_4\text{-OH}$$

ergibt sich an dem Platinblech ein gut reproduzierbares Potential
von:

$$E = E^0 + \frac{R \cdot T}{2F} \ln \frac{a_{Chinon} \cdot a^2_{H^\oplus}}{a_{Hydrochinon}}.$$

Da man $a_{Chinon} = a_{Hydrochinon}$ setzen kann, ist E nur noch pH-abhängig.
Die Chinhydron-Elektrode eignet sich daher als Indikatorelektrode in der pH-Meßtechnik.

Wasserstoffelektrode, s.S. 251.

Glaselektrode, s.S. 317.

Polarisierbare und unpolarisierbare Elektroden

Polarisierbare Elektroden sind Elektroden, die bei Stromdurchgang Veränderungen erleiden, die zur Ausbildung eines galvanischen Elements führen. Die EMK dieses Elements ist der angelegten Spannung (Klemmenspannung, Polarisierspannung) entgegengerichtet und vermindert mehr oder weniger stark den Stromfluß durch die Elektrode. Die Erscheinung heißt *Polarisation*.

Meist unterscheidet man zwischen *reversibler Polarisation* (chemische Polarisation und Konzentrationspolarisation) und *irreversibler Polarisation* (s. Überspannung).

Die chemische Polarisation oder Abscheidungspolarisation entsteht dadurch, daß durch die Elektrolysenprodukte ein galvanisches Element aufgebaut wird. Die Konzentrationspolarisation wird durch eine Konzentrationskette hervorgerufen. Sie bildet sich, wenn durch die elektrochemischen Vorgänge in der unmittelbaren Umgebung der Elektrode Konzentrationsunterschiede auftreten.

Vermindern lassen sich derartige Polarisationserscheinungen im Falle der Konzentrationspolarisation durch Erhöhung der Temperatur und Rühren. Bei der chemischen Polarisation hilft oft eine Vergrößerung der Elektrodenoberfläche oder Verwendung eines hochfrequenten Wechselstroms.

Unpolarisierbare Elektroden zeigen keine Behinderung des Stromflusses. Bereits bei beliebig kleiner Klemmenspannung fließt ein Strom.

3.9. Redoxtitrationen

Unter einer Redox-Titration versteht man ein maßanalytisches Verfahren, dem eine Redoxreaktion zugrundeliegt.
Bei einer Redox-Titration wird ein Oxidations- oder Reduktionsmittel als *Titrator* verwendet.
Möglich ist eine Redox-Titration immer dann, wenn der Titrand oxidierende oder reduzierende Eigenschaften besitzt. Probleme können z.B. dadurch entstehen, daß sich ein Redoxgleichgewicht sehr langsam einstellt, Reaktionsverzögerungen auftreten, die u.U. durch Katalyse beseitigt werden können, oder daß Sekundärreaktionen einen reversiblen Reaktionsablauf verhindern.

3.9.1. Titrationskurven

Berechnung von Titrationskurven

Eine Berechnung von Titrationskurven ist nur bei einfachen Redoxreaktionen sinnvoll.
Die Grundlage für die Berechnung ist die *Nernstsche Gleichung*, s.S. 250. Mit ihr kann man für verschiedene Konzentrationsverhältnisse der Reaktionspartner die EMK des Redoxsystems berechnen.

Als Beispiel betrachten wir folgende einfache Redoxreaktion:

$$Ox_1 + n \cdot e^{\ominus} \rightleftharpoons Red_1 \qquad E_1 = E_1^o + \frac{R \cdot T}{n \cdot F} \ln \frac{a_{Ox_1}}{a_{Red_1}}$$

$$Red_2 \rightleftharpoons Ox_2 + n \cdot e^{\ominus} \qquad E_2 = E_2^o + \frac{R \cdot T}{n \cdot F} \ln \frac{a_{Ox_2}}{a_{Red_2}}$$

$$Ox_1 + Red_2 \rightleftharpoons Ox_2 + Red_1 \qquad K = \frac{a_{Ox_2} \cdot a_{Red_1}}{a_{Red_2} \cdot a_{Ox_1}}$$

Bei dieser Reaktion ist Ox_1 das Oxidationsmittel für Red_2. Während der Titration wird solange Ox_1 zu der Lsg. zugegeben, bis alles Red_2 in Ox_2 übergeführt ist.

Ist dies der Fall, haben wir den Äquivalenzpunkt erreicht.

Beachte: Bei Redoxtitrationen mißt man die Differenz des Potentials einer Meßelektrode und des Potentials einer Bezugselektrode. Beeinflußt wird diese Potentialdifferenz (EMK) durch die Konzentrationsverhältnisse der Redoxpaare Ox_1/Red_1 und Ox_2/Red_2. Da das Potential der Bezugselektrode konstant und sein Wert bekannt ist, kann man anstelle der Potentialdifferenz der Zelle (Meßelektrode/Bezugselektrode) das Potential an der Meßelektrode berechnen.

Das Potential am Äquivalenzpunkt

Das Potential am Äquivalenzpunkt $E_\text{Ä}$ berechnet sich mit der Formel:

$$E_\text{Ä} = \frac{E_1^o + E_2^o}{2}.$$

Für die allgemeine Reaktion $a\ Ox_1 + b\ Red_2 \rightleftharpoons a\ Red_1 + b\ Ox_2$ gilt entsprechend:

$$E_\text{Ä} = \frac{a\ E_1^o + b\ E_2^o}{a + b}.$$

Beachte: In der Nähe des Äquivalenzpunkts wird eine starke Potentialänderung beobachtet. Diese Änderung ist um so größer, je größer der Unterschied zwischen E_1^o und E_2^o ist.

Der Äquivalenzpunkt ist der Wendepunkt der Kurve beim Titrationsgrad 1.

Das Potential vor und nach dem Äquivalenzpunkt

Zu Beginn der Titration wird das Potential durch das Redoxpotential des Titranden bestimmt (in unserem Beispiel E_2), weil man annehmen darf, daß der Titrator vollständig verbraucht wird. Ab einem Konzentrationsverhältnis $Ox_2 : Red_2 > 10^3$ wird das Potential durch den Titrator mitbestimmt.

Nach dem Äquivalenzpunkt ist das Potential des Titrators potentialbestimmend.

Abb. 31 zeigt die graphische Darstellung einer berechneten Titrationskurve.

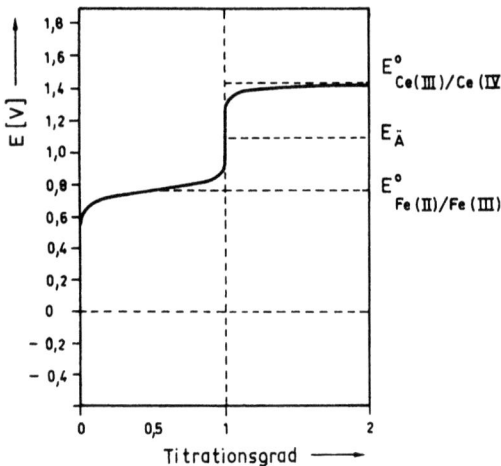

Abb. 31. Kurve der Titration von $Fe^{2\oplus}$- mit $Ce^{4\oplus}$-Ionen

3.9.2. Endpunkte der Titrationen

Der Endpunkt bei Redoxtitrationen kann kolorimetrisch oder elektrochemisch bestimmt werden.

Beispiele für kolorimetrische Endpunktsbestimmung:

Manganometrie

Bei der Manganometrie reicht die Farbe des $MnO_4^{\ominus}$-Anions unmittelbar nach Überschreitung des Äquivalenzpunkts aus, um diesen zu indizieren.

Iodometrie

Der Endpunkt bei iodometrischen Titrationen kann dadurch indiziert werden, daß nach Zusatz einer Stärkelösung geringste Iod-Mengen an der intensiv blauen Farbe einer Iod-Stärke-Einschlußverbindung erkannt werden können.

Beispiel für potentiometrische Bestimmung s.S. 313, Kap. 4.1.

Redoxindikatoren

Bei vielen Redoxtitrationen werden sog. Redoxindikatoren verwendet. Dies sind Substanzen, deren reduzierte Form eine andere Farbe hat als die oxidierte Form. Häufig sind die Verhältnisse dadurch komplizierter, daß die Lage des Umschlagsbereiches pH-abhängig ist.

Die Auswahl des Indikators erfolgt so, daß sein Umschlagspotential möglichst nahe beim Äquivalenzpunkt liegt.

Zweifarbige, reversible Redoxindikatoren

Diphenylamin, s.S. 173. Der Umschlag erfolgt bei ca. E = +0,76 V.

Diphenylaminsulfonsäure. Sehr scharfer Umschlag von farblos nach rotviolett bei E > +0,83 V.

o-Diphenylaminocarbonsäure (N-Phenylanthranilsäure). Umschlag von farblos in hellrot oder hellrotviolett bei E = +1,08 V.

Eisen(II)-orthophenanthrolin-Ion ("*Ferroin*-Ion"). Das tiefrot gefärbte komplexe Ion besteht aus drei Molekülen Orthophenanthrolin ($C_{12}H_8N_2$) und einem Fe^{2+}-Ion. Durch Oxidation entsteht ein blaugefärbtes Komplex-Ion mit Fe^{3+}. Das Umschlagspotential beträgt E = +1,20 V (Formel s.S. 172).

Weitere Beispiele sind die Triphenylmethanfarbstoffe Eriogrün, Erioglaucin und Setoglaucin.

Irreversible Indikatoren wie Methylorange und Styphninsäure werden durch überschüssigen Titrator (z.B. BrO_3^-) oxidativ zerstört.

Beispiele für elektrochemische Endpunktsbestimmung: s.S. 313, 337, 341, 366, 368 und 376.

3.9.3. Pharmazeutische Anwendungsbeispiele

3.9.3.1. Manganometrie

Bei der Manganometrie wird eine wäßrige Lösung von Kaliumpermanganat zur Oxidation des zu titrierenden Stoffes eingesetzt. Das Redoxpotential ist pH-abhängig, s.S. 251.

Im alkalischen bis neutralen Milieu:

$$MnO_4^{\ominus} + 3\ e^{\ominus} + 2\ H_2O \rightarrow MnO_2 + 4\ OH^{\ominus},\ E^o = 0{,}58\ V \qquad (I),$$

$$Mn^{7\oplus} + 3\ e^{\ominus} \rightarrow Mn^{4\oplus}.$$

Im stark sauren Milieu:

$$MnO_4^{\ominus} + 5\ e^{\ominus} + 8\ H_3O^{\oplus} \rightarrow Mn^{2\oplus} + 12\ H_2O \qquad (II),$$

$$Mn^{7\oplus} + 5\ e^{\ominus} \rightarrow Mn^{2\oplus},\ E^o = 1{,}5\ V.$$

Titrationen mit Kaliumpermanganat werden in den meisten Fällen im stark sauren Bereich vorgenommen, da hier die Oxidationskraft am größten ist. Hinzu kommt die Einfachheit der Endpunktsbestimmung: Das $MnO_4^{\ominus}$-Ion hat im Gegensatz zum farblosen $Mn^{2\oplus}$-Ion eine intensiv violette Farbe, die schon bei einer Konzentration von 10^{-6} mol·l^{-1} sichtbar ist. Der Titrationsendpunkt wird angezeigt durch eine bleibende Rosafärbung, hervorgerufen durch einen geringen Überschuß von nicht reduziertem Kaliumpermanganat.

Arbeitet man im alkalischen bis neutralen Milieu (Gl. I), entsteht schon während der Titration eine gefärbte Fällung von MnO_2, die die Endpunktserkennung stört.

Einstellung von 0,1 N $KMnO_4$-Lsg. (EuAB)

Im Arzneibuch wird zur Einstellung von 0,1 N $KMnO_4$-Lsg. Oxalsäure als Urtitersubstanz verwendet. Vereinfacht dargestellt verläuft die Umsetzung bei der Titration nach folgender Gleichung:

$$5\ C_2O_4^{2\ominus} + 2\ MnO_4^{\ominus} \rightarrow 10\ CO_2 + 2\ Mn^{2\oplus} + 8\ H_2O.$$

Die Titration wird bei einer Temperatur von ca. 80° C in schwefelsaurer Lösung durchgeführt. Zu Beginn läuft die Reaktion langsamer ab als im weiteren Verlauf der Titration, da das entstehende $Mn^{2\oplus}$ die Reaktion katalysiert.

Für die Berechnung des Faktors ist zu beachten, daß Oxalsäure 2 mol Kristallwasser enthält.

Spezielle manganometrische Bestimmungen des Arzneibuches

Reduziertes Eisen (EuAB)

Nach dem Arzneibuch wird elementares Eisen durch Schütteln mit einer heißen $CuSO_4$-Lsg. gelöst:

$$Fe + Cu^{2\oplus} \rightarrow Cu + Fe^{2\oplus}.$$

Das Gleichgewicht liegt dabei auf der rechten Seite, da $E°_{Cu/Cu^{2\oplus}}$ größer ist als $E°_{Fe/Fe^{2\oplus}}$. Die gelösten $Fe^{2\oplus}$-Ionen werden nach der Filtration der Lösung und Zugabe von Schwefelsäure manganometrisch bestimmt:

$$5\ Fe^{2\oplus} + MnO_4^{\ominus} + 8\ H_3O^{\oplus} \rightarrow 5\ Fe^{3\oplus} + Mn^{2\oplus} + 12\ H_2O.$$

Den Endpunkt der Titration erkennt man an der bleibenden Orangefärbung, einer Mischfarbe aus dem Gelb des $Fe^{3\oplus}$-Ions und dem Violett des $MnO_4^{\ominus}$-Ions.

Eine im EuAB nicht vorgesehene Unterdrückung der Fe(III)-Färbung ist durch den Zusatz von Phosphorsäure möglich (Bildung von $FePO_4$).

Wasserstoffperoxid (EuAB)

Im EuAB werden konzentrierte und verdünnte Wasserstoffperoxidlösungen manganometrisch bestimmt. Diese Methode löst die iodometrische Bestimmung des DAB 7 ab (s.u.). Die Umsetzung verläuft in schwefelsaurer Lösung nach folgender Gleichung:

$$2\ MnO_4^{\ominus} + 5\ H_2O_2 + 6\ H_3O^{\oplus} \rightarrow 2\ Mn^{2\oplus} + 5\ O_2 + 14\ H_2O.$$

Beachte: H_2O_2 (Oxidationsstufe von Sauerstoff: -1) wird hier zu O_2 (Oxidationsstufe von Sauerstoff: 0) oxidiert, ist also selbst das Reduktionsmittel.

Natriumnitrit (Reagenz EuAB)

Natriumnitrit wird im EuAB manganometrisch titriert. Die Umsetzungsgleichung der Titration lautet:

$$5 \; NO_2^{\ominus} + 2 \; MnO_4^{\ominus} + 6 \; H_3O^{\oplus} \rightarrow 5 \; NO_3^{\ominus} + 2 \; Mn^{2\oplus} + 9 \; H_2O.$$

Im Unterschied zum üblichen Verfahren wird hier eine bekannte Menge einer 0,1 N $KMnO_4$-Lsg., die mit H_2SO_4 angesäuert ist, vorgelegt. Die Probenlösung erhält man dadurch, daß man eine bestimmte Menge $NaNO_3$ abwiegt und in einem bekannten Volumen Wasser löst. Diese Lösung läßt man aus der Bürette zu der ca. 40° C warmen $KMnO_4$-Lsg. bis zur Entfärbung zulaufen, wobei die Bürettenspitze direkt in die Lösung eintauchen soll.

Dieses umgekehrte Verfahren ist hier vorzuziehen, da in saurer Lösung flüchtige HNO_2 entsteht, die sich in der Wärme zersetzt:

$$2 \; HNO_2 \rightarrow H_2O + NO_2 + NO.$$

Reaktion mit Luftsauerstoff: $NO + 1/2 \; O_2 \rightarrow NO_2$.

Es sei darauf hingewiesen, daß die cerimetrische Bestimmung des DAB 7, 2. Nachtrag, gegenüber dieser Methode genauere Ergebnisse liefert.

3.9.3.2. Cerimetrie

Als oxidierendes Reagenz dienen bei der Cerimetrie $Ce^{4\oplus}$-Ionen, die durch Elektronenaufnahme in die dreiwertigen $Ce^{3\oplus}$-Ionen übergehen:

$$Ce^{4\oplus} + e^{\ominus} \rightarrow Ce^{3\oplus}.$$

Das Redoxpotential ist abhängig vom Anion des Ce-Salzes. Bei pH = 1 gilt für die Normalpotentiale:

$Ce(SO_4)_2$: $E^o = 1,44$ V,
$Ce(NO_3)_4$: $E^o = 1,61$ V,
$Ce(ClO_4)_4$: $E^o = 1,70$ V.

Das DAB 7 stellt die Normallösung mit Ammoniumcer(IV)-sulfat, das EuAB mit Ammoniumcer(IV)-nitrat her.

Die Cerimetrie bietet gegenüber der Manganometrie mehrere Vorteile. So hat die Normallösung eine höhere Titerbeständigkeit, da sie unempfindlich ist gegenüber Luftsauerstoff. $Ce^{4\oplus}$ setzt aus salzsaurer Lösung kein elementares Chlor frei; es entfällt auch das Problem mit den verschiedenen Wertigkeitsstufen, da nur ein Elektronenübergang von $Ce^{4\oplus}$ nach $Ce^{3\oplus}$ erfolgt.

Ein Nachteil gegenüber $KMnO_4$ ist die Notwendigkeit eines Indikators. $Ce^{4\oplus}$ ist zwar schwach gelb und $Ce^{3\oplus}$ farblos, die Farbintensität reicht jedoch nicht zur Erkennung eines scharfen Umschlages aus. Als Indikatoren verwendet das Arzneibuch Ferroin und Diphenylamin.

Einstellung der 0,1 N-Ammoniumcer(IV)-nitrat-Lösung (EuAB)

Im DAB 7 wie auch im EuAB wird As_2O_3 als Urtitersubstanz verwendet. Als Indikator dient Ferroin. Zuerst wird As_2O_3 in NaOH-Lsg. (EuAB) zu Natriumarsenit gelöst:

$$As_2O_3 + 6\ NaOH \rightarrow 2\ Na_3AsO_3 + 3\ H_2O.$$

Das Arsenit (As(III)) wird dann zu Arsenat (As(V)) mit $Ce^{4\oplus}$ in H_2SO_4-saurer Lösung oxidiert:

$$AsO_3^{3\ominus} + 2\ Ce^{4\oplus} \rightarrow AsO_4^{3\ominus} + 2\ Ce^{3\oplus}.$$

As(III) zeigt sowohl gegenüber $Ce^{4\oplus}$ als auch gegenüber $KMnO_4$ eine Oxidationsresistenz; deshalb setzt das Arzneibuch bei der Einstellung gegen As_2O_3 eine geringe Menge OsO_4 als Katalysator zu.

Spezielle cerimetrische Bestimmungen des Arzneibuches

Eisen(II)-sulfat EuAB

Eisen(II)-salze können partiell durch Luftsauerstoff zu Eisen(III)-salzen oxidiert werden. Um eine Verfälschung des Titrationsergebnisses zu verhindern, ist es also erforderlich, den Luftsauerstoff vor Zugabe des Eisen(II)-salzes aus der Probenlösung zu entfernen. Im Arzneibuch geschieht dies, indem zu einer wäßrigen H_3PO_4/H_2SO_4-Lösung Natriumhydrogencarbonat hinzugeben wird. Das hierbei freiwerdende CO_2 verdrängt den Luftsauerstoff weitgehend aus der Lösung.

Die Titration mit Ammoniumcer(IV)-nitrat-Lösung läßt sich wie folgt beschreiben: $Fe^{2\oplus} + Ce^{4\oplus} \rightarrow Fe^{3\oplus} + Ce^{3\oplus}$.

Indikator ist Ferroin.

Im DAB 7 wird Eisen(II)-sulfat mit $K_2Cr_2O_7$-Lsg. titriert (s.u.).

Menadion (EuAB) (Methylnaphthochinon DAB 7)

Zur Bestimmung muß das in Eisessig gelöste Menadion (1) zunächst durch Zugabe von verdünnter Salzsäure und Zinkpulver zu 2-Methyl-1,4-naphthohydrochinon (2) reduziert werden. Nach Abtrennen des Zinkpulvers oxidiert man das 2-Methyl-1,4-naphthohydrochinon mit $Ce^{4\oplus}$ wieder zu Menadion (Gl. I). Hierbei gibt es 2 Protonen und 2 Elektronen ab (Gl. II). Der Indikator ist Ferroin.

Gl. I

1
2-Methyl-1,4-naphthochinon
(Menadion)

2
2-Methyl-1,4-naphthohydrochinon

$\xrightarrow{Ce^{4\oplus}}$ $+ 2H^{\oplus} + 2e^{\ominus}$ Gl. II

Natriumnitrit (DAB 7)

Im DAB 7, 2. Nachtrag, wird Natriumnitrit cerimetrisch bestimmt. Aus den oben genannten Gründen (s. Kap. "Manganometrie, Natriumnitrit") wird auch hier die angesäuerte Cer(IV)-sulfat-Lösung vorgelegt und mit Natriumnitrit, das in 100 ml Wasser gelöst wurde, titriert:

$$NO_2^{\ominus} + 2\ Ce^{4\oplus} + H_2O \rightarrow NO_3^{\ominus} + 2\ Ce^{3\oplus} + 2H^{\oplus}.$$

Der Indikator Ferroin wird erst kurz vor dem Verschwinden der gelben Farbe des $Ce^{4\oplus}$-Ions zugesetzt.

α-Tocopherolacetat (DAB 7) (Vitamin E-acetat)

DL-6-Acetoxy-2,5,7,8-tetramethyl-2-(4',8',12'-trimethyl-tridecyl)-chroman (α-Tocopherolacetat)

Durch längeres Kochen unter Rückfluß mit ethanolischer Schwefelsäure wird die Estergruppe des α-Tocopherolacetats (1) hydrolysiert, und es entsteht freies α-Tocopherol (2):

$$2 \xrightarrow{Ce^{4\oplus}} 3$$

Von dieser Lösung wird ein aliquoter Teil mit Ammoniumcer(IV)-sulfat-Lösung titriert, wobei durch Ringöffnung und Oxidation eine chinoide Struktur (3) entsteht. Als Indikator schreibt das DAB 7 Diphenylamin-Schwefelsäure vor.

Zinkstaub (EuAB, DAB 7)

Zinkstaub enthält neben elementarem Zink Verunreinigungen durch ZnO und Spuren anderer Metalle. Da es im Arzneibuch hauptsächlich als Reduktionsmittel Verwendung findet, ist es sinnvoll, seine reduzierende Wirkung quantitativ zu erfassen und nicht etwa den oxidierten Zinkanteil mitzubestimmen.

Das Zink wird in Wasser unter Zusatz von einem Überschuß an Ammoniumeisen(III)sulfat gelöst:

$$Zn + 2\ NH_4Fe(SO_4)_2 \rightarrow ZnSO_4 + (NH_4Fe)_2(SO_4)_3,$$

vereinfacht:

$$Zn + 2\ Fe^{3\oplus} \rightarrow Zn^{2\oplus} + 2\ Fe^{2\oplus}.$$

Da $E^o_{Fe^{3\oplus}/Fe^{2\oplus}}$ größer ist als $E^o_{Zn/Zn^{2\oplus}}$, löst sich der Zinkstaub unter Oxidation zu $Zn^{2\oplus}$ und reduziert hierbei $Fe^{3\oplus}$ zu $Fe^{2\oplus}$. Anschließend wird $Fe^{2\oplus}$ in schwefelsaurer Lösung cerimetrisch bestimmt (Reaktionsgleichung s. Eisen(II)-sulfat). Als Indikator verwendet das Arzneibuch Ferroin.

3.9.3.3. Iodometrie

Iod läßt sich leicht zu Iodid reduzieren:

$$I_2 + 2\ e^\ominus \rightleftharpoons 2\ I^\ominus,\ E^o = 0,535\ V.$$

Die Reversibilität dieses Vorgangs läßt sich mit dem relativ niedrig liegenden Normalpotential erklären.

Ist das Redoxpotential eines Stoffes niedriger als das der Iodlösung, so wird das Iod von diesem Stoff zu Iodid reduziert. Liegt das Redoxpotential des Stoffes höher als das der Iodlösung, so kann Iodid zu Iod oxidiert werden.

Es sind also sowohl Oxidations- als auch Reduktionsmittel iodometrisch titrierbar.

Die relativ geringe Wasserlöslichkeit des Iods wird durch Zugabe von Kaliumiodid stark erhöht, da sich das gut lösliche $I_3^\ominus$-Ion bildet:

$$I^\ominus + I_2 \rightarrow I_3^\ominus.$$

Der Endpunkt muß indiziert werden, da die gelbe Farbe von $I_3^\ominus$ für eine genaue Erkennung des Umschlagspunktes nicht ausreicht. Als Indikator bietet sich Stärke an, s.S. 260.

Betrachtung der beiden möglichen iodometrischen Titrationsverfahren:

a) <u>Bestimmung von Reduktionsmitteln</u>: Ein Reduktionsmittel reduziert Iod zu Iodid. Hierzu gibt man eine eingestellte Iodlösung so lange zur Probe, bis eine bleibende Blaufärbung eintritt. Die bis zu diesem

Punkt verbrauchte Iodmenge ist der Menge an Reduktionsmittel äquivalent. Der erste Tropfen Normallösung, der überschüssiges Iod enthält, verursacht die bleibende Iod-Stärke-Reaktion.

Eine andere Methode zur Bestimmung von Reduktionsmitteln ist die indirekte Titration: Man gibt einen Überschuß eingestellter Iodlösung zur Probenlösung und titriert den Überschuß mit $Na_2S_3O_3$ (Formel s. Abschn. b) zurück. Die Differenz zwischen eingesetzter Iodlösung und verbrauchter $Na_2S_2O_3$-Lsg. entspricht dem Iodverbrauch durch das zu bestimmende Reduktionsmittel.

b) Bestimmung von Oxidationsmitteln: Hier wird ein Überschuß an Kaliumiodid zur Probe gegeben. Das in der Probenlösung enthaltene Oxidationsmittel oxidiert eine ihm äquivalente Menge Iodid zu Iod. Die freigesetzte Iodmenge wird anschließend mit eingestellter $Na_2S_2O_3$-Lsg. wieder zu Iodid reduziert: $I_2 + 2\ S_2O_3^{2\ominus} \rightleftharpoons S_4O_6^{2\ominus} + 2\ I^{\ominus}$.

Auch hier erfolgt die Endpunktsanzeige durch Zugabe von Stärkelösung. Man titriert bis zum Verschwinden der blauen Färbung, bis also kein elementares Iod mehr vorhanden ist.

Ein Nachteil des Verfahrens b) ist die starke pH-Abhängigkeit der in Gleichung I aufgezeigten Reaktion. Die oben beschriebene Reaktion läuft nur im sauren bis neutralen Milieu ab. Im stark alkalischen Milieu disproportioniert Iod in Iodid und Hypoiodid:

Da Hypoiodid ein höheres Oxidationspotential besitzt als Iod, wird in alkalischer Lösung das Thiosulfat nicht nur bis zum Tetrathionat, sondern partiell bis zum Sulfat oxidiert; deshalb ist hier keine eindeutige Umsetzung mehr gewährleistet.

Einen Ausweg bietet die Titration des Iods mit arseniger Säure; dabei wird diese in alkalischer Lösung zu Arsenat oxidiert und Iod zu Iodid reduziert:

$I_2 + AsO_3^{3\ominus} + 2\ OH^{\ominus} \rightleftharpoons 2\ I^{\ominus} + AsO_4^{3\ominus} + H_2O$.

Einstellung einer 0,1 N-Iod-Lösung (EuAB, DAB 7)

Das EuAB nimmt die Einstellung gegen As_2O_3 in gepufferter Lösung vor. As_2O_3 wird in NaOH zum Arsenit gelöst. Nach der Neutralisation mit Salzsäure wird eine bestimmte Menge Natriumhydrogencarbonat hinzugefügt. Das so gelöste Arsenit wird mit 0,1 N Iod-Lösung titriert. Hierbei oxidiert Iod Arsenit zu Arsenat, s.o.

Das Gleichgewicht dieser Reaktion liegt in alkalischer und fast neutraler Lösung auf der rechten Seite. Arbeitet man in stark saurer Lösung, verschiebt es sich auf die linke Seite.

Das DAB 7 nimmt die Einstellung der 0,1 N Iod-Lösung gegen Natriumthiosulfat vor. Dieses Verfahren liefert ungenauere Ergebnisse als dasjenige des EuAB, da Natriumthiosulfat keine Urtitersubstanz ist.

Spezielle iodometrische Verfahren des Arzneibuches

a) Bestimmung von Reduktionsmitteln

Ascorbinsäure (EuAB, DAB 7)

In saurer Lösung wird Ascorbinsäure (1) von Iod zu Dehydroascorbinsäure (2) oxidiert:

$$\text{Ascorbinsäure (1)} \xrightleftharpoons[+2H^\oplus, +2e^\ominus]{-2H^\oplus, -2e^\ominus} \text{Dehydroascorbinsäure (2)}$$

Der Zusatz der Stärkelösung hat einen schleppenden Umschlag zur Folge, da der an Stärke gebundene Iodanteil nur schwer reduzierbar ist.

Anmerkung:

Das DAB 7 sieht außer dieser iodometrischen Bestimmungsmethode noch eine azidimetrische Methode vor. Weil Ascorbinsäure eine schwache Säure ist, kann sie gegen Phenolphthalein mit Natronlauge titriert werden.

Methionin (DAB 7, 2. Nachtrag)

$$CH_3-S-CH_2-CH_2-CH-COOH$$
$$\qquad\qquad\qquad\qquad | $$
$$\qquad\qquad\qquad\quad NH_2$$

DL-2-Amino-4-methylmercapto-buttersäure

Nach DAB 7 erfolgt die Titration des Methionins in einem Natriumacetat-Puffer (pH 8,9). Es wird ein Überschuß von 0,1 N Iodlösung zugegeben und nach 30 min mit $Na_2S_2O_3$-Lsg. zurücktitriert. Indikator ist Stärke. 1 mol Methionin reagiert hierbei mit 1 mol Iod zu Dehydromethionin nach folgender Gleichung:

$$CH_3S-CH_2-CH_2-\underset{NH_2}{CH}-COOH + I_2 \underset{pH<1}{\overset{pH\ 7-9}{\rightleftharpoons}} H_3\overset{..}{C}-\underset{\underset{H}{N}}{\overset{\overset{H_2C-CH_2}{\diagup \quad \diagdown}}{S^{\oplus}}}CH-COO^{\ominus} + 2\ I^{\ominus} + 2\ H^{\oplus}$$

Methionin $\qquad\qquad\qquad\qquad\qquad\qquad\qquad$ Dehydromethionin

Formaldehyd (DAB 7)

Formaldehyd wird im DAB 7 in alkalischer Lösung titriert, da hier das durch Disproportionierung entstehende Hypoiodid ein höheres Redoxpotential hat als freies Iod:

$$I_2 + 2\ OH^{\ominus} \rightleftharpoons IO^{\ominus} + I^{\ominus} + H_2O \qquad (I).$$

Das Hypoiodid oxidiert Formaldehyd zu Ameisensäure nach der Gleichung:

$$CH_2O + IO^{\ominus} + OH^{\ominus} \rightarrow HCOO^{\ominus} + I^{\ominus} + H_2O \qquad (II).$$

Man gibt also einen Überschuß an Iod zum Formaldehyd in alkalischer Lösung. Nach der Umsetzung (Gl. II) säuert man an, so daß durch Konproportionierung (Umkehrung von Gl. I) aus dem überschüssigen $IO^{\ominus}$ und dem $I^{\ominus}$ wieder elementares Iod entsteht; dieses wird mit Thiosulfat gegen Stärke titriert.

<u>Weitere Reduktionsmittel des Arzneibuches, die iodometrisch bestimmt werden</u>: Antimon-bisbrenzkatechin-disulfonsaures Natrium (DAB 7); Benzylpenicillinum kalicum (EuAB); Benzylpenicillinum natricum (EuAB); Dimercaprolum (EuAB); Natriumthiosulfat (DAB 7, 2. Nachtrag); Quecksilber(I)-chlorid (DAB 7); Sulfanilthiocarbamid (DAB 7).

b) Bestimmung von Oxidationsmitteln

Acetamino-hydroxyphenyl-arsonsäure (Acetarsol, DAB 7)

AsO(OH)$_2$

[Strukturformel: Benzolring mit AsO(OH)$_2$, NH–CO–CH$_3$ und OH]

3-Acetamino-4-hydroxy-benzol-1-arsonsäure

Acetarsol wird in stark saurer Lösung mit KMnO$_4$ oxidativ gespalten. Der Überschuß an KMnO$_4$ wird mit H$_2$O$_2$ reduziert. Durch Verkochen entfernt man das restliche H$_2$O$_2$. In der Probenlösung liegt das ursprünglich organisch gebundene Arsen jetzt als Arsensäure vor. Diese oxidiert Iodid in äquivalenter Menge zu Iod, wobei sie selbst zu arseniger Säure reduziert wird: $AsO_4^{3\ominus} + 2\,H^{\oplus} + 2\,I^{\ominus} \rightarrow AsO_3^{3\ominus} + I_2 + H_2O$.

Die freigesetzte Iodmenge wird mit Na$_2$S$_2$O$_3$ gegen Stärke bestimmt.

Chloramin T (DAB 7)

Na$^{\oplus}$ [CH$_3$–⟨C$_6$H$_4$⟩–SO$_2$–N̄–Cl]$^{\ominus}$ · 3 H$_2$O

N-Chlor-toluol-4-sulfonamid, Natrium-Salz

Bei der Bestimmung nach DAB 7 wird ein Überschuß von KI zur Probenlösung gegeben und angesäuert. Hierbei entsteht durch Hydrolyse Unterchlorige Säure und p-Toluolsulfonamid:

$[H_3C-C_6H_4-SO_2-\bar{N}-Cl]^{\ominus} + H_2O \rightleftharpoons H_3C-C_6H_4-SO_2-NH_2 + ClO^{\ominus}$ (I)

Die Unterchlorige Säure oxidiert Iodid zu Iod (Gl. II)., das mit Na$_2$S$_2$O$_3$ bestimmt werden kann:

$HOCl + 2\,I^{\ominus} + H^{\oplus} \rightarrow I_2 + Cl^{\ominus} + H_2O$ (II)

Alkoholische Iodlösung (DAB 7, 2. Nachtrag)

Bestimmt werden im DAB 7 Iod und Kaliumiodid. Das freie Iod wird zuerst mit Thiosulfat gegen Stärke titriert. Diese Probenlösung enthält nun ausschließlich Iodidionen, die aus der ersten Titration stammen und zusätzlich die Ionen vom Kaliumiodid der Lösung. Die Iodidionen werden wie folgt bestimmt:

In Natriumacetat-gepufferter Lösung werden sie durch einen Überschuß an Brom zu Iodationen oxidiert:

$$I^{\ominus} + 3\ Br_2 + 3\ H_2O \longrightarrow IO_3^{\ominus} + 6\ Br^{\ominus} + 6\ H^{\oplus} \qquad (I).$$

Ein Mol dieser Iodationen bildet nach Ansäuern mit zugesetztem, überschüssigem Kaliumiodid durch Konproportionierung 3 mol Iod:

$$IO_3^{\ominus} + 5\ I^{\ominus} + 6\ H^{\oplus} \longrightarrow 3\ I_2 + 3\ H_2O \qquad (II).$$

Dieses kann wie üblich mit Natriumthiosulfat bestimmt werden.

Vor dieser Konproportionierung muß allerdings das zugesetzte überschüssige Brom entfernt werden, da sonst bei Zusatz von KI neues $IO_3^{\ominus}$ gebildet würde. Das geschieht durch Reduktion des Br_2 mit Ameisensäure:

$$Br_2 + HCOOH \longrightarrow CO_2\uparrow + 2\ Br^{\ominus} + 2\ H^{\oplus}.$$

Eine vollständige Entfernung der letzten Bromspuren nimmt man mit Natriumsalicylat vor, welches durch Brom elektrophil substituiert wird (Näheres s.S. 278).

<u>Weitere Oxidationsmittel des Arzneibuchs, die iodometrisch bestimmt werden</u>: Ascaridol (DAB 7); Iodum (EuAB); Iodhydroxychinolin-sulfonsäure (DAB 7); wäßrige Iodlösung (DAB 7); Kaliumpermanganat (EuAB); Magnesiumperoxid (DAB 7, 2. Nachtrag).

Substitution mit Iod

Ein besonderes Verfahren liegt bei der Titration von

<u>Phenyldimethylpyrazolon</u> (DAB 7) vor:

Hier erfolgt eine Substitutionsreaktion mit Iod:

Phenyldimethylpyrazolon   4-Iodphenazon, 4-Iodantipyrin
(Antipyrin, Phenazon)

Durch Zugabe eines Überschusses von 0,1 N Iod-Lösung zu der mit Natriumacetat gepufferten Probenlösung bildet sich 4-Iod-antipyrin, das ausfällt. Es adsorbiert einen Teil des überschüssigen Iods an seiner Oberfläche und erhält dadurch eine dunkle Färbung. Die Rücktitration des überschüssigen Iods erfolgt mit Natriumthiosulfat. Um auch das adsorbierte Iod zu erfassen, wird das 4-Iod-antipyrin zuvor in Chloroform gelöst und dadurch das adsorbierte Iod wieder freigesetzt.

3.9.3.4. Bromometrie

Brom hat ein Redoxpotential von $E^o_{Br_2/2Br^\ominus} = 1,07$ V und kann deshalb als Oxidationsmittel wirken; außerdem lassen sich mit Brom leicht elektrophile Substitutionen an aktivierten Aromaten durchführen. Diese beiden chemischen Reaktionen können bei definierten chemischen Umsetzungen zu Gehaltsbestimmungen herangezogen werden. Da Bromlösungen keine hohe Titerbeständigkeit haben, erzeugt man elementares Brom während der Titration, indem man zur sauren Probenlösung, die überschüssiges Bromid enhält, eingestellte KBrO$_3$-Lsg. zutropfen läßt. Durch Konproportionierung entsteht eine äquivalente Brommenge: $BrO_3^\ominus + 3 Br^\ominus + 6 H^\ominus \rightarrow 3 Br_2 + 3 H_2O$.

Die Endpunktsbestimmung erfolgt im Arzneibuch auf zwei verschiedenen Wegen. Einmal wird eine genau bekannte überschüssige KBrO$_3$-Menge zugegeben (Bestimmung a) - c)), so daß nach der Reaktion überschüssiges Brom in der Probenlösung vorhanden ist. Danach gibt man Kaliumiodid zu. Aufgrund des höheren Redoxpotentials des Broms oxidiert dieses das Iodid in äquivalenter Menge zu elementarem Iod, welches mit Thiosulfat bestimmt werden kann (s. Kap. Iodometrie).

Eine andere Methode ist die Endpunktsbestimmung mit einem Indikator (Bestimmung d)). Dieser wird durch überschüssiges Brom reversibel bzw. irreversibel oxidiert und erfährt hierdurch eine Farbveränderung. Das Arzneibuch verwendet diese Methode bei der Bestimmung von Isoniazid (EuAB). Der Indikator ist Ethoxycrysoidin.

Eine Einstellung der im Arzneibuch verwendeten 0,1 N KBrO$_3$-Lsg. ist nicht notwendig, da Kaliumbromat selbst eine Urtitersubstanz darstellt.

Bromometrische Arzneibuchtitrationen mit iodometrischer Endpunktsbestimmung

a) Bestimmung von aromatischen Aminen

Aromatische Amine lassen sich leicht mit Brom elektrophil substituieren, da durch den + M-Effekt der Aminogruppe der Aromat in o- und p-Stellung aktiviert ist. Die im Arzneibuch bromometrisch titrierten aromatischen Amine gehören ausschließlich zur Gruppe der Sulfonamide, so daß die p-Stellung besetzt ist und nicht bromiert werden kann.

Die Titration erfolgt - wie oben beschrieben - in saurer Lösung, indem man durch Konproportionierung überschüssiges Brom herstellt, das mit dem Amin reagiert. Der Überschuß setzt dann Iod aus zugesetztem Kaliumiodid frei, das mit Thiosulfat bestimmt wird.

Allgemeine Reaktionsgleichung:

$$H_2N-\underset{}{\bigcirc}-SO_2-R + 2\,Br_2 \longrightarrow H_2N-\underset{Br}{\overset{Br}{\bigcirc}}-SO_2-R + 2\,HBr$$

Diese Umsetzung gilt für:

R = $-NH_2$: Sulfanilamid (DAB 7) = Sulfanilyl-amin,

R = $-NH-\underset{N}{\overset{CH_3}{\bigcirc}}-CH_3$ Sulfisomidin (DAB 7, 2. Nachtrag) = 2,4-Dimethyl-6-(sulfanilyl-amino)-pyrimidin,

R = $-N=C\underset{NH_2}{\overset{NH_2}{\diagup}}$ Sulfaguanidin (DAB 7, 2. Nachtrag) = Sulfanilyl-guanidin.

Sulfanilamidothiazol (DAB 7)

$H_2N-\langle\bigcirc\rangle-SO_2-NH-[\text{thiazol}] \xrightarrow{3\ Br_2}$ (I)

Hier erfolgt außer der Arylbromierung in o-Stellung noch eine Reaktion am Thiazolring. Dabei entsteht ein 4-Hydroxy-5-brom-thiadiazolinring:

$H_2N-\langle\bigcirc\rangle(Br)(Br)-SO_2-NH-[\text{4-OH-5-Br-thiadiazolin}]$ (I)

Bei dieser Bestimmung werden insgesamt 3 mol Brom verbraucht.

b) Bestimmung von Phenolen

Auch Phenole lassen sich leicht aufgrund des + M-Effektes der Hydroxylgruppe in o- und p-Stellung elektrophil substituieren.

Hydroxyphenyl-methylamino-ethanol-tartrat (DAB 7)

Da die p-Stellung besetzt ist, erfolgt die Substitution analog den Sulfonamiden ausschließlich in o-Stellung. Der Verbrauch an Brom beträgt demnach 2 mol:

$HO-\langle\bigcirc\rangle-CH(OH)-CH_2-NH-CH_3 \xrightarrow[-2\ HBr]{+2\ Br_2} HO-\langle\bigcirc\rangle(Br)(Br)-CH(OH)-CH_2-NH-CH_3$

DL-1-(4'-Hydroxy-phenyl)-2-methylamino-ethan-1-ol

Thymol (DAB 7)

[Structure: 2-Isopropyl-5-methyl-phenol]

2-Isopropyl-5-methyl-phenol

Beim Thymol ist eine o-Stellung zur OH-Gruppe besetzt, die p-Stellung hingegen frei. Bei der Bromierung erfolgt Substitution in o- und p-Stellung zum 4,6-Dibromthymol. Es werden 2 mol Brom verbraucht.

Phenol (DAB 7)

Sowohl die p- als auch die beiden o-Stellungen sind frei. Es entsteht also primär 2,4,6-Tribromphenol (1), das sich mit überschüssigem Brom zu 2,4,4,6-Tetrabrom-2,5-cyclohexadien (2) weiter umsetzt:

$$\text{Phenol} \xrightarrow[-3\,HBr]{3\,Br_2} \mathbf{1} \xrightarrow[-HBr]{Br_2} \mathbf{2}$$

Bei Zugabe von Kaliumiodid entsteht wieder das Produkt (1), da (2) mit Iodid Iodbromid abspaltet, welches mit Iodid zu elementarem Iod reagiert:

$$\mathbf{2} + I^\ominus \xrightarrow{H^\oplus} \mathbf{1} + IBr$$

$IBr + I^{\ominus} \rightarrow I_2 + Br^{\ominus}$.

Nach Beendigung der Titration ergibt sich ein Verbrauch von 3 mol Brom.

Natriumsalicylat (DAB 7)

2-Hydroxy-benzoesäure, Natrium-Salz

In saurer Lösung liegt freie Salicylsäure (1) vor, die zuerst in 3- und 5-Stellung bromiert wird (2). Anschließend erfolgt Decarboxylierung und erneute Bromierung in o-Stellung zur OH-Gruppe (3):

Es entsteht also das gleiche Produkt wie bei der Titration von Phenol (siehe dort).

p-Hydroxybenzoesäuremethylester (1) und p-Hydroxybenzoesäurepropylester (2) (DAB 7)

1: $R = -CH_3$

2: $R = -C_3H_7$

Bei beiden Stoffen wird vor der Bromierung eine alkalische Verseifung des Esters vorgenommen, damit die freie p-Hydroxybenzoesäure bei der anschließenden Bromierung decarboxyliert werden kann (siehe "Natriumsalicylat"): Das bromierte Endprodukt ist in beiden Fällen 2,4,6-Tribromphenol.

Resorcin (DAB 7)

1,3-Dihydroxy-benzol

Durch Bromierung entsteht hier zuerst 2,4,6-Tribromresorcin (1), das sich weiter zu 2,4,4,6,6,-Pentabrom-1-cyclohexen-3,5-dion (2) umsetzt. Bei Zugabe von KI entsteht wieder (1), so daß sich der Gesamtverbrauch am Ende der Titration auf 3 mol Brom beläuft:

c) Methyl-cyclohexenyl-barbitursäure (DAB 7)

DL-5-(1'-Cyclohexenyl)-1,5-dimethyl-barbitursäure (Hexobarbital)

Die Bromierung erfolgt in Eisessig. Im Gegensatz zur elektrophilen Substitution an einem Aromaten (s. Abschn. a) und b) bei den Phenolen) handelt es sich hier um eine Bromaddition an die Doppelbindung des Cyclohexenringes:

R—⟨cyclohexen⟩ + Br_2 ⟶ R—⟨cyclohexan mit Br, Br⟩

Es wird 1 mol Brom verbraucht.

d) Isoniazid (EuAB)

⟨Pyridin-4-yl⟩—CO—NH—NH_2

Isonicotinsäurehydrazid,
Pyridin-4-carbonsäure-hydrazid

Isoniazid ist die einzige Substanz des Arzneibuches, deren bromometrische Endpunktsbestimmung mit einem Indikator vorgenommen wird. Der Indikator ist Ethoxychrysoidin.

In saurer Lösung oxidiert durch Konproportionierung entstandenes Brom Isoniazid zu freier Isonicotinsäure und Stickstoff:

⟨Pyridin-4-yl⟩—CO—NH—NH_2 + 2 Br_2 $\xrightarrow{H_2O}$ ⟨Pyridin-4-yl⟩—COOH + N_2 + 4 HBr

Der erste Überschuß an Brom bewirkt eine oxidative Zerstörung des Ethoxychrysoidins und damit eine Entfärbung.

3.9.3.5. Grundzüge der Verfahren mit anderen Oxidations- und Reduktionsmitteln

Kaliumbromat (Im Arzneibuch wird dieses Verfahren allerdings nicht benutzt)

Kaliumbromat ist im sauren Milieu ein gutes Oxidationsmittel. Es wird über mehrere Stufen bis zum Bromid reduziert:

$$BrO_3^\ominus + 6\ H^\oplus + 6\ e^\ominus \rightarrow Br^\ominus + 3\ H_2O.$$

Mit Hilfe dieser Reaktion lassen sich einige Reduktionsmittel im sauren Milieu titrieren, wie Arsen-III- und Antimon-III-Salze. Bromat reagiert z.B. mit Arsenit: $BrO_3^\ominus + 3\ AsO_3^{3\ominus} \rightarrow Br^\ominus + 3\ AsO_4^{3\ominus}$.

Nach Umsetzung der gesamten Arsenmenge entsteht aus überschüssigem Bromat und dem entstandenen Bromid durch Konproportionierung elementares Brom, das wie bei bromometrischen Bestimmungen durch einen Indikator angezeigt werden kann (s. Isoniazid).

Kaliumdichromat

$K_2Cr_2O_7$ hat ein Normalpotential von $E^o = +\ 1,36$ V und ist in saurer Lösung ein starkes Oxidationsmittel:

$$Cr_2O_7^{2\ominus} + 14\ H_3O^\oplus + 6\ e^\ominus \rightarrow 2\ Cr^{3\oplus} + 21\ H_2O.$$

Es läßt sich sehr rein gewinnen; deshalb ist bei der Herstellung von Normallösungen keine Faktorbestimmung erforderlich.

Eisenpulver (DAB 7)

Im Gegensatz zur manganometrischen Titration des EuAB (s.o.) bestimmt das DAB 7 Eisenpulver mit $K_2Cr_2O_7$. Das Eisen wird in H_2SO_4 zu $FeSO_4$ gelöst und dann mit $K_2Cr_2O_7$-Lsg. zu dreiwertigem Eisen oxidiert. Der Indikator ist Diphenylamin-Schwefelsäure.

Isonicotinsäurehydrazid (Isoniazid) (DAB 7)

Im DAB 7 wird Isonicotinsäurehydrazid oxidimetrisch mit $K_2Cr_2O_7$-Lsg. titriert. Die Oxidation zu Isonicotinsäure und N_2 erfolgt analog der bromometrischen EuAB-Bestimmung (Formel siehe dort). Zur Oxidation von 3 mol Isonicotinsäurehydrazid werden 2 mol Kaliumdichromat verbraucht.

Die Endpunktsbestimmung erfolgt hier iodometrisch. Überschüssiges Dichromat oxidiert zugesetztes KI zu Iod, das mit $Na_2S_2O_3$ zurücktitriert wird:

$$Cr_2O_7^{2\ominus} + 6\ I^{\ominus} + 14\ H_3O^{\oplus} \rightarrow 2\ Cr^{3\oplus} + 3\ I_2 + 21\ H_2O.$$

Periodat

$NaIO_4$ reagiert mit allen vicinalen Hydroxylgruppen unter oxidativer Spaltung der dazwischenliegenden C-C-Bindungen (Malaprade-Reaktion). Primäre alkoholische Gruppen werden hierbei zu Formaldehyd, sekundäre zu Ameisensäure oxidiert. Das Periodat wird zu Iodat reduziert. Am Beispiel des Glycerins läßt sich diese Reaktion verdeutlichen:

$$\begin{array}{l} CH_2OH \\ | \\ CHOH \\ | \\ CH_2OH \end{array} + 2\ IO_4^{\ominus} \longrightarrow 2\ H_2C=O + HCOOH + 2\ IO_3^{\ominus} + H_2O$$

Die Reaktion findet in saurer und neutraler Lösung statt.

Der Verbrauch an Periodat, das im Überschuß zugesetzt wird, kann auf zwei Wegen ermittelt werden:

a) In saurer Lösung gibt man nach der Titration einen Überschuß KI hinzu, wobei $IO_4^{\ominus}$ und entstandenes $IO_3^{\ominus}$ mit $I^{\ominus}$ zu elementarem Iod konproportionieren:

$$IO_4^{\ominus} + 7\ I^{\ominus} + 8\ H^{\oplus} \rightarrow 4\ I_2 + 4\ H_2O,$$
$$IO_3^{\ominus} + 5\ I^{\ominus} + 6\ H^{\oplus} \rightarrow 3\ I_2 + 3\ H_2O.$$

Weiter wird ein Blindversuch mit Periodat-Lösung durchgeführt. Aus der Differenz zwischen Haupt- und Blindversuch läßt sich dann die verbrauchte Periodatmenge berechnen.

Diese Methode ist relativ ungenau; deshalb gibt das DAB 7 der Methode b) den Vorzug.

b) In $HCO_3^{\ominus}$-gepufferter Lösung wird nur Periodat durch $I^{\ominus}$ zu $IO_3^{\ominus}$ reduziert, da das Potential von $IO_3^{\ominus}$ bei diesem pH für die weitere Reaktion nicht ausreicht:

$$IO_4^{\ominus} + 2\ I^{\ominus} + H_2O \rightarrow IO_3^{\ominus} + I_2 + 2\ OH^{\ominus}.$$

Das entstandene elementare Iod wird durch Arsenit zu Iodid reduziert:

$$I_2 + AsO_3^{3\ominus} + 2\ OH^{\ominus} \rightarrow 2\ I^{\ominus} + AsO_4^{3\ominus} + H_2O.$$

Überschüssiges Arsenit kann mit Iodlösung gegen Stärke titriert werden (s.S. 269).

Dieses Verfahren wendet das DAB 7 bei Sorbit und Ethylenglykol an.

Hypoiodid

Hypoiodid hat ein höheres Redoxpotential als Iod und läßt sich deshalb zur oxidimetrischen Bestimmung von Stoffen einsetzen, die mit Iod nicht mehr zu oxidieren sind. Das Arzneibuch verwendet dieses Verfahren bei der Titration von Formaldehyd.

Hypoiodid entsteht beim Alkalisieren von Iodlösung durch Disproportionierung. Der Überschuß an Iod kann nach dem Ansäuern wieder mit Thiosulfat zurücktitriert werden. (Näheres hierzu s.S. 271)

3.10. Fällungstitrationen

Voraussetzung für eine Fällungstitration ist ein eindeutig verlaufender Fällungsvorgang, bei dem eine schwerlösliche Verbindung entsteht. Außerdem muß der Äquivalenzpunkt mit hinreichender Genauigkeit angezeigt werden können.
Über die theoretischen Grundlagen von Fällungsreaktionen s.S. 145.

Beachte: Eine Fällungstitration ist um so genauer, je größer die Anfangskonzentration des Titranden und je kleiner das Löslichkeitsprodukt des Niederschlags ist.

3.10.1. Titrationskurven

Die näherungsweise Berechnung von Titrationskurven soll für die Fällung von $Ag^{\oplus}$-Ionen (Titrand) mit $Cl^{\ominus}$-Ionen (Titrator) gezeigt werden.

Das Löslichkeitsprodukt von AgCl ist: $[Ag^{\oplus}] \cdot [Cl^{\ominus}] = 10^{-10} = Lp_{AgCl}$.

Mit dem Metallionenexponenten $pMe^{n\oplus} = -\lg[Me^{n\oplus}]$ erhält man für eine *reine*, an AgCl *gesättigte* Lösung: $pAg^{\oplus} = 1/2\ pLp_{AgCl} = 5{,}0$.

[Im] Äquivalenzpunkt gilt:

(1) $[Ag^{\oplus}] = [Cl^{\ominus}]$ oder $pAg^{\oplus} = 1/2\ pLp = 5$.

Setzt man der reinen, an AgCl gesättigten Lösung c mol·l^{-1} $Cl^{\ominus}$-Ionen zu, so gilt, falls man die $Cl^{\ominus}$-Ionen vernachlässigt, die nach $AgCl \rightleftharpoons Ag^{\oplus} + Cl^{\ominus}$ entstehen: $[Cl^{\ominus}] = c_{Cl^{\ominus}}$ und $[Ag^{\oplus}] = Lp/c_{Cl^{\ominus}}$.

[Nach] Überschreiten des Äquivalenzpunktes berechnet sich der $pAg^{\oplus}$ in grober Näherung nach der Gleichung:

(2) $pAg^{\oplus} = pLp_{AgCl} + \lg c_{Cl^{\ominus}}$.

Fügt man der reinen, an AgCl gesättigten Lösung $Ag^{\oplus}$-Ionen der Konzentration $c_{Ag^{\oplus}}$ zu, so gilt, bei Vernachlässigung der durch Dissoziation aus AgCl entstehenden $Ag^{\oplus}$-Ionen: $[Ag^{\oplus}] = c_{Ag^{\oplus}}$.

|Vor| dem Erreichen des Äquivalenzpunktes berechnen sich die $pAg^\oplus$-Werte in grober Näherung nach der Gleichung:

(3) $pAg^\oplus = - \lg c_{Ag^\oplus}$.

Die mit diesen Gleichungen erhaltenen $pAg^\oplus$-Werte werden in der Nähe des Äquivalenzpunktes ungenau, weil man hier die Dissoziation des Niederschlags nicht mehr vernachlässigen darf.

Allgemeine Formel:

Betrachten wir daher die allgemeine Gleichung: $A^\oplus + B^\ominus \rightleftharpoons AB$, und bezeichnet a den *Überschuß* und C_a die *Gesamtkonzentration* einer Ionenart a in der Lösung, so gilt:

I. C_a = a + Ionenkonzentration aus dem Gleichgewicht $AB \rightleftharpoons A^\oplus + B^\ominus$.

Die Konzentration der im *Unterschuß* in der Lösung vorhandenen Ionenart ist gleich der Löslichkeit L von AB. L errechnet sich mit der Formel:

II. $L = \frac{a}{2} \pm \sqrt{\frac{a^2}{4} + Lp_{AB}}$, mit $(a + L) \cdot L = Lp_{AB}$.

Graphische Darstellung

Trägt man die mit den Gleichungen (1), (2), (3) oder (I) und (II) berechneten pMe-Werte gegen den jeweiligen Titrationsgrad (Umsetzungsgrad) in ein kartesisches Achsenkreuz ein, erhält man eine Titrationskurve, deren Form Abb. 32 entspricht.

Der Wendepunkt der Kurve beim Titrationsgrad 1 ist der Äquivalenzpunkt.

Beachte:

- Die sprunghafte Änderung des Metallionenexponenten im Äquivalenzpunkt ist um so größer, je kleiner das Löslichkeitsprodukt des Niederschlags ist.
- Nur die Titrationskurven von 1 : 1-Elektrolyten zeigen rechts und links vom Äquivalenzpunkt einen symmetrischen Verlauf.

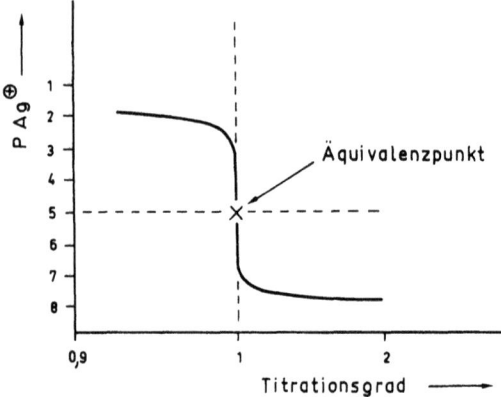

Abb. 32. Berechnete Kurve der Titration von $Ag^{\oplus}$-Ionen mit $Cl^{\ominus}$-Ionen

3.10.2. Endpunkte der Titrationen

Zur Endpunktsbestimmung bei Fällungstitrationen eignen sich besonders *elektrochemische Methoden*, wie sie in Kap. 4 beschrieben sind.

Einfach, aber zeitraubend und ungenau ist es, den Endpunkt durch Beobachtung der Ausflockung des Niederschlags zu ermitteln. Man muß hierbei bis zum sog. "Klarpunkt" titrieren.

In stark getrübten Lösungen kann der Endpunkt gelegentlich durch "Tüpfeln" erkannt werden: Bei der Titration von $Zn^{2\oplus}$-Ionen mit $K_4[Fe(CN)_6]$-Lsg. entnimmt man der Reaktionslösung gegen Ende der Titration mehrmals einen klaren Tropfen und prüft mit $UO_2(NO_3)_2$-Lösung, ob eine bräunliche Färbung die Bildung von $(UO_2)_2[Fe(CN)_6]$ und damit überschüssiges $K_4[Fe(CN)_6]$ anzeigt.

Häufig benutzt man auch die Bildung eines gefärbten Niederschlags oder einer gefärbten löslichen Verbindung zur Indikation des Äquivalenzpunktes. So fügt man der Reaktionslösung bei der Bestimmung von $Cl^{\ominus}$ und $Br^{\ominus}$ mit $Ag^{\oplus}$-Ionen nach *Mohr* $CrO_4^{2\ominus}$-Ionen zu. Die Überschreitung des Äquivalenzpunktes wird am Auftreten von rotem Ag_2CrO_4 erkannt. Ein weiteres Beispiel ist die Bestimmung von $Ag^{\oplus}$-Ionen mit $SCN^{\ominus}$-Ionen nach *Volhard* mit $FeCl_3$ als Indikator.

Auch Adsorptionsindikatoren werden zur Indikation des Äquivalenzpunktes verwendet. Anwendungsbeispiele sind die Bestimmung von $Cl^{\ominus}$, $Br^{\ominus}$, $I^{\ominus}$, $SCN^{\ominus}$ nach *K. Fajans* mit Eosin oder Fluorescein als Indikator.

3.10.3. Pharmazeutische Anwendungsbeispiele

Bestimmung des Silbers, der Cyanide und des Thiocyanats nach Volhard

$Ag^{\oplus}$-Ionen können nach Volhard im salpetersauren Milieu mit $SCN^{\ominus}$-Ionen titriert werden, wobei sich schwerlösliches Silberthiocyanat abscheidet:

$$Ag^{\oplus} + SCN^{\ominus} \rightleftharpoons AgSCN\downarrow.$$

Zur Ermittlung des Äquivalenzpunktes wird $NH_4Fe(SO_4)_2$ zur Probenlösung zugesetzt, da $Fe^{3\oplus}$ - mit $SCN^{\ominus}$-Ionen - eine blutrote Färbung gibt. Die Konzentrationsverhältnisse werden so gewählt, daß die erste für das Auge wahrnehmbare Färbung auftritt, wenn $[SCN^{\ominus}] = 10^{-5}$ mol·l^{-1} ist. Das Löslichkeitsprodukt von Silberthiocyanat ist $Lp_{AgSCN} \approx 10^{-12}$, so daß der Äquivalenzpunkt der Titration bei $[Ag^{\oplus}] = [SCN^{\ominus}] = 10^{-6}$ mol·l^{-1} liegt. Kurz nach Überschreiten dieses Äquivalenzpunktes reicht damit die Thiocyanatkonzentration zur Bildung eines sichtbaren Farbkomplexes aus.

Das DAB 7 verwendet dieses Verfahren auch zur Bestimmung des organisch gebundenen Silbers in <u>Silbereiweiß-Acetyltannat</u>. Hier muß vor der Bestimmung die Eiweißkomponente im alkalischen Milieu mit Kaliumpermanganat oxidativ zerstört werden. Der entstandene Braunstein wird nach dem Ansäuern mit H_2O_2 zu $Mn^{2\oplus}$ reduziert. Die sich anschließende Silberbestimmung wird in der üblichen Weise (s.o.) durchgeführt.

Die gleiche Reaktion kann auch zur Bestimmung von <u>$SCN^{\ominus}$-Ionen</u> herangezogen werden. Hier wird zur $SCN^{\ominus}$-Lsg. ein Überschuß 0,1 N $AgNO_3$-Lsg. gegeben und das überschüssige $Ag^{\oplus}$ mit 0,1 N $SCN^{\ominus}$-Lösung gegen $NH_4Fe(SO_4)_2$ zurücktitriert.

Die Titration von <u>$CN^{\ominus}$-Ionen</u> mit $AgNO_3$ wirft dagegen die gleichen Probleme auf, wie die Bestimmung von Chlorid nach Volhard. s.u. Die Durchführung kann in gleicher Weise erfolgen. Auch die Korrektur beträgt wie bei der Chlorid-Bestimmung 0,7%.

Argentometrie der Halogenide nach Mohr, Volhard und Fajans

Titration der Halogenide nach Volhard

Die Titration der Halogenide nach Volhard ist analog der Titration der Pseudohalogenide (s.o.). Zuerst wird ein Überschuß 0,1 N $AgNO_3$-Lsg.

zur HNO_3-sauren Halogenid-Lösung gegeben, um das Halogenid als Silbersalz auszufällen. Der Überschuß an $Ag^{\oplus}$-Ionen wird dann mit $SCN^{\ominus}$-Lösung gegen $NH_4Fe(SO_4)_2$ zurücktitriert. Die Differenz zwischen dem ersten und letzten Verbrauch ist der Halogenid-Menge äquivalent.

Bei der Titration von $\underline{Br^{\ominus}}$ und $\underline{I^{\ominus}}$ bestehen keine Schwierigkeiten. Hier kann die zweite Titration ohne vorherige Abtrennung der Silberhalogenid-Fällung vorgenommen werden. Bei der Titration von $I^{\ominus}$ ist nur zu beachten, daß der Zusatz von $Fe^{3\oplus}$-Ionen erst nach der vollständigen Fällung des Iodids erfolgen darf, da sonst das dreiwertige Eisen Iodid zu Iod oxidiert.

Die Titration von $\underline{Cl^{\ominus}}$ ist problematisch, da bei Anwesenheit eines Bodenkörpers von AgCl bei der zweiten Titration ein zu hoher Verbrauch beobachtet wird. Vergleicht man die Löslichkeitsprodukte der beiden Silbersalze ($Lp_{AgSCN} = 6,8 \cdot 10^{-13}$ und $Lp_{AgCl} = 1,1 \cdot 10^{-10}$), so sieht man, daß bei der Thiocyanatzugabe ein Teil des schon gefällten AgCl wieder in Lösung geht:

$$AgCl + SCN^{\ominus} \rightleftharpoons AgSCN + Cl^{\ominus}.$$

Vermeidet man dies durch Abfiltrieren der AgCl-Fällung vor der Zugabe von $SCN^{\ominus}$, so wird trotzdem die berechnete Chloridmenge zu groß, da die AgCl-Fällung an der Oberfläche $Ag^{\oplus}$-Ionen adsorbiert. Ein Abzug von 0,7% von der berechneten Chloridmenge gleicht diesen Fehler aus.

Das DAB 7 und das EuAB vermeiden die Abtrennung des AgCl-Niederschlags durch einen Zusatz von Toluol (DAB 7) bzw. Nitrobenzol (EuAB), wodurch der Niederschlag umhüllt und hierdurch eine Adsorption von Silberionen weitgehend verhindert wird.

Titration der Halogenide nach Mohr

Bei der Bestimmung von Chlorid und Bromid nach Mohr wird zur Endpunktsbestimmung ausgenutzt, daß $Ag^{\oplus}$ mit Chromat-Ionen einen rotbraunen Niederschlag bildet. Die Probenlösung wird mit 0,1 N $AgNO_3$-Lsg. versetzt, bis die gesamte Halogenidmenge als Silbersalz ausgefällt ist. Danach bildet sich rotes $Ag_2Cr_2O_4$. Wichtig ist dabei, daß die Bildung einer sichtbaren farbigen Fällung nahe am Äquivalenzpunkt eintritt. Am Beispiel des Chlorids läßt sich dies erläutern:

Die Löslichkeitsprodukte der auftretenden Fällungen sind:

$$Lp_{AgCl} = [Ag^{\oplus}] \cdot [Cl^{\ominus}] = 1,1 \cdot 10^{-10} \text{ mol}^2 \cdot l^{-2}$$

$$Lp_{Ag_2CrO_4} = [Ag^{\oplus}]^2 \cdot [CrO_4^{2\ominus}] = 2 \cdot 10^{-12} \text{ mol}^2 \cdot l^{-2}$$

Am Äquivalenzpunkt gilt für die Silberkonzentration $[Ag^{\oplus}] = [Cl^{\ominus}] = 1,1 \cdot \sqrt{10^{-10}} \approx 10^{-5}$. Die Kaliumchromatkonzentration ist z.b. bei der NaCl-Titration nach DAB 7 etwa $1 \cdot 10^{-2}$ (2 ml einer 5%igen Kaliumchromat-Lösung zu 50 ml Probenlösung). Die $Ag^{\oplus}$-Konzentration, von der ab Silberchromat ausfällt, beträgt dann

$$[Ag^{\oplus}]^2 = \frac{Lp_{Ag_2CrO_4}}{[CrO_4^{2\ominus}]},$$

$$[Ag^{\oplus}] = \sqrt{\frac{Lp_{Ag_2CrO_4}}{[CrO_4^{2\ominus}]}} = \sqrt{\frac{2 \cdot 10^{-12}}{10^{-2}}} = \sqrt{2 \cdot 10^{-10}} = 1,41 \cdot 10^{-5} \text{ mol} \cdot l^{-1}.$$

Daraus folgt, daß kurz nach dem Überschreiten des Äquivalenzpunktes ($[Ag^{\oplus}] = 10^{-5}$) das Löslichkeitsprodukt von Ag_2CrO_4 überschritten ist.

Die Löslichkeitsverhältnisse bei der Bromid-Titration nach Mohr erlauben es ebenfalls, eine analytische Bestimmung von $Br^{\ominus}$ mit ausreichender Genauigkeit durchzuführen. Diese Voraussetzung ist bei Iodid nicht mehr gegeben. Hier tritt eine sichtbare Fällung erst bei einer $Ag^{\oplus}$-Konzentration ein, die ca. 2000 mal größer als am Äquivalenzpunkt ist. Demnach ist dieses Verfahren zur Iodidbestimmung nicht geeignet.

Ein Nachteil der sonst recht genauen Titration nach Mohr ist die hohe *pH-Empfindlichkeit* der Reaktion. Sie kann nur im neutralen Bereich durchgeführt werden, da im alkalischen Milieu Ag_2O ausfällt und sich im sauren Bereich Dichromat bildet nach der Gleichung:

$$2 \; CrO_4^{2\ominus} + 2 \; H^{\oplus} \rightleftharpoons Cr_2O_7^{2\ominus} + H_2O.$$

$Cr_2O_7^{2\ominus}$ bildet aber mit $Ag^{\oplus}$-Ionen keinen farbigen Niederschlag am Äquivalenzpunkt.

Bestimmung der Halogenide nach Fajans

Das Prinzip der argentometrischen Endpunktsbestimmung nach Fajans ist die Verwendung von *Adsorptionsindikatoren*. Titriert man $Cl^\ominus$ mit $Ag^\oplus$-Ionen, so adsorbiert zunächst das ausfallende AgCl die zu Beginn der Titration überschüssigen Chloridionen und lädt sich positiv auf. Nach Überschreiten des Äquivalenzpunktes ist die Konzentration der Silberionen größer als die Chloridkonzentration, so daß die Fällung durch Adsorption von $Ag^\oplus$ eine positive Ladung annimmt. Als Indikator zugesetztes Fluorescein hat anionischen Charakter und lagert sich nach Erreichen des Äquivalenzpunktes an die positiv geladene Fällung an. Hierdurch entsteht eine Farbänderung von gelbgrün nach rosa, die ihre Ursache in der Deformation der Elektronenhülle hat:

$2\,Na^\oplus$ [Fluorescein-Dianion-Struktur]   Fluorescein-Natrium

Bestimmung organisch gebundener Halogene nach der Freisetzung aus der Substanz

Auch organisch gebundene Halogene lassen sich nach der Spaltung der Halogen-C-Bindung als Ionen mit den oben aufgeführten Verfahren quantitativ bestimmen. Die Abtrennung vom organischen Rest wird im Arzneibuch durch *alkalische Verseifung* oder durch *oxidative Zerstörung* des organischen Restes durchgeführt.

Die sich anschließende Titration des freigesetzten Halogenids erfolgt hier nach der Methode von Volhard (s.o.).

a) Halogenbestimmung nach hydrolytischer Abtrennung

Bromisovalerianylcarbamid (2. Nachtrag)

$$CH_3-\underset{\underset{Br}{|}}{\overset{\overset{CH_3}{|}}{CH}}-CH-CO-NH-CO-NH_2 \qquad \text{2-Brom-3-methyl-butyryl-harnstoff}$$

                1

Die Probe wird einige Zeit in Natronlauge erhitzt, wobei durch Hydrolyse Bromid und 2-Hydroxyisovaleriansäure entstehen:

$$(1) \; + \; OH^{\ominus} \xrightarrow{H_2O} CH_3-\overset{\overset{CH_3}{|}}{CH}-\underset{\underset{OH}{|}}{CH}-COOH \; + \; H_2N-CO-NH_2 \; + \; Br^{\ominus}$$

Nach dem Ansäuern der Lösung wird das Bromid nach Volhard titriert. Analog erfolgt die Titration von Carbromal (2. Nachtrag):

$$C_2H_5-\underset{\underset{Br}{|}}{\overset{\overset{C_2H_5}{|}}{C}}-CO-NH-CO-NH_2 \qquad \text{2-Brom-2-ethylbutyryl-harnstoff}$$

Hier entsteht durch die Hydrolyse neben Bromid 2-Ethylcrotonsäure:

$$CH_3-CH=\overset{\overset{C_2H_5}{|}}{C}-COOH$$

Hexachlorophen (DAB 7)

Die Hydrolyse gelingt in ethanolischer KOH durch längeres Erhitzen unter Rückfluß. Dabei werden 3 Moleküle HCl abgespalten, und es entsteht ein Gemisch von isomeren Trichlorbenzolen. Die anschließende Bestimmung des $Cl^\ominus$ nach Volhard wird nach Ansäuern der Lösung unter Zusatz von Toluol durchgeführt.

b) Halogenbestimmung nach oxidativer Zerstörung des organischen Restes

Nach diesem Verfahren werden die mit einem Bromallylrest substituierten Barbiturate Butylbromallylbarbitursäure (1) DAB 7 und Isopropylbromallylbarbitursäure (2) DAB 7 titriert:

5-(2'-Brom-allyl)-5-(1''-methyl-propyl)-barbitursäure

5-(2'-Brom-allyl)-5-isopropyl-barbitursäure

Das organisch gebundene Brom wird zunächst mit alkalischer $KMnO_4$-Lösung unter oxidativer Zerstörung des organischen Restes zu $BrO^\ominus$ und $BrO_3^\ominus$ oxidiert. Bromat, Hypobromid und das wegen des alkalischen Milieus entstandene MnO_2 müssen dann zu Bromid bzw. $Mn^{2\oplus}$ reduziert werden. Dies geschieht durch Zusatz von Natriumsulfit und Ansäuern. Der größte Teil des erforderlichen Sulfits muß vor dem Ansäuern zugesetzt werden, um die Bildung von flüchtigem elementarem Brom zu verhindern. Nach dem Ansäuern wird zur vollständigen Reduktion tropfenweise Sulfit-Lösung bis zur Entfärbung zugesetzt und das entstandene Bromid nach Volhard unter Toluolzusatz titriert.

Argentometrie substituierter Barbitursäuren nach Budde

Wird zu einer alkalicarbonathaltigen Lösung einer N-unsubstituierten Barbitursäure Silbernitrat gegeben, so entsteht zunächst ein Silber-Barbiturat-Komplex (1), der löslich ist:

$$Na^{\oplus}[Ag \cdot Barb]^{\ominus} \xrightarrow{Ag^{\oplus}} Ag^{\oplus}[Ag \cdot Barb]^{\ominus}$$

Bei Zugabe eines zweiten mol $Ag^{\oplus}$-Ionen auf 1 mol Barbitursäure bildet sich ein schwerlöslicher Komplex (2), der eine gut sichtbare Trübung der Lösung verursacht. Diese Trübung wird bei der Titration nach Budde zur Endpunktsbestimmung herangezogen.

Auf diese Weise werden im DAB 7 Phenylethylbarbitursäure, Phenylethylbarbitursaures Natrium, Diethylbarbitursäure, Diethylbarbitursaures Natrium und Ethyl-cyclohexenyl-barbitursaures Calcium titriert. Im EuAB und 2. Nachtrag wird dieses Verfahren durch eine azidimetrische Methode abgelöst (s. Kap. 3.7.4.).

3.11. Komplexometrische Titrationen

Bei der komplexometrischen Titration nutzt man Konzentrationsänderungen durch Komplexbildung für die maßanalytische Bestimmung. Voraussetzung für die Brauchbarkeit einer Komplexbildungsreaktion ist, daß sich mit *großer* Reaktionsgeschwindigkeit in *einem* Reaktionsschritt *stabile* und *lösliche* Komplexe bilden. Mit Ausnahme der Bestimmung von Halogeniden mit $Hg^{2\oplus}$-Ionen (Mercurimetrie) oder der Bestimmung von $CN^{\ominus}$ mit $Ag^{\oplus}$-Ionen als $[Ag(CN)_2]^{\ominus}$ werden für komplexometrische Titrationen ausschließlich Chelat-Komplexe verwendet. Man spricht deshalb auch von *Chelatometrie* und *chelatometrischer Titration*.

Die Grundlagen der Komplexbildung wurden auf S. 151 behandelt.

Bei der Verwendung von Aminopolycarbonsäuren (s. Tabelle 18) werden bei der Komplexbildung Protonen frei, wie am Beispiel der Reaktion von EDTA ($H_2Y^{2\ominus}$) mit $Me^{2\oplus}$ gezeigt werden soll:

$$Me^{2\oplus} + H_2Y^{2\ominus} \rightleftharpoons [MeY]^{2\ominus} + 2\,H^{\oplus}.$$

Damit die Protonen das Gleichgewicht nicht nach links verschieben, und weil viele metallspezifische Indikatoren pH-empfindlich sind, muß der Lösung des Titranden ein Puffer zugesetzt werden.

3.11.1. Chelatbildner

Besonders stabile Komplexe entstehen mit Liganden, die gleichzeitig mehr als eine Koordinationsstelle besetzen können. Die Liganden heißen *mehrzähnige* (mehrzählige) Liganden oder *Chelat-Liganden* und die entsprechenden Komplexe *Chelatkomplexe*.

Tabelle 18 enthält ausgewählte Beispiele für verschiedene Chelatliganden. Abb. 33 zeigt ein Beispiel für einen Chelatkomplex.

Schwarzenbach (1945) hat gezeigt, daß sich die verschiedenen *Aminopolycarbonsäuren* (s. Tabelle 18) für die Chelatometrie besonders gut eignen. Am häufigsten verwendet wird *EDTA*. Diese Substanz erfüllt *alle* Bedingungen, die an einen chelatometrischen Titrator gestellt werden. Sie ist gut wasserlöslich, reagiert mit genügend hoher Geschwindigkeit und bildet mit zahlreichen Kationen stabile und leichtlösliche Komplexe.

Beachte: Die Komplexbildung tritt mit den meisten mehrwertigen Kationen im Verhältnis 1 : 1 ein. Bei der Chelatometrie arbeitet man daher mit *molaren* Lösungen.

Tabelle 18. Mehrzähnige Liganden (Chelat-Liganden) (Auswahl)

Zweizähnige Liganden

Oxalat-Ion	Ethylendiamin(en)	Dimethylglyoxim	Acetylacetonat-Ion (acac$^\ominus$)	2,2'-Dipyridyl (dipy)

Dreizähniger Ligand

Diethylentriamin(dien)

Vierzähniger Ligand

Anion der Nitrilotriessigsäure, NTE; Komplexon I, Titriplex I, Chelaplex I; Molmasse 191,14

$H_2N-(CH_2)_2-NH-(CH_2)_2-NH-(CH_2)_2-NH_2$
Triethylentetramin

Fünfzähniger Ligand

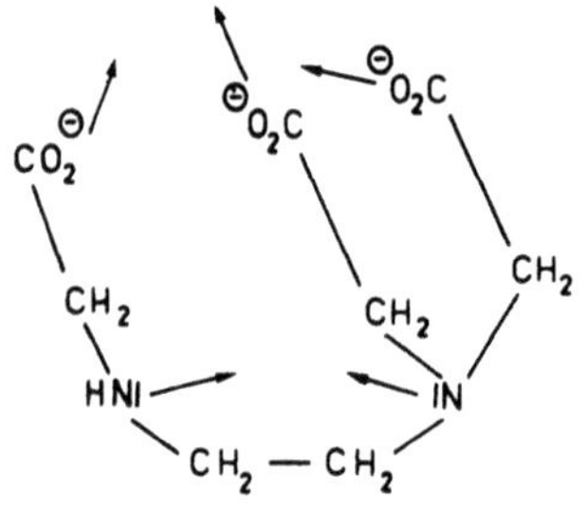

Sechszähniger Ligand

Anion der Ethylendiamintriessigsäure

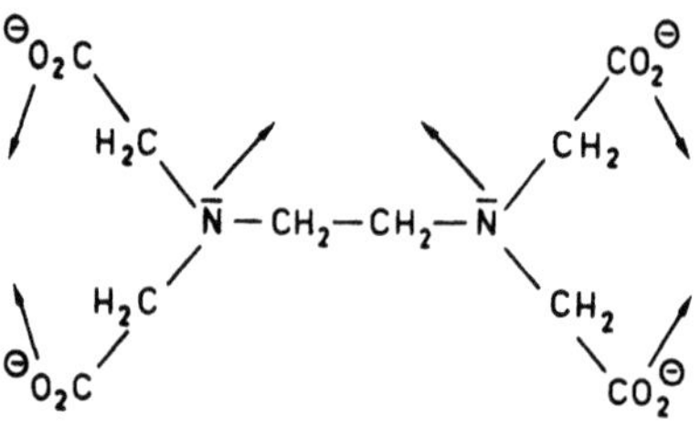

Anion der Ethylendiamintetraessigsäure, EDTE, H_4Y
EDTE = Komplexon II, Titriplex II, Chelaplex II, Versensäure; Molmasse 292,24

Das *Dinatriumsalz der EDTE*, das Dinatriumethylendiamintetraacetat heißt **EDTA**, $H_2Y^{2\ominus}$. Es ist als Komplexon III, Titriplex III oder Chelaplex III im Handel. EDTA enthält zwei Moleküle Kristallwasser; Molmasse 372,24. Die wäßrige Lösung von EDTA reagiert sauer.

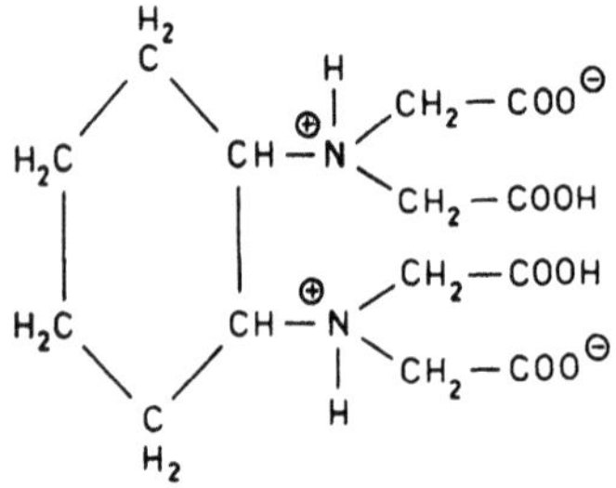

1,2-Diaminocyclohexantetraessigsäure, Komplexon IV; Molmasse 346,33

Die Pfeile deuten die freien Elektronenpaare an, die die Koordinationsstellen besetzen.

In Lösung liegen die Aminopolycarbonsäuren als Betaine vor, wie am Beispiel der 1,2-Diaminocyclohexantetraessigsäure gezeigt wird.

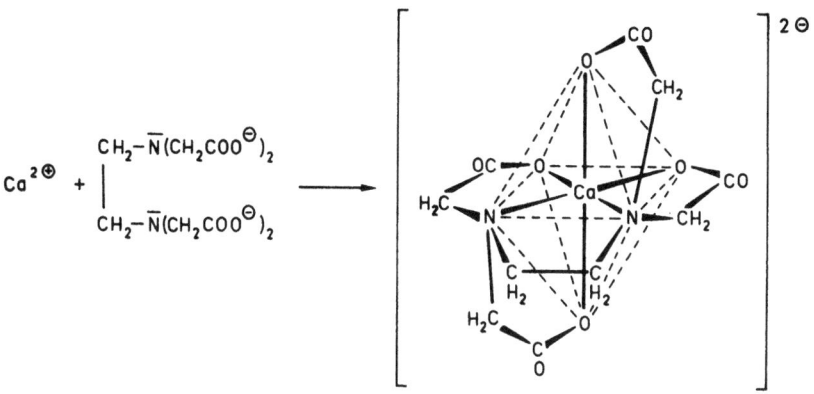

Abb. 33. Struktur des $[Ca(EDTA)]^{2\ominus}$-Komplexes

3.11.2. Titrationsmöglichkeiten mit Dinatriumethylendiamintetraacetat (EDTA)

Die Titrationsmöglichkeiten lassen sich aus der Größenordnung der Stabilitätskonstanten der Chelatkomplexe abschätzen.

Tabelle 19 enthält die pK-Werte von 1:1-Komplexen von EDTA mit einigen ausgewählten Kationen.

Beachte: Je kleiner der pK-Wert, um so stabiler ist der entsprechende Chelatkomplex.

Tabelle 19. pK-Werte von 1:1-Komplexen von EDTA mit verschiedenen Kationen bei 20° C (nach Schwarzenbach); pK = -lg K!

Kation	pK	Kation	pK
$Be^{2\oplus}$	$\sim$ -9	$V^{2\oplus}$	-12,7
$Mg^{2\oplus}$	- 8,7	$V^{3\oplus}$	-25,9
$Ca^{2\oplus}$	-10,7	$VO^{2\oplus}$	-18,8
$Sr^{2\oplus}$	- 8,6	$VO_2^{\oplus}$	-18,1
$Ba^{2\oplus}$	- 7,8	$Mn^{2\oplus}$	-13,8
$Ra^{2\oplus}$	- 7,1	$Fe^{2\oplus}$	-14,3
$Al^{3\oplus}$	-16,1	$Fe^{3\oplus}$	-25,1
$Sc^{3\oplus}$	-23,1	$Co^{2\oplus}$	-16,3
$Y^{3\oplus}$	-18,1	$Ni^{2\oplus}$	-18,6
$La^{3\oplus}$	-15,5	$Pd^{2\oplus}$	-18,5
$Au^{3\oplus}$	-17,0	$Cu^{2\oplus}$	-18,8

Tabelle 19. Fortsetzung

Kation	pK	Kation	pK
$Eu^{2\oplus}$	−7,7	$Ag^{\oplus}$	−7,3
$Lu^{3\oplus}$	−19,8	$Zn^{2\oplus}$	−16,5
$UO_2^{2\oplus}$	∼−10	$Cd^{2\oplus}$	−16,5
$U^{4\oplus}$	−25,5	$Hg^{2\oplus}$	−21,8
$Pu^{3\oplus}$	−18,1	$Ga^{3\oplus}$	−20,3
$Am^{3\oplus}$	−18,2	$In^{3\oplus}$	−24,9
$Ti^{3\oplus}$	−21,3	$Tl^{\oplus}$	−5,3
$Zr^{4\oplus}$	−29,5	$Tl^{3\oplus}$	−21,5
		$Sn^{2\oplus}$	−22,1(?)
		$Pb^{2\oplus}$	−18,0
		$Bi^{3\oplus}$	−27,9

3.11.3. Titrationsendpunkte

Die Indikation des Äquivalenzpunktes ist auch hier elektrometrisch durchführbar.

Meist verwendet man jedoch in der Chelatometrie metallspezifische Indikatoren, wie z.B. Murexid, Brenzkatechinviolett oder Eriochromschwarz T, s.S. 173.

Diese Indikatoren bilden mit den zu bestimmenden Metallionen ebenfalls Chelatkomplexe. Diese sind jedoch weniger stabil als die Komplexe der Metallionen mit den Chelatliganden, mit denen die Titration erfolgt. Am Äquivalenzpunkt liegen die freien Indikatoren vor. Weil der freie und der komplexgebundene Indikator verschiedene Farben besitzen, wird der Äquivalenzpunkt durch einen Farbumschlag angezeigt.

Beachte: Die metallspezifischen Indikatoren sind pH-empfindlich und zeigen in Abhängigkeit vom pH-Wert verschiedene Farben. Beispiel: Eriochromschwarz T ($H_2In^{\ominus}$):

$$H_2In^{\ominus} \underset{+H^{\oplus}}{\overset{-H^{\oplus}}{\rightleftharpoons}} HIn^{2\ominus} \underset{+H^{\oplus}}{\overset{-H^{\oplus}}{\rightleftharpoons}} In^{3\ominus}$$

weinrot   pH=6,3   tiefblau   pH=11,5   orange

Im pH-Bereich < 6 polymerisiert Eriochromschwarz T und wird gelbbraun.

3.11.4. Komplexometrische Arbeitsweisen

Auch bei der komplexometrischen Titration kennt man verschiedene Ausführungsformen:

Direkte Titration

Bei diesem Verfahren titriert man die Metallionen *direkt* mit dem Titrator. Um günstige Arbeitsbedingungen während der Titration zu garantieren, stellt man mit einer Pufferlösung (käuflich) einen genügend hohen pH-Wert ein. Das Ausfallen von Metallhydroxiden verhindert man durch Zusatz von sog. *Hilfskomplexbildnern* wie Ammoniak, Citrat, Tartrat usw.

Die mit den Hilfskomplexbildnern entstandenen Komplexe müssen natürlich weniger stabil sein als die interessierenden Chelatkomplexe.

Beispiele: Bestimmung von Mg^{2+}, Zn^{2+}, Cd^{2+} mit EDTA gegen Eriochromschwarz T; Co^{2+}, Ni^{2+}, Cu^{2+} mit EDTA gegen Murexid; Fe^{3+} mit EDTA gegen 5-Sulfosalicylsäure; Ca^{2+} gegen Calcein.

Rücktitration

Steht für eine direkte Titration kein geeigneter Indikator zur Verfügung, ist die Reaktionsgeschwindigkeit zu klein oder läßt sich das Metall nicht in Lösung halten, benutzt man die sog. Rücktitration: Man fügt zu der Lösung des Titranden eine Lösung bekannter Konzentration eines geeigneten Komplexbildners hinzu. Bei kleiner Reaktionsgeschwindigkeit wird die Reaktionslösung erhitzt. Nach dem Erkalten der Lösung titriert man den überschüssigen Komplexbildner mit einem geeigneten Kation zurück. Der Komplex dieses Kations muß natürlich weniger stabil sein als der Komplex des zu bestimmenden Kations.

Beachte: Rücktitrationen sind mit einem größeren Fehler behaftet als direkte Titrationen, weil mehr Meßvorgänge erforderlich sind.

Beispiele: Bestimmung von Ni^{2+}, Al^{3+}, Hg^{2+}, Co^{2+}, s.S. 303 ff.

Substitutionstitrationen

Diese Methode nutzt ebenfalls die unterschiedliche Stabilität von Komplexen aus. Man stellt zuerst z.b. mit EDTA und $Mg^{2\oplus}$- oder $Zn^{2\oplus}$-Ionen die Komplexe $[Mg\ Y]^{2\ominus}$ bzw. $[Zn\ Y]^{2\ominus}$ her. Diese läßt man mit einem Kation reagieren, das mit EDTA einen stabileren Komplex bildet.

Die durch die Reaktion freigesetzten $Mg^{2\oplus}$- bzw. $Zn^{2\oplus}$-Ionen werden anschließend mit EDTA zurücktitriert.

Allgemeine Formulierung dieser Substitution:

$$Me^{2\oplus} + [Mg\ Y]^{2\ominus} \rightleftharpoons [Me\ Y]^{2\ominus} + Mg^{2\oplus}.$$

Beispiele: Bestimmung von $Mn^{2\oplus}$, $Ca^{2\oplus}$.

Beachte: Die Stabilitätskonstanten der Komplexe müssen sich hinreichend unterscheiden. Ist dies nicht der Fall, liegen beide Kationen in der Lösung in unterschiedlicher Menge nebeneinander vor. $Mg^{2\oplus}$-Ionen lassen sich meist leichter als $Zn^{2\oplus}$-Ionen substituieren.

Indirekte Titration

Anionen und Kationen, die selbst keine Chelatkomplexe bilden, können manchmal *indirekt* chelatometrisch bestimmt werden.

Beispiele für *Kationen*

$Na^{\oplus}$-Ionen werden quantitativ in Natriumzinkuranylacetat, $NaZn(UO_2)_3 \cdot (CH_3(CO_2)_9 \cdot 6\ H_2O$, übergeführt; anschließend wird in dem Niederschlag das $Zn^{2\oplus}$-Kation gleichsam als "Ersatzkation" für $Na^{\oplus}$ chelatometrisch bestimmt.

$Ag^{\oplus}$-Ionen reagieren mit $[Ni(CN)_4]^{2\ominus}$-Ionen und setzen quantitativ die $Ni^{2\oplus}$-Ionen frei. Diese können mit EDTA direkt gegen Murexid bestimmt werden. Die $Ni^{2\oplus}$-Ionen sind die Ersatzkationen für die $Ag^{\oplus}$-Ionen.

Beispiele für *Anionen*

$SO_4^{2\ominus}$-Ionen werden mit überschüssigem $BaCl_2$ gefällt. Die überschüssigen $Ba^{2\oplus}$-Ionen werden chelatometrisch bestimmt. Die $SO_4^{2\ominus}$-Konzentration berechnet sich aus der Differenz.

$CN^\ominus$, $SCN^\ominus$, $Cl^\ominus$, $Br^\ominus$, $I^\ominus$, $[Fe(CN)_6]^{4\ominus}$ werden mit einem Kation im Überschuß umgesetzt, das mit den zu bestimmenden Ionen stabilere Komplexe liefert als mit einem Chelatliganden. Der Überschuß des Kations wird anschließend chelatometrisch bestimmt.

$PO_4^{3\ominus}$ läßt sich bestimmen, wenn man es mit $NH_4^\oplus OH^\ominus$ und $Mg^{2\oplus}$ in $Mg(NH_4)PO_4 \cdot 6\ H_2O$ überführt und die überschüssigen $Mg^{2\oplus}$-Ionen chelatometrisch zurücktitriert.

3.11.5. Titrationskurven

Die näherungsweise Berechnung der Titrationskurve für die Titration von z.B. $Me^{2\oplus}$-Ionen mit EDTE (YH_4) gelingt, wenn man den $pMe^{2\oplus}$-Wert ($pMe^{2\oplus} = -lg[Me^{2\oplus}]$) für die einzelnen Kurvenstücke mit den Gleichungen a), b) und c) berechnet:

a) $pMe^{2\oplus} = lg(C_{Me} - C_Y)$: Kurvenstück *vor* dem Äquivalenzpunkt,
b) $pMe^{2\oplus} = 1/2(lg\ C_{Me} - lg\ K_E)$: Kurve *im* Äquivalenzpunkt,
c) $pMe^{2\oplus} = lg\ C_{Me} - (lg\ K_E - lg(C_Y - C_{Me}))$: Kurve *nach* dem Äquivalenzpunkt.

$pMe^{2\oplus}$ ist die Gesamtkonzentration des nicht an den Chelatliganden gebundenen Metalls.

C_{Me} ist die Gesamtkonzentration des Metalls in der titrierten Lösung, also freie und komplexgebundene Ionen: $C_{Me} \approx [Me^{2\oplus}] + [[MeY]^{2\ominus}]$.

C_Y ist die Gesamtkonzentration des Chelatliganden in der titrierten Lösung, also freies und gebundenes EDTE: $C_Y \approx [YH_2]^{2\ominus} + [[MeY]^{2\ominus}]$.

$$K = \frac{[[MeY]^{2\ominus}]}{[Me^{2\oplus}][Y^{4\ominus}]}\ ;\ (Me^{2\oplus} + Y^{4\ominus} \rightleftharpoons [MeY]^{2\ominus}).$$

K_E ist die *effektive Komplexstabilitätskonstante*. Im allgemeinen ist $K_E < K$, denn es gilt:

$$K_E = \frac{K}{k_1 \cdot k_2}.$$

k_1 berücksichtigt den Anteil der $Y^{4\ominus}$-Ionen in der wäßrigen Lsg. von YH_4 bei einem bestimmten pH-Wert. Nur im stark alkalischen Gebiet ist $k_1 = 1$, sonst ist $k_1 > 1$.

Beachte: EDTE (YH_4) ist eine vierbasige schwache Säure. In wäßriger Lsg. liegen YH_4, $YH_3^\ominus$, $YH_2^{2\ominus}$, $YH^{3\ominus}$ und $Y^{4\ominus}$ nebeneinander vor.

k_2 berücksichtigt den Anteil des nicht komplexgebundenen $Me^{2\oplus}$-Ions an der Gesamtkonzentration des Metalls in der Lsg., wobei man beachten muß, daß Lösungsmittelmoleküle (z.B. H_2O oder $OH^\ominus$) und/oder Hilfskomplexliganden (wie NH_3) die Metallionen teilweise komplex binden. Im allgemeinen gilt: $k_2 > 1$.

Graphische Darstellung der Titrationskurven

Berechnet man mit den Formeln a), b) und c) den $pMe^{2\oplus}$-Wert (Metallionenexponent) und trägt die erhaltenen Werte gegen den jeweiligen Titrationsgrad $\tau = C_Y/C_{Me}$ in ein Koordinatenkreuz ein, erhält man Titrationskurven, die derjenigen in Abb. 34 ähnlich sind.

Beachte: Vor der Titration ist $C_Y = 0$ und $pMe^{2\oplus} = \lg C_{Me}$. Beim Titrationsgrad $\tau = 2$ (d.i. $C_Y = 2 C_{Me}$) ist $pMe^{2\oplus} = -\lg K_E$.

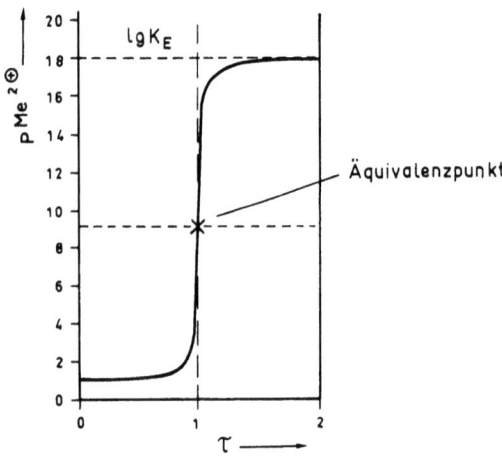

Abb. 34. Berechnete Kurve für die Titration einer 0,1 N $Me^{2\oplus}$-Lsg. mit EDTE

3.11.6. Pharmazeutische Anwendungsbeispiele mit Dinatrium-ethylendiamintetraacetat

3.11.6.1. Bestimmung einzelner Kationen

a) *Direkte Titration*

Bi

Bismut bildet einen sehr stabilen EDTA-Komplex, wie die Stabilitätskonstante $pK_{BiY}\ominus = -27,94$ zeigt. Demnach kann Bismut komplexometrisch in stark saurem Milieu titriert werden.

Im EuAB und 2. Ergänzungsband des DAB 7 wird gegen Xylenylorange als Indikator titriert. Es handelt sich hier um Bismuthi subcarbonas (EuAB), basisches Bismutgallat und basisches Bismutnitrat (EuAB und 2. Nachtrag).

Im DAB 7 erfolgt die Bestimmung der beiden letztgenannten Stoffe bei saurem pH gegen Methylthymolblau. Außerdem wird im DAB 7 basisches Bismutsalicylat komplexometrisch bestimmt. Die Besonderheit dieser Bestimmung liegt im Zusatz von Ether zur sauren Probenlösung. Die freie Salicylsäure löst sich im Ether, während die $Bi^{3\oplus}$-Ionen in der wäßrigen Phase titriert werden.

Ca

Der Ca-EDTA-Komplex ist nicht sehr stabil ($pK_{CaY}2\ominus = -10,7$). Die Titration erfolgt deshalb in alkalischer Lösung. Das EuAB titriert gegen Calcon, wobei zuerst die größte Menge der $Ca^{2\oplus}$-Ionen bei saurem pH erfaßt und anschließend bei alkalischem pH bis zum Äquivalenzpunkt titriert wird. Dies verhindert ein Ausfallen von $Ca(OH)_2$.

Im EuAB werden nach dieser Methode bestimmt: Calcii aminosalicylas, Calcii carbonas, Calcii chloridum und Calcii gluconas.

Das DAB 7 enthält keinen geeigneten Indikator zur direkten Ca-Titration. Deshalb setzt man hier zur Probenlösung eine bestimmte Menge 0,1 N $ZnSO_4$-Lsg. zu. Bei der Titration erfaßt man zuerst die Ca-Ionen, dann die $Zn^{2\oplus}$-Ionen; danach schlägt der zugegebene Chromschwarz-Mischindikator um. Eine Voraussetzung für dieses Vorgehen ist, daß der Zn-EDTA-Komplex weniger stabil ist als der entsprechende Ca-Komplex. Die Stabilitätskonstanten $pK_{CaY}2\ominus = -10,7$ und $pK_{ZnY}2\ominus = -16,5$ stimmen hiermit nicht überein. Da man aber in ammoniakalischer Lösung arbeitet und der Zn-Ammin-Komplex stabiler als der Ca-Ammin-Komplex ist, wird die scheinbare Stabilitätskonstante des Zn-EDTA-Komplexes kleiner als die des Ca-Komplexes, so daß die Titration in der beschriebenen Weise durchführbar ist.

Substanzen des DAB 7, die in der oben beschriebenen Weise titriert werden: Calciumlactat, Calium-D-pantothenat, Calciumchlorid und Calciumgluconat.

Cu

Die Stabilitätskonstante des Cu-EDTA-Komplexes ist $pK_{CuY}2\Theta = -18,8$. Die Titration wird gegen Murexid in ammoniakalischem Milieu durchgeführt. Der pH-Wert sollte nicht über 8 liegen, da dann geringe Mengen von Erdalkalien nicht stören können. Man gibt soviel Ammoniak zu, daß sich das intermediär gebildete Hydroxid gerade wieder auflöst. Anschließend kann mit EDTA-Lösung bis zum Farbumschlag von Orange nach Violett titriert werden.

Mg

Die Stabilität des Mg-EDTA-Komplexes ist relativ niedrig ($pK_{MgY}2\Theta = -8,7$). Einen scharfen Umschlagspunkt erhält man im ammoniakalischen Milieu (pH = 10) gegen Eriochromschwarz-T-Mischindikator. Sowohl das DAB 7 als auch das EuAB titrieren Mg direkt nach dieser Methode. Beim DAB 7 handelt es sich hierbei um Magnesiumsulfat, während Magnesiumoxid iodometrisch und Magnesiumcarbonat azidimetrisch titriert werden.

Im EuAB werden alle Mg-Salze komplexometrisch titriert. Hierzu gehören: Magnesii oxidum leve, Magnesii subcarbonas levis, Magnesii subcarbonas ponderosus und Magnesii sulfas.

Pb

Blei läßt sich direkt im schwach sauren Milieu titrieren, da sein EDTA-Komplex relativ stabil ist ($pK_{PbY}2\Theta = -18,04$). Das EuAB titriert deshalb im essigsauren, mit Hexamethylentetramin (Urotropin) gepufferten Milieu gegen Xylenylorange. Der Zusatz von Hexamethylentetramin bewirkt einen sehr deutlichen Indikatorumschlag von rot nach gelb. Dieses Verfahren ist selektiver als eine Bestimmung im alkalischen Bereich.

Auf diese Weise wird im EuAB Blei(II)-nitrat und Blei(II)-oxid titriert.

Das DAB 7 titriert auch direkt. Der Indikator ist Methylthymolblau. Die Titration erfolgt hier in ammoniakalischer Lösung. Deshalb ist ein Zusatz von Kaliumnatriumtartrat erforderlich, um durch Bildung eines Weinsäure-Komplexes die Fällung von $Pb(OH)_2$ bei diesem pH zu verhindern.

Im DAB 7 werden Blei(II)-nitrat und Blei(II)-acetat komplexometrisch titriert.

Zn

Das EuAB bestimmt Zn (Zinci chloridum, Zinci oxidum und Zinci sulfas) in essigsaurer, mit Hexamethylentetramin gepufferter Lösung (s. Blei) gegen Xylenylorange. Diese sehr selektive Titration ist bei diesem pH aufgrund des mittelstarken Zn-EDTA-Komplexes ($pK_{ZnY}2\ominus = -16,3$) möglich.

Die Zinkoxid-Bestimmung des DAB 7 erfolgt im ammoniakalischen Milieu gegen Chromschwarz-Mischindikator.

b) Rücktitration

Al

Aluminium bildet einen mittelstarken EDTA-Komplex ($pK_{AlY}\ominus = -16,1$). Da Aluminium im alkalischen Bereich Hydroxokomplexe bildet, kann hier die Reaktion mit EDTA verzögert werden. Das EuAB säuert deshalb die Probenlösung mit Salzsäure an und gibt einen Überschuß an EDTA-Lösung hinzu. Anschließend wird die vorher neutralisierte Lösung zur Umsetzung evtl. vorhandener Hydroxokomplexe kurz erhitzt. Das überschüssige EDTA titriert man mit 0,05 M $Pb(NO_3)_2$-Lsg. zurück, nachdem man mit Hexamethylentetramin gepuffert hat. Der Indikator ist Xylenylorange. Auf diese Weise wird im EuAB Alumen und Aluminii sulfas titriert. Die im 2. Nachtrag enthaltene Monographie Aluminiumacetat-tartrat-Lösung schreibt auch die EuAB-Methode vor.

Im DAB 7 wird Aluminiumacetat-tartrat-Lösung und Aluminiumsulfat in Acetat-gepufferter Lösung mit einem Überschuß an EDTA versetzt und mit $ZnSO_4$-Lsg. gegen Dithizon zurücktitriert. Ein Zusatz von Methanol dient zum besseren Lösen von Dithizon.

c) Titration von Quecksilber

Hg

Die Titration von Hg-Salzen im Arzneibuch nimmt eine Sonderstellung ein. Für Quecksilber, das mit $pK_{HgY^{2\ominus}} = -21,8$ einen sehr stabilen EDTA-Komplex bildet, ist für die Titration im sauren Milieu kein geeigneter Indikator vorhanden. Bei der Bestimmung im EuAB und DAB 7 wird ein Überschuß an EDTA-Lösung zugesetzt, der im ammoniakalischen Milieu gegen Eriochromschwarz-Mischindikator mit $ZnSO_4$-Lsg. zurücktitriert wird. Anschließend läßt das EuAB Kaliumiodid zusetzen. Da Hg mit $I^\ominus$ einen stabileren Komplex als mit EDTA bildet, wird die dem Hg äquivalente EDTA-Menge wieder freigesetzt und kann nun mit $ZnSO_4$-Lsg. titriert werden:

$$[HgY]^{2\ominus} + 4\ I^\ominus \rightarrow [HgI_4]^{2\ominus} + Y^{4\ominus}.$$

Mit diesem Verfahren wird der störende Einfluß der Fremdionen weitgehend ausgeschaltet, der bei einer einfachen Rücktitration auftreten kann.

Das DAB 7 verfährt analog bis auf den Unterschied, daß es statt Iodidionen Natriumthiosulfat zusetzt, welches ebenfalls das an Quecksilber gebundene EDTA freisetzt:

$$[HgY]^{2\ominus} + 2\ S_2O_3^{2\ominus} \rightarrow [Hg(S_2O_3)_2]^{2\ominus} + Y^{4\ominus}.$$

Auf diese Weise werden bestimmt:

Im EuAB: Hydrargyri perchloridum.
Im DAB 7 und 2. Nachtrag: Quecksilber(II)-chlorid, Gelbe Quecksilberoxidsalbe, Quecksilberpräzipitatsalbe.

3.11.6.2. Simultantitration von Kationen

Bestimmung der Gesamthärte von Wasser

Die Gesamthärte von Wasser setzt sich zusammen aus der Mg- und der Ca-Härte. Zur <u>Bestimmung der Gesamthärte</u> ist eine Titration bei pH 10 gegen Erio T als Indikator möglich, wobei sowohl Mg als auch Ca zusammen erfaßt werden, da sich ihre EDTA-Komplexe in der Stabilitätskonstante nicht sehr unterscheiden.

Zur getrennten Bestimmung der Ca- und Mg-Härte bringt man die Lösung vorher mit NaOH auf ein pH über 12. Hierbei fällt $Mg^{2\oplus}$ als $Mg(OH)_2$ aus. Jetzt setzt man Murexid als Indikator zu und titriert das Ca mit EDTA. Die Indikatorzugabe sollte erst nach dem Alkalisieren erfolgen, damit der Farbstoff nicht an der Fällung adsorbiert wird. Die Ca-Werte, die man erhält, sind oft zu niedrig, da $Ca^{2\oplus}$ teilweise mitgefällt wird. Nach Erreichen des Umschlagspunktes geht ein Teil wieder in Lösung, so daß man erneut EDTA zugeben kann und auf diese Weise eine genügend große Genauigkeit erzielt.

Anschließend bestimmt man bei einem anderen Teil der Probenlösung bei pH 10 die Gesamthärte. Der Mg-Anteil läßt sich aus der Differenz zwischen der 1. und 2. Bestimmung errechnen.

Raney-Nickel

Raney-Nickel ist eine Legierung aus 50% Ni und 50% Al. Die Einzelbestimmung eines der beiden Metalle ist nur durch Maskierung des anderen möglich. Zunächst wird nach DAB 7 die Legierung in Salzsäure zu $Ni^{2\oplus}$ und $Al^{3\oplus}$ gelöst.

1. Bestimmung des Al-Anteils

Man gibt zur sauren Lösung einen Überschuß EDTA und fügt KCN im Überschuß zu. Die $CN^{\ominus}$-Ionen maskieren das Nickel, da der entstehende $[Ni(CN)_4]^{2\ominus}$-Komplex stabiler ist als der Ni-EDTA-Komplex. Die Rücktitration des überschüssigen EDTA erfolgt bei pH 10, weil hier die $CN^{\ominus}$-Konzentration aufgrund der Deprotonierung von HCN größer ist. Man titriert den Überschuß mit 0,1 M $MgCl_2$-Lsg. gegen Chromschwarz-Mischindikator zurück, da eine $Zn^{2\oplus}$-Lösung wegen der Bildung von $[Zn(CN)_4]^{2\ominus}$ ungeeignet ist. Eine direkte Titration des Aluminiums im alkalischen Milieu ist aufgrund der entstehenden Hydroxokomplexe nicht durchführbar.

2. Bestimmung des Ni-Anteils

Die Titration des Ni-Anteils erfolgt bei pH = 10. Vor dem Alkalisieren wird ein Überschuß Triethanolamin zur Maskierung des Aluminiums zugegeben. Es bildet sich ein Chelatkomplex folgender Struktur:

Als Indikator bei dieser direkten Ni-Bestimmung verwendet man Murexid.

3.11.6.3. Indirekte Titration von Kationen und Anionen

Na

Natrium kann mit einem Überschuß Uranylacetat-Lösung als $NaZn(UO_2)_3 \cdot CH_3COO_9 \cdot 6\ H_2O$ gefällt werden. Der filtrierte und ausgewaschene Niederschlag wird in Salzsäure aufgenommen. Um das Zink bei pH 10 mit EDTA gegen Erio T titrieren zu können, muß zuvor das Uranylion mit Carbonat maskiert werden, da es Erio T blockiert. Das anschließend titrierte Zink ist der Natrium-Menge äquivalent.

Ag

Eine direkte Titration des Silbers gegen einen Indikator ist nicht durchführbar, da der Ag-EDTA-Komplex eine zu geringe Stabilität aufweist ($pK_{AgY}3\ominus = -7,2$). Eine indirekte Titration dagegen ist möglich. Hierzu wird eine mit NH_3/NH_4Cl gepufferte Lösung hergestellt und ein Überschuß Kaliumtetracyanoniccolat $K_2[Ni(CN)_4]$ zugegeben. Da die Stabilität von $[Ni(CN)_4]^{2\ominus}$ bedeutend größer als die von $[Ag(CN)_2]^{\ominus}$ ist, erfolgt eine nahezu quantitative Austauschreaktion:

$$2\ Ag^{\oplus} + [Ni(CN)_4]^{2\ominus} \rightleftharpoons 2[Ag(CN)_2]^{\ominus} + Ni^{2\oplus}.$$

Das freigesetzte Nickel kann dann gegen Murexid mit EDTA-Lösung titriert werden. Die Ammoniakzugabe ist erforderlich, um eine Ausfällung von Nickelcyanid durch Bildung eines Nickel-Amminkomplexes zu verhindern.

$SO_4^{2\ominus}$

Die komplexometrische Sulfat-Bestimmung kann auf verschiedenen Wegen erfolgen.

1. Das Sulfat wird mit überschüssiger eingestellter $BaCl_2$-Lösung gefällt, der Niederschlag abfiltriert und das überschüssige $Ba^{2\oplus}$ gegen Phthaleinpurpur-Mischindikator titriert. Ein Nachteil dieser Methode liegt darin, daß man $BaSO_4$ nur sehr schwer stöchiometrisch rein fällen kann. Außerdem stören Fremdionen die Titration.

2. Das Sulfat wird quantitativ mit $BaCl_2$-Lösung gefällt; der Niederschlag wird abfiltriert, ausgewaschen und mit überschüssiger ammoniakalischer EDTA-Lösung gelöst. Der Überschuß EDTA kann mit eingestellter Zn-Salz-Lösung titriert werden.

3. Eine weitere Methode ist die Fällung des Sulfats als $PbSO_4$, das besser stöchiometrisch rein zu erhalten ist als $BaSO_4$. Die größere Löslichkeit des $PbSO_4$ reduziert man durch Zugabe von Alkohol zur Probenlösung. Der Niederschlag wird dann analog zu Methode 2) weiter verarbeitet.

$CN^\ominus$

Die zu bestimmende Cyanid-Lösung wird in einen Überschuß an $NiSO_4$-Maßlösung, die zuvor mit NH_3/NH_4Cl gepuffert wurde, eingebracht. Hierbei bildet sich $[Ni(CN)_4]^{2\ominus}$. Das überschüssige $Ni^{2\oplus}$ kann gegen Murexid mit EDTA rücktitriert werden (zur Pufferung s. Titration von $Ag^\oplus$).

4. Elektroanalytische Verfahren

Elektroanalytische Verfahren nutzen die Konzentrationsabhängigkeit von Vorgängen an Elektroden und zwischen Elektroden für analytische Zwecke.

Sie erlauben meist eine schnelle Arbeitsweise, und die Analysenwerte lassen sich oft mit sehr hoher Genauigkeit bestimmen.

Besonders in trüben, gefärbten oder verdünnten Lösungen sind sie klassischen Analysenmethoden überlegen.

4.1. Grundlagen der Potentiometrie

Unter Potentiometrie versteht man die potentiometrische Indikation des Äquivalenzpunktes bei Titrationen.

4.1.1. Allgemeines

Wie der Name Potentiometrie andeutet, nutzt man bei dieser elektrochemischen Methode Potentialänderungen aus, die durch Konzentrationsänderungen während der Titration an einer Meßelektrode auftreten. Potentialänderungen werden aber nur dann beobachtet, wenn sich an der Elektrode ein Redoxvorgang abspielt. Den quantitativen Zusammenhang zwischen Redoxpotential und den Konzentrationen aller an dem Redoxprozeß beteiligten Substanzen beschreibt die Nernstsche Gleichung, s.S. 250.

Einzelpotentiale von Redoxpaaren (Halbzelle, Halbelement, Halbkette) sind nicht meßbar. Man kann nur Potentialdifferenzen bestimmen. Hierzu muß man immer zwei Redoxpaare miteinander zu einer Zelle (Element, Kette) kombinieren. Bei der Potentiometrie kann man als zweites Halbelement eine geeignete Vergleichselektrode (Bezugselektrode) mit konstantem Potential verwenden. In diesem Falle darf man davon ausgehen, daß sich nur das Potential einer Halbzelle ändert. Durch eine geeignete Meßtechnik kann man das Potential der Vergleichselektrode kompensieren; man registriert dann nur Potentialänderungen an der Meßelektrode.

Trägt man die Potentialänderungen während der Titration gegen das Volumen des im Überschuß zugefügten Titrators auf (man titriert über), erhält man potentiometrisch ermittelte Titrationskurven, die denen in Abb. - sehr ähnlich sind. Der *Wendepunkt* der Kurve gibt den *Äquivalenzpunkt* an; das zugehörige Potential heißt *Umschlagspotential*.

Bei dieser sog. *Wendepunktmethode* kommt es nur auf Potentialänderungen am Äquivalenzpunkt an; je größer der Potentialsprung, um so genauer ist die Messung.

Ist der Wendepunkt schlecht zu erkennen, kann man auch die 1. Ableitung (dE/dV) der Kurve aufzeichnen; V ist dabei das Volumen des Titrators. Da am Äquivalenzpunkt die Steigung der Kurve am größten ist, besitzt die abgeleitete Kurve im Äquivalenzpunkt ein Maximum, s. Abb. 36.

Anmerkung:

Für Sonderfälle findet auch die sog. *Umschlagsmethode* Anwendung. Hierbei titriert man gegen eine Bezugselektrode, bis das Umschlagspotential erreicht ist. Dieses Potential muß natürlich unter den gleichen Bedingungen bekannt sein. Brauchbar ist die Methode zur Bestimmung der K_s-Werte von Säuren.

Die *Differentialtitrationsmethode* eignet sich für sehr verdünnte Lösungen. Die Messungen haben eine Genauigkeit bis zu 0,003%. Bei dieser Methode benutzt man für beide Elektroden das gleiche Material und verbindet sie miteinander über ein Galvanometer. Die Bezugselektrode ist drahtförmig ausgebildet und befindet sich in einer Kapillare, die mit der Probenlösung gefüllt ist. Während der Titration bildet sich zwischen beiden Elektroden eine Konzentrationskette aus. Die Stromstärke der Kette wird mit dem Galvanometer verfolgt. Am Äquivalenzpunkt erreichen die Ausschläge des Galvanometerzeigers ein Maximum.

4.1.2. Meßanordnung (für die Wendepunktmethode) und Meßelektroden

Der Geräteaufbau für eine potentiometrische Titration ist in Abb. 35 angegeben.

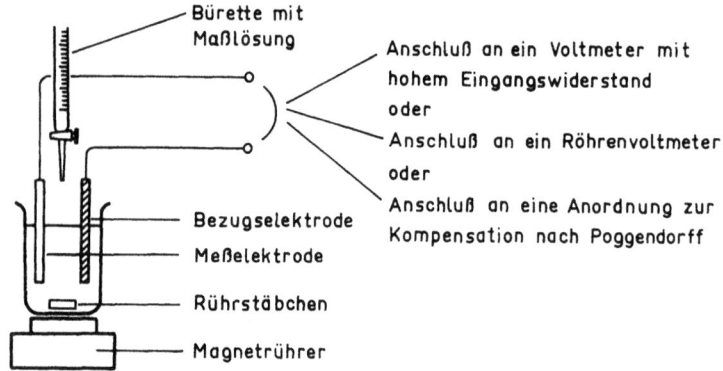

Abb. 35. Meßanordnung für potentiometrische Titrationen

Voraussetzung für exakte Messungen von Potentialdifferenzen (Spannungen) ist die Durchführung der Messungen im stromlosen Zustand. Bei Stromfluß wird nämlich die Elektrode polarisiert; man mißt zu kleine Werte, weil Elektrolysevorgänge die Konzentrationen in der Umgebung der Meßelektrode verändern.

Möglichkeiten zur stromlosen Spannungsmessung bieten ein Voltmeter mit hohem Eingangswiderstand, ein Röhrenvoltmeter oder die Kompensationsschaltung nach Poggendorff.

Über Aufbau und Funktion der verschiedenen im Handel befindlichen Potentiometer siehe die Gebrauchsanleitungen und Gerätebeschreibungen.

Meßelektroden (Indikatorelektroden)

Die Meßelektroden (1. Halbelement) werden dem analytischen Problem entsprechend gewählt. Für Neutralisationsreaktionen benutzt man in der Regel Glaselektroden, s.S. 317. Platinblech-Elektroden werden bei Redoxtitrationen verwendet. Entstehen oder verschwinden während einer Titration Metallionen, so kann man das betreffende Metall als Elektrode einsetzen oder aber eine Platinelektrode mit dem Metall überziehen (durch elektrolytische Abscheidung); man erhält auf diese Weise sog. Metallelektroden.

Die Wasserstoffelektrode, s.S. 251, wird heute nur noch selten benutzt.

Bezugs- oder Vergleichselektroden

Als Bezugselektrode (2. Halbelement) kann eine geeignete Elektrode 2. Art benutzt werden, s.S. 253; man muß nur darauf achten, daß ihre Bestandteile nicht den Titrationsvorgang stören. So darf man z.b. bei der Chlorid-Bestimmung keine Kalomelelektrode ohne einen Elektrolytschlüssel wie z.B. KNO_3 verwenden.

4.1.3. Anwendungsbereiche

Die Potentiometrie eignet sich zur Messung von pH-Werten und zur Indizierung des Äquivalenzpunktes bei Neutralisationstitrationen, Redoxtitrationen und einigen Fällungs- und Komplexbildungsreaktionen. Sie läßt sich in trüben und stark gefärbten Lösungen einsetzen, erlaubt gelegentlich Simultanbestimmungen und liefert meist genauere Werte als die klassischen Methoden.

Brauchbar ist die Methode für Konzentrationen bis 10^{-4} mol $\cdot$ l^{-1}.

4.1.4. Anwendungsbeispiele

Fällungsreaktionen und Komplexbildungsreaktionen

Die Bestimmung des Äquivalenzpunktes bei Fällungs- und Komplexbildungsreaktionen ist dann potentiometrisch indizierbar, wenn mit der Fällung oder Komplexbildung ein Redoxvorgang verknüpft ist. Um dies zu erreichen, kann man z.B. ein an der Reaktion beteiligtes Kation oder Anion zu einem Halbelement ergänzen.

Beispiele:

Bei der *Bestimmung von* $Cl^\ominus$, $Br^\ominus$, $I^\ominus$, $SCN^\ominus$ benutzt man z.B. einen Silberdraht als Meßelektrode, wenn mit $AgNO_3$ titriert wird. In chloridhaltiger Lösung spielt sich dann folgender Vorgang ab: $Ag^\oplus + e^\ominus$ $\rightleftharpoons$ Ag; Ag + $Cl^\ominus$ $\rightarrow$ AgCl + $e^\ominus$. Mit einem Sprung der $Ag^\oplus$-Ionenkonzentration im Äquivalenzpunkt ist auch ein Potentialsprung verbunden.

Fällungstitrationen von *Iodiden* können potentiometrisch indiziert werden, wenn man etwas elementares Iod hinzufügt. Man hat dann das Redoxpaar $I^{\ominus}/I_2$ an einer Platinelektrode.

Die Äquivalenzpunktbestimmung ist möglich bei *Bestimmungen von Ca, Cd, Zn, Pb, Ge* mit eingestellter Lösung von $K_4[Fe(CN)_6]$, wenn dieses ca. 1% $K_3[Fe(CN)_6]$ enthält. Es bilden sich die schwerlöslichen Niederschläge $K_2Zn_3[Fe(CN)_6]_2$, $K_2Cd[Fe(CN)_6]$ usw. Die Potentialänderung, die mit der Konzentrationsänderung der $[Fe(CN)_6]^{4\ominus}$-Ionen verbunden ist, wird mit einem Platindraht als Meßelektrode gemessen.

Bestimmung von $F^{\ominus}$: Man kann die $F^{\ominus}$-Ionen mit einer eingestellten Lösung von $FeCl_3$ potentiometrisch titrieren, wenn die Lösung etwa 1% $FeCl_2$ enthält: $Fe^{3\oplus} + 6 F^{\ominus} \rightarrow [FeF_6]^{3\ominus}$. Im Äquivalenzpunkt wird das Potential, das sich an einer Platinmeßelektrode einstellt, nur durch das Potential des Redoxpaares $Fe^{2\oplus}/Fe^{3\oplus}$ bestimmt.

Die potentiometrische *Bestimmung von $CN^{\ominus}$-Ionen* gelingt mit $Ag^{\oplus}$-Ionen und einem Silberdraht als Meßelektrode. Man beobachtet zwei Potentialsprünge: $Ag^{\oplus} + 2 CN^{\ominus} \rightleftharpoons [Ag(CN)_2]^{\ominus}$ (1. Sprung) und $[Ag(CN)_2]^{\ominus} + Ag^{\oplus} \rightleftharpoons Ag[Ag(CN)_2]$ (2. Sprung).

Simultanbestimmungen sind bei Fällungsreaktionen möglich, wenn sich die Löslichkeitsprodukte der schwerlöslichen Niederschläge genügend unterscheiden. Beispiele sind die Trennungen: $Cl^{\ominus}/I^{\ominus}$ und $Br^{\ominus}/I^{\ominus}$.

Gelegentlich werden Ungenauigkeiten durch Adsorptionseffekte und Mischkristallbildung verursacht.

Neutralisationsreaktionen (Azidimetrie und Alkalimetrie)

Als Meßelektrode muß eine Elektrode verwendet werden, an der ein Redoxprozeß abläuft, an welchem $H_3O^{\oplus}$-Ionen beteiligt sind. Geeignet sind die Wasserstoffelektrode, s.S. 251, und die Chinhydronelektrode, s.S. 256; besonders vorteilhaft ist die Glaselektrode, s.S. 317.

Mit einer Änderung des pH-Wertes der Lösung ist eine Potentialänderung verknüpft. Der Potentialsprung ist um so größer, je stärker die zu titrierende Säure oder Base ist. Bei sehr schwachen Säuren oder Basen ist die potentiometrische Indizierung des Äquivalenzpunktes ungenau. Bessere Ergebnisse liefert in diesem Fall die Konduktometrie, s.S. 358.

Beachte: Lösungen mit Oxidationsmitteln können nicht potentiometrisch indiziert werden.

Auch in nichtwäßrigen Systemen läßt sich die potentiometrische Endpunktsbestimmung durchführen. So schreibt das EuAB für die Titration der Anionen von Alkaloidsalzen (z.b. Chininhydrochlorid und Atropinsulfat) eine Bestimmung in Eisessig mit Perchlorsäure ($HClO_4$) vor unter Verwendung einer potentiometrischen Endpunktsbestimmung. Als Meßelektrode wird die Glaselektrode verwendet (s. Kap. 3.7.).

Simultanbestimmungen sind dann möglich, wenn sich die Säuren- oder Basenkonstanten der Säuren bzw. Basen um mindestens zwei Zehnerpotenzen unterscheiden (Beispiel: Salzsäure/Essigsäure Abb. 37).

Dies gilt auch für die Titration der Protonen mehrwertiger Säuren wie Orthophosphorsäure (H_3PO_4) und ihrer primären Salze (wie Natriumdihydrogenphosphat).

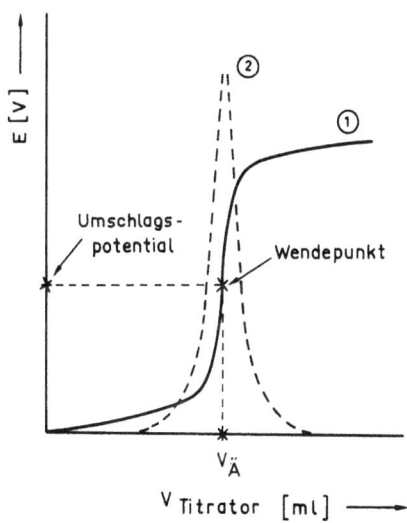

Abb. 36. Kurvenverlauf einer potentiometrisch indizierten Titration einer *starken* Säure mit einer *starken* Base.
Kurve 1 ist die normale Kurve, Kurve 2 ist die abgeleitete Kurve

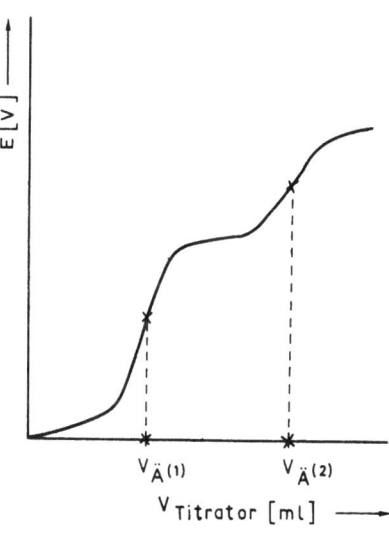

Abb. 37. Kurvenverlauf einer potentiometrisch indizierten *Simultanbestimmung* einer *starken* und einer *schwachen* Säure mit einer *starken* Base.
Beachte: Der 1. Wendepunkt entspricht der starken Säure. Einen ähnlichen Kurvenverlauf ergibt die Titration einer mehrwertigen Säure

$V_{\ddot{A}}$ = Volumen des Titrators am Äquivalenzpunkt
E^A = Elektrodenpotential

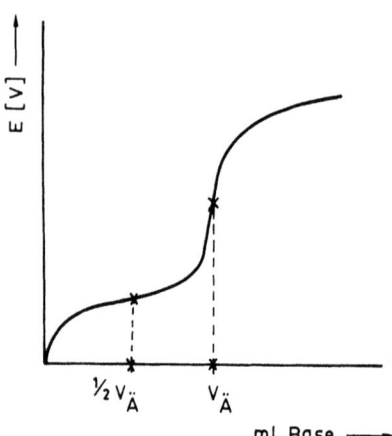

Abb. 38. Kurvenverlauf der Titration einer *schwachen* Säure mit einer *starken* Base. 1/2 $V_\ddot{A}$ ist das Titrationsvolumen, das bis zum Titrationsgrad 0,5 (Halbneutralisationspunkt) verbraucht wird.
$V_\ddot{A}$ = Volumen des Titrators am Äquivalenzpunkt;
$E^\ddot{A}$ = Elektrodenpotential in Volt

Redoxtitrationen (vgl. Kap. 3.9.2.)

Bei Redoxtitrationen kann der Äquivalenzpunkt potentiometrisch indiziert werden, wenn sich die Normalpotentiale der Redoxpaare, die miteinander reagieren, um mindestens 250 mV unterscheiden. Als Meßelektroden werden Platinelektroden verwendet.

Beispiele gibt es aus der Manganometrie, Cerimetrie, Chromatometrie. Abb. 39 zeigt die Titrationskurve der Redoxtitration: $5\ Fe^{2\oplus} + MnO_4^\ominus + 8\ H_3O^\oplus \rightarrow 5\ Fe^{3\oplus} + Mn^{2\oplus} + 12\ H_2O$. Der potentialbestimmende Vorgang vor dem Äquivalenzpunkt ist: $Fe^{2\oplus} \rightleftharpoons Fe^{3\oplus} + e^\ominus$, und der potentialbestimmende Vorgang nach dem Äquivalenzpunkt ist: $Mn^{2\oplus} + 12\ H_2O \rightleftharpoons MnO_4^\ominus + 8\ H_3O^\oplus + 5\ e^\ominus$.

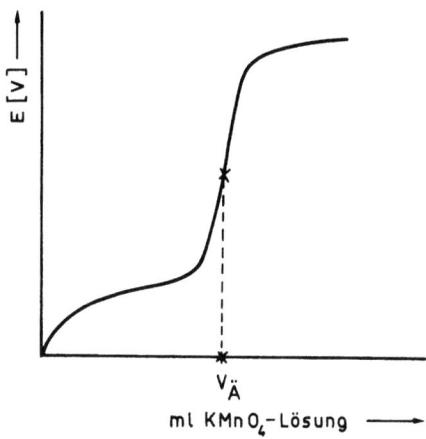

Abb. 39. Potentiometrische Titrationskurve der Bestimmung von Fe^{2+} mit MnO_4^-. $V_\ddot{A}$ = Volumen der $KMnO_4$-Maßlösung am Äquivalenzpunkt

Die Titrationen von Fe^{2+}-Ionen mit Ce^{4+}-Ionen oder $Cr_2O_7^{2-}$-Ionen ergeben ähnliche Kurven.

Fe^{3+}-Ionen können vor der potentiometrischen Bestimmung mit H_2SO_3 (angesäuerte Sulfitlösung) zu Fe^{2+}-Ionen reduziert werden.

Weitere Beispiele für Redoxtitrationen finden sich auf den S. 262 bis 283, Kap. 3.9.3.

pH-Messung (potentiometrisch)

1. *Glaselektrode*

Der pH-Wert kann für den Verlauf chemischer und biologischer Prozesse von ausschlaggebender Bedeutung sein. Elektrochemisch kann der pH-Wert durch folgendes Meßverfahren bestimmt werden: Man vergleicht eine Spannung, welche mit einer Elektrodenkombination in einer Lösung von bekanntem pH-Wert gemessen wird, mit der gemessenen Spannung in einer Probenlösung.

Als Meßelektrode wird meist die sog. *Glaselektrode* benutzt. Sie besteht aus einem dickwandigen Glasrohr, an dessen Ende eine (meist kugelförmige) dünnwandige Membran aus einer besonderen Glassorte angeschmolzen ist. Die Glaskugel ist mit einer Pufferlösung von bekanntem und konstantem pH-Wert gefüllt (Innenlösung). Sie taucht in die Probenlösung ein, deren pH-Wert gemessen werden soll (Außenlösung). An der Phasengrenze Glas/Lösung bildet sich eine Potentialdifferenz ΔE (Potentialsprung), die von der Azidität der Außenlösung abhängt.

Zur Messung der an der inneren (i) und äußeren (a) Membranfläche entstandenen Potentiale werden zwei indifferente <u>Bezugselektroden</u> benutzt, wie z.B. zwei gesättigte Kalomelelektroden (Halbelement Hg/Hg_2Cl_2). Die innere Bezugselektrode ist in die Glaselektrode fest eingebaut. Die äußere Bezugselektrode taucht über eine KCl-Brücke (s. Abb. 40) in die Probenlösung (Moderne Glaselektroden enthalten oft beide Elektroden in einem Bauelement kombiniert).

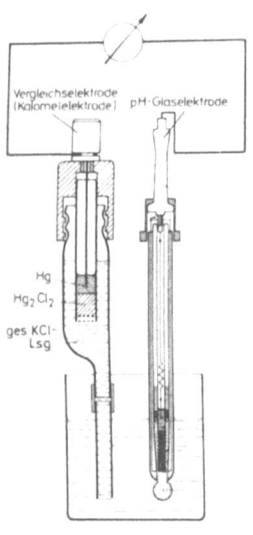

Abb. 40. Versuchsanordnung zur Messung von pH-Werten: Kalomel-Elektrode kombiniert mit Glaselektrode

Zusammen mit der Ableitelektrode bilden die Pufferlösung und die Probenlösung eine sog. Konzentrationszelle (Konzentrationskette). Für die EMK der Zelle (ΔE) ergibt sich mit der Nernstschen Gleichung (s.S. 250):

$$\Delta E = E_a - E_i = 0{,}059 \lg \frac{[H_3O^\oplus]_a}{[H_3O^\oplus]_i}.$$

Da die $H_3O^{\oplus}$-Konzentration der Pufferlösung bekannt ist, kann man aus der gemessenen EMK den pH-Wert der Probenlösung berechnen bzw. an einem entsprechend ausgerüsteten Potentiometer (pH-Meter) direkt ablesen.

2. Redoxelektroden

Außer der Glaselektrode gibt es andere Elektroden zur pH-Messung, die im Prinzip alle auf Redoxvorgängen beruhen. Die wichtigsten sind die Wasserstoffelektrode (s.S. 251), die Chinhydronelektrode (s.S. 256) und Metall-Metalloxidelektroden. Praktische Bedeutung haben vor allem die Antimon- und die Bismutelektrode.

Ihr Potential wird durch die Gleichung

$$Me + OH^{\ominus} \rightleftharpoons MeOH + e^{\ominus}$$

bestimmt. Über das Ionenprodukt des Wassers ergibt sich dann der gesuchte Zusammenhang zwischen dem Potential und dem pH-Wert.

Vereinfachte Darstellung am Beispiel der Antimonelektrode:

$$Sb_2O_3 + 3\,H_2O \rightleftharpoons 2\,Sb(OH)_3 \rightleftharpoons 2\,Sb^{3\oplus} + 6\,OH^{\ominus};$$

$$\left[Sb^{3\oplus}\right] = \frac{\left[Sb(OH)_3\right]}{\left[OH^{\ominus}\right]^3} = \frac{\left[Sb(OH)_3\right]}{K_w^3}\left[H_3O^{\oplus}\right]^3;$$

$$E = E^o_{Sb} + \frac{R \cdot T}{3 \cdot F} \ln \frac{\left[Sb(OH)_3\right]}{K_w^3} + \frac{R \cdot T}{3F} \ln \left[H_3O^{\oplus}\right]^3 =$$

$$E^o_{Sb_2O_3} + \frac{R \cdot T}{F} \ln \left[H_3O^{\oplus}\right].$$

Metall-Metalloxidelektroden werden vor allem bei technischen Reaktionen für pH-Wert-Messungen benutzt.

4.2. Grundlagen der Elektrogravimetrie

4.2.1. Allgemeines

Die Elektrogravimetrie ist ein gravimetrisches Analysenverfahren, bei dem die Ausfällung (Abscheidung) eines Metalls aus seiner Salzlösung durch Elektrolyse erfolgt.

Elektrolyse heißt die Zersetzung der Lösung oder Schmelze eines Stoffes durch den elektrischen Strom. Hierbei werden an der Anode Oxidationen und an der Kathode Reduktionen erzwungen.

Bei der Elektrolyse mit Gleichspannung werden die Metalle meist an der Kathode abgeschieden. Nur in solchen Fällen, in denen sich schlecht haftende Metallüberzüge bilden, wird man die Metalle <u>anodisch</u> oxidieren und an der Anode als Metalloxide abscheiden (Beispiele: Pb als PbO_2, Mn als MnO_2).

Elektrogravimetrische Bestimmungen sind "Absolut-Mengenbestimmungen". Die Elektrode, an der sich das Metall oder Metalloxid abscheidet, wird vor und nach der Elektrolyse gewogen. Die Gewichtsdifferenz ergibt die abgeschiedene Substanzmenge.

Faradaysche Gesetze (1833/34)

Die Zusammenhänge zwischen der abgeschiedenen Substanzmenge und der verbrauchten Elektrizitätsmenge werden durch die Faradayschen Gesetze quantitativ wiedergegeben.

1. Faradaysches Gesetz

Die Masse m der elektrolytischen Zersetzungsprodukte ist der Elektrizitätsmenge Q proportional, welche durch die Lösung transportiert wird.

Da die Elektrizitätsmenge (Ladung) Q das Produkt aus der Stromstärke I und der Stromflußzeit t ist, gilt bei konstanter Stromstärke:

$$m = k \cdot I \cdot t = k \cdot Q$$

(t wird in Sekunden angegeben, Q in A · s und I in Ampère).

Die Konstante k heißt *elektrochemisches Äquivalent*. Das ist diejenige Stoffmenge, die von der Strommenge 96493 C (oder A·s) ≡ 1 Faraday (Kurzzeichen F) abgeschieden wird.

Durch 1 Faraday wird 1 Äquivalent eines Stoffes abgeschieden.

Da jeweils 1 Mol Elektronen übergehen, entspricht 1 Faraday der Abscheidung von 107,88 g Ag oder 63,57/2 = 31,78 g Cu aus einer $Ag^{\oplus}$- bzw. $Cu^{2\oplus}$-Salz-Lösung.

2. Faradaysches Gesetz

Gleiche Elektrizitätsmengen scheiden verschiedene Stoffe im Verhältnis ihrer Äquivalentmengen ab.

Ist beispielsweise m_1 bzw. m_2 die abgeschiedene Menge des Stoffes (1) bzw. (2), M_1 bzw. M_2 die Molmasse des Stoffes (1) bzw. (2) und n die elektrochemische Wertigkeit der Ionen des Stoffes (1) bzw. (2), so gilt:

$$m_1 : m_2 = \frac{M_1}{n_1} : \frac{M_2}{n_2}.$$

Anmerkung: Aus der Menge der elektrolytischen Zersetzungsprodukte kann man auch auf die Elektrizitätsmenge zurückschließen, die durch den Elektrolyten transportiert wurde, → Coulometrie s.S. 331.

Zersetzungsspannung

Strom-Spannungskurve bei einer Elektrolyse

Trägt man die bei einer Elektrolyse - mit ansteigender Spannung - gemessenen Wertepaare für die Stromstärke I und die Spannung U in ein Koordinatenkreuz ein, erhält man eine Strom-Spannungskurve, die der Kurve in Abb. 41 sehr ähnlich ist, denn die Elektrolysen werden meist mit *polarisierbaren* Elektroden durchgeführt.

Elektrolysen mit polarisierbaren Elektroden

Während der Elektrolyse werden an diesen Elektroden Elektrolyseprodukte abgeschieden oder adsorbiert. An jeder Elektrode bildet sich ein Halbelement aus. Aus beiden Halbelementen entsteht ein *galvanisches Element*, das unter Rückbildung der Edukte einen elektrischen

Strom (Polarisationsstrom) liefert. Die Spannung des Elements (Polarisationsspannung) ist der von außen angelegten Spannung (Polarisierspannung) entgegengesetzt. Kompensieren sich beide Spannungen, ist die resultierende Spannung und Stromstärke Null.

Will man nun die Elektrolyse durchführen, muß die von außen angelegte Spannung eine Mindestspannung, die sog. Zersetzungsspannung überschreiten.

Die *Zersetzungsspannung* E_Z ist zahlenmäßig gleich dem Maximalwert der Polarisationsspannung (EMK) des durch die Elektrolyse aufgebauten galvanischen Elements. Sie hängt u.a. ab von der Art des Elektrolyten, der Temperatur und vom Elektrodenmaterial.

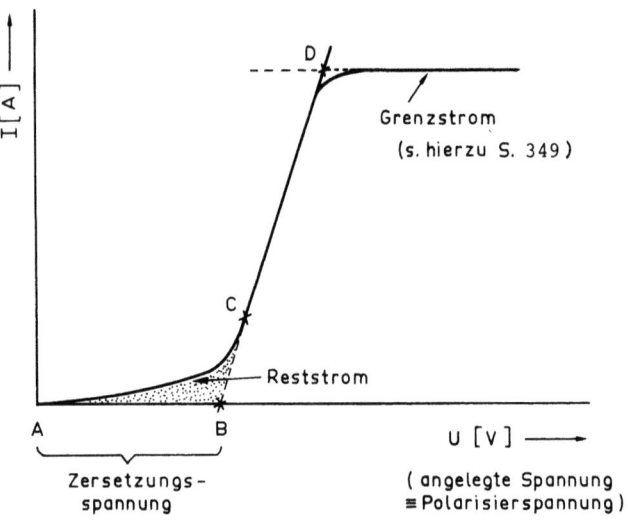

Abb. 41. Strom-Spannungskurve bei einer Elektrolyse an polarisierbaren Elektroden

Für die Elektrolyse lautet das Ohmsche Gesetz: $U = I \cdot R + E_Z$. Der Widerstand R ist abhängig von der Elektrolytkonzentration, dem Elektrodenabstand, der Elektrodenform und der Temperatur; s. hierzu auch S. 358.

Anmerkung: Der Polarisationsstrom läßt sich nach Abschalten der äußeren Stromquelle beobachten.

Die graphische Darstellung ergibt den geraden Teil der Strom-Spannungskurve zwischen den Punkten C und D in Abb. 41. Das gebogene Kurvenstück (A - C) rührt daher, daß die Stromstärke bis zum Erreichen der Zersetzungsspannung etwas größer als Null ist. Es fließt nämlich ein kleiner <u>Diffusions-</u> oder <u>Reststrom</u>. Durch diesen Strom werden die Elektrolyseprodukte ersetzt, die von den Elektroden wegdiffundieren. Auf diese Weise wird das Gleichgewicht zwischen polarisierender Spannung und Polarisationsspannung aufrechterhalten.

<u>Ermittlung der Zersetzungsspannung</u>

a) Auswertung der Strom-Spannungskurve

Die Auswertung der Strom-Spannungskurve bietet eine Möglichkeit, die Zersetzungsspannung *experimentell* zu bestimmen. Verlängert man nämlich das gerade Kurvenstück bis zum Schnittpunkt mit der Abszisse, so gibt dieser Schnittpunkt (B) den Wert der Zersetzungsspannung an.

b) Berechnung der Zersetzungsspannung

Der *theoretische* Wert der Zersetzungsspannung ergibt sich aus den Einzelpotentialen des durch die Elektrolyse entstandenen Redoxsystems:

$$E_Z = E_{Anode} - E_{Kathode}.$$

E_{Anode} ist das Potential des Redoxpaares an der Anode, $E_{Kathode}$ ist das Potential des Redoxpaares an der Kathode, jeweils gemessen gegen die Normalwasserstoffelektrode.

Für den Fall, daß die Komponenten des Redoxsystems unter Normalbedingungen (s.S. 248) vorliegen, können die Redoxpotentiale der elektrochemischen Spannungsreihe entnommen werden. Man muß jedoch beachten, daß sich die Konzentrationen der Ionen in der Lösung während der Elektrolyse ändern. Damit ändern sich die Redoxpotentiale und die Zersetzungsspannung.

Die Konzentrationsabhängigkeit der Zersetzungsspannung wird durch die <u>Nernstsche Gleichung</u> erfaßt, s.S. 250.

Der *tatsächliche* Wert der Zersetzungsspannung liegt meist sehr viel höher als der theoretische Wert. Schuld daran sind Hemmungserscheinungen, die unter den Begriffen *Überspannung* und *Polarisation* zusammengefaßt werden; s. hierzu S. 252.

Bei der Abscheidung von Metallen sind die auftretenden Überspannungen im allgemeinen vernachlässigbar klein.

Beachte: Bei gehemmten Elektrodenvorgängen werden die Überspannungswerte zu den Redoxpotentialen addiert.

Rechenbeispiel:

Eine wäßrige $CuSO_4$-Lösung wird bei 25° C an Platin-Elektroden elektrolysiert.

Die $Cu^{2\oplus}$-Ionen werden kathodisch zu elementarem Kupfer reduziert. An der Anode entwickelt sich Sauerstoff durch Oxidation von H_2O oder $OH^{\ominus}$-Ionen:

Anodenvorgang: $H_2O \rightleftharpoons 2\,e^{\ominus} + 1/2\,O_2 + 2\,H^{\oplus}$,

Kathodenvorgang: $Cu^{2\oplus} + 2\,e^{\ominus} \rightleftharpoons Cu$.

Gesamtvorgang: $Cu^{2\oplus} + H_2O \rightleftharpoons Cu + 1/2\,O_2 + 2\,H^{\oplus}$.

$$E_{Kathode} = E^o_{Cu/Cu^{2\oplus}} + \frac{0,059}{2} \lg a_{Cu^{2\oplus}} + \eta_{Cu}$$

$$E_{Anode} = E^o_{O_2/H_2O} + \frac{0,059}{2} \lg p_{O_2}^{1/2} \cdot a_{H^{\oplus}}^2 + \eta_{O_2}$$

($\eta_{O_2} = 0,47$ V; p_{O_2} = Gasdruck des entstandenen O_2).

$$E = E^o_{O_2/H_2O} - E^o_{Cu/Cu^{2\oplus}} + \frac{0,059}{2} \lg \frac{\sqrt{p_{O_2}} \cdot a^2_{H_2O}}{a_{Cu^{2\oplus}}} + \eta_{O_2} - \eta_{Cu}$$

Anmerkung: Das Anodenpotential wurde für den Fall berechnet, daß die Platinelektrode von Sauerstoffgas unter dem Druck von 1 bar umspült wird (s. Sauerstoffelektrode, S. 252). Bei kleineren Drucken kann Wasser bereits bei niedrigeren Spannungswerten zersetzt werden.

η_{O_2} und η_{Cu} sind die Überspannungen von O_2 bzw. Cu (s.S. 252).

Beachte:

Da die Zersetzungsspannung mit abnehmender Metallionenkonzentration größer wird, muß man die Polarisierspannung entsprechend erhöhen. Die obere Grenze bildet die Zersetzungsspannung des Lösungsmittels.

Aus diesem Grunde ist es unmöglich, ein bestimmtes Ion quantitativ abzuscheiden.

Für analytische Zwecke begnügt man sich meist mit einer 99,99%igen Abscheidung; dies entspricht einem Fehler von 0,01%.

Tabelle 20. Zersetzungsspannungen von 1 normalen Salzlösungen (gemessene Werte)

$ZnSO_4$	2,35 V	$Pb(NO_3)_2$	1,52 V		
$CdSO_4$	2,03 V	$AgNO_3$	0,70 V		
$CuSO_4$	1,49 V				
		HNO_3	1,69 V		
		H_2SO_4	1,67 V		
		HCl	1,31 V		

4.2.2. Trennungen durch Elektrolyse

Allgemeine Bemerkungen

Alle Metalle mit einem *positiveren* Redoxpotential als Wasserstoff sind in *saurer* Lösung elektrolytisch abscheidbar.

Bei einem *negativeren* Potential ist eine Abscheidung möglich bei möglichst hoher Überspannung η_{H_2} und hohem pH-Wert der Lösung (alkalische Lösung), entsprechend der Beziehung:

$$E_{H_2} = 0 - 0,059 \cdot pH - \eta_{H_2}.$$

Trennungen von Metallen sind möglich, wenn sich ihre Normalpotentiale um *mindestens 0,4 V* voneinander unterscheiden. Die Ionen werden in der Reihenfolge ihrer Zersetzungsspannungen abgeschieden. Das edlere Metall wird jeweils zuerst abgeschieden.

Da sich die Zersetzungsspannung mit der Konzentration ändert, kann man durch künstlich herbeigeführte Konzentrationsänderungen, z.B. durch Fällungs- oder Komplexbildungsreaktionen, die Unterschiede zwischen den Zersetzungsspannungen vergrößern und manchmal sogar die Reihenfolge umkehren.

Trennung durch Simultanabscheidung an Kathode und Anode

Beispiel: Elektrolytische Trennung von Blei und Kupfer

Liegen die Ionen dieser beiden Metalle in Lösung vor, so kann man $Pb^{2\oplus}$ anodisch zu $Pb^{4\oplus}$ oxidieren und als PbO_2 an der Anode abscheiden. Die $Cu^{2\oplus}$-Ionen werden als elementares Kupfer auf der Kathode abgeschieden.

Trennung durch Wahl der Zersetzungsspannung

Beispiel: Abscheidung von Silber neben Blei

Diese Metalle können auf vielerlei Weise getrennt werden. Eine Möglichkeit ist die Abscheidung von Blei als $PbSO_4$ aus H_2SO_4-saurer Lösung und die anschließende elektrolytische Abscheidung von Silber bei ca. 80° C, 0,1 A und 1,2 V.

Beispiel: Trennung von Cadmium und Cobalt

Aufgrund der Normalpotentiale ist eine elektrolytische Trennung der beiden Metalle in saurer Lösung unmöglich.

Abhilfe: Man macht die Lösung alkalisch und fügt $CN^{\ominus}$-Ionen hinzu. Von den entstandenen Cyanid-Komplexen ist der Co-Komplex stabiler. Dadurch ist die Co-Konzentration in Lösung geringer als die Konzentration der $Cd^{2\oplus}$-Ionen. Cobalt ist damit edler geworden als Cadmium, das nun zuerst abgeschieden wird.

4.2.3. Instrumentelle Anordnung

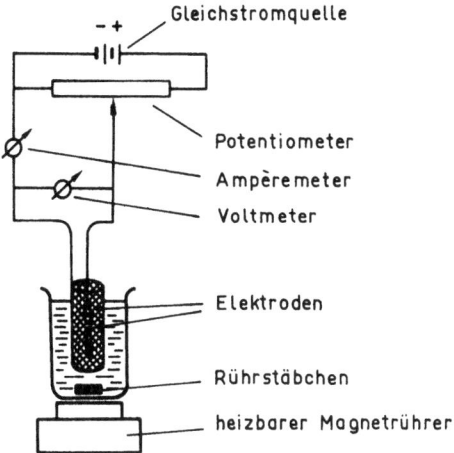

Abb. 42. Instrumentelle Anordnung für die Elektrogravimetrie bei konstantgehaltener Stromstärke

Erläuterung von Abb. 42:

Über einen regelbaren Widerstand R (Potentiometer, s. Abb. 42) wird eine variable Gleichspannung an die Elektroden gelegt. Mit dem Voltmeter kann die Spannung, mit dem Ampèremeter die Stromstärke und damit die Stromdichte kontrolliert werden. Letzteres ist nötig, weil sich bei hohen Stromdichten das Metall oft schwammig abscheidet und dann leicht von der Elektrode abfallen kann. Die Elektroden tauchen in die Elektrolytlösung ein. Diese wird gerührt und auf ca. 60 - 80° C erwärmt. Man erzielt damit einen schnelleren Konzentrationsausgleich. Als Folge davon wird die Elektrolysezeit verkürzt, die Oberflächenbeschaffenheit und manchmal auch die Reinheit des Metallüberzuges verbessert. Als Elektrolysezelle kann ein Becherglas verwendet werden. Bei Gasentwicklung muß ein Versprizen der Lösung verhindert werden.

Bei dieser einfachen Anordnung steigt gegen Ende der Elektrolyse die Polarisierspannung (Klemmenspannung) als Folge der steigenden Polarisationsspannung steil an.

Anordnung mit Potentiostat

Für Trennprobleme geeigneter ist eine Anordnung, die anstelle des Potentiometers einen Potentiostaten (s.S. 334) enthält. Dieser erlaubt die Einhaltung eines einmal gewählten Spannungswertes. Bei dieser Versuchsanordnung sinkt die Stromstärke von einem anfänglichen Höchstwert gegen Ende der Elektrolyse langsam auf Null ab.

Elektroden

Als Anodenmaterial kommt nur Platin oder eine Platinlegierung wie Pt/Ir infrage.

Die Kathode kann bestehen aus Platin, Gold, Silber, Quecksilber, Kupfer, Tantal u.a.

Die Elektrode, an der die Abscheidung erfolgt, ist meist als Drahtnetz, seltener als Platte oder Zylinder ausgebildet. Als Gegenelektrode genügt meist eine Drahtspirale, s. Abb. 43.

Hinweise für die Durchführung von Elektrolysen

Entsteht bei der Elektrolyse Chlorgas, wird das Elektrodenmaterial angegriffen. Durch Zugabe von Hydrazin läßt sich die Chlorentwicklung meist vermeiden.

Besonders dichte Metallüberzüge erhält man bei der Elektrolyse von Komplexsalzlösungen.

Für kathodische Abscheidungen ist oft ein hoher pH-Wert günstig, falls keine Metallhydroxide ausfallen. Gelöste Hydroxokomplexe eignen sich für elektrolytische Bestimmungen.

Bei der Wahl der Polarisierspannung braucht man meist nur wenige Zehntel Volt über den Anfangswert der Zersetzungsspannung zu gehen. Für die Abscheidung von Kupfer genügt z.B. schon eine Spannungsdifferenz von 0,5 V.

Den Endpunkt einer elektrolytischen Abscheidung kann man erkennen z.B. am Spannungsanstieg, am Stromstärkeabfall (mit Potentiostat) oder mit einem qualitativen mikroanalytischen Nachweis. Gelegentlich sieht man das Ende der Abscheidung auch, wenn man einen noch unbedeckten Teil der Elektrode in die Elektrolytlösung eintaucht und eine weitere Abscheidung ausbleibt.

Die Herausnahme der Elektroden aus der Elektrolytlösung soll bei eingeschaltetem Strom erfolgen (galvanisches Element!). Oxidationsempfindliche Abscheidungen müssen unter Inertgasatmosphäre aufbewahrt und ausgewogen werden.

Elektrolytische Zersetzung von Anionen

$Cl^{\ominus}$-Ionen werden entladen, bevor das Lösungsmittel Wasser zersetzt wird. Abhilfe schafft oft ein Zusatz von Hydrazin.

$NO_3^{\ominus}$-Ionen werden nur bei langen Elektrolysezeiten merklich reduziert ($\rightarrow HNO_2$, NO, $NH_4^{\oplus}$).

Das $SO_4^{2\ominus}$-Ion wird bei den üblichen Elektrolysebedingungen nicht angegriffen.

4.2.4. Anwendungen

Kathodische Bestimmungen

Beispiele

Abscheidung von Silber

Die elektrolytische Abscheidung gelingt z.B. auf folgende Weise:

a) Man versetzt die salpetersaure Lösung mit ca. 5 ml Ethanol, um die Bildung von Ag_2O_2 zu vermeiden, und elektrolysiert bei 50 - 60° C, 0,5 A und 1,35 V.

b) Aus schwefelsaurer Lösung (4 Vol% H_2SO_4) kann Silber bei ca. 80° C, 0,1 A und 1,2 V abgeschieden werden.

Anmerkung: Enthält die Lösung HNO_3, muß nach der Zugabe von H_2SO_4 bis zum Auftreten weißer Nebel abgeraucht werden. Der Rückstand wird in heißem Wasser gelöst.

Abscheidung von Kupfer

Die salpetersaure Lösung soll 2 - 4 Vol% HNO_3 und 0,15 g $KClO_3$ enthalten, um die Bildung von NO_2 zu unterdrücken. Die Abscheidungsbedingungen sind z.B. 70° C, 0,2 - 0,8 A, 2,4 - 2,5 V.

Abscheidung von Blei

100 ml Lösung sollen ca. 10 ml konz. HNO_3 und 5 Tropfen konz. H_2SO_4 enthalten. Bei 60 - 90° C und 0,5 A wird die Hauptmenge abgeschieden. Gegen Ende der Elektrolyse steigert man auf ca. 1,5 A. Die Elektrolysedauer beträgt unter diesen Bedingungen ca. 60 Minuten.

Abscheidung von Cadmium

Die Abscheidung gelingt aus schwefelsaurer, ammoniakalischer und cyanidhaltiger (alkalischer) Lösung.

Abscheidung aus schwefelsaurer Lösung: Die Probenlösung soll etwa 0,5 normal an H_2SO_4 sein. Man fügt ca. 5 g $KHSO_4$ hinzu und elektrolysiert unter Rühren mit 0,7 - 1,5 A und 2,7 V. Eine hohe Stromdichte ist erforderlich, um ein Wiederauflösen von Cadmium zu verhindern.

Anodische Bestimmungen

Bestimmung von Blei als PbO_2

$Pb^{2\oplus}$-Ionen lassen sich anodisch in salpetersaurer Lösung zu PbO_2 oxidieren. Solange die PbO_2-Menge unter 100 mg bleibt, ist der Umrechnungsfaktor auf Pb 0,8662. Größere Mengen PbO_2 sind nur schwer zu entwässern.

Bestimmung von Mangan als MnO_2

$Mn^{2\oplus}$-Ionen lassen sich anodisch zu MnO_2 oxidieren. $E^o_{Mn^{2\oplus}/MnO_2}$ = 1,28 V.

4.3. Grundlagen der Coulometrie

4.3.1. Allgemeines

Coulometrie heißt die Messung von Elektrizitätsmengen. Bei Elektrolysen, die quantitativ und eindeutig ablaufen, besteht ein einfacher Zusammenhang zwischen der Menge der abgeschiedenen (freigesetzten) Elektrolyseprodukte und der - während der Elektrolyse - durch den Stromkreis geflossenen Elektrizitätsmenge. Ist die Elektrizitätsmenge bekannt, kann man auf die Stoffmengen zurückschließen. Die Coulometrie kann daher als genaue quantitative Bestimmungsmethode für viele analytische Probleme benutzt werden.

Grundlagen der Coulometrie sind die Faradayschen Gesetze; s. hierzu auch S. 320:

<u>1. Faradaysches Gesetz:</u> $m = k \cdot I \cdot t$ oder mit $Q = I \cdot t$ gilt $m = k \cdot Q$.

<u>2. Faradaysches Gesetz:</u> Gleiche Elektrizitätsmengen scheiden verschiedene Stoffe im Verhältnis ihrer chemischen Äquivalente ab.

Die Zusammenfassung beider Gesetze gibt mit $k = M/n \cdot F$:

$m = \dfrac{M}{n \cdot F} \cdot Q$; M = Atom- bzw. Molmasse,
  n = elektrochemische Wertigkeit,
  F = Faradaysche Konstante = 96493 C.

Die Faradayschen Gesetze gelten streng nur für die Entladung oder Umladung von Ionen. Die Schritte, die sich dem Elektronenübergang (Primärvorgang) anschließen, müssen *eindeutig* verlaufen. Bei diesen Sekundärvorgängen handelt es sich um Reaktionen der Teilchen untereinander, Reaktionen mit der Elektrode, dem Elektrolyten, dem Lösungsmittel usw.

Bei der Elektrolyse dürfen also keine unkontrollierten stromliefernden oder stromverbrauchenden Nebenreaktionen stattfinden, und es darf keine Stromwärme auftreten.

Beachte: Voraussetzung für die Anwendung der Faradayschen Gesetze ist eine <u>quantitative Stromausbeute</u> bei der Elektrolyse.

Anmerkung: Stromausbeute ist das Verhältnis von tatsächlich abgeschiedener Stoffmenge zu der nach den Faradayschen Gesetzen berechneten Stoffmenge.

Mißt man die Elektrizitätsmenge Q durch eine Zeitmessung bei konstanter Stromstärke, spricht man von *galvanostatischer Coulometrie* oder *coulometrischer Titration*.

Die Ermittlung von Q bei konstanter Spannung heißt *potentiostatische Coulometrie* oder *coulometrische Analyse*.

4.3.2. Durchführung coulometrischer Messungen

Elektrolysezellen

Form und Ausrüstung der Elektrolysezellen müssen der gewählten coulometrischen Methode und dem jeweiligen analytischen Problem angepaßt werden.

Die Zellen enthalten eine *Arbeitselektrode*, an der die betreffende Elektrodenreaktion abläuft, eine *Gegenelektrode* und eine *Bezugselektrode*.

Man mißt die Potentialdifferenz zwischen der Arbeitselektrode und der Bezugselektrode, deren Potential konstant und meist bekannt ist.

Wird bei coulometrischen Titrationen der Äquivalenzpunkt elektrometrisch ermittelt, braucht man zusätzlich noch eine *Indikatorelektrode*; über Einzelheiten hierzu s.S. 256.

Die Arbeitselektroden bestehen aus Platin, Platinlegierungen, Gold, Silber, Quecksilber oder Amalgam. Geformt sind sie als Netzzylinder, Spiralen, Drähte, Kügelchen oder Folien. Gelegentlich müssen sie vor Beginn einer Messung vorbehandelt werden.

Die Gegenelektroden (meist als Anode geschaltet) bestehen aus Platin oder Graphit. Verwendet wurden auch Hg_2Cl_2/Hg - und $PbSO_4/Pb$-Halbzellen.

Als Bezugselektroden verwendet man die bekannten Elektroden 2. Art wie die Kalomelelektrode oder die Silber/Silberchloridelektrode.

Um eine 100%ige Stromausbeute zu erzielen, muß man verhindern, daß die Elektrolyseprodukte an die jeweilige Gegenelektrode diffundieren. Man erreicht dies durch ein *Diaphragma* zwischen Anoden- und Kathodenraum oder durch eine völlige Trennung der Elektrolyseräume und die Herstellung der elektrolytischen Leitung zwischen ihnen durch einen *Stromschlüssel* (Salzschlüssel). Die Analysenlösung wird in den Raum um die Arbeitselektrode gebracht.

Als <u>Stromschlüssel</u> eignet sich ein U-förmig gebogenes Glasrohr, das beiderseitig mit einem Sinterglas- oder Porzellan-Diaphragma verschlossen ist. Das U-Rohr wird mit einer Elektrolytlösung gefüllt, die das Analysenergebnis nicht beeinflußt. Beispiele für Elektrolytlösungen sind eine wäßrige Lösung von KCl, KNO_3, $(NH_4)_2SO_4$, meist angedickt mit Agar-Agar oder H_2SO_4, aufgesaugt in Kieselgel.

Werden die Elektrodenräume durch ein <u>Diaphragma</u> getrennt, soll der elektrische Widerstand des Diaphragmas höchstens 100 - 250 Ohm betragen. Als Diaphragmenmaterial eignen sich poröse Porzellan- oder Sinterglasmembranen (Frittenplatten). Den Flüssigkeitsspiegel im Raum der Gegenelektrode wählt man etwas höher als denjenigen im Raum der Arbeitselektrode, um eine Diffusion der Analysensubstanz aus dem Raum der Arbeitselektrode zu verhindern.

Die *Elektrolysedauer* läßt sich erheblich verkürzen z.B. durch Rühren der Lösung, Temperaturerhöhung, Verwendung großer Elektrodenoberflächen und kleiner Lösungsvolumina.

Potentiostatische Coulometrie (coulometrische Analyse)

Bei dieser Methode wird das Potential der Arbeitselektrode konstant gehalten. Sein Wert entspricht dem Abscheidungspotential der Analysensubstanz. Durch den Zusatz eines indifferenten Leitsalzes im Überschuß wird sichergestellt, daß der Stromtransport in der Lösung ausschließlich durch die Ionen des Leitsalzes erfolgt. Die Analysensubstanz gelangt daher ausschließlich durch *Diffusion* an die Arbeitselektrode. Gemessen wird demzufolge nur der *Diffusionsstrom* (Grenzstrom), s. hierzu S. 349.

Die Diffusionsstromstärke nimmt im Verlauf der Elektrolyse ab, weil die Analysensubstanz elektrolytisch zersetzt wird. Die Elektrolyse ist beendet, wenn die Stromstärke den Wert Null erreicht hat.

Konstanthaltung des Potentials der Arbeitselektrode

Am besten läßt sich das Potential der Arbeitselektrode mit einem elektronisch geregelten Potentiostaten konstant halten; Abb. 43 zeigt eine entsprechende Meßanordnung.

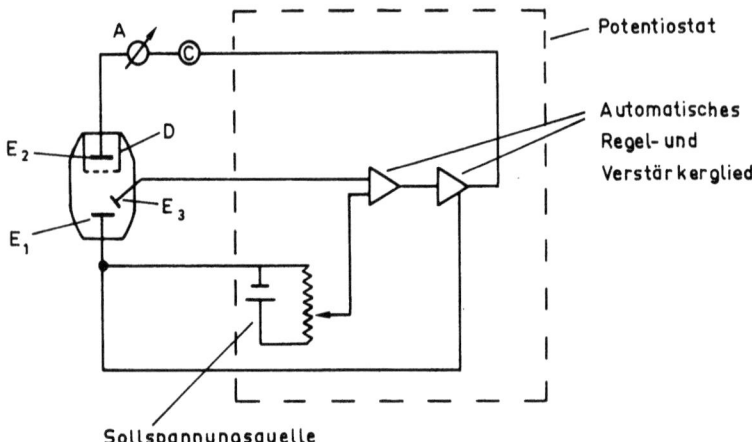

Abb. 43. Prinzipschaltbild für potentiostatische Coulometrie mit einem elektronisch geregelten Potentiostaten (nach Wenking). E_1 = Arbeitselektrode, E_2 = Gegenelektrode, E_3 = Bezugselektrode, A = Galvanometer, C = Coulometer, D = Diaphragma, V = Voltmeter

Arbeitsprinzip des Potentiostaten

Das Potential der Arbeitselektrode E_1 gegen die Bezugselektrode E_3 wird durch ein Hilfspotential kompensiert, das an der "Sollspannungsquelle" mit einem Potentiometer eingestellt wird. Weicht das Potential der Arbeitselektrode während der Elektrolyse von dem Sollwert ab, tritt eine Differenzspannung auf, die über ein automatisches Regel- und Verstärkerglied die zwischen E_1 und E_2 angelegte Spannung so steuert, daß das Potential von E_1 wieder seinen Sollwert erreicht.

Messung von Elektrizitätsmengen

Elektrizitätsmengen lassen sich auf vielerlei Weise messen. Ausschlaggebend für die jeweils benutzte Methode sind die Anforderungen, die an die Genauigkeit der Messung gestellt werden, und der damit verbundene technische Aufwand.

Genaue und präzise Messungen gestattet ein elektronischer Stromintegrator.

Eine Möglichkeit zur Ermittlung von Elektrizitätsmengen bietet auch die Auswertung von coulometrischen I-t-Kurven. Hierbei zeichnet man die Änderung der Stromstärke I als Funktion der Elektrolysezeit t graphisch auf. Während der Elektrolyse sinkt die Stromstärke von einem Anfangswert I_o bis auf einen Restwert (Grundstromstärke) ab. Für den Abfall gilt die Gleichung:

$$I_t = I_o \cdot \exp\left(-\left(\frac{D \cdot A}{\delta \cdot V}\right) \cdot t\right) = I_o \cdot \exp(-k \cdot t) \quad \text{mit } k = \frac{D \cdot A}{\delta \cdot V}$$

(D = Diffusionskoeffizient, A = Elektrodenoberfläche, δ = Diffusionsschichtdicke an der Arbeitselektrode, V = Volumen, t = Elektrolysezeit, I_o = Stromstärke zur Zeit t = 0, I_t = Stromstärke zur Zeit t). Abb. 44 zeigt eine entsprechende Kurve.

Zur Ermittlung der Elektrizitätsmenge $Q = I \cdot t$ kann man nun entweder die Fläche unter der Kurve integrieren ($Q = \int_0^t I(t) \cdot dt$, oder man trägt lg I als Funktion der Zeit auf (Abb. 44). Die Steigung der erhaltenen Geraden ergibt die gesuchte Elektrizitätsmenge. Diese Methode eignet sich für schnelle Messungen, weil man auf das Ende der Elektrolyse extrapolieren kann.

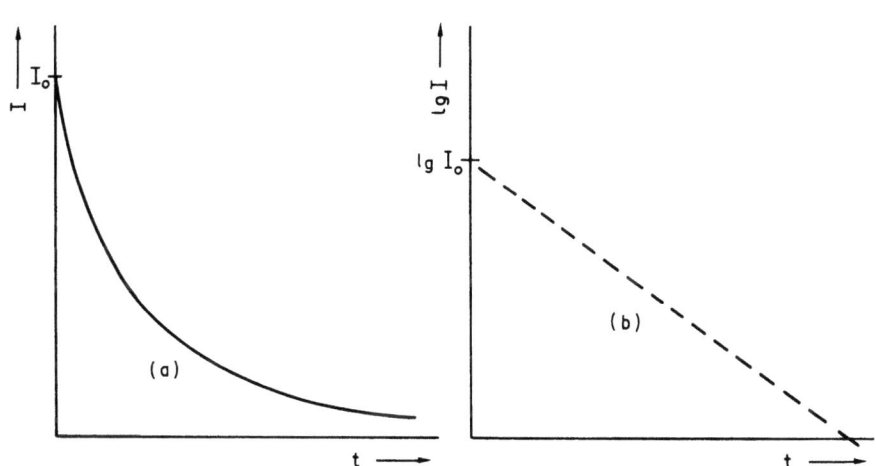

Abb. 44a und b. Coulometrische I-t-Kurve. a) I aufgetragen gegen t; b) lg I aufgetragen gegen t

Genaue Messungen der Elektrizitätsmengen erlauben die sog. *chemischen Coulometer*, die in Reihe zur Meßzelle geschaltet werden.

Chemische Coulometer sind Elektrolysezellen, welche die Bestimmung der Elektrizitätsmenge auf der Grundlage der Faradayschen Gesetze ermöglichen.

Beispiele für chemische Coulometer

Ein in der Praxis häufig benutztes Coulometer ist das Kupfercoulometer. Es besteht aus einer Anode aus reinstem Kupfer, einer Kathode aus Kupfer oder Platin und einer Elektrolytlösung, die 125 g $CuSO_4 \cdot 5\ H_2O$, 50 g H_2SO_4 und 50 g C_2H_5OH auf einen Liter Lösung enthält. Die Elektrizitätsmenge wird aus der Gewichtsdifferenz der Kathode vor und nach der Elektrolyse bestimmt.

Dieses Coulometer arbeitet ungenau, weil sich aus den $Cu^{2\oplus}$-Ionen und dem bereits abgeschiedenen elementaren Kupfer $Cu^{\oplus}$-Ionen bilden.

Für Präzisionsmessungen eignet sich das Silbercoulometer (Abb. 45): $Ag^{\oplus} + e \rightarrow Ag$. Es besteht aus zwei Silber- oder Platinelektroden, die in eine 10 - 20%ige neutrale Lösung von $AgNO_3$ oder $AgClO_3$ eintauchen. Die kathodische Stromdichte soll < 0,02 A · cm^{-2}, die anodische Stromdichte < 0,2 A · cm^{-2} sein, und es sollen nicht mehr als 100 mg Ag pro cm^2 Kathodenoberfläche abgeschieden werden.

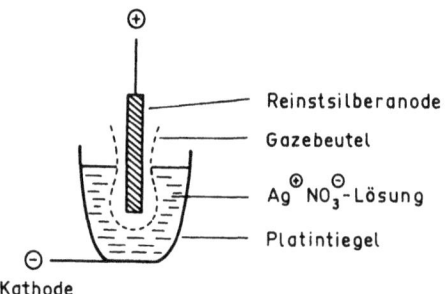

Kathode

Abb. 45. Skizze eines Silbercoulometers. Die Silbermenge wird aus der Gewichtsdifferenz der Kathode vor und nach der Elektrolyse bestimmt. Der Gazebeutel soll von der Anode abfallendes metallisches Silber auffangen

Sehr genau ist auch das Iodcoulometer. Hier wird aus einer KI-Lösung anodisch I_2 abgeschieden, das sich in KI-Lsg. als KI_3 löst. Die abgeschiedene Iodmenge wird mit einer eingestellten $Na_2S_2O_3$-Lsg. oder arseniger Säure titriert. Als Elektroden werden Platinelektroden verwendet.

4.3.3. Anwendungsbereiche der potentiostatischen Coulometrie

Diese Methode eignet sich zur Bestimmung aller reduzierbaren und oxidierbaren Ionen sowie von polarographisch aktiven organischen Substanzen. Der normale Arbeitsbereich liegt zwischen 10 und 1000 mg. Die sog. Mikrocoulometrie erfaßt Substanzmengen < 10 mg. Bei dieser Methode wird die Analysensubstanz als Amalgam angereichert. Bei einem anschließenden inversen Löseprozeß wird die zum Auflösen benötigte Elektrizitätsmenge bestimmt.

Vorteile der Methode

Die Methode eignet sich für Spurenanalysen. Gegenüber der galvanostatischen Coulometrie besitzt sie eine größere Selektivität. So können z.B. Metalle nacheinander bestimmt werden, deren Redoxpotentiale ca. 0,2 V auseinanderliegen.

Anwendungsbeispiele

Reduktionen an Platin- oder Quecksilber-Kathoden.

Metallabscheidungen: Bi, Cd, Co, Cu, Ni, Pb, Zn.

Wertigkeitsänderungen: $CrO_4^{2\ominus} \rightarrow Cr^{3\oplus}$.

Oxidationen

Abscheidungen von $Cl^{\ominus}$, $Br^{\ominus}$, $I^{\ominus}$, $SCN^{\ominus}$ an Silber-Anoden.

Wertigkeitsänderungen an Platin-Anoden: $As^{3\oplus} \rightarrow As^{5\oplus}$; $Fe^{2\oplus} \rightarrow Fe^{3\oplus}$.

Galvanostatische Coulometrie (coulometrische Titration)

Bei dieser Methode bestimmt man die Elektrizitätsmenge bei konstant gehaltener Stromstärke durch eine *Zeitmessung*; sie ist gleich dem Produkt aus Stromstärke und der Elektrolysedauer: $Q = I \cdot t$.

Elektrolysiert wird nicht die Analysensubstanz, sondern eine sog. *Hilfssubstanz*.

Die Elektrolyseprodukte reagieren nun ihrerseits mit der Analysensubstanz. Der Titrator wird also erst elektrochemisch erzeugt. Die Indikation des Äquivalenzpunktes ist möglich mit klassischen oder elektrochemischen Methoden wie potentiometrischer Indikation, s.S. 310, amperometrischer Indikation, s.S. 371, Polarisationsspannungsindikation, s.S. 368. Voraussetzung ist allerdings, daß die Anzeige nicht durch das Feld des Generatorstromes gestört wird.

Meßanordnung

Abb. 46 zeigt die Meßanordnung für die galvanostatische Coulometrie. Sie enthält außer der Meßzelle, der Spannungsquelle und dem Galvanometer zwei regelbare Widerstände und eine Uhr.

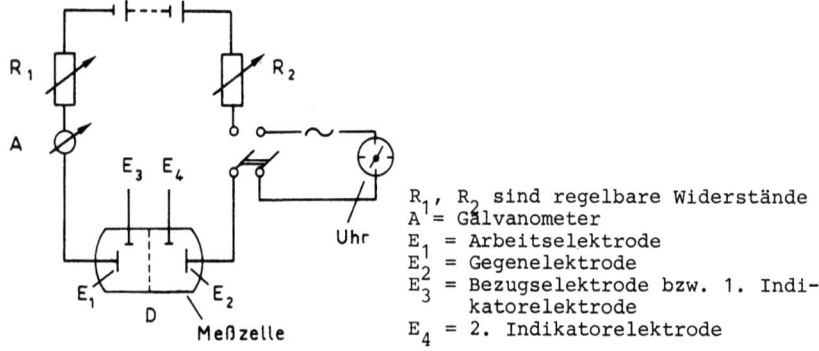

R_1, R_2 sind regelbare Widerstände
A = Galvanometer
E_1 = Arbeitselektrode
E_2 = Gegenelektrode
E_3 = Bezugselektrode bzw. 1. Indikatorelektrode
E_4 = 2. Indikatorelektrode

Abb. 46. Prinzipschaltbild für galvanostatische Coulometrie

Konstanthaltung der Stromstärke

Die Stromstärke läßt sich auf folgende einfache Weise konstant halten: Man arbeitet mit einer hohen Gleichspannung (100 - 200 V), die man aus dem Stromnetz entnimmt, gleichrichtet und elektronisch stabilisiert. In den Stromkreis legt man einen hochohmigen Ballastwiderstand (mehrere Hundert kΩ). Änderungen des Widerstandes der Meßzelle während der Elektrolyse im kΩ-Bereich wirken sich dadurch nicht auf die Stromstärke aus.

Die Stromstärke soll für die Messung etwa 20 mA betragen.

Zeitmessung

Zur Messung der Elektrolysedauer kann man eine Additionsstoppuhr oder besser eine elektrische Synchronuhr benutzen. Letztere kann z.B. über eine magnetische Kupplung gleichzeitig mit dem Generatorstrom ein- und ausgeschlatet werden.

Anwendungsbereiche

Die galvanostatische Coulometrie eignet sich besonders für Redoxtitrationen von luftempfindlichen Ionen wie Ti^{3+}, Fe^{2+}, Cr^{2+}. Sie kann auch bei Neutralisationsanalysen eingesetzt werden.

Vorteile

Die Vorteile liegen darin, daß man keine Maßlösung braucht. Weil sich Elektrizitätsmengen sehr genau bestimmen lassen, ist die Methode den klassischen Verfahren besonders im Mikro- und Submikrobereich überlegen.

Gegenüber der potentiostatischen Coulometrie hat sie den Vorteil, daß in Fällen, in denen keine hohe Selektivität verlangt wird, die Elektrolysedauer kürzer und die Elektrizitätsmengenmessung einfacher ist.

Genauigkeit: Die Methode erlaubt die genaue Bestimmung von Mengen, die im Milli- bis Nanogrammbereich liegen.

Hilfssubstanz und Zwischenreagenz

Anlaß für die Verwendung einer Hilfssubstanz ist die Erscheinung, daß im Verlauf der Elektrolyse einer Analysensubstanz, die in geringer Konzentration vorliegt, nur zu Beginn der Elektrolyse die Stromausbeute 100% beträgt. Während der Elektrolyse verarmt die unmittelbare Umgebung der Elektrode an Analysensubstanz, ein Konzentrationsausgleich ist im wesentlichen nur durch Diffusion möglich, und diese ist u.a. konzentrationsabhängig. Eine unmittelbare Folge davon ist eine Konzentrationspolarisation der Elektrode, die ihrerseits eine quantitative Stromausbeute verhindert.

Fügt man nun der Lösung der Analysensubstanz in relativ hoher Konzentration einen geeigneten Elektrolyten (= Hilfssubstanz) zu, dessen Redoxpotential etwas höher liegt als dasjenige der Analysensubstanz, so spielt sich zunächst der gleiche Vorgang ab, wie oben beschrieben; das Elektrodenpotential steigt jetzt jedoch nur so weit, bis das Abscheidungspotential der Hilfssubstanz erreicht ist. Diese Substanz wird elektrolysiert, und weil sie in hoher Konzentration vorhanden ist, reicht ihre Nachlieferung an die Elektrodenoberfläche durch Diffusion aus, um eine quantitative Stromausbeute zu erzielen.

Als Hilfssubstanz eignet sich ein Elektrolyt, dessen kathodische oder anodische Elektrolyseprodukte mit der Analysensubstanz quantitativ und in eindeutiger Weise reagieren.

Die Elektrolyseprodukte, die für analytische Reaktionen als Titrator verwendet werden, heißen Zwischenreagenz.

In den meisten Fällen finden die Elektrolyse der Hilfssubstanz und die Reaktion der Elektrolysenprodukte mit der Analysensubstanz im gleichen Gefäß statt. In besonderen Fällen lassen sich beide Vorgänge auch voneinander getrennt durchführen. Man verwendet dann eine sog. Durchflußzelle; bei dieser fließt die Lösung des Zwischenreagenzes kontinuierlich aus der Elektrolysezelle in das Titriergefäß.

4.3.4. Anwendungsbeispiele

Titration von Säuren und Basen

Säuren und Basen können coulometrisch titriert werden, wenn die benötigten $OH^{\ominus}$- und $H^{\oplus}$-Ionen durch Elektrolyse einer geeigneten Hilfssubstanz erzeugt werden.

Im Normalfall werden wäßrige Lösungen von Salzen wie KCl oder Na_2SO_4 an indifferenten Elektroden in einer geteilten Zelle elektrolysiert, wobei mit quantitativer Stromausbeute an der Kathode $OH^{\ominus}$-Ionen und an der Anode $H^{\oplus}$-Ionen entstehen.

Enthält die Lösung der Analysensubstanz Stoffe, welche die Elektrolyse der Hilfssubstanz stören, kann man die Elektrolyse und Titration in getrennten Gefäßen durchführen. Den Titrator läßt man dann kontinuierlich in das Titriergefäß fließen. Bei diesem Verfahren treten allerdings Verdünnungsfehler auf.

Beispiel: Die Titration der Säuren H_2SO_4 und Salzsäure gelingt mit wäßriger KCl-Lösung als Hilfssubstanz an einer Pt-Kathode und einer Ag-Anode. Für die Bestimmung des Äquivalenzpunktes eignet sich Bromkresolgrün als Indikator oder die potentiometrische Indikation mit einer Glaselektrode und einer Kalomelelektrode.

Fällungstitrationen

Komplexbildungsreaktionen

Fällungs- und Komplexbildungsreaktionen können coulometrisch durchgeführt werden, wenn das Fällungs- bzw. Komplexbildungsreagenz durch Elektrolyse einer geeigneten Hilfssubstanz gebildet werden kann.

Für die Fällung von Cl^-, Br^- und I^- eignet sich als Zwischenreagenz: Ag^+ oder Hg^{2+}. Für die Bestimmung von S^{2-} läßt sich z.B. Zn^{2+} verwenden.

Redoxtitrationen

Auch Redoxtitrationen können coulometrisch durchgeführt werden. Für sie gelten die gleichen Bedingungen, die schon bei anderen Titrationen besprochen wurden.

Beispiele für Oxidationen

Bestimmung von Eisen durch Oxidation von Fe^{2+} zu Fe^{3+}

Zu der Analysenlösung gibt man Ce^{3+}-Ionen im Überschuß; diese werden an einer Pt-Anode zu Ce^{4+} oxidiert. Die Ce^{4+}-Ionen oxidieren ihrerseits als Zwischenreagenz die Fe^{2+}-Ionen zu Fe^{3+}-Ionen. Nach Überschreiten des Äquivalenzpunktes können überschüssige Ce^{4+}-Ionen nachgewiesen werden.

Titration von As^{3+}-Ionen durch Oxidation zu As^{5+}

Die Oxidation gelingt mit den Zwischenreagenzien Cl_2, Br_2, I_2, Ce^{4+} oder MnO_4^-.

Arbeitsbedingungen für die Oxidation mit anodisch gebildetem I_2:

0,1 M KI-Lsg. wird mit einem Phosphatpuffer (NaH_2PO_4 + NaOH) auf einen pH-Wert von 8 eingestellt. Elektrolysiert wird in einer geteilten Zelle mit einer Pt-Anode und einer Pt-Kathode (in 1 M H_2SO_4). Die Indikation des Äquivalenzpunktes ist z.B. amperometrisch möglich. Arbeitsbereich: 65 - 1200 µg, Genauigkeit: ± 0,6 µg

oder

0,3 M KI-Lsg. (mit 0,1 M H_3BO_3 und 0,5 M Na_2SO_4) wird in einer Durchflußzelle mit Pt-Elektroden elektrolysiert. Der Äquivalenzpunkt kann z.B. potentiometrisch mit einer Glas- und einer Kalomelelektrode indiziert werden. Arbeitsbereich: mg-Mengen; Genauigkeit: $\pm$ 0,1%

oder

0,4 - 0,5 M KI-Lsg. (mit 0,1 - 0,25 M NaH_2PO_4 und NaOH auf einen pH-Wert von 6,4 - 7 eingestellt) wird in einer geteilten Zelle mit einer Pt-Anode und einer Pt-Kathode in 1 M H_2SO_4 elektrolysiert. Die Erkennung des Äquivalenzpunktes ist nach Stärkezusatz photometrisch möglich. Arbeitsbereich: 8 mg, Genauigkeit: $\pm$ 0,15%; Arbeitsbereich: 40 mg, Genauigkeit: 0,08%

Beispiele für Reduktionen

Zwischenreagenz	Analytische Reaktion
Fe^{3+}/Fe^{2+}	$Ce^{4+} \rightarrow Ce^{3+}$; $MnO_4^- \rightarrow Mn^{2+}$
Ti^{4+}/Ti^{3+}	$Fe^{3+} \rightarrow Fe^{2+}$; $IO_4^- \rightarrow IO_3^-$
Cu^{2+}/Cu^{+}	$BrO_3^- \rightarrow Br^-$; $CrO_4^{2-} \rightarrow Cr^{3+}$

4.4. Grundlagen der Polarographie

4.4.1. Allgemeines und instrumentelle Anordnung

Polarographie - im engeren Sinne - ist eine voltammetrische Meßmethode*, bei der mit einer tropfenden Quecksilberelektrode als Arbeitselektrode Strom-Spannungs-Kurven aufgenommen und analytisch ausgewertet werden.

Die Grundlagen der Polarographie wurden bereits 1922 von J. Heyrovský entwickelt.

Gleichspannungspolarographie

Das Prinzip der Polarographie besteht darin, daß man eine Substanz elektrolysiert, dabei aber die Reaktion nur an *einer* Elektrode, der Arbeitselektrode, untersucht.

Abb. 47 zeigt die Prinzipschaltung einer einfachen polarographischen Meßanordnung (= Polarograph). Sie besteht aus einer *Gleichspannungsquelle*, einem *Potentiometer*, einem *Galvanometer* und der *Meßzelle*.

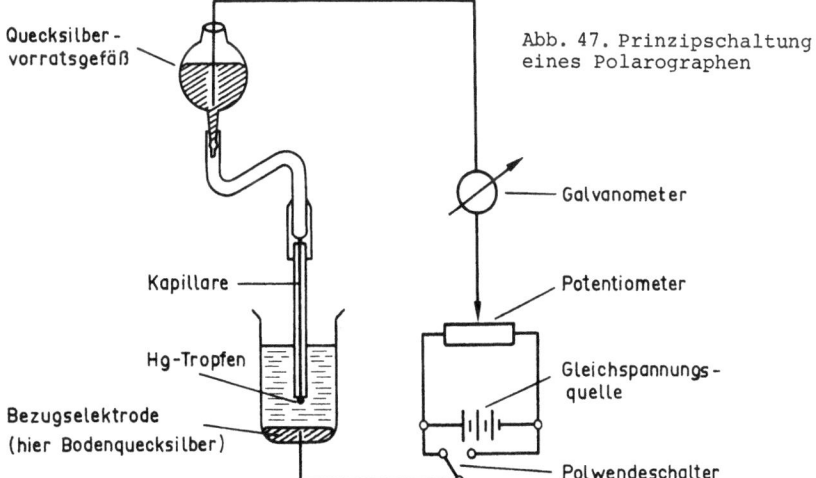

Abb. 47. Prinzipschaltung eines Polarographen

---

*Voltammetrie (von Voltam(pero)metrie) ist die allgemeine Bezeichnung für Meßmethoden, die sich mit dem Polarisationszustand von Elektroden in Abhängigkeit von Depolarisatoren befassen.

Aufbau der Meßzelle

Die Meßzelle enthält eine *polarisierbare* Arbeitselektrode, eine *unpolarisierbare* Gegenelektrode und manchmal eine zusätzliche Bezugselektrode.

Arbeitselektrode

Arbeitselektrode heißt die Elektrode, an der eine elektrochemische Reaktion mit dem elektroaktiven Teil der Probensubstanz stattfindet. Sie muß polarisierbar sein. Vgl. hierzu S. 257. Die mögliche Polarisation einer Elektrode ist abhängig von der Elektrodenoberfläche. Kleine Oberfläche bedeutet in der Regel große Polarisation.

Quecksilbertropfelektrode

Als Arbeitselektrode besonders für Reduktionen eignet sich die tropfende Quecksilberelektrode. Sie besteht aus einer Glaskapillare (0,05-0,1 mm innerer Durchmesser) und einem Vorratsgefäß mit Quecksilber. Beide sind mit einem flexiblen Schlauch verbunden. Der untere Teil der Kapillare taucht in die Probenlösung ein. Am Kapillarende tritt tropfenweise Quecksilber aus. Jeder Quecksilbertropfen hängt für einige Sekunden am Kapillarende und steht während dieser Zeit für eine elektrochemische Reaktion zur Verfügung.

Die Tropfzeit ist konstant und beträgt 0,4 bis 6 sec. Die Tropfenfolge läßt sich entweder durch die Höhe des Vorratsgefäßes oder durch kontrolliertes Abschlagen des Quecksilbertropfens (Rapidpolarographie) variieren.

Tropfzeit und Ausflußgeschwindigkeit sind Kapillarkonstanten. Mit ihrer Hilfe kann man die Oberfläche einer Tropfelektrode berechnen.

Vorteile der Quecksilbertropfelektrode

Die Vorteile liegen darin, daß sich die Elektrodenoberfläche regelmäßig erneuert. Für Elektrodenreaktionen steht somit immer wieder eine neue Elektrodenfläche zur Verfügung. Dies ermöglicht auch bei längerer Elektrolysedauer gut reproduzierbare Ergebnisse.

Nachteile

Die Quecksilbertropfelektrode ist nur in einem Spannungsbereich von -2,6 V (mit Tetraalkylammoniumsalzen als Leitsalz) bis +0,3 V einsetzbar. Oberhalb von +0,3 V geht Quecksilber anodisch als $Hg_2^{2\oplus}$ in Lösung. Enthält die Lösung Anionen, die mit Quecksilber schwerlösliche Niederschläge oder stabile Komplexe bilden, erfolgt die Oxidation noch früher (vgl. hierzu S. 325).

Rotierende Platin-Elektrode

Als Arbeitselektrode wird gelegentlich auch eine mit konstanter Geschwindigkeit rotierende Platindraht-Elektrode verwendet. Hierbei ragt ein 0,5 mm dicker Platindraht ca. 4 mm aus einem Glasrohr heraus, in das er eingeschmolzen ist. Die Diffusionsschicht, die sich an der Platindrahtspitze ausbildet, hat eine konstante Dicke, die von der Rotationsgeschwindigkeit abhängt.

Vorteile

Mit dieser Elektrode lassen sich Strom-Spannungskurven auch im positiven Potentialbereich aufnehmen, so daß auch Oxidationsreaktionen untersucht werden können.

Nachteile

Die rotierende Platinelektrode ist wie alle Festelektroden sehr empfindlich gegen "Vergiftung". Nach jeder Messung muß sie gründlich gereinigt werden.

Bezugselektrode

Die Bezugselektrode muß unpolarisierbar sein. Man kann - wie in Abb. 47 - die Quecksilberschicht am Boden der Meßzelle als Bezugselektrode benutzen. Bei einem Oberflächenverhältnis von Arbeitselektrode : Bezugselektrode von etwa 1 : 100 wird diese Elektrode bei Stromfluß nicht polarisiert. Wenn die Lösung an $Hg_2^{2\oplus}$-Ionen gesättigt ist, ist das Potential dieser Elektrode auch ausreichend stabil.

Beachte: Die $Hg_2^{2\oplus}$-Ionen entstehen aus dem Bodenquecksilber (2 Hg $\rightarrow$ $Hg_2^{2\oplus}$ + 2 $e^{\ominus}$), weil ja an der Gegenelektrode ein elektrochemischer Prozeß ablaufen muß, der demjenigen an der Tropfelektrode äquivalent ist.

Zusätzlich zum Bodenquecksilber als Gegenelektrode kann man als Bezugselektrode eine Elektrode 2. Art verwenden, wie z.B. die Kalomel- oder Silber/Silberchloridelektrode. Man hat dann eine Dreielektrodenanordnung. Mit einer solchen Anordnung lassen sich die Halbstufenpotentiale (s. unten) genauer bestimmen, denn das Potential der Bodenquecksilberelektrode ist auch von der Art des Leitsalzes abhängig, s. unten!

Vorbereitung der Messung

Lösen der Probensubstanz

Die Probensubstanz wird - wenn möglich - in Wasser gelöst. Zum Lösen organischer Substanzen kann man Mischungen von Wasser mit Methanol, Ethanol, Propanol, Aceton, Dioxan u.a. verwenden. Auch nichtwäßrige Lösungsmittel wie Eisessig, Ameisensäure, Acetonitril, Dimethylformamid, flüssiges Ammoniak oder auch konz. H_2SO_4 wurden schon benutzt.

Zugabe von Leitsalz

Vor Beginn der Messung gibt man zu der Lösung einen 50 - 100-fachen Überschuß an Leitsalz (Zusatz- oder Grundelektrolyt). Durch das Leitsalz wird der Widerstand der Lösung herabgesetzt und verhindert, daß der Depolarisator (= polarographisch aktive Substanz) durch Überführung im elektrischen Feld an die Elektrode gelangt. Die Leitfähigkeit der Lösung wird also ausschließlich durch das Leitsalz verursacht.

Durch den Leitsalzzusatz wird die angelegte Spannung U an den Elektroden mit guter Näherung gleich dem Potential E der polarisierbaren Arbeitselektrode, bezogen auf das Potential der Gegenelektrode, das man manchmal auch willkürlich gleich Null setzt.

Bei der Auswahl des Leitsalzes müssen verschiedene Gesichtspunkte beachtet werden: Es muß sich in dem verwendeten Lösungsmittel ausreichend lösen (etwa 0,1 M), es darf nicht mit dem Quecksilber reagieren, sein Kation soll bei möglichst negativem Potential reduziert werden usw.

Beispiele für Leitsalze: Chloride, Chlorate und Perchlorate der Alkali- und Erdalkalimetalle; Alkalisulfate; Na_2CO_3; Alkalihydroxide; Tetraalkylammoniumsalze; $NaBF_4$.

Lithium-Ionen erlauben einen Potentialbereich bis -2 V, Tetraalkylammoniumsalze bis -2,6 V, bezogen auf die gesättigte Kalomelelektrode.

Zugabe von Pufferlösungen

Müssen organische Substanzen in gepufferten Lösungen untersucht werden, weil das Redoxpotential vom pH-Wert abhängt, so kann man geeignete Puffersysteme hinzufügen. Es kann dann u.U. auch das Leitsalz aus einem Puffersystem bestehen.

Zugabe von Komplexbildnern

Enthält die Lösung mehrere polarographisch aktive Kationen, deren Halbstufenpotentiale eng beieinander liegen (< 150 mV), kann es u.U. sinnvoll sein, durch Zugabe von Komplexbildnern die elektrochemischen Eigenschaften der Ionen zu verändern, siehe z.B. S. 325.

Durchführung der Messung; polarographische Kurven

Enthält die Lösung in der Meßzelle eine Substanz, die sich unter den gegebenen Bedingungen reduzieren läßt (Depolarisator), und ändert man das Potential der Arbeitselektrode schrittweise nach negativen Werten, so beobachtet man in einem bestimmten Potentialbereich einen erhöhten Stromfluß. Trägt man die zwischen Arbeitselektrode und Bezugselektrode gemessenen Stromstärken gegen die zugehörigen Spannungswerte in ein Achsenkreuz ein, erhält man die polarographische Strom-Spannungskurve (Polarogramm). Abb. 48 a zeigt den prinzipiellen Kurvenverlauf bei einem einfachen Gleichstrompolarogramm. Es besteht vor allem im Diffusionsstrombereich aus einer Vielzahl von Zacken. Die Anzahl der Zacken ist identisch mit der Tropfenzahl. Die Zacken kommen dadurch zustande, daß für jeden Quecksilbertropfen die Stromstärke während seines Wachstums von geringen Werten bis zu einem Maximum ansteigt.

In Abb. 48 b wird durch *Dämpfung* der Registrieranlage eine "glatte" Kurve erhalten. Dies geht natürlich bei kleinen Konzentrationen auf Kosten der Empfindlichkeit.

Beachte: Die Polarogramme sind im kathodischen Bereich aufgenommen; dementsprechend ist der Kurvenverlauf von rechts nach links aufgezeichnet.

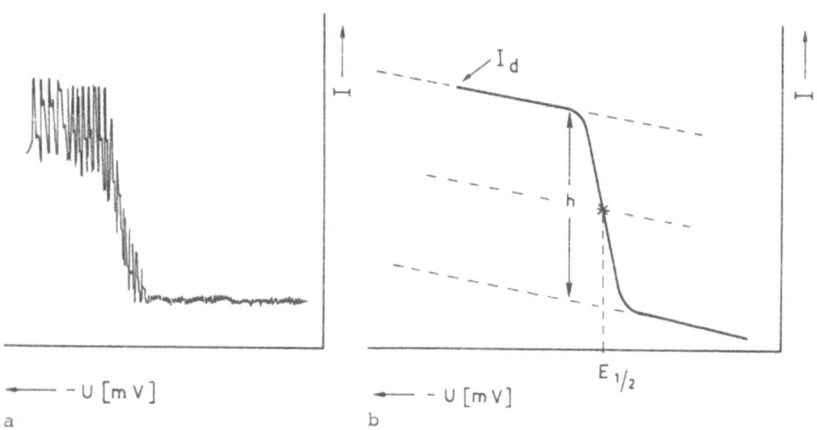

Abb. 48. Polarographisch ermittelte Strom-Spannungs-Kurve (a) ohne Dämpfung; (b) mit Dämpfung; h = Stufenhöhe; $E_{1/2}$ = Halbstufenpotential; I_d = Diffusionsstrom

Auswertung von Polarogrammen; polarographische Ströme

Die gesamte elektrochemische Reaktion besteht aus mehreren Teilschritten. Bei der sog. Durchtrittsreaktion überschreiten die potentialbestimmenden Ladungsträger die Phasengrenze zwischen Elektronenleiter und Ionenleiter*. Andere Teilschritte sind die Diffusion der Teilchen an die Elektrode, die Adsorption der Teilchen und/oder ihrer Elektrolyseprodukte an der Elektrode, die Desorption der Produkte von der Elektrode und ihre Diffusion von der Elektrode weg ins Lösungsinnere, sowie katalytische Vorgänge oder chemische Reaktionen, die der eigentlichen Durchtrittsreaktion vorgelagert oder nachgelagert sein können oder parallel zu ihr verlaufen.

Der langsamste Teilschritt bestimmt nun die Geschwindigkeit der Gesamtreaktion und damit die Höhe des Stromflusses.

Man spricht deshalb vom sog. Diffusionsstrom, von Adsorptionsströmen, katalytischen und kinetischen Strömen.

Wir wollen uns hier nur mit dem Diffusionsstrom näher befassen.

---

*Elektronenleiter = Metall, Ionenleiter = Elektrolytlösung

Diffusionsstrom I_d oder I_{Gr}

Von Diffusionsstrom spricht man, wenn die Stromstärke bei der Elektrodenreaktion nur durch die Teilchen eines Depolarisators bestimmt werden, die an die Elektrodenoberfläche diffundieren.

Der Diffusionsstrom heißt gelegentlich auch Grenzstrom, weil eine Steigerung der Stromstärke über die Stromstärke des Diffusionsstromes hinaus nicht möglich ist. Jedes Teilchen, das zur Elektrode gelangt, reagiert dort sofort, d.h. es können gar nicht mehr Teilchen reagieren, weil die Diffusion der geschwindigkeitsbestimmende Schritt ist; sie begrenzt also die Stromstärke.

Voraussetzung für die Beobachtung des Diffusionsstromes ist allerdings, daß ein Teilchentransport durch Ionenwanderung im elektrischen Feld (Migration) ausgeschlossen wird. Man erreicht dies durch Zugabe eines Leitsalzes im Überschuß, s.S. 346.

Die Diffusion von Teilchen in Lösung ist von ihrer Konzentration in der Lösung abhängig. Aus diesem Grunde wird *die Höhe des Diffusionsstromes von der Konzentration der Teilchen bestimmt*, deren Zersetzungsspannung an der Elektrode anliegt.

Formelmäßig beschreiben läßt sich die Höhe des Diffusionsstromes für die Quecksilbertropfelektrode durch die (vereinfachte) Ilkovič-Gleichung:

$$I = \underbrace{0{,}627 \, n \, F \, D^{1/2} m^{2/3} t^{1/6}}_{\kappa} \cdot c$$

κ = Ilkovič-Konstante

oder

$$I = \kappa \cdot c.$$

n = Anzahl der ausgetauschten Elektronen,
D = Diffusionskoeffizient,
t = Tropfzeit (Zeitabstand der Tropfen),
F = Faraday-Konstante
m = Masse des je Sekunde ausfließenden Quecksilbers,
c = Konzentration des zu bestimmenden Depolarisators.

In der angegebenen Form gilt die Ilkovič-Gleichung für den sog. mittleren Strom, der von einem Galvanometer oder Schreiber registriert wird.

Die Gleichung enthält die Masse m des je Sekunde ausfließenden Quecksilbers; m ist direkt proportional zur Höhe H des Vorratsbehälters (m = k'H). Die Tropfzeit t ist der Höhe H umgekehrt proportional (t = k"H^{-1}).

Setzt man diese beiden Beziehungen in die Ilkovič-Gleichung ein, ergibt sich für die Höhe des Diffusionsstromes:

$$I_d = k\sqrt{H} \quad (\text{aus } I_d = (k'H)^{2/3}(\frac{k''}{H})^{1/6})$$

oder in Worten:

Der Diffusionsstrom ist proportional zur Quadratwurzel aus der Höhe der Quecksilbersäule.

Kapazitätsstrom heißt der geringe Stromfluß, den man registriert, wenn von der Lösung mit Leitsalz, aber ohne Depolarisator, ein Polarogramm angefertigt wird. Er ist von der Größenordnung 10^{-7} A·V^{-1}, und bestimmt die Erfassungsgrenze der einfachen Gleichspannungspolarographie. Ab Konzentrationen von etwa 10^{-5} mol · l^{-1} macht es nämlich Schwierigkeiten, die polarographischen Stufen vom Kapazitätsstrom zu unterscheiden.

Die Ursache für die Bildung dieses Stromes ist die Auflading einer elektrischen Doppelschicht an der Elektrode. Die Oberfläche eines Quecksilbertropfens wirkt mit der sie umgebenden Flüssigkeitsschicht als Kondensator, der Ladung aufnehmen kann. Von den fallenden Quecksilbertropfen wird diese Ladung von der Elektrode wegtransportiert, und es kommt zu einem Stromfluß (Kapazitätsstrom)*.

Möglichkeiten zur Verringerung des Kapazitätsstromes

Bei der einfachen Gleichspannungspolarographie gelingt die Unterdrückung des Kapazitätsstromes wenigstens teilweise dadurch, daß man ihm im Polarographen einen Strom entgegenschaltet, der mit dem Potential der Arbeitselektrode linear ansteigt. Die Höhe dieses Kompensationsstromes wird experimentell ermittelt.

Über weitere Möglichkeiten zur Unterdrückung bzw. Eliminierung des Kapazitätsstromes s.S. 355.

Erläuterung des Polarogramms in Abb. 48 b

Aus der Kurve sieht man, daß die Stromstärke mit steigender Spannung erst langsam ansteigt. In diesem Spannungsbereich wird die

---

*Wegen der sich stets neu bildenden Tropfenoberfläche ist bei der Quecksilbertropfelektrode die Doppelschicht - summiert über alle Tropfen - größer als bei einer stationären Elektrode.

Elektrode polarisiert. Dann wird sie depolarisiert durch die Umladung der elektrochemisch aktiven Substanz (Depolarisator). Die Stromstärke wächst in einem relativ schmalen Spannungsbereich stark an und erreicht dann den Wert der Grenzstromstärke (Diffusionsstromstärke) I_{Gr} bzw. I_d.

Den Stromanstieg in dem Polarogramm nennt man eine polarographische Stufe oder Welle.

Die Höhe der Stufe (h) ist ein Maß für die Konzentration des Depolarisators.

Die Stromstärke vor einer Stufe heißt Grundstrom.

Das Potential am Wendepunkt der Kurve heißt Halbstufen- oder Halbwellenpotential $E_{1/2}$. Sein Wert wird durch den ablaufenden Redoxvorgang bestimmt; es ist konzentrationsunabhängig und *charakteristisch* für den betreffenden Depolarisator und kann daher zu seiner *qualitativen* Charakterisierung dienen (dies gilt allerdings nur für *reversible* Reaktionen; s. hierzu Lehrbücher der Elektrochemie).

Beachte: Das Halbstufenpotential $E_{1/2}$ ist meist nicht identisch mit dem E^o des betreffenden Redoxpaares (wegen Amalgambildung).

Bestimmung des Halbstufenpotentials

Man verlängert die geraden Teile der S-förmigen Kurve und ermittelt die Gerade, welche den Abstand zwischen den beiden verlängerten Kurvenstücken halbiert. Der Schnittpunkt dieser Geraden mit der Kurve ist der *Wendepunkt* der Kurve. Der zugehörige Wert auf der Spannungsachse ist das Halbstufenpotential, bezogen auf das Potential der verwendeten Bezugselektrode.

Anmerkung: Arbeitet man mit Bodenquecksilber als Bezugselektrode, mißt man das Potential dieser Elektrode gegen eine andere Bezugselektrode mit bekanntem Potential (z.B. Kalomelelektrode), oder man gibt zu der Probenlösung eine Tl_2SO_4-Lösung hinzu. Das Halbstufenpotential des $Tl^{\oplus}$-Ions ist -0,49 V bezogen auf die N-Kalomelelektrode.

Bestimmung der Stufenhöhe

Man kann die Stufenhöhe aus einem Polarogramm entnehmen, wenn man so verfährt wie in Abb. 48 b. Einen genaueren Wert erhält man, wenn man einmal die Lösung mit und einmal ohne Depolarisator polarographiert und die Differenz zwischen Grundstrom und Depolarisatorgrenzstrom mißt.

Konzentrationsbestimmung eines bekannten Depolarisators

Prinzipiell kann man die Konzentration einer Lösung mit der Ilkovič-Gleichung (s.S. 349) berechnen.

In der Praxis wird zweckmäßigerweise ein Eichverfahren benutzt.

So vergleicht man z.B. die Stufenhöhe im Polarogramm der Probenlösung mit der Stufenhöhe im Polarogramm der Eichlösung. Aus dem Verhältnis beider Stufenhöhen errechnet sich die unbekannte Konzentration. Die Aufnahmebedingungen müssen dabei die gleichen sein.

Werden an die Genauigkeit keine großen Forderungen gestellt, kann man auch den Grenzstrom in dem Polarogramm der Probenlösung mit Grenzströmen von Eichlösungen vergleichen.

Bestimmung der Anzahl der übertragenen Elektronen

Die Anzahl n der bei der Elektrodenreaktion übertragenen Elektronen läßt sich für reversible Reaktionen mit folgender Gleichung ermitteln:

$$(E - E_{1/2})\frac{n}{0,059} = \lg \frac{I_d - I}{I} .$$

Trägt man $\lg \frac{I_d - I}{I}$ gegen E auf, ergibt sich eine Gerade. Aus ihrer Steigung kann man n bestimmen.

Polarographische Maxima

Polarographische Kurven zeigen bisweilen sog. Maxima. Man unterscheidet zwischen Maxima 1. und 2. Art. Vgl. Abb. 49

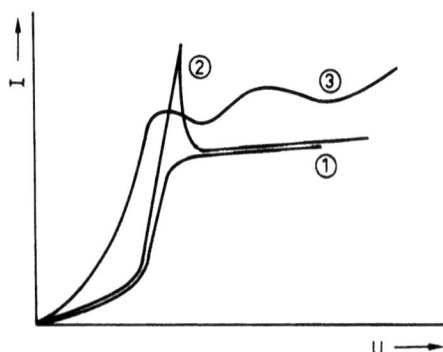

Abb. 49. Polarographische Maxima. ① Polarogramm ohne Maximum; ② mit Maximum 1. Art, ③ mit Maximum 2. Art

Maxima 1. Art

Ihre Ursachen sind Turbulenzen in der Lösungsschicht um den Quecksilbertropfen, die durch Oberflächenspannungseffekte bedingt sind. Durch Zugabe von Stoffen, wie Gelatine, Alkohole, Netzmittel und Kolloide können sie völlig unterdrückt werden.

Maxima 2. Art

Sie erstrecken sich über einen größeren Spannungsbereich und können leicht eine polarographische Stufe vortäuschen. Ihre Entstehung wird darauf zurückgeführt, daß die ausströmenden Quecksilbertropfen Lösung mitreißen. Sie lassen sich durch Verringern der Ausflußgeschwindigkeit des Quecksilbers oder durch Zugabe oberflächenaktiver Substanzen unterdrücken.

Beachte: Polarographische Maxima erschweren die Auswertung eines Polarogramms. In Sonderfällen, z.B. zur O_2-Bestimmung, werden aber gerade Maxima zur Auswertung benutzt.

Nachweis- und Bestimmungsgrenzen

Die normale Gleichspannungspolarographie ist anwendbar in einem Konzentrationsbereich von 10^{-3} bis 10^{-6} mol $\cdot$ l^{-1}. Normalerweise arbeitet man mit Lösungen im Bereich 10^{-3} - 10^{-4} mol $\cdot$ l^{-1}. Das Auflösungsvermögen liegt bei ca. 150 mV; d.h. liegen die Halbstufenpotentiale zweier Stufen näher zusammen als 150 mV, können sie nicht mehr als getrennte Stufen erkannt werden.

Anwendungen

Die Polarographie eignet sich zur Bestimmung fast aller anorganischer Kationen und einer größeren Zahl von Anionen. Auch organische Verbindungen mit bestimmten polarographischen Gruppen wie Carbonylgruppen, Nitrogruppen etc. können polarographisch aktiv sein; s. auch 4.4.3.! Entsprechend vielfältig sind die Anwendungsmöglichkeiten in der Chemie, Medizin, Pharmazie usw.

Sauerstoffstufen, Entlüftung

Die Lösungen müssen vor Beginn der Messung von gelöstem Sauerstoff befreit werden. Man erreicht dies durch Durchblasen von Inertgas wie Stickstoff oder Argon.

Wird der Sauerstoff nicht entfernt, erhält man zwei polarographische Stufen, eine für die Reduktion von O_2 zu H_2O_2 und eine für die Reduktion zu H_2O.

Polarogramme von Gemischen

Enthält eine Lösung mehrere polarographisch aktive Substanzen, so bekommt man theoretisch für jede Substanz eine polarographische Stufe. Der Grenzstrom der vorhergehenden Stufe ist der Grundstrom der folgenden Stufe usw. Begrenzt wird die Nachweismöglichkeit von Mischungen durch das Auflösungsvermögen der benutzten polarographischen Methode. Vgl. hierzu Abb. 50.

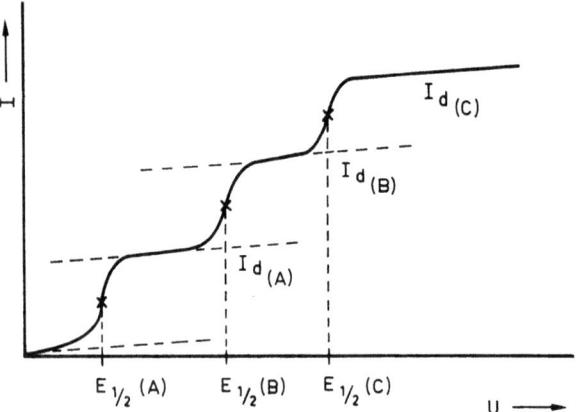

Abb. 50. Polarogramm eines Gemisches aus drei Substanzen A, B und C

Verbesserungen der einfachen Gleichspannungspolarographie

Seit der Einführung des ersten Polarographen (1925) hat die Aufnahmetechnik erhebliche Verbesserungen erfahren. So werden in kommerziellen Polarographen die Strom-Spannungskurven automatisch aufgenommen. Man hat dazu das Potentiometer mit einem Synchronmotor verbunden, womit sich das Potential an der Arbeitselektrode kontinuierlich ändern läßt. Die Werte für Stromstärke und Spannung werden mit einem Schreiber registriert.

Bis zu zehnmal kürzere Aufnahmezeiten erzielt man mit der sog. *Rapidtechnik*. Hierbei schlägt man den Quecksilbertropfen kontrolliert ab und erreicht damit ganz bestimmte Tropfzeiten. Gleichzeitig lassen sich auf diese Weise Verzerrungen der Kurven vermeiden, die durch zu starke Dämpfung der Registriereinrichtung entstehen.

Eine Verbesserung des Auflösungsvermögens auf etwa 50 mV brachte die *Derivativpolarographie*. Bei dieser Aufnahmetechnik wird die erste Ableitung (dI/dE) des ursprünglichen Polarogramms aufgezeichnet. Anstelle von Stufen erhält man Peaks. Die Peakmaxima entsprechen den jeweiligen Halbstufenpotentialen.

Bei der sog. *Tastpolarographie* wird der Stromfluß nur in einem kurzen Zeitintervall gegen Ende des Tropfenlebens, z.B. während der letzten 200 msec, registriert. In diesem Zeitintervall nimmt die Tropfenoberfläche praktisch nicht mehr zu, und das Verhältnis von Diffusionsstrom zu Kapazitätsstrom (s.S. 350) wird dadurch wesentlich günstiger, vgl. hierzu Abb. 51.

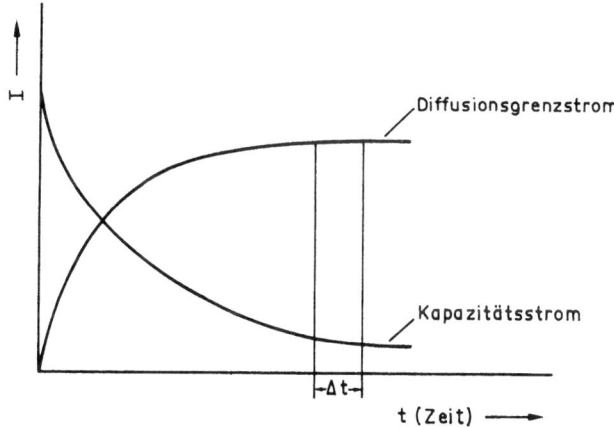

Abb. 51. Vergleich von Diffusions- und Kapazitätsstrom im Verlauf eines Tropfenlebens. Δt ist die Meßzeit bei der Tastpolarographie

Die __Differenz-__ oder __Differentialpolarographie__ arbeitet mit zwei synchron tropfenden Tropfelektroden. Eine Elektrode taucht in die Lösung des Grundelektrolyten, die andere in die Lösung mit Grundelektrolyt *und* Depolarisator. Mißt man die Differenz der Ströme in Abhängigkeit von der an beiden Elektroden angelegten Spannung, wird auf diese Weise der Kapazitätsstrom eliminiert.

Bei der sog. Wechselstrompolarographie wird der gleichmäßig ansteigenden Gleichspannung eine niederfrequente Wechselspannung (1-250 Hz, Amplitude 1 - 60 mV) aufgeprägt. Gemessen wird nun nur der nach seinem Durchtritt durch die Elektrode gleichgerichtete Wechselstrom. Im Bereich der gleichstrompolarographischen Stufen ergeben sich damit Peakkurven, deren Maxima den Halbstufenpotentialen entsprechen. Die Peakhöhen sind konzentrationsabhängig.

Vorteile: Peaks sind leichter zu erkennen als Stufen, das Auflösungsvermögen ist dadurch verbessert. Die Nachweisempfindlichkeit wird bis auf Konzentrationen von 10^{-7} mol·l^{-1} gesteigert. Damit eignet sich die Wechselstrompolarographie vorzüglich für die Spurenanalyse. Abb. 52 zeigt ein Beispiel.

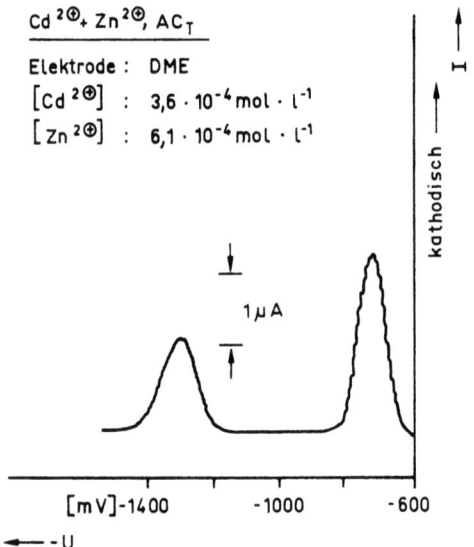

Abb. 52. "Getastetes" Wechselstrompolarogramm (AC$_T$) einer Lösung mit Cd$^{2\oplus}$- und Zn$^{2\oplus}$-Ionen (Firmenschrift von Metrohm); AC = Wechselstrom; T ist das Symbol für Taster; DME = Quecksilbertropfelektrode

4.4.2. Pharmazeutische Anwendungsbeispiele

Bestimmung von Zink im Insulin

Zink kann in Depot-Insulin-Präparaten polarographisch bestimmt werden, ohne daß die organischen Begleitsubstanzen stören.

Bestimmung von Anthrachinonen

Stoffe, die leicht reduziert werden können, wie Anthrachinone oder Ascaridol, können ebenfalls mit der Polarographie ohne vorherige Abtrennung aus ihren galenischen Zubereitungen quantitativ erfaßt werden.

4.5. Grundlagen der Konduktometrie

4.5.1. Allgemeines

Unter Konduktometrie versteht man die Messung der elektrischen Leitfähigkeit von Elektrolytlösungen.

Für den Zusammenhang der Leitfähigkeit eines elektrischen Leiters mit seinem Widerstand R gilt die Beziehung: $\lambda = 1/R$. Der Widerstand R des Leiters hängt ab von der Natur des Leiters und seinen Dimensionen.

Der Widerstand ist der Länge l direkt und dem Querschnitt q des Leiters umgekehrt proportional:

$$R = \rho \cdot \frac{l}{q}.$$

Der Proportionalitätsfaktor ρ heißt spezifischer Widerstand. Bezogen wird er auf eine Länge von 1 cm und einen Querschnitt von 1 cm^2. Der reziproke Wert von ρ heißt die spezifische Leitfähigkeit κ.

$\kappa = 1/\rho$ oder $\kappa = \frac{1}{R \cdot q} \left[\Omega^{-1} \cdot cm^{-1} \right]$ oder $\kappa = \frac{C}{R}$ mit $C = \frac{l}{q}$.

In Elektrolytlösungen bezeichnet l den Elektrodenabstand und q den Querschnitt der Flüssigkeitssäule zwischen den Elektroden, durch die die Leitung erfolgt (wirksame Elektrodenoberfläche). Der Quotient l/q hat für ein bestimmtes Gefäß mit festangeordneten Elektroden (Meßzelle) bei gleicher Füllhöhe einen bestimmten Wert. Er heißt Widerstandskapazität C der Zelle oder Zellkonstante.

Bei Absolutmessungen der Leitfähigkeit muß C experimentell bestimmt werden. Zu diesem Zweck mißt man den Widerstand, den eine Eichlösung bekannter Leitfähigkeit in der betreffenden Meßzelle hat (für 1 N KCl-Lsg. ist $\kappa_{18°} = 0,09827 \ \Omega^{-1} \cdot cm^{-1}$).

Bezieht man die spezifische Leitfähigkeit κ auf die Äquivalentmenge $n_{eq} = 1$ mol, so erhält man die *Äquivalentleitfähigkeit* Λ_V:

$\Lambda_V = \frac{\kappa \cdot 1000}{N} \ \left[\Omega^{-1} \cdot cm^2 \cdot mol^{-1} \right]$; N ist die Anzahl Äquivalente in 1000 ml Lösung (Normalität).

Grenzleitfähigkeit Λ_∞ nennt man die Leitfähigkeit einer Lösung bei unendlicher Verdünnung (Verdünnung ist der reziproke Wert der Konzentration). Den Grenzwert der Leitfähigkeit erreicht man durch Extrapolation. Λ_∞ ist für einen Elektrolyten eine charakteristische Größe (Tabelle 21).

Beachte: Die spezifische Leitfähigkeit einer Elektrolytlösung ist proportional der Konzentration *aller* freibeweglichen Ionen ($N \cdot \alpha \cdot f_\lambda$) und der Summe der Ionenleitfähigkeiten (Λ_K bzw. Λ_A).

In Formeln:

$$\kappa = \frac{N \cdot \alpha \cdot f_\lambda}{1000} (\Lambda_K + \Lambda_A)$$

(α = Dissoziationsgrad des Elektrolyten;
N = Normalität der Lösung;
Λ_K bzw. Λ_A = Ionenleitfähigkeit der Kationen bzw. Anionen; die Ionenleitfähigkeit ist die Beweglichkeit von 1 val Ionen, die der Strommenge 1 Faraday entsprechen. Dimension: $[\Omega^{-1} \cdot cm^2 \cdot val^{-1}]$.
Die Ionenbeweglichkeit ist der Direktweg pro Sekunde auf die Elektrode zu bei einer Feldstärke $1 V \cdot cm^{-1}$.
f_λ = Leitfähigkeitskoeffizient; er berücksichtigt die interionischen Wechselwirkungen zwischen Kationen und Anionen. f_λ ist stets < 1; bei unendlicher Verdünnung ist $f_\lambda = 1$.

Enthält eine Lösung mehrere Elektrolyte gleichzeitig, ist die gesamte Leitfähigkeit gleich der Summe der Einzelwerte.

Absolutwerte der spezifischen Leitfähigkeit von Lösungen liefern Informationen über Dissoziationskonstanten, Dissoziationsgrad, Hydrolysengrad, Leitfähigkeitskoeffizient, Löslichkeiten usw.

Benutzt man die Konduktometrie zur Indizierung von Äquivalenzpunkten, spricht man von *konduktometrischer Titration* (= Leitfähigkeitstitration).

Konduktometrische Titrationen

Bei der konduktometrischen Titration mißt man die Abhängigkeit der Leitfähigkeit einer Lösung vom Volumen der hinzugefügten Maßlösung.

Die konduktometrische Indikation des Äquivalenzpunktes ist nur dann möglich, wenn sich bei der Titration die Leitfähigkeit der Lösung am Äquivalenzpunkt sprunghaft ändert. Beschränkt wird ihre Anwendung auch dadurch, daß sich die Leitfähigkeit der Lösung additiv aus den Einzelleitfähigkeiten aller Ionen in der Lösung zusammensetzt.

Meßanordnung

Die prinzipielle Meßanordnung ist in Abb. 53 skizziert. Sie enthält eine Wechselstromquelle (z.B. Röhrengenerator), die Meßzelle und eine Brückenschaltung nach Wheatstone.

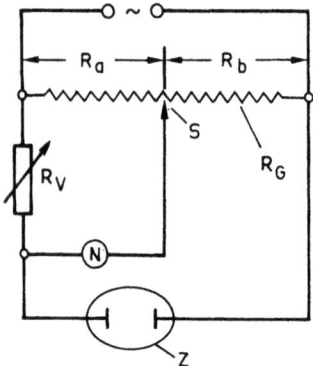

R_V = Vergleichswiderstand
   (Stöpsel- oder Dekadenrheostat)
N = Nullinstrument
Z = Meßzelle mit Widerstand R_L
R_a, R_b = Teilwiderstände des Gesamtwiderstandes R_G
S = Schleifkontakt

Abb. 53. Prinzipielle Versuchsanordnung für konduktometrische Messungen

Prinzip der Widerstandsmessungen

Da die Leitfähigkeit eines Stoffes gleich seinem reziproken Widerstand ist, bestimmt man die Leitfähigkeit mit einer Widerstandsmessung. Gesucht ist demzufolge der Widerstand der Lösung in der Meßzelle R_L. Seine Bestimmung erfolgt mit der Brückenschaltung nach Wheatstone durch einen Vergleich mit den bekannten Widerständen R_V (regelbarer Vergleichswiderstand) und den Widerständen R_a und R_b:

$$R_L = R_V \cdot \frac{R_a}{R_b}.$$

Die Widerstände R_a und R_b sind Teilwiderstände des Gesamtwiderstandes R_G. R_G kann u.a. ein homogener, kalibrierter Widerstandsdraht sein von bekanntem Querschnitt und ca. 1 m Länge; er kann auch ein Potentiometer mit linearem Widerstandsverlauf sein. Der Schleifkontakt S wird solange verschoben, bis das Nullinstrument (magisches Auge oder Differenzverstärker mit Oszilloskop) eine Stromlosigkeit in dem Leiterkreis anzeigt. Die Größe von R_V wird so gewählt, daß R_a und R_b etwa gleich groß sind.

Meßzelle für konduktometrische Titrationen

Als Meßzelle kann man ein Glasgefäß mit zwei fest angebrachten Platinblech-Elektroden (1 bis 2 cm^2) benutzen, oder man kann eine Elektrodenkombination in ein beliebiges Glasgefäß eintauchen (Tauchelektrode).

Der Widerstand zwischen den Elektroden soll 100 bis 5000 Ohm betragen; dementsprechend verwendet man in Lösungen mit geringer (großer) Leitfähigkeit große (kleine) Elektroden und macht den Abstand zwischen den Elektroden klein (groß).

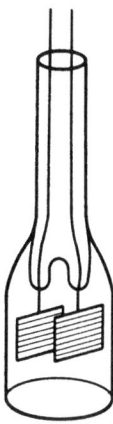

Abb. 54. Skizze einer Tauchelektrode für konduktometrische Titrationen

Platinieren von Elektroden

Auf S.344 hatten wir gesehen, daß die Polarisierbarkeit von Elektroden auch eine Funktion der Elektrodenoberfläche ist. Da man für Leitfähigkeitsmessungen unpolarisierbare Elektroden braucht, versucht man, ihre Oberfläche groß und damit die Polarisierbarkeit klein zu machen. Eine Vergrößerung der Elektrodenoberfläche bis auf das Tausendfache erreicht man durch elektrolytische Abscheidung von fein verteiltem Platin (Platinschwamm, Platinmohr) auf den Pt-Elektroden. Das Verfahren nennt man Platinieren.

Durchführung von konduktometrischen Messungen

Um Oberflächenveränderungen an den Elektroden und damit verbundene Konzentrationsänderungen in der Lösung auszuschließen, benutzt man in der Regel für Leitfähigkeitsmessungen eine Wechselspannung.

Ihre Frequenz beträgt in konzentrierten Lösungen meist 50 Hz, in verdünnten Lösungen 1000 Hz.

Da bei konduktometrisch indizierten Titrationen nur die sprunghafte Änderung der Leitfähigkeit der Lösung am Äquivalenzpunkt interessiert, muß die Widerstandskapazität der Zelle (Zellkonstante) nicht bekannt sein. Ihr Wert muß jedoch während der Messung konstant bleiben. Weil das Volumen der Lösung die Zellkonstante beeinflußt, müssen große Volumenänderungen während der Titration vermieden werden. Man benutzt daher zur Titration konzentrierte Maßlösungen, die man aus Mikrobüretten (0,01 ml Unterteilung) zulaufen läßt. Nach jeder Zugabe von Maßlösung wird die Analysenlösung gerührt.

Genaue Messungen müssen bei konstanter Temperatur durchgeführt werden, weil sich die Äquivalentleitfähigkeit pro $^{\circ}$C um 1 bis 2% erhöht.

Beachte: Bei konduktometrischen Titrationen wird stets über den Äquivalenzpunkt hinaus titriert (übertitriert). Die Auswertung der Meßergebnisse erfolgt rechnerisch oder graphisch.

Genauigkeit

Die konduktometrische Indikation des Äquivalenzpunktes ist um so genauer, je spitzer der Winkel ist, mit dem sich die Geraden vor und nach dem Äquivalenzpunkt schneiden. Bei genügend spitzen Winkeln (z.B. Neutralisationstitrationen von starken Säuren mit starken Basen) ist die Genauigkeit besser als $\pm$ 1%.

Anwendungsbereiche

Geeignet ist die konduktometrische Indikation des Äquivalenzpunktes bei vielen Neutralisations-, Fällungs- und Komplexbildungsreaktionen, besonders in trüben, gefärbten oder verdünnten Lösungen. Weil die Leitfähigkeit einer Lösung die Summe der Einzelleitfähigkeiten aller Ionen in der Lösung ist, kann sie für keine bestimmte Ionensorte in einer Lösung benutzt werden.

Ihre Anwendung beschränkt sich daher auf die Lösung nur einer Substanz oder aber auf die Bestimmung des Gesamtelektrolytgehaltes der Lösung.

Die Methode findet auch Verwendung bei Reinheitsuntersuchungen, der Bestimmung der Wasserhärte usw. Sie läßt sich relativ leicht automatisieren.

Titrationskurven

Konduktometrische Titrationskurven lassen sich zerlegen in einen Kurvenabschnitt vor dem Äquivalenzpunkt und in einen Kurvenabschnitt nach dem Äquivalenzpunkt.

Kurvenabschnitt vor dem Äquivalenzpunkt: Man erhält eine steigende oder fallende Gerade, je nachdem, ob sich die Leitfähigkeit der Lösung während der Titration durch den Verbrauch des Titranden erhöht oder verringert.

Kurvenabschnitt nach dem Äquivalenzpunkt: Der Titrand ist jetzt vollständig aufgebraucht. Die Leitfähigkeit der Lösung wird ausschließlich durch den Titrator bestimmt.

Die Steilheit der Geraden hängt davon ab, ob während der Titration Ionen mit großer Grenzleitfähigkeit durch Ionen mit kleinerer Grenzleitfähigkeit ersetzt werden und umgekehrt; sie ist um so größer, je größer die Differenz der Ionenleitfähigkeiten ist.

In der Nähe des Äquivalenzpunktes sind die Kurven meist mehr oder weniger stark gekrümmt. Nicht allzu große Krümmungen können vernachlässigt werden; man kann die beiden Geraden auf beiden Seiten des Äquivalenzpunktes bis zum Schnittpunkt (Äquivalenzpunkt) verlängern.

Die Krümmung der Kurven ist um so geringer, je quantitativer die Reaktion, je geringer die Löslichkeit eines gefällten Niederschlags und je größer die Komplexstabilitätskonstante eines gebildeten Komplexes ist.

Tabelle 21. Grenzleitfähigkeiten $[\Omega^{-1} \cdot cm^2 \cdot val^{-1}]$ in Wasser bei 18° C (Auswahl)

Kation	Λ_∞	Anion	Λ_∞
$H_3O^\oplus$	314,5	$OH^\ominus$	173,5
$K^\oplus$	64,5	$1/2\ SO_4^{2\ominus}$	68,0
$NH_4^\oplus$	64,5	$Br^\ominus$	67,6
$1/2\ Ba^{2\oplus}$	55,0	$I^\ominus$	66,1
$Ag^\oplus$	54,2	$Cl^\ominus$	65,5
$Na^\oplus$	43,4	$NO_3^\ominus$	61,8
		$1/2\ CO_3^{2\ominus}$	60,5
		$F^\ominus$	46,7
		$CH_3CO_2^\ominus$	34,6

4.5.2. Prinzipielle Anwendung

Neutralisationstitrationen

Die Abb. 55 und 56 zeigen den prinzipiellen Verlauf von konduktometrischen Titrationskurven bei Neutralisationsreaktionen anhand ausgewählter Beispiele.

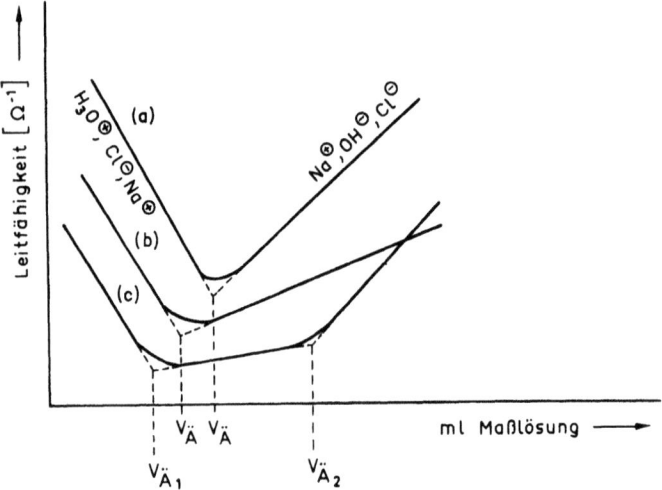

Abb. 55. Konduktometrische Titrationskurven von Neutralisationstitrationen. a) Titration einer starken Säure mit einer starken Base (Beispiel wäßrige HCl + NaOH). b) Titration einer starken Säure mit einer schwachen Base (Beispiel wäßrige HCl + wäßrige NH_3-Lösung). c) Titration einer starken und einer schwachen Säure mit einer starken Base (Beispiel: wäßrige HCl und Essigsäure CH_3COOH mit NaOH). $V_{\ddot{A}}$ = Volumen der Maßlösung bis zum Äquivalenzpunkt

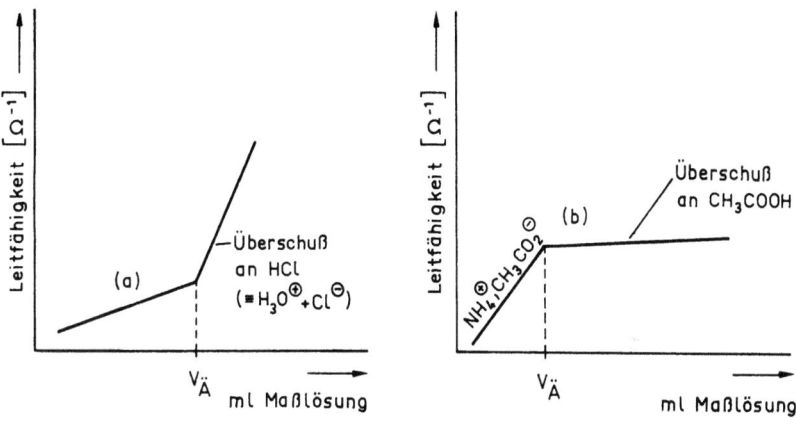

Abb. 56 a und b. Konduktometrische Titrationskurven der Reaktionen
a) $NH_3 + HCl \rightarrow NH_4^{\oplus} + Cl^{\ominus}$ und b) $NH_3 + CH_3OOH \rightarrow NH_4^{\oplus} + CH_3CO_2^{\ominus}$

Interpretation der Kurvenverläufe in den Abb. 55 und 56

Abb. 55. Kurve a). Der Abfall der Leitfähigkeit bis zum Äquivalenzpunkt rührt daher, daß $H_3O^{\oplus}$-Ionen durch $Na^{\oplus}$-Ionen ersetzt werden. Die $OH^{\ominus}$-Ionen der Base reagieren mit $H_3O^{\oplus}$-Ionen zu H_2O. Nach dem Äquivalenzpunkt wird die zunehmende Leitfähigkeit durch $Na^{\oplus}$-Ionen und vor allem durch überschüssige $OH^{\ominus}$-Ionen verursacht.

Kurve b). Der gegenüber a) geringere Anstieg des Leitvermögens der Lösung nach Überschreiten des Äquivalenzpunktes kommt von der kleineren Ionenkonzentration ($NH_4^{\oplus} + OH^{\ominus}$) in wäßriger NH_3-Lösung.

Kurve c). Bis zum *ersten* Äquivalenzpunkt wird die Salzsäure neutralisiert. Bei der sich anschließenden Neutralisation der nur schwach protolysierten Essigsäure steigt die Ionenkonzentration und damit die Leitfähigkeit an. Nach Überschreiten des zweiten Äquivalenzpunktes sorgt überschüssige NaOH für die starke Zunahme der Leitfähigkeit.

Beachte: Bei *mehrwertigen* Säuren sind die Verhältnisse ähnlich; sie können als verschieden starke Säuren betrachtet werden.

Abb. 56 Kurve a). Bis zum Äquivalenzpunkt erhöht sich die Ionenkonzentration und damit die Leitfähigkeit geringfügig ($NH_4^{\oplus}$- und $Cl^{\ominus}$-Ionen). Den steilen Anstieg nach dem Äquivalenzpunkt verursachen die überschüssigen $H_3O^{\oplus}$-Ionen.

Kurve b). Der sehr geringe Anstieg der Leitfähigkeit nach dem Äquivalenzpunkt kommt daher, daß die überschüssige Essigsäure nur in geringem Maße protolysiert ist. Dieses Beispiel steht stellvertretend für die Titration *organischer Basen* wie Chinolin oder von Alkaloiden.

Verdrängungsreaktionen

Beispiel: $(NH_4)_2SO_4 + 2\ NaOH \rightarrow Na_2SO_4 + 2\ NH_3 + 2\ H_2O$.

Bis zum Äquivalenzpunkt sinkt die Leitfähigkeit, weil die $NH_4^{\oplus}$-Ionen durch $Na^{\oplus}$-Ionen ersetzt werden. Nach Überschreiten des Äquivalenzpunktes bewirken die überschüssigen $OH^{\ominus}$-Ionen einen starken Anstieg der Leitfähigkeit.

Beispiel: $Na_2CO_3 + HCl \rightarrow NaHCO_3 + NaCl$ (1),

$NaHCO_3 + HCl \rightarrow NaCl + CO_2 + H_2O$ (2).

Abb. 57 zeigt den Kurvenverlauf für diese Reaktionen.

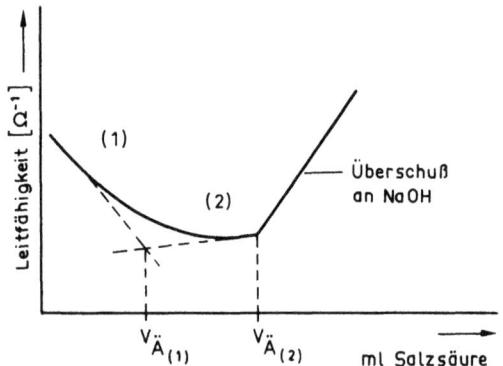

Abb. 57. Konduktometrische Titrationskurve für die Umsetzung von Na_2CO_3 mit wäßriger HCl; $V_{\ddot{A}(1)} = V_{\ddot{A}(2)}$

Redoxtitrationen

Redoxtitrationen können dann konduktometrisch verfolgt werden, wenn sich die Leitfähigkeit am Äquivalenzpunkt sprunghaft ändert. Dies ist dann der Fall, wenn mit der Titration eine deutliche pH-Änderung verbunden ist.

Beispiel: Iodometrische Titration arseniger Säure:

$$AsO_3^{3\ominus} + I_2 + 3\ H_2O \rightleftharpoons AsO_4^{3\ominus} + 2\ I^{\ominus} + 2\ H_3O^{\oplus}.$$

Beispiel: chromatometrische Bestimmung von $Fe^{2\oplus}$-Ionen:

$$6\ Fe^{2\oplus} + Cr_2O_7^{2\ominus} + 14\ H_3O^{\oplus} \rightleftharpoons 6\ Fe^{3\oplus} + 2\ Cr^{3\oplus} + 21\ H_2O.$$

Komplexometrische Titrationen

Beispiel: Titration von $F^{\ominus}$-Ionen mit eingestellter $AlCl_3$-Lsg.:

$$6\ Na^{\oplus}F^{\ominus} + AlCl_3 \rightarrow 3\ Na^{\oplus}[AlF_6]^{3\ominus} + 3\ Na^{\oplus}Cl^{\ominus}.$$

Bis zum Äquivalenzpunkt sinkt die Leitfähigkeit, weil die Anzahl der Ionen abnimmt. Nach Überschreiten des Äquivalenzpunktes bewirkt überschüssiges $AlCl_3$ einen Anstieg.

Fällungstitrationen

Beispiel: $(NH_4)_2SO_4 + BaCl_2 \rightarrow BaSO_4\downarrow + 2\ NH_4Cl$.
Zu dieser Reaktion gehört die Kurve a) in Abb. 58.

Beispiel: $(NH_4)_2SO_4 + Ba(CH_3CO_2)_2 \rightarrow BaSO_4\downarrow + 2\ NH_4^{\oplus}CH_3CO_2^{\ominus}$.
Zu dieser Reaktion gehört die Kurve b) in Abb. 58.

Beispiel: $NaCl + AgNO_3 \rightarrow AgCl\downarrow + NaNO_3$.
Zu dieser Reaktion gehört die Kurve c) in Abb. 58.

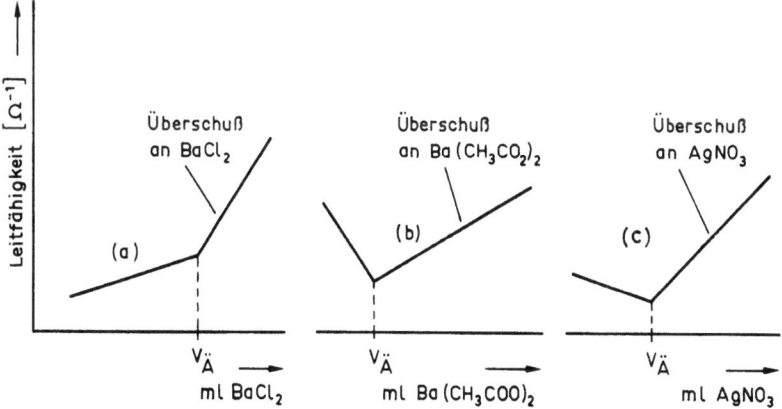

Abb. 58. Konduktometrische Titrationskurven von Fällungstitrationen

4.6. Grundlagen der Voltametrie

4.6.1. Allgemeines

Voltametrie heißt ein elektrochemisches Indikationsverfahren von Titrationsendpunkten, das die Konzentrationsabhängigkeit von Elektrodenpotentialen bei *konstanter Stromstärke* ausnutzt.

Das Verfahren ist auch bekannt als *voltametrische Titration, Polarisationsspannungstitration, galvanostatische Polarisationstitration, polaro-potentiometrische Titration, Polarovoltrie* oder *potentiometrische Titration bei konstantem Strom*.

Meßanordnung

Es sind verschiedene Ausführungsformen der voltametrischen Indikation beschrieben.

So arbeitet man z.B. mit *einer* polarisierbaren Elektrode (Quecksilbertropfelektrode in ruhender Lösung oder rotierende Platinelektrode in gerührter Lösung) und *einer* unpolarisierbaren Elektrode (z.B. Kalomelelektrode).

Benutzt man *zwei* polarisierbare Elektroden (z.B. Platinbleche von 3 mm^2 Fläche), so kann man entweder die Spannung zwischen beiden Elektroden messen oder zwischen einer Elektrode und einer zusätzlichen Bezugselektrode.

Die Meßanordnung mit zwei polarisierbaren Elektroden ist sehr beliebt. Sie kann auch für Titrationen in *nichtwäßrigen* Lösungen verwendet werden.

Die Prinzipschaltung für diese Meßanordnung ist in Abb. 35 wiedergegeben. Sie entspricht derjenigen für potentiometrische Messungen.

Die Meßanordnung enthält eine stabilisierte Spannungsquelle (10 - 300 V), einen hochohmigen Widerstand (10^6 - 10^7 Ω), um den Widerstand der Meßzelle (einige kΩ) vernachlässigbar klein und den Stromfluß konstant zu halten. Damit in Reihe geschaltet ist ein Galvanometer sowie die Meßzelle. Die Spannung an den Elektroden wird mit einem Röhrenvoltmeter gemessen, das mit einem Schreiber verbunden sein kann.

Durchführung der Messung

In die Lösung des Titranden gibt man einen Überschuß an Leitsalz, um sicherzustellen, daß der Stofftransport zur Elektrode nur durch Diffusion erfolgt; s. hierzu S. 346.

Durch Anlegen der Spannung (vorzugsweise Gleichspannung) läßt man einen konstanten Strom mit einer Stärke zwischen 1 und 10 µA fliessen. Die Stromstärke soll dabei viel kleiner sein als die Stärke des Diffusionsgrenzstromes vor Beginn der Titration. Während der Titration mißt man die Potentialdifferenz an den Elektroden gegen das verbrauchte Volumen der Maßlösung. Der Äquivalenzpunkt wird durch eine sprunghafte Spannungsänderung angezeigt.

Voltametrische Titrationskurven

Abb. 59 zeigt den prinzipiellen Verlauf von Titrationskurven bei der Verwendung von zwei polarisierbaren Elektroden.

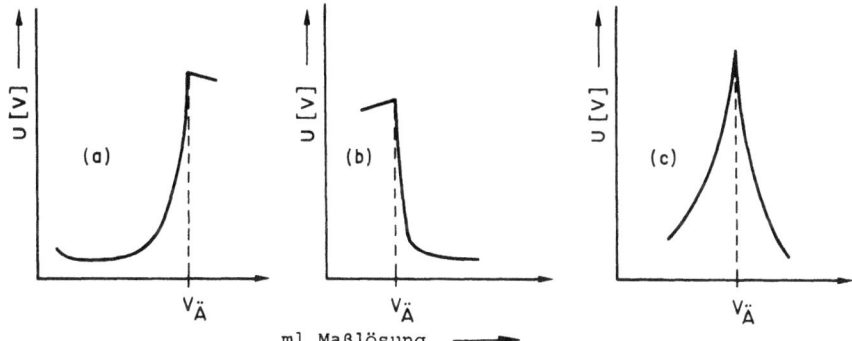

Abb. 59 a - c. Voltametrische Titrationskurven. a) Titration eines reversiblen Systems mit einem irreversiblen System, Beispiel: Fe^{2+}/Fe^{3+} mit $Cr_2O_7^{2-}/Cr^{3+}$. b) Titration eines irreversiblen Systems mit einem reversiblen System, Beispiel: $S_2O_3^{2-}/S_4O_6^{2-}$ mit I_2/I^-. c) Titration eines reversiblen Systems mit einem reversiblen System, Beispiel: Fe^{2+}/Fe^{3+} mit Ce^{3+}/Ce^{4+}. $V_Ä$ ist das verbrauchte Volumen der Maßlösung bis zum Äquivalenzpunkt

Titrierfehler

Der Titrierfehler ist um so größer, je kleiner die Ausgangskonzentration des Titranden ist. Er ist um so kleiner, je kleiner die gewählte Stromstärke gegenüber der möglichen Grenzstromstärke vor Beginn der Titration ist.

4.6.2. Prinzipielle Anwendungen

Die Methode ist prinzipiell auf solche Umsetzungen anwendbar, an denen wenigstens ein reversibles Ionenpaar beteiligt ist, das an einer Elektrode in einem bestimmten Spannungsbereich oxidierbar oder reduzierbar ist. Sie wird eingesetzt für Endpunktsbestimmungen bei Fällungs-, Komplexbildungs- und Redoxtitrationen.

Vorteile der voltametrischen Titration

Im Vergleich zur potentiometrischen Indikation ist hiermit der Endpunkt im allgemeinen besser zu erkennen. Die Meßzeit ist kürzer. Die Methode ist auf sehr verdünnte Lösungen (Mikromolbereich) anwendbar.

4.7. Grundlagen der Amperometrie

4.7.1. Allgemeines

Die Amperometrie ist ein elektrochemisches Verfahren, das fast ausschließlich zur Erkennung von Titrationsendpunkten benutzt wird. Man mißt hierbei die Größe eines Gleichstromes, der durch eine Elektrolytlösung fließt in Abhängigkeit von der Zugabe einer Maßlösung.

Den Endpunkt der Titration erkennt man daran, daß sich der Diffusionsgrenzstrom (s.S. 349) plötzlich ändert. Der Diffusionsgrenzstrom ist nämlich - bei konstanter Spannung gemessen - proportional der Konzentration der elektrochemisch wirksamen Substanz.

Der Endpunkt der Titration fällt meist mit dem Äquivalenzpunkt zusammen.

Man unterscheidet *zwei* Ausführungsformen:

Die *Amperometrie im engeren Sinne* verwendet *eine* polarisierbare und *eine* unpolarisierbare Elektrode. In der Literatur heißt sie gelegentlich *Grenzstromtitration, polarographische Titration* oder *polarometrische Titration*.

Die zweite Ausführungsform arbeitet mit *zwei* polarisierbaren Elektroden. Sie ist bekannt als *biamperometrische Titration, Polarisationsstromtitration* oder *Dead-stop-Methode*.

Amperometrische Titration mit einer polarisierbaren Elektrode

Abb. 60 zeigt die Prinzipschaltung für diese Methode.

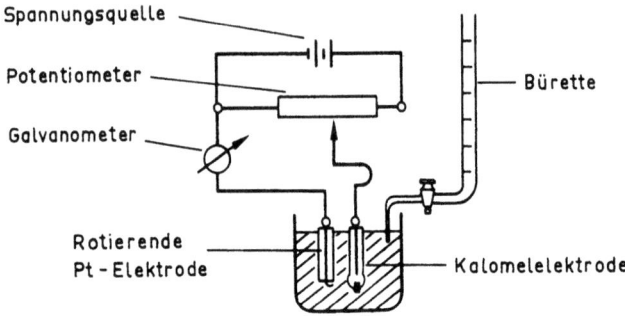

Abb. 60. Prinzipschaltung für amperometrische Titrationen mit *einer* polarisierbaren Elektrode

Instrumentelle Anordnung und Vorbereitung der Messung

Die Meßanordnung ist im Prinzip die gleiche, welche für polarographische Untersuchungen benutzt wurde, vgl. S. 343. Führt man die Messung ohne Rühren durch, verwendet man die Quecksilbertropfelektrode. Für Messungen in gerührten Lösungen benutzt man unbewegte oder rotierende Platin- oder Graphitelektroden als Arbeitselektroden. Als unpolarisierbare Elektrode nimmt man eine Elektrode 2. Art mit einem geringen Widerstand.

Messungen mit rotierenden Elektroden werden meist bevorzugt. Bei der Rotation der Elektrode - und evtl. zusätzlicher Rührung - erfolgt eine schnelle Durchmischung der Analysensubstanz und der zugesetzten Reagenzlösung. Durch die Rotation nimmt die Dicke der Diffusionsgrenzschicht ab und als Folge davon die Stromstärke zu. Es treten auch keine Störungen durch Kapazitätsströme auf.

Die konstante Spannung, die man an die Elektroden anlegt, liegt im Grenzstromgebiet des Titranden und/oder des Titrators. Man kann sie z.B. dadurch ermitteln, daß man zuerst ein Polarogramm von der Lösung des Titranden anfertigt und die Spannung ermittelt, die zur Erreichung des Diffusionsgrenzstromes für die betreffende elektrochemisch wirksame Substanz erforderlich ist.

Ausführung der Endpunktsbestimmung

Man legt eine geeignete Spannung an die Elektroden. Nach definierter Zugabe der Maßlösung (in ml) mißt man die jeweilige Stromstärke (in A), trägt die erhaltenen Wertepaare in ein kartesisches Achsenkreuz ein und erhält zwei Geraden, deren Schnittpunkt den Äquivalenzpunkt angibt.

Es können drei verschiedene Kurventypen beobachtet werden, s.Abb. 61. Kurve a) wird erhalten, wenn das Ion, das die Leitfähigkeit verursacht, durch die Titration verbraucht wird.

Kurve b) entsteht, wenn das leitende Ion vom Titrator stammt und durch den Titranden solange verbraucht wird, bis der Äquivalenzpunkt erreicht wird. Nach dem Überschreiten des Äquivalenzpunktes wird seine Konzentration in der Lösung größer und dementsprechend steigt die Stromstärke an.

Kurve c) wird beobachtet, wenn der Titrand bis zum Äquivalenzpunkt für die Leitfähigkeit bzw. Stromstärke verantwortlich ist. Das Ansteigen der Kurve nach dem Äquivalenzpunkt wird durch die überschüssigen Ionen des Titrators verursacht.

Wie aus Abb. 61 hervorgeht, sind die Kurven in der Umgebung des Äquivalenzpunktes mehr oder weniger stark gekrümmt. Die Krümmung ist um so stärker, je besser die ausgefällte Substanz löslich ist, oder je stärker ein während der Titration gebildeter Komplex dissoziiert.

Verringern läßt sich die Krümmung manchmal dadurch, daß man die Konzentration der Maßlösung um den Faktor 10 konzentrierter macht als die Analysenlösung.

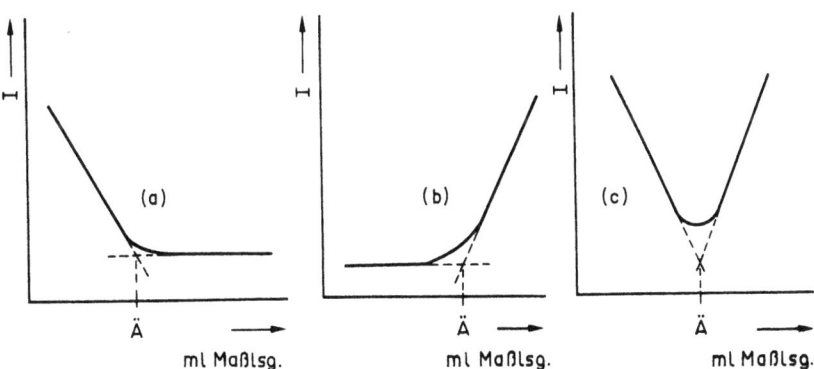

Abb. 61. a) Ein elektrochemisch aktives Teilchen wird mit einem inaktiven Reagenz titriert; b) Eine inaktive Substanz wird mit einem aktiven Reagenz titriert; c) Titrand und Titrator sind elektrochemisch aktiv

4.7.2. Prinzipielle Anwendung

Die Anwendung der Amperometrie im engeren Sinne ist hauptsächlich auf die Endpunktsbestimmung bei Fällungs- und Komplexbildungreaktionen beschränkt.

Vorteile

Ihr Vorteil gegenüber anderen elektrochemischen Indikationsmethoden ist ihre Anwendbarkeit auf große Konzentrationsbereiche bis zur unteren Grenze von 10^{-6}-molaren Lösungen. Im Unterschied zur Konduktometrie stören Ionensorten mit höheren Halbstufenpotentialen nicht. Sie gestattet auch die Bestimmung von Ionen, die keine polarographische Stufe besitzen, wie $SO_4^{2\ominus}$.

Nachteile

Die Nachteile der Methode liegen darin, daß sie für qualitative Nachweise ungeeignet ist und keine Simultanbestimmung erlaubt.

Genauigkeit

Die Grenze der Genauigkeit ist $\pm$ 0,1%.

Amperometrie mit *zwei* polarisierbaren Elektroden, biamperometrische Titration, Dead-stop-Titration

Diese Ausführungsform der amperometrischen Titration benutzt anstelle der einen unpolarisierbaren Elektrode eine zweite, zur ersten meist gleichartige, polarisierbare Elektrode. Bis auf diesen Unterschied ist die Prinzipschaltung die gleiche wie die in Abb. 60 angegebene.

Angepaßt an die durchzuführende Titration legt man z.B. an zwei Platin-Elektroden, die in eine gerührte Lösung eintauchen, eine Spannung im Bereich von 10 bis einigen hundert mV und mißt die Änderung der Stromstärke während der Titration.

Der Verlauf der Titrationskurve hängt vom Titranden und vom Titrator ab. Da beide Elektroden polarisierbar sind, können Kathode und Anode während der Titration unterschiedlich polarisiert werden.

Beispiele für Titrationskurven

a) Findet z.B. an den Elektroden mit dem Titranden ein reversibler Prozeß statt, d.h. Reduktion eines Teilchens an der Kathode und Reoxidation dieses Teilchens an der Anode, so fließt ein schwacher Strom. Die Elektroden sind bis zu einem gewissen Grad depolarisiert. Wird nun durch Zugabe des Titrators (irreversibles System) das reversible System verbraucht, und werden die Elektroden dabei polarisiert, so steigt am Äquivalenzpunkt die Polarisationsspannung sprunghaft an, und die Stromstärke fällt auf einen kleinen Restwert ab.

b) Wird ein reversibles System mit einem reversiblen System titriert, fällt die Stromstärke bis zum Äquivalenzpunkt ab und steigt dann wieder an (Überschuß des Titrators).

c) Werden Kathode und Anode während der Titration unterschiedlich polarisiert, indem z.B. ein kathodischer Depolarisator verbraucht und ein anodischer Depolarisator gebildet wird, dann steigt die Stromstärke erst an, durchläuft beim Titrationsgrad 0,5 ein Maximum und fällt am Äquivalenzpunkt auf Null ab.

d) Häufig ist auch der Fall, daß die geringe Potentialdifferenz an den Elektroden ausreicht, um diese fast vollständig zu polarisieren. In diesem Falle verhindert die Polarisationsspannung solange einen Stromfluß, bis im Endpunkt der Titration ein anodischer oder kathodischer Depolarisator (Ion, Oxidationsmittel, Reduktionsmittel) vorhanden ist. Die Nähe des Endpunktes macht sich durch starke Ausschläge des Galvanometeranzeigers mit jedem Tropfen Maßlösung bemerkbar.

Beachte: In allen diesen Fällen haben die Absolutwerte der Stromstärke keinen Einfluß auf die Genauigkeit der Titration. Entscheidend ist nur die sprunghafte Änderung im Äquivalenzpunkt.

Die Stromstärke liegt im µA-Bereich.

Als Dead-stop-Titration (Tot-Punkt-Titration) bezeichnet man üblicherweise eine biamperometrische Titration bei kleiner angelegter Spannung, bei der man auf die Aufnahme einer Titrationskurve verzichtet und lediglich das sprunghafte Ansteigen oder Abfallen der Stromstärke im Äquivalenzpunkt beobachtet.

Empfindlichkeit der Methode

Die Empfindlichkeit ist sehr hoch. So lassen sich z.B. noch 0,01 µg I_2 in 100 ml Lösung nachweisen.

Anwendungen

Die biamperometrische Titration erlaubt ebenso wie die amperometrische Titration mit einer polarisierbaren Elektrode Endpunktsbestimmungen in gefärbten Flüssigkeiten, Aufschlämmungen, Emulsionen usw. Sie eignet sich für Titrationen in nichtwäßrigen Lösungsmitteln. Anwenden läßt sie sich bei Fällungs-, Komplexbildungs- und Redoxreaktionen.

Beispiele

Titration von I_2 mit $S_2O_3^{2\ominus}$-Lsg. ($I_2 + 2\ S_2O_3^{2\ominus} \rightarrow 2\ I^{\ominus} + S_4O_6^{2\ominus}$).
In der Iod-Lösung (I_2 in KI-Lsg.) wird durch eine geringe Potentialdifferenz an den Elektroden ein kleiner Stromfluß bewirkt ($I_2 + 2\ e \rightleftharpoons 2\ I^{\ominus}$). Durch die Zugabe von $S_2O_3^{2\ominus}$-Lsg. ändert sich daran bis zum Äquivalenzpunkt nicht sehr viel. Es werden aber immer mehr $S_2O_3^{2\ominus}$-Ionen zu $S_4O_6^{2\ominus}$ irreversibel oxidiert. Dadurch wird die Kathode immer stärker polarisiert. Am Äquivalenzpunkt ist sie völlig polarisiert (weil kein reduzierbares I_2 mehr vorhanden ist); dies führt zu einem plötzlichen Abfall der Stromstärke.

Indizierung der Karl-Fischer-Titration

Titrationen mit Karl-Fischer-Lösungen benutzt man zur maßanalytischen Bestimmung von Wasser. Besonders elegant gelingt die Endpunktsbestimmung bei dieser Titration mit der Dead-Stop-Methode.

Die Grundlage der Karl-Fischer-Titration bildet die Reaktion von I_2 mit SO_2 in Gegenwart von Wasser nach der Gleichung:

$I_2 + SO_2 + 2\ H_2O \rightleftharpoons 2\ HI + H_2SO_4$.

Diese Reaktion wurde bereits von Bunsen gefunden. Karl Fischer benutzte als Lösungsmittel Methanol und setzte Pyridin hinzu, um das Gleichgewicht der Redoxreaktion nach rechts zu verschieben. Dadurch wurde der Reaktionsablauf komplizierter:

$SO_2 + I_2 + H_2O + 3\ C_5H_5N \rightarrow 2\ C_5H_5N \cdot HI + C_5H_5N \cdot SO_3$ und

$C_5H_5N \cdot SO_3 + CH_3OH \rightarrow C_5H_5N \cdot HSO_4CH_3$

Bestimmung primärer aromatischer Amine

Im EuAB wird zur Bestimmung primärer aromatischer Amine eine amperometrische Endpunktsbestimmung vorgeschlagen. Das Amin wird in saurer Lösung unter Zusatz von KBr mit 0,1 M $NaNO_2$ - Lsg. diazotiert. Vor Erreichen des Äquivalenzpunktes sind nur $Br^\ominus$-Ionen in der Lösung; es fließt kein Strom, weil keine Substanz kathodisch reduziert werden kann. Nach Überschreiten des Äquivalenzpunktes ist in der Lösung überschüssiges $NaNO_2$ und Br_2 vorhanden. Diese Substanzen können kathodisch reduziert werden. An der Anode werden $NO_2^\ominus$ und $Br^\ominus$ oxidiert, und jetzt fließt ein elektrischer Strom.

Reaktionsgleichung:

$$\text{R-C}_6\text{H}_4\text{-NH}_2 + HNO_2 + HCl \longrightarrow [\text{R-C}_6\text{H}_4\text{-}\overset{\oplus}{N}\equiv N]\ Cl^\ominus + 2 H_2O$$

5. Optische und spektroskopische Analysenverfahren

Bei den bisher besprochenen qualitativen und quantitativen Analysenmethoden wurde die zu untersuchende Substanz chemischen Reaktionen unterworfen und damit in ihrer Zusammensetzung oder Struktur verändert. Man kennt nun auch eine Reihe von physikalischen Methoden, mit deren Hilfe eine Substanz unverändert (zerstörungsfrei) analysiert werden kann. Benutzt werden diese Verfahren sowohl zur Identifizierung als auch zur Strukturaufklärung. Sie eignen sich ferner für Reinheitsprüfungen, falls sie auf Verunreinigungen einer Probe empfindlich reagieren.

In der Regel wird ein Stoff als rein bezeichnet, wenn sich seine physikalischen Eigenschaften nach wiederholten Reinigungsprozessen wie Destillieren, Chromatographieren etc. nicht geändert haben. Die noch zulässigen Grenzwerte an Verunreinigungen werden dem Verwendungszweck der Substanz entsprechend gewählt.

5.1. Grundlagen der Refraktometrie

5.1.1. Allgemeine Grundlagen

Refraktometrie heißt die Messung der Brechungsindizes (Brechungszahlen, Brechungswerte) zur Bestimmung der Art und Menge von Probenbestandteilen. Grundlage der Meßmethode ist das Snellius'sche Brechungsgesetz (Abb. 62 a). Es gibt an, wie einfallendes Licht an der Grenzfläche zweier Medien gebrochen wird. Diese Brechung n (Richtungsänderung) des Lichts ist stark temperaturabhängig und nur für eine bestimmte Farbe (Wellenlänge λ) eine Materialkonstante:

$$n_\lambda^T = \frac{c_1}{c_2} = \frac{\sin \alpha}{\sin \beta} ,$$

c_1 = Lichtgeschwindigkeit im Medium 1 (z.B. Luft),
c_2 = Lichtgeschwindigkeit im Medium 2 (z.B. Flüssigkeit),
α = Einfallswinkel gegen Einfallslot,
β = Austrittswinkel gegen Einfallslot,
T = Temperatur,
λ = Meß-Wellenlänge.

Voraussetzung für eine Meßgenauigkeit von $\pm 10^{-4}$ ist die Temperierung des Refraktometers auf $\pm 0,2°$ C. Temperatur T (meist $20°$ oder $25°$ C) und Wellenlänge λ werden als Indizes am Brechungsindex n vermerkt, z.B. n_D^{20} für die Natrium-Linie. Bei dem meist verwendeten Abbe-Refraktometer wird durch ein Kompensationssystem auch bei Verwendung von Tages- oder Kunstlicht der Brechungsindex bei der D-Linie des Natriumlichts (λ_D = 589 nm) erhalten.

Zur Messung von festen Substanzen bevorzugt man die *Prismenmethode*. Bei flüssigen Proben erfolgt die Bestimmung des Brechungsindexes durch Bestimmung des *Grenzwinkels der Totalreflexion*. Bei Gasen benutzt man das Prinzip der *interferometrischen Refraktometrie*. Von den verschiedenen Meßprinzipien (Lichtablenkung, Totalreflexion, Interferenz, Reflexionsmessung etc.) wollen wir die Bestimmung des Grenzwinkels der Totalreflexion genauer betrachten (Abb. 62 a):

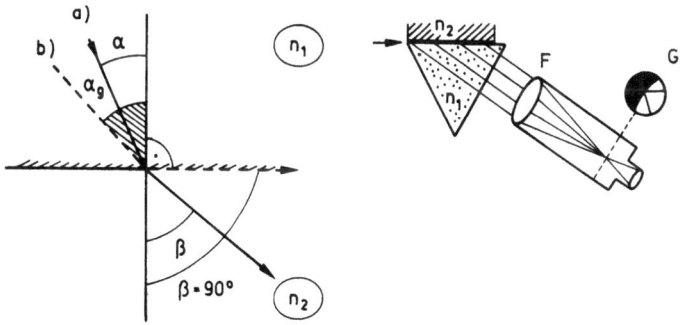

Abb. 62.a) Schema zum Brechungsgesetz. b) Grenzwinkelrefraktometer. n_2 Brechungszahl der Probe; n_1 Brechungszahl des Prismas vom Winkel φ; F Fernrohr; G Sehfeld mit Grenzlinie und Fadenkreuz

Beim Einfall eines Lichtstrahls von einem optisch dichteren Medium mit Brechzahl n_1 auf die Grenzfläche gegen ein optisch dünneres Medium mit Brechzahl n_2 ($n_2 < n_1$) wird dieser vom Einfallslot weg gebrochen. Bei einem maximalen Austrittswinkel $\beta = 90°$ tritt der gebrochene Strahl streifend zur Grenzfläche aus (Abb. 62 a). Der zugehörige Grenzwinkel α_g ist dann:

$$\frac{\sin \alpha}{\sin 90°} = \frac{n_2}{n_1} \quad \text{oder} \quad \sin \alpha = \frac{n_2}{n_1}.$$

Bei dem Refraktometer nach Abbe (Prinzip Abb. 62 b, Ausführung Abb. 63) wird der Lichtweg umgekehrt, d.h. die aus verschiedenen Richtungen kommenden Strahlen verlaufen nach der Brechung innerhalb des in Abb. 62 a schraffierten Winkelbereichs. Die Strahlen werden im Sehfeld des Fernrohrs vereinigt und als Hell-Dunkelgrenze sichtbar. Zusätzlich wird meist eine geeichte Skala eingespiegelt, auf welcher der gesuchte Brechungsindex n_2 direkt abgelesen werden kann (n_1 ist durch das Glasprisma vorgegeben, α wird über den Spiegel S in Abb. 63 gemessen). Die Eichung kann überprüft werden, z.B. mit dest. Wasser ($n_D^{20} = 1,333$) oder anderen reinen Flüssigkeiten mit bekanntem Brechungsindex.

5.1.2. Anwendungsbereich

Anwendung findet die Refraktometrie zur <u>Identifizierung</u> und <u>Reinheitsprüfung</u> von Stoffen, daneben auch zur Konzentrationsbestimmung von Stoffgemischen. Der Brechungsindex binärer Mischungen zeigt nämlich eine lineare Abhängigkeit von der Konzentration (Vol-%) der Komponenten (gilt nur bei vernachlässigbarer Volumenänderung!). Meist wird man jedoch zweckmäßigerweise Eichkurven aufstellen, die teilweise auch in den Handbüchern tabelliert sind (z.B. für wäßrige Zuckerlösungen).

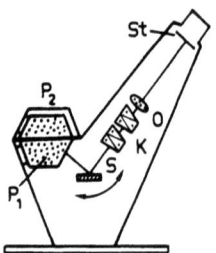

Abb. 63. Abbe-Refraktometer, Bauart Carl Zeiss. P_1 Meßprisma; P_2 Beleuchtungsprisma; S beweglicher Spiegel; K Dispersionskompensator; O Objektiv; St Strichkreuz

5.2. Grundlagen der Polarimetrie

Polarimetrie nennt man die Messung der Drehung der Polarisationsebene des Lichts zur Konzentrationsbestimmung optisch aktiver Substanzen.

Polarisiertes Licht

Licht kann bekanntlich als transversale elektromagnetische Welle aufgefaßt werden, deren Schwingung senkrecht zu ihrer Fortpflanzungsrichtung erfolgt. Im natürlichen Licht ist keine Schwingungsebene bevorzugt, d.h. die Wellen schwingen unabhängig voneinander in allen möglichen Richtungen. Dabei hat allerdings jeder Wellenzug einen bestimmten Polarisierungszustand:

a) Schwingt der elektrische Vektor der Lichtwelle in einer Ebene, die durch die Ausbreitungsrichtung geht, so heißt die zu ihr senkrechte Ebene Polarisationsebene und das Licht linear polarisiert.

b) Schwingt der elektrische Feldvektor so, daß seine Spitze auf einer Ellipse (bzw. Kreis) läuft, so heißt dieses Licht elliptisch (bzw. zirkular) polarisiert. Es kann in zwei zueinander senkrecht schwingende, linear polarisierte Wellen zerlegt werden.

Aufbau eines Polarimeters

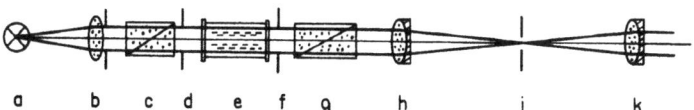

Abb. 64. Strahlengang (Schema) eines einfachen Polarimeters.
a Lichtquelle; b Kondensor; c Polarisator; d, f, i Blenden;
e Flüssigkeitsküvette; g Analysator; h Fernrohrobjektiv;
k Fernrohrokular

In einem Polarimeter (Abb. 64) wird durch einen Polarisator linear polarisiertes Licht aus monochromatischem Licht erzeugt. Dieses tritt durch das sog. Probenrohr, eine mit der Meßlösung gefüllte Küvette, verläßt diese und gelangt durch den drehbaren Analysator in das Meßokular des Beobachtungsfernrohrs. Enthält die Lösung eine optisch aktive Verbindung, z.B. D(+)-Glucose, dann wird die Schwingungsebene des polarisierten Lichts im Probenrohr um den Winkel α gedreht (Abb. 65).

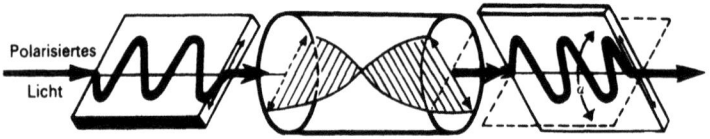

Polarisationsebene   Probe in Lösung   Polarisationsebene
des eingestrahlten   (chirales Medium)   nach dem Durchgang
Lichts

Abb. 65

Die dadurch hervorgerufene Helligkeitsverminderung des Lichts im Okular kann durch eine entsprechende Drehung des Analysators um α kompensiert werden, womit gleichzeitig der Drehwinkel α bestimmt wird.

Da eine Drehung im *Uhrzeigersinn* um α sowohl einer Rechtsdrehung um α (bzw. 180° + α) als auch einer Linksdrehung um 180° - α entsprechen kann, muß durch eine zweite Messung, z.B. mit halbierter Küvettenlänge oder Konzentration, der Drehsinn gesondert herausgefunden werden. In diesen Fällen erhält man bei Rechtsdrehung (+) entsprechend $\frac{\alpha}{2}$ (bzw. $\frac{\alpha}{2}$ + 90°) und bei Linksdrehung (-) analog 90° - $\frac{\alpha}{2}$ (bzw. 180° - $\frac{\alpha}{2}$).

Der Drehwinkel α ist abhängig vom Lösungsmittel, der Konzentration c, der Schichtdicke l (dm, meist Küvettenlänge) der durchstrahlten Substanz, der Temperatur T und der Wellenlänge λ. Die letzteren werden als Indizes am Drehwert angegeben. Für die spezifische Drehung einer optisch aktiven Substanz gilt:

$$[\alpha]_\lambda^T = \frac{[\alpha]_\lambda^T \text{ (gemessen)}}{l[\text{dm}] \cdot c[\text{g/ml}]} = \frac{[\alpha]_\lambda^T \text{ (gemessen)} \cdot 1000}{l[\text{cm}] \cdot c[\text{g/100 ml}]} .$$

Die *spezifische Drehung* ist die Drehung um α, die man bei 10 cm (= 1 dm) Schichtdicke und der Konzentration 1 g $\cdot$ cm^{-3} Lösung erhält. (Beachte die unterschiedlichen Einheiten in den vorstehenden Gleichungen!)

Als Standardwellenlänge verwendet man meistens die Natrium-D-Linie und als Meßtemperaturen 20° C bzw. 25° C, so daß die Angabe des Drehwinkels meist lautet: $[\alpha]_D^{20}$.

Die Abhängigkeit von λ, die sog. Rotationsdispersion, wird theoretisch damit begründet, daß sich die Brechungsindizes n für rechts- und links-zirkularpolarisiertes Licht in dem chiralen Medium bei Variation von λ verschieden stark verändern.

Wegen der Wechselwirkung der zu untersuchenden Verbindung mit dem Lösungsmittel muß nicht nur das verwendete Lösungsmittel, sondern auch die benutzte Konzentration c der Lösung angegeben werden. Es ist dabei durchaus möglich, daß sich der Drehsinn in verschiedenen Lösungsmitteln umkehrt (Solvatationseffekte!).

Für die industriell wichtige Bestimmung des Rohrzuckergehaltes (Saccharimetrie) gilt z.B. für den Konzentrationsbereich c = 2 - 66 g/100 g Lösung:

$$[\alpha]_D^{20} = + 64{,}44° + 0{,}0103\, c - 0{,}00035\, c^2.$$

Man kann daher für quantitative Bestimmungen nur in genügend verdünnter Lösung die allgemeine Gleichung für die spezifische Drehung verwenden. Für konzentrierte Lösungen sind Eichkurven erforderlich.

5.3. Gemeinsame Grundlagen der Kolorimetrie, Photometrie und Spektroskopie

5.3.1. Das elektromagnetische Spektrum

Die spektroskopischen Methoden haben sich als sehr hilfreich erwiesen für die Identifizierung, Reinheitsprüfung und die Strukturaufklärung unbekannter Verbindungen. Sie beruhen in der Regel alle auf dem gleichen Prinzip: Aus dem Gebiet des elektromagnetischen Spektrums werden die für die Erzeugung angeregter Zustände benötigten Frequenzen ausgewählt und die zu untersuchenden Verbindungen damit bestrahlt. Das Ergebnis wird als Emissions-, Absorptions- oder Beugungsdiagramm registriert und ausgewertet.

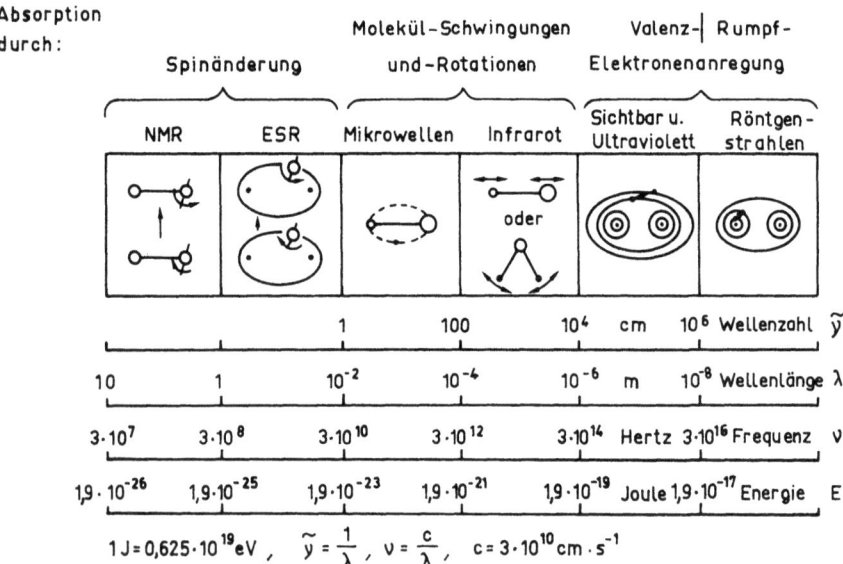

Abb. 66. Gebiete des elektromagnetischen Spektrums

Aus Abb. 66 geht hervor, daß sichtbares Licht aus elektromagnetischen Wellen der Länge 400 - 800 nm besteht. Weißes Licht enthält alle Wellenlängen des sichtbaren Bereichs, monochromatisches (monofrequentes) Licht enthält dagegen nur eine einzige, bestimmte

Wellenlänge. Diese entspricht einer bestimmten Farbe, wie z.B. das
gelbe Licht der Natriumdampflampe. An das für das menschliche Auge
sichtbare Licht schließt sich von etwa 800 - 100 000 nm der infra-
rote Bereich an, den wir als Wärmestrahlung in gewissem Umfang noch
registrieren können. Der Bereich von etwa 400 - 10 nm wird als Ultra-
violett-Strahlung bezeichnet; er ist für einige Tiere wie z.B. Bie-
nen sichtbar.

5.3.2. Lichtemission

Atome und Moleküle liegen normalerweise im Grundzustand vor, d.h.
dem Zustand kleinster potentieller Energie. Durch elektromagnetische Energiezufuhr können sie angeregt und damit in einen Zustand
höherer Energie gebracht werden. Die dabei aufgenommene Energie
wird i.a. nach einer gewissen Zeit (etwa 10^{-8} sec) wieder abgegeben, wobei der Grundzustand wieder erreicht wird. Geschieht dies
durch Emission von Strahlung, so nennt man das Fluoreszenz. Meist
wird nicht nur eine einzige Wellenlänge, sondern ein ganzes Fluoreszenzspektrum abgestrahlt, aus dem man Rückschlüsse über die
Schwingungszustände der Elektronen im Grundzustand ziehen kann.
Bei einer längeren Lebensdauer der angeregten Zustände (i.a. bis
zu mehreren Sekunden) spricht man von Phosphoreszenz. Der überge-
ordnete Begriff lautet Lumineszenz. Die Anregungsenergie ist für
die einzelnen Elemente verschieden groß. Man kann sie für die
Außenelektronen gut abschätzen, wenn man die Ionisierungspotentia-
le der Atome kennt. Diese liegen z.B. bei den Alkali- und Erdalka-
limetallen besonders niedrig. Man wird daher erwarten, daß diese
leichter anregbar sind als z.B. die Schwermetalle.

Dies kann man in der Tat auch bei den verschiedenen Anregungsver-
fahren beobachten. So genügt für die Alkali- und Erdalkalimetalle
eine (Bunsenbrenner-)Flamme bei hoher Nachweisempfindlichkeit und
einem relativ linienarmen Spektrum (Flammenspektrometrie). Für die
Anregung verschiedener Schwermetalle werden hingegen elektrische
Funkenentladungen (Funkenspektren) oder der elektrische Lichtbogen
(Bogenspektren) verwendet. Teilweise versucht man auch, mit besonders heißen Flammen eine Anregung zu erreichen (Acetylen/O_2:
$3100°$ C, $(CN)_2/O_2$: $4400°$ C).

Von Atomen erhält man i.a. ein Linienspektrum mit auseinanderlie-
genden Linien monochromatischen Lichts. Moleküle liefern ein Bandenspektrum mit eng benachbarten Emissionslinien, die von den Meß-

geräten nicht mehr einzeln aufgelöst, sondern nur noch als Banden registriert werden.

5.3.3. Absorption

Bei der Aufnahme (Absorption) von Energie (z.B. Licht) können nicht nur die Elektronen angeregt werden, sondern auch Molekülschwingungen und/oder Molekülrotationen. Auch deren Energien sind gequantelt und tragen zur Gesamtenergie des Moleküls bei. Aus Abb. 66 ist zu ersehen, daß eine Änderung der Elektronenenergie mehr Energie erfordert als eine Änderung der Schwingungsenergie und diese wiederum mehr als eine Änderung der Rotationsenergie.

Bei Raumtemperatur befinden sich die Moleküle deshalb normalerweise im Elektronengrundzustand. Einstrahlung von Energie führt zu einer entsprechenden Absorption. Dabei werden durch die Einstrahlung von Energie im Bereich der Radiowellen Spinänderungen von Elektronen und Nukleonen verursacht (ESR = Elektronenspinresonanz-Spektroskopie, NMR = Kernresonanzspektroskopie). Verwendet man *Mikrowellen*, so reicht ihre Energie aus, um Moleküle zu Rotationen um ihren Schwerpunkt anzuregen. *Infrarotes Licht* (IR) regt zusätzlich Molekülschwingungen an und liefert wertvolle Informationen über die Molekülstruktur. Die energiereichere *Strahlung im sichtbaren (vis-)* und vor allem im *UV-Bereich* führt darüber hinaus zur Anregung der äußeren Elektronen (Bindungselektronen, freie Elektronenpaare) von Atomen und Molekülen (Elektronenübergänge). Die inneren Elektronen werden in erster Linie durch sehr energiereiche Strahlung (Röntgen-, Gamma-Strahlung) angeregt. Es können auch Bindungen gespalten und Atome bzw. Moleküle ionisiert werden.

Elektronenübergänge in Molekülen sind nur in den optischen Spektren (wie IR, UV) sichtbar.

Ein bekanntes Beispiel für diese Vorgänge ist die sog. Umkehr der Na-Linie (Resonanzabsorption): Strahlt man Glühlicht durch Natriumdampf, so findet man im kontinuierlichen Spektrum zwei dunkle Linien, die mit den Wellenlängen der Na-D-Linien (589,0 und 589,6 nm) übereinstimmen. Spektren kann man also sowohl in Absorption als auch in Emission aufnehmen. Praktische Anwendung findet dies in der Spektralanalyse z.B. von Fixstern- und Planetenatmosphären (Fraunhofersche Linien).

Man beachte, daß die Lage der Energieniveaus statistisch schwankt und deshalb auch die Spektral_linien_ nicht unendlich scharf sind. Besonders stark macht sich das bei Festkörpern wie glühenden Metallen (z.B. kontinuierliches Spektrum eines schwarzen Strahlers), aber auch schon bei größeren Molekülen bemerkbar. Bei letzteren findet man häufig nur noch Absorptions_banden_, die z.T. auf Schwingungen von Molekülteilen zurückzuführen sind. Schwingungen und Rotationen werden meist schon zusammen mit den höherenergetischen Elektronenniveaus angeregt. Andererseits ist es möglich, zunächst durch Energieabsorption im langwelligen Spektralbereich nur die Molekülrotationen anzuregen (z.B. mit Mikrowellen) und dann, mit abnehmender Wellenlänge und zunehmender Quantenenergie, die anderen Energiezustände (Abb. 66).

Die aufzubringenden Energien können berechnet werden nach $E = h \cdot \nu$ mit $\nu = c/\lambda$ (h = Plancksches Wirkungsquantum, ν = Frequenz, λ = Wellenlänge, c = Lichtgeschwindigkeit). Je kleiner die Wellenlänge einer Strahlung ist, desto größer ist ihre Frequenz und Energie.

Treten Moleküle in der beschriebenen Weise mit Licht in Wechselwirkung, dann wird die Intensität der elektromagnetischen Welle, die die Energieerhöhung bewirkt hat, geschwächt: Die betreffende Welle wird absorbiert.

5.3.4. Gesetz der Lichtabsorption

Für die Intensität einer Absorption in den bekannten Spektralbereichen gilt das _Lambert-Beersche Gesetz:_

$$E = \lg \frac{I_o}{I} = \varepsilon \cdot c \cdot d.$$

$E = \lg \frac{I_o}{I}$ heißt Extinktion (optische Dichte) der Probenlösung.

Eine andere Größe ist die Transmission (Durchlässigkeit) D in %:

$$D = \frac{I}{I_o} 100.$$ E ergibt sich daraus zu $E = \lg \frac{100}{D}$.

I_o und I sind die Intensitäten eines (monochromatischen) Lichtstrahls vor und hinter der absorbierenden Probenlösung. c ist die Konzentration der absorbierenden Substanz in mol $\cdot$ l^{-1}, d.h. die Zahl der absorbierenden Teilchen. d ist die Weglänge des Lichtstrahls in der Lösung, d.h. der Durchmesser des Gefäßes (Küvette), das die Probenlösung enthält. d wird in cm gemessen. ε ist der molare Extinktionskoeffizient und damit eine bei der Wellenlänge λ charakteristische Stoffkonstante. Für eine Substanz ist $\varepsilon = 1\ mol^{-1} \cdot cm^{-1} \cdot l$, wenn sie in der Konzentration $1\ mol \cdot l^{-1}$ und der Schichtdicke 1 cm die Intensität von Licht der Wellenlänge λ auf 1/10 schwächt.

Die in DAB 7 erwähnte spezifische Extinktion $E_{1cm}^{1\%}$ ist definiert durch $E = E_{1cm}^{1\%} \cdot c \cdot d$ mit den Einheiten d in cm, c in g/100 ml Lösung, $E_{1cm}^{1\%}$ in $ml \cdot g^{-1} \cdot cm^{-1}$. Sie gibt die Extinktion einer 1%igen Lösung bei der Schichtdicke 1 cm an. Die Extinktion E ist die Absorptionsintensität einer Substanz bei einer bestimmten Wellenlänge, d.h. sie ist von der Wellenlänge des eingestrahlten Lichts abhängig.

Man beachte, daß das genannte Gesetz (E ~ c) nur für verdünnte Lösungen ($c < 10^{-2}\ mol \cdot l^{-1}$) streng gilt.

Bei Aufnahme einer Extinktionskurve (Abb. 67) mißt man die Durchlässigkeit bei möglichst vielen Wellenlängen (c, d sind konstant) und trägt ε bzw. lg ε als Ordinate auf. Als Abszisse gibt man λ oder ν oder auch häufig die Wellenzahl $\tilde{\nu} = \frac{1}{\lambda} = \frac{\nu}{c}$ an.

Bei binären Gemischen (A + B) setzt sich die Extinktion aus zwei Anteilen zusammen (Abb. 67): $E = \varepsilon_A \cdot c_A + \varepsilon_B \cdot c_B = \varepsilon_{ges} \cdot c_{ges}$. Die Extinktionsänderung ΔE ist dann nicht mehr den Konzentrationsänderungen Δc_{ges} proportional. Eine Ausnahme bildet der sog. isosbestische Punkt mit $\varepsilon_A = \varepsilon_B = \varepsilon_{ges}$. Dort ändert sich ε_{ges} bei einer Konzentrationsänderung nicht (ε_{ges} = ε gesamt).

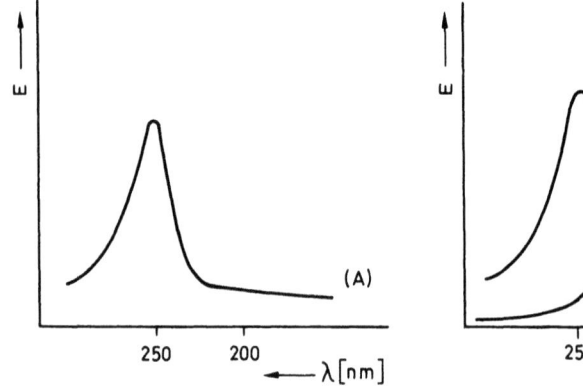
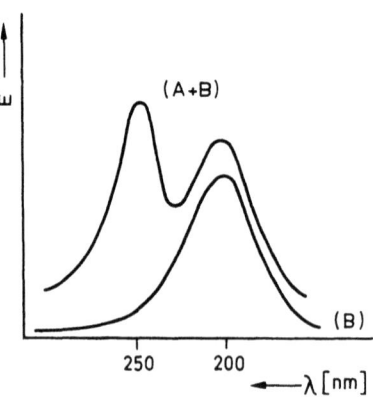

Abb. 67 a, b. Extinktionskurven der Substanzen A, B und einer Mischung von A und B mit $c_A = c_B$

5.4. Grundlagen der Kolorimetrie

Die Kolorimetrie ist eine Absorptionsspektroskopie im Bereich des sichtbaren Lichts und dient zur Konzentrationsbestimmung einer gelösten bekannten Substanz. Man verwendet zwei gleiche, in ihrer Schichtdicke veränderbare Küvetten. Die eine enthält eine Lösung bekannter Konzentration (c_1), die andere eine Lösung des gleichen Stoffes unbekannter Konzentration (c_2). Man schickt nun Licht gleicher spektraler Zusammensetzung durch beide gefärbte Lösungen und variiert die Schichtdicke (d_2) der Probenlösung so lange, bis ihre Intensität gleich der einer Standardlösung (d_1) ist. Die Konzentrationsbestimmung erfolgt also durch Vergleich zweier gefärbter Lösungen. Monochromatisches Licht ist nicht erforderlich; es genügt normales weißes Licht.

Die gesuchte Konzentration $c_2 = \dfrac{c_1 \cdot d_1}{d_2}$ kann berechnet oder einer Eichkurve entnommen werden.

Das einfachste kolorimetrische Verfahren verwendet gefärbte Vergleichslösungen in Reagenzgläsern, deren Gehalt sinnvoll abgestuft ist, und mit denen man die Konzentration im Probenglas vergleicht. Gleiche Farbtiefe gilt dann als Gehaltsgleichheit.

Beim Eintauchkolorimeter (Abb. 70) werden Tauchrohre verwendet, um entsprechende Schichtdickenänderungen zu erreichen. Als Lichtquellen benutzt man i.a. Glühlampen, evtl. in Verbindung mit einem Farbfilter, um einen geeigneten Spektralbereich auszublenden.

Als Strahlungsempfänger dient bei den visuellen Verfahren das menschliche Auge. Seine Empfindlichkeit ist stark wellenlängenabhängig (Maximum bei 550 nm) und auch von anderen physiologischen Faktoren beeinflußbar. Unter günstigsten Bedingungen beträgt die maximal erreichbare Konzentrationsgenauigkeit $\pm$ 0,5%, i.a. jedoch 1 - 5%.

5.5. Grundlagen der Photometrie

Bei der Photometrie verwendet man monochromatisches Licht, das man, bei gleicher Schichtdicke, sowohl durch die Probenlösung als auch durch das reine Lösungsmittel fallen läßt. Die Intensität des zweiten Lichtstrahls wird dann so weit reduziert, bis beide Lichtbündel intensitätsgleich sind. Zur Lichtschwächung benutzt man Blenden oder Graukeile (z.B. graues Glas bekannter Extinktion).

Bei Verwendung photoelektrischer Detektoren werden beide Photoströme ohne Abschwächung gemessen und ihr Intensitätsverhältnis direkt ermittelt. Die Konzentration der Probenlösung ergibt sich aus dem Vergleich der gemessenen Extinktion mit einer empirischen Eichkurve.

Als Lichtquellen für den sichtbaren Bereich verwendet man Glühlampen, deren Strahlung stets gleich bleiben sollte, weshalb sie über einen Spannungskonstanthalter betrieben werden. Die benötigte monochromatische Strahlung wird in photoelektrischen Spektrometern mit Hilfe von Monochromatoren erzeugt. Zur Lichtdispersion verwendet man Prismen oder Gitter; die verschiedenen Wellenlängen werden durch einen Austrittsspalt ausgeblendet. Filter werden benutzt zur Ausblendung kleinerer Spektralbereiche, z.B. in der Kolorimetrie, oder als Interferenzfilter anstelle von Monochromatoren. Als Strahlungsempfänger dienen das menschliche Auge, photographische Platten oder photoelektrische Elemente wie Photozellen, Multiplier (Sekundärelektronenvervielfacher) etc.

Das menschliche Auge gehört zwar zu den empfindlichsten Strahlungsempfängern (bis 50 Photonen/sec noch nachweisbar), ist jedoch verschiedenen subjektiven Einflüssen unterworfen (z.B. Ermüdung, Überreizung etc.). Andere Meßmethoden bieten eine höhere und gleichbleibende Genauigkeit der Messung und liefern auch richtigere Ergebnisse (geringerer systematischer Fehler, kleinere Streuung der Meßwerte).

Die Genauigkeit der Konzentrationsbestimmung kann ohne weiteres auf 0,1% herabgedrückt werden.

Bei den Meßverfahren kann man zwei Methoden unterscheiden. Bei den Einstrahlgeräten (Abb. 68) werden Lösung und Lösungsmittel nacheinander in den Strahlengang gebracht, bei Zweistrahlgeräten wird das Licht in zwei Bündel gleicher Intensität zerlegt und die Lösungsmittelküvette in den einen, die Probenküvette in den anderen Strahlengang eingeschaltet. Bei beiden Verfahren können eine Photozelle (Einzellenmethode) oder zwei Photozellen (Zweizellenmethode) verwendet werden, wobei das letztere Verfahren die Intensitätsschwankungen der Lichtquelle weitgehend ausgleicht.

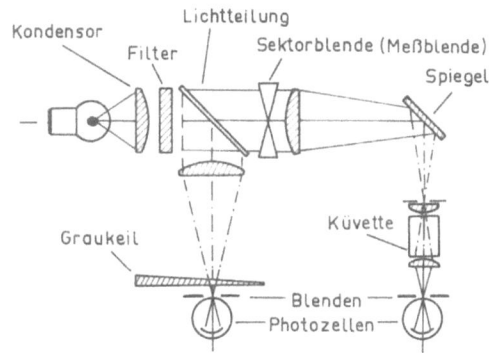 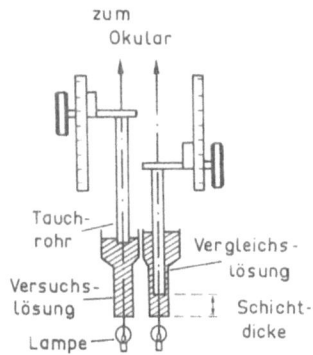

Abb. 68. Schematischer Schnitt durch das Elektrophotometer "Elko" von Zeiss. Einstrahlgerät nach der Zweizellenmethode (Aus Wittenberger)

Abb. 69. Schema des Dubosq-Kolorimeters (aus Kortüm)

5.5.1. Flammenphotometrie

Die Flammenphotometrie ist eine Emissionsspektralanalyse, die sich vor allem zur Bestimmung von Elementen eignet. Die zu bestimmende Probe wird als Lösung dosiert in eine Flamme eingesprüht. Diese regt die zu messenden Atome an; ihr Emissionsspektrum wird photoelektrisch gemessen. Der Gehalt der Probe kann dann mit einer Eichkurve ermittelt werden. Für quantitative Messungen erforderlich sind eine konstante Flamme und die Einhaltung günstiger Konzentrationsbereiche für die zu bestimmenden Elemente.

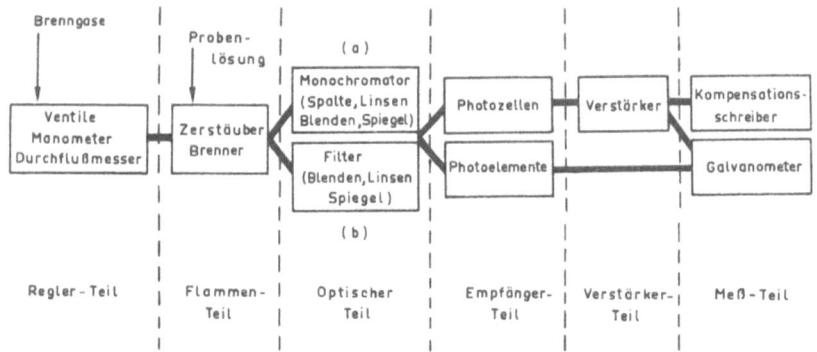

Abb. 70 a. Bauteile und mögliche Kombinationen eines Flammenphotometers.

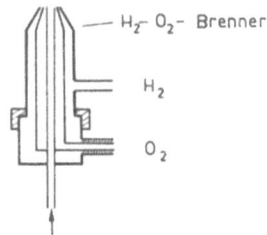

Abb. 70 b. Brenner

Die wesentlichen Bauelemente (Abb. 70 a) sind demnach ein fein regulierbarer Brenner (Abb. 70 b), ein Zerstäuber, Filter bzw. Monochromator (zur Zerlegung der emittierten Strahlung), ein Empfänger (meist Photodetektor) und ein Anzeigegerät. Die Auswahl der Flamme richtet sich nach den für die einzelnen Elemente erforderlichen Anregungsenergien (s.S. 385). Leuchtgas/Luft liefert Flammentemperaturen von ca. 1900° C, Acetylen/Luft ca. 2300° C und H_2/O_2 ca. 1700° C.

Das Bestimmungsverfahren ist für Alkalimetalle spezifisch; Trennungs- oder Reinigungsoperationen entfallen. Die Erfassungsgrenzen betragen für Li 0,05 (1 - 10), Na 0,002 (1 - 10), K 0,05 (1 - 10), Rb 0,2 (5 - 10), Cs 0,5 (5 - 10), Ca 0,05 (5 - 10), Sr 0,05 (5 - 10) µg/ml. In Klammer wurde jeweils der günstigste Konzentrationsbereich in µg/ml angegeben. Im allgemeinen wird man versuchen, die Eichkurve in den angegebenen Bereich zu legen, weil sie dann meist als Gerade verläuft (mit $I = konst \cdot c$). Dies ist notwendig, da die Intensität I der Emissionslinien nicht allein von der Konzentration c des zu bestimmenden Elementes in der Analysenlösung abhängt.

Anwendung: Nach dieser Methode, also durch Vergleich mit Eichlösungen, wird im EuAB Natriumchlorid (Natrii chloridum) auf Verunreinigung durch Kalium geprüft.

Emissions-Spektroskopie

Atome können außer durch Flammen auch mit Hilfe von elektrischen Entladungen angeregt werden, z.B. durch Funkenentladungen und Anregung im Lichtbogen. In neuerer Zeit werden auch Laser zur Anregung verwendet. Es sind sowohl qualitative als auch quantitative Analysen möglich, wobei die Emissions-Spektroskopie besonders für Spurenanalysen geeignet ist (Gehalte von 10^{-3} bis 10^{-6}%, absolute Empfindlichkeit 0,0001 µg je Element). Der Zustand der Probe spielt eine untergeordnete Rolle, weil z.B. mit der Funkenanregung auch schwerlösliches Probenmaterial (z.B. Metalle, Keramik) analysiert werden kann. Es können gleichzeitig mehrere Elemente nebeneinander bestimmt werden.

Atomabsorptionsspektroskopie (AAS)

Bei der AAS wird die Resonanz-Absorption von Strahlung bestimmter Wellenlänge durch Atome benutzt, um die einzelnen Elemente quantitativ zu bestimmen. Die untersuchten Atome befinden sich hauptsächlich im Grundzustand. Das Verfahren ist daher empfindlicher als die Flammenphotometrie.

Beispiele (in Klammern sind die Nachweisgrenzen in µg/ml = ppm angegeben für das Gerät in Abb. 71): As (0,1), Pb (0,03), Cd (0,005), Zn (0,002), Sr (0,001), Hg (0,5).

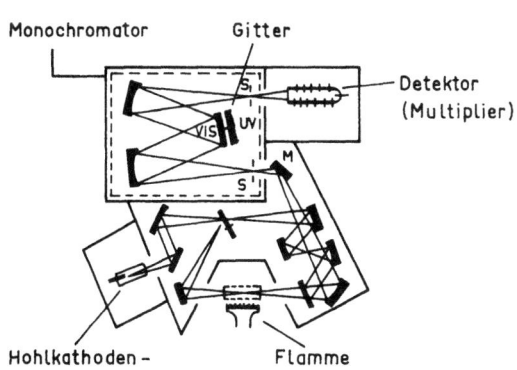

Abb. 71. Schema eines Doppelstrahl-Atomabsorptions-Spektrophotometers (nach Kahn und Slavin)

Meßverfahren (Abb. 71): Es handelt sich im Prinzip um die Lichtabsorption durch Atome im Dampfzustand (vgl. Beispiel Na, S. 386). Die Probe wird in gelöster Form durch ein Zerstäubungssystem in eine Flamme eingebracht und durch thermische Dissoziation atomisiert. Da die Atome in einem nicht angeregten Grundzustand vorliegen, sind sie in der Lage, diejenige Resonanzstrahlung zu absorbieren, die sie im Anregungszustand selbst emittieren würden. Als Lichtquellen dienen Hohlkathodenlampen, deren Kathode aus dem zu bestimmenden Element hergestellt wurde. Bei der Messung schickt man das von der Lampe emittierte Licht mehrfach durch die Flamme, wobei es teilweise absorbiert wird. Mit Hilfe eines Gittermonochromators trennt man dann die für die Auswertung benötigte Resonanzstrahlung von der Störstrahlung. Die Schwächung der Lichtintensität durch die Resonanzabsorption wird gemessen und über eine Eichkurve ausgewertet.

Fluoreszenzspektroskopie

Auch die Photolumineszenz von Lösungen, die bei normaler Temperatur als Fluoreszenz in Erscheinung tritt, läßt sich zur qualitativen und quantitativen Analyse nutzen. Nach dem *Gesetz von Stokes* ist die ausgestrahlte Energie bei der Fluoreszenz kleiner als die absorbierte, d.h. das abgestrahlte Licht ist langwelliger als die Anregungsstrahlung. So wird bei der Bestimmung von Riboflavin Licht von 440 nm eingestrahlt und das Fluoreszenzlicht bei 565 nm gemessen. Bei der Betrachtung von Chromatogrammen (s.S. 421) im UV-Licht arbeitet man bei 254 nm und 365 nm.

Nephelometrie

Bei der Untersuchung von kolloiden Lösungen kann der **Faraday-Tyndall-Effekt** zur Konzentrationsbestimmung benutzt werden (z.B. Proteinlösungen, Chloridbestimmung als AgCl-Suspension). Er beruht auf der Beugung des in die Lösung eingestrahlten Lichts durch die Teilchen der kolloiden Lösung. Die Intensität des Streulichts hängt u.a. ab von der Größe und Anzahl der Teilchen und kann nach verschiedenen Formeln berechnet werden.

Man unterscheidet zwei Verfahren (Abb. 72): Die **Turbidimetrie** (Trübungsmessung) mißt die Herabsetzung der Lichtintensität des durch die Lösung tretenden Lichts. Diese (scheinbare) Extinktion beruht jedoch nicht auf einem Absorptionsvorgang, sondern auf der Lichtstreuung.

Die **Tyndallometrie** (Streuungsmessung) benutzt die Messung der Intensität des Streulichts.

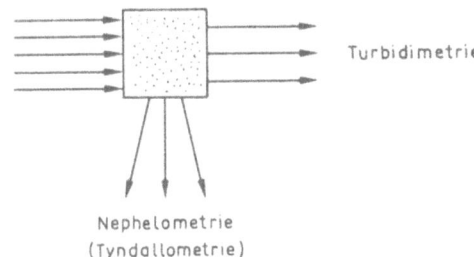

Abb. 72. Prinzip nephelometrischer und turbidimetrischer Messungen

5.6. Grundlagen der Absorptionsspektroskopie und -photometrie im ultravioletten und sichtbaren Bereich

5.6.1. Molekülanregung

Die Absorptionsspektroskopie im ultravioletten (UV)- und sichtbaren (vis)-Bereich wird oft auch als Elektronenspektroskopie bezeichnet, da die Energieaufnahme zur Anregung von Elektronen führt. Diese werden von ihrem Grundzustand in höhere Niveaus (angeregter Zustand) angehoben. Infolge statistischer Verteilung und bedingt durch die zusätzliche Anregung von Molekülschwingungen und -rotationen findet man diskrete Absorptionsbanden anstelle von Linien (Bandenspektren). Allerdings führt nicht jeder energetisch mögliche Elektronenübergang zu einer Absorption. Es gelten auch hier die aus der Quantenmechanik bekannten Auswahlregeln. Somit erfolgen nur solche Übergänge, für die gilt: $\Delta L = \pm 1$ (L = Quantenzahl des Bahndrehimpulses). Wichtig ist nun, daß man auch energetisch verbotene Übergänge beobachten kann. Der Grund hierfür ist die Änderung der Symmetrie der Zustände durch Molekülschwingungen oder, z.B. bei aromatischen Verbindungen, durch Substitution.

5.6.2. Molekülstruktur und absorbiertes Licht

Im allgemeinen wird man erwarten, daß die Art bzw. Polarisierbarkeit der Elektronensysteme einen wichtigen Einfluß auf ihre Anregbarkeit haben. So absorbieren die σ-Elektronen in C-C und C-H Bindungen etwa bei 125 bis 140 nm und erscheinen daher für unser Auge farblos (Tabelle 22). Moleküle mit π-Systemen besitzen leichter anregbare π-Elektronen, und man beobachtet eine Verschiebung der Absorptionsbanden zum sichtbaren Teil des Spektrums. Dadurch erscheinen uns die Substanzen farbig. Derartige ungesättigte Gruppen, die die selektive Absorption beeinflussen, nennt man Chromophore. Die Anhäufung von chromophoren Gruppen führt zu einer Farbvertiefung (Bathochromie), d.h. einer Verschiebung der Absorptionsmaxima zu längeren Wellenlängen. Umgekehrt bezeichnet man die Verschiebung nach kürzeren Wellenlängen als hypsochromen Effekt. Bestimmte gesättigte Gruppen wie $-NH_2$, $-OH$, $-NHR$, $-OCH_3$, die meist an einen Chromophor gebunden sind, werden auch Auxochrome genannt. Sie enthalten freie Elektronenpaare (Symbol: n). Ihre Anwesenheit im Molekül ermöglicht z.B. die Verwendung einer farbigen Substanz als Farbstoff. Ein solcher Stoff ist dadurch ausgezeichnet, daß er u.a. die Fähigkeit besitzt, andere Stoffe möglichst wasch- und lichtecht zu färben.

Auxochrome Gruppen verstärken die Absorption und weisen einen bathochromen Effekt auf, d.h. sie verändern die Wellenlänge und die Intensität des Absorptionsmaximums.

Tabelle 22. Absorption chromophorer Gruppen

Art	Elektronen-übergang (Symbol)	λ_{max} [nm]
σ-*Elektronen*		
C-C, C-H	σ → σ*	~ 150
Einsame Elektronenpaare		
-O-		~ 185
-N=	n → π*	~ 195
-S-		~ 195
>C=O	n → π*	~ 300
	n → σ*	~ 190
π-*Elektronen* (isoliert)		
>C=C<	π → π*	~ 190

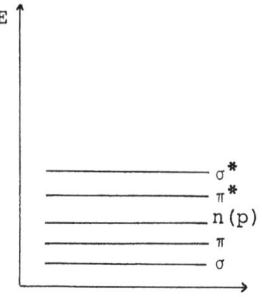

Lage der elektronischen Energieniveaus *(schematisch)*

Tabelle 23. Beispiele für die UV-Spektroskopie

Beispiel		ε	λ bzw. λ_{max} [nm]
>C=O ($\pi \to \pi^*$)	$H_3C-C-CH_3$ ‖ O	1 000	187
>C=C< ($\pi \to \pi^*$)	$H_2=CH_2$	16	275
		8 000	185
	$CH_2=CH-CH=CH_2$	21 000	217
	$CH_2=CH-CH=CH-CH=CH_2$	35 000	258
	$CH_3-(CH=CH)_4-CH_3$	76 000	310
	$CH_3-(CH=CH)_5-CH_3$	122 000	342
	$CH_3-(CH=CH)_6-CH_3$	146 000	380
Aromaten ($\pi \to \pi^*$)	Benzol	60 000	184
		7 400	203,5
		204	254
	Phenol	6 200	210,5
		1 450	270
	Benzoesäure	11 600	230
		970	273
	Anilin	8 600	230
		1 430	280
	Nitrobenzol	7 800	268,5

Tabelle 22 enthält wichtige chromophore Gruppen und die Lage ihrer Absorptionsmaxima. n bedeutet nichtbindende Elektronen, π, σ bindende Elektronen, π^*, σ^* antibindende Elektronen entsprechend der bekannten Bezeichnungsweise der MO-Theorie. Elektronenübergänge finden statt aus besetzten (bindenden oder nichtbindenden) σ-, π- oder n-Orbitalen in nichtbesetzte π^*- bzw. σ^*-Orbitale. Die erforderliche Wellenlänge ist nach $E = h \cdot \frac{c}{\lambda}$ ein Maß für den Abstand der Energieniveaus. Je kurzwelliger (= energiereicher) die Strahlung ist, desto weiter liegen die Orbitale energetisch auseinander.

Tabelle 23 bringt die Extinktionskoeffizienten ($E = \varepsilon \cdot c \cdot d$) für ausgewählte Verbindungen mit Angabe der Elektronenübergänge und z.T. des langwelligen Maximums.

Bei Carbonylgruppen, z.B. in Aldehyden und Ketonen, können die Übergänge n $\to \pi^*$ und $\pi \to \pi^*$ angeregt werden. Die Absorptionsbande ist bei α,β-ungesättigten Carbonylverbindungen infolge Konjugation in den langwelligen Bereich verschoben. Konjugierte Doppelbindungen sind im Vergleich zu isolierten Doppelbindungen ebenfalls nach größerer Wellenlänge verschoben. Bekannte natürliche Polyene sind z.B. Retinol, Carotine, Xantophylle etc. Abb. 76 zeigt zum Vergleich einige gemessene UV-Spektren.

Die Absorption von Aromaten kann durch ihr Substitutionsmuster stark beeinflußt werden. So bewirken z.B. die freien Elektronenpaare im Phenol und Anilin im Vergleich zum Benzol eine Verschiebung in den langwelligen Bereich ("Rotverschiebung"). Ähnliches gilt für anellierte Ringe, wie Abb. 77 zeigt.

5.6.3. Meßmethodik

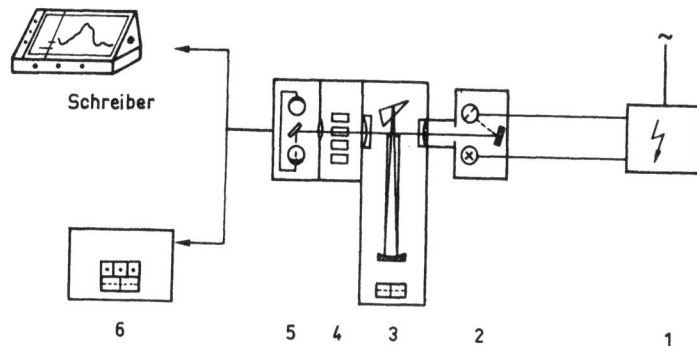

Abb. 73. Schema eines Spektralphotometers. 1. Netzanschluß für Lampen; 2. Leuchte mit Glüh(Vis)- und Deuteriumlampe (UV); 3. Monochromator; 4. Probenwechsler mit vier Küvetten; 5. Empfängergehäuse; 6. Anzeigegerät (digital und Schreiber)

Tabelle 24. Lichtabsorption und Farbe

Absorbiertes Licht		
Wellenlänge in nm	Farbe	Farbe der Verbindung
400 - 440	violett	gelbgrün
440 - 480	blau	gelb
480 - 490	grünblau	orange
490 - 500	blaugrün	rot
500 - 560	grün	purpur
560 - 580	gelbgrün	violett
580 - 595	gelb	blau
595 - 605	orange	grünblau
605 - 750	rot	blaugrün
750 - 800	purpur	grün

In Abb. 73 ist der prinzipielle Aufbau eines Spektralphotometers wiedergegeben. Das benötigte monochromatische Licht wird durch Zerlegung von polychromatischem Licht an Prismen oder Gittern gewonnen und die verschiedenen Wellenlängen werden durch Drehung des Dispersionssystems am Austrittsspalt vorbeigeführt (Abb. 74).

Daneben werden noch Interferenzfilter (Abb. 75) zur Erzeugung monochromatischen Lichts verwendet. Als Licht dient meist eine Wasserstoff- (evtl. Deuterium-)Lampe, die das Kontinuum des H_2-Spektrums erzeugt. Tabelle 25 enthält eine Reihe von üblichen Lösungsmitteln für die UV-Spektroskopie mit Angabe der unteren Grenze der Wellenlängen (für 1 cm Meßzellen).

Man beachte, daß auch hier Solvationseffekte auftreten können. So beobachtet man bei Verwendung von Ethanol als Lösungsmittel die Maxima meist bei längerer Wellenlänge als in Hexan. Andererseits liegt z.B. λ_{max} für Aceton in Hexan bei 279 nm, in Wasser dagegen bei 264,5 nm.

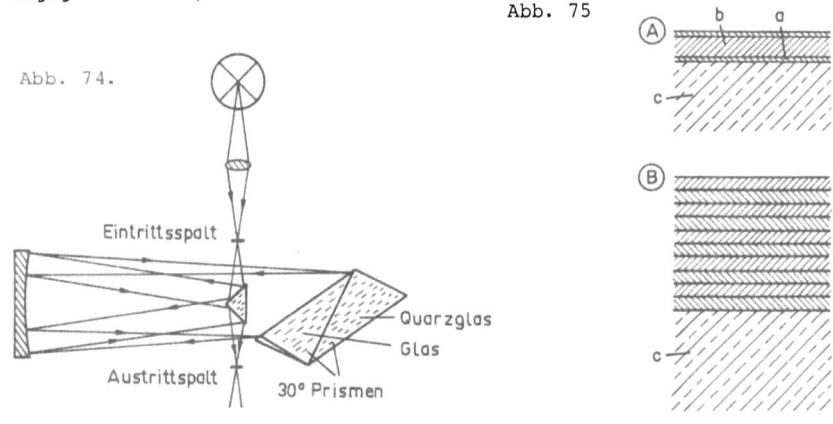

Abb. 74. Strahlengang beim Leitz-Geradsichtmonochromator

Abb. 75. A) Aufbau eines normalen Interferenzfilters und B) eines Mehrschichtinterferenzfilters. a) halbdurchlässige Silberschichten; b) durchlässige Zwischenschicht; c) durchlässiger Träger; \\\Schichten hohen und ///Schichten niedrigen Brechwertes (in B)

Tabelle 25. Lösungsmittel für die UV-Spektroskopie

Lösungsmittel	λ_{min} [nm]
n-Hexan	201
Methanol	203
Ethanol (95%)	204
Cyclohexan	195
Chloroform	237

5.6.4. Auswertung und Anwendung

In der Regel wird man ein Spektrum so auswerten, daß man die Intensität der Banden untersucht. Für eine qualitative Strukturanalyse wird man dann UV-Spektren von Verbindungen mit ähnlichem Chromophor heranziehen, wofür große Spektrensammlungen zur Verfügung stehen. Daneben gibt es Absorptionsregeln, die es erlauben, die Maxima mit Hilfe empirischer Werte zu berechnen. Besonders brauchbare Spektren liefern polyzyklische Aromaten, die nicht nur zur Identifizierung, sondern teilweise auch zur Isomerenanalyse herangezogen werden können. So kann man aus der Lage, der Struktur und der Intensität der Banden oft erkennen, wie groß die Ringsysteme sind oder ob sie linear oder angular anelliert sind (Abb. 76, 77). Quantitative Analysen werden photometrisch meist nur im sichtbaren Bereich durchgeführt, weil im UV-Bereich zahlreiche Verunreinigungen stören. Mit Hilfe von Eichkurven können Gehaltsbestimmungen (z.B. von Vitamin A mit $SbCl_3$ bei λ = 610 - 620 nm) oder auch Reinheitsprüfungen durchgeführt werden.

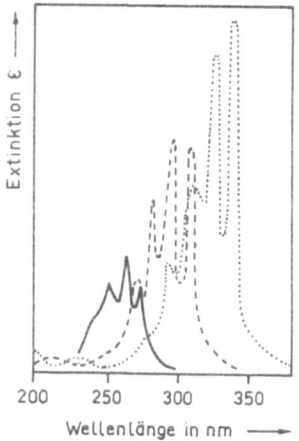
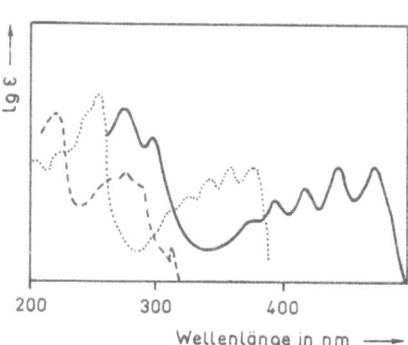

Abb. 76. UV-Spektren konjugierter Polyene. 2,4,6-Octatrien; 2,4,6,8-Decatetraen; 2,4,6,8,10-Dodecapentaen

Abb. 77. UV-Spektren polyzyklischer Arene (Naphthalin———, Anthracen····, Tetracen———)

5.7. Grundlagen der Infrarot-Absorptionsspektroskopie

5.7.1. Molekülanregung

In einem Molekül sind die Atome nicht starr fixiert, sondern können sich um ihre Ruhelage bewegen. Die verschiedenen Schwingungen eines Moleküls sind Kombinationen von Bewegungen der Atome um ihre Ruhelage. Sie beeinflussen einander nicht. Ihre Frequenz hängt u.a. ab von der Atommasse, der Bindungsstärke zwischen den Atomen und ihrer räumlichen Anordnung im Molekül. Diese Eigenschwingungen können durch infrarotes Licht verstärkt werden, sofern sich während der Schwingung das Dipolmoment, also die Symmetrie der Ladungsverteilung, ändert. Ein schwingender Dipol nimmt immer dann Energie auf (Absorption), wenn die Frequenz der Strahlung einer Eigenfrequenz des Moleküls entspricht (Resonanz).

Neben den Grundschwingungen können auch Oberschwingungen angeregt werden. Verändern sich nur die Bindungswinkel, nicht aber die Atomabstände, spricht man oft von Deformationsschwingungen, im anderen Fall auch von Valenzschwinungen. Zusätzlich werden auch die Rotationsschwingungen der Moleküle angeregt, was eine Verbreiterung der IR-Absorptionsbanden zur Folge hat. Abb. 78 zeigt verschiedene Schwingungsmöglichkeiten einer Atomgruppe.

Beim Aufzeichnen eines IR-Absorptionsspektrums wird nacheinander kontinuierlich der Wellenlängenbereich λ von 2 - 15 µm eingestrahlt ($\hat{=} \tilde{\nu}$ = 5000 - 600 cm^{-1}). Dabei werden allerdings nicht alle Atome eines Moleküls gleichmäßig, sondern verschiedene Atomgruppierungen unterschiedlich stark angeregt.

Streckschwingungen ("Valenzschwingungen")

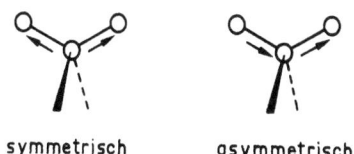

symmetrisch   asymmetrisch

Deformationsschwingungen

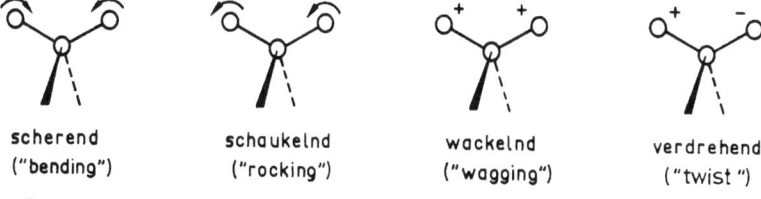

scherend   schaukelnd   wackelnd   verdrehend
("bending")   ("rocking")   ("wagging")   ("twist")

Beugeschwingungen in der Ebene   Beugeschwingungen aus der Ebene heraus

Abb. 78. Schwingungsmöglichkeiten einer Atomgruppe (+ und - deuten Schwingungen senkrecht zur Papierebene an)

Dies hat zur Folge, daß man aufgrund vieler Vergleichsspektren charakteristische Gruppenfrequenzen für bestimmte Bindungstypen (z.B. -C≡C-) oder funktionelle Gruppen (z.B. >C=O) angeben kann. Umgekehrt lassen sich diese Erfahrungswerte für die Strukturanalyse unbekannter Substanzen verwenden.

Die für bestimmte Verbindungen charakteristischen Wellenzahlen (Gruppenfrequenzen) liegen im Bereich von $\tilde{\nu}$ = 4000 - 1250 cm^{-1} (λ = 2,5 - 8 µm). Absorptionsspektren im Gebiet von 1250 - 600 cm^{-1} sind für organische Moleküle meist so kompliziert, daß dieser Bereich für den Identitätsnachweis herangezogen wird (fingerprint-Gebiet). Man kann aufgrund vieler Erfahrungswerte annehmen, daß zwei Substanzen (z.B. Naturstoff und synthetisierte Verbindung) identisch sind, wenn ihre IR-Spektren in diesem Gebiet völlig übereinstimmen. In Kombination mit der UV-Spektroskopie bietet sich für Benzolderivate die Möglichkeit, im Bereich von 800 - 700 cm^{-1} Aussagen über das Substitutionsmuster am Benzolring zu gewinnen, da die Frequenzen dieser Schwingungen durch die Zahl der benachbarten H-Atome am Ring bestimmt werden.

5.7.2. Absorptionsbereich

Die für die Zuordnung zu einer Substanzklasse bzw. funktionellen Gruppe wichtigen Absorptionsbereiche sind in Tabelle 26 angegeben. Abb. 80 und 81 zeigt als Beispiel zwei IR-Spektren, deren Banden zugeordnet sind.

Aromaten und Olefine erkennt man an der =C-H-Valenzschwingung zwischen 3000 und 3100 cm^{-1} und den C-C-Valenz- sowie Gerüstschwingungen von 1200 - 600 cm^{-1}. Für Aromaten findet man noch Valenzschwingungen bei 1600 cm^{-1} und 1500 cm^{-1}. Die C=C-Valenzschwingung der Olefine liegt bei 1600 - 1660 cm^{-1}. Fehlen diese Banden und treten statt dessen Absorptionen zwischen 2800 - 3000 cm^{-1} auf, so handelt es sich um C-H-Valenzschwingungen von Alkanen.

O-H und N-H Gruppen in Alkoholen, Phenolen und Aminen lassen sich durch intensive Banden zwischen 3700 und 3100 cm^{-1} gut erkennen. Der Wert dieser Frequenzen wird häufig als Maß für die Stärke einer H-Brückenbindung angesehen.

Carbonylverbindungen fallen durch intensive Absorption im Bereich von 1900 - 1600 cm^{-1} auf, wobei die Lage der Bande stark von Substituenten am Carbonylkohlenstoff beeinflußt wird.

Tabelle 26. Charakteristische Gruppen- und Gerüstfrequenzen im IR-Gebiet

Wellenzahl (cm^{-1})	Schwingungstyp	Verbindungen
3700...3100	-O-H-Valenz. u. N-H-Valenz. frei u. assoziiert	Alkohole, Phenole, Säuren, Ketoalkohole, Hydroxyester Primäre und sekundäre Amine und Amide
3300...3270	≡C-H-Valenz.	Monosubstituierte Acetylene
3300...2500 (sehr breit)	-O-H-Valenz. (assoziiert)	Carbonsäuren, Chelate
3100...3000	=C-H-Valenz.	Aromaten, Olefine
3000...2800	-C-H-Valenz.	Paraffine, Cycloparaffine
2300...2100	-C≡X-Valenz. (X=C, N, O)	Acetylene, Nitrile, Kohlenmonoxid
1900...1600	-C=O-Valenz.	Carbonylverbindungen
1850...1740	-C=O-Valenz.	Carbonsäurehalogenide
1840...1780 1780...1720	-C=O-Valenz.	Carbonsäureanhydride (2 Banden)
1760...1700	-C=O-Valenz.	Gesättigte Carbonsäuren
1750...1730	-C=O-Valenz.	Gesättigte Carbonsäurealkylester
1730...1710	-C=O-Valenz.	Gesättigte Aldehyde und Ketone, α,β-ungesättigte und aromatische Carbonsäureester
1715...1680	-C=O-Valenz.	α,β-ungesättigte und aromatische Aldehyde
1690...1660	-C=O-Valenz.	α,β-ungesättigte und aromatische Ketone

Fortsetzung von Tabelle 26

Wellenzahl (cm^{-1})	Schwingungstyp	Verbindungen
1680...1630	-C=O-Valenz.	Primäre, sekundäre und tertiäre Carbonsäureamide (Amidbande I)
1660...1600	-C=C-Valenz.	Olefine
1600...1500	-C=C-Valenz.	Aromaten
1650...1620	-NH_2-Deform.	Primäre Säureamide, Aromaten (Amidbande II)
1650...1580	-N-H-Deform.	Primäre und sekundäre Amine
1570...1510	-N-H-Deform.	Sekundäre Säureamide (Amidbande II)
1560 / 1518	-NO_2-Valenz.	Nitroalkane / Nitroaromaten
1480...1430 1390...1370	-CH_3- u. -CH_2- Deform.	Kohlenwasserstoffe, Ester usw.
1360...1030	-C-N-Valenz.	Amide, Amine
1335...1310	-SO_2-Valenz.	Organische Sulfonylverbindungen
1290...1050	-C-O-Valenz.	Ether, Alkohole, Lactone, Ketale, Acetale, Ester
1200... 600	-C-C-Valenz. Gerüstschwing.	Paraffine, Cycloparaffine, Olefine, Aromaten mit Seitenketten
915... 905 900... 860 810... 750 725... 680	=C-H-Deform.	1,3-Disubstituierte Benzole
860... 800	=C-H-Deform.	1,4-Disubstituierte Benzole
780... 500	-C-Hal-Valenz.	Aromatische und aliphatische Halogenverbindungen
770... 735	=C-H-Deform.	1,2-Disubstituierte Benzole
770... 730 710... 690	=C-H-Deform.	Monosubstituierte Benzole
705... 550	-C-S-Valenz.	Organische Schwefelverbindungen (Mercaptane, Thioether usw.)

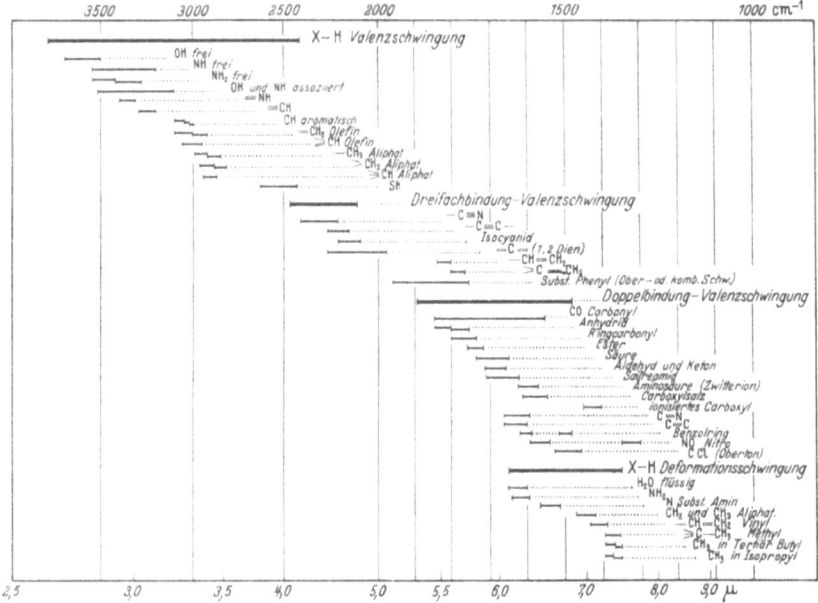

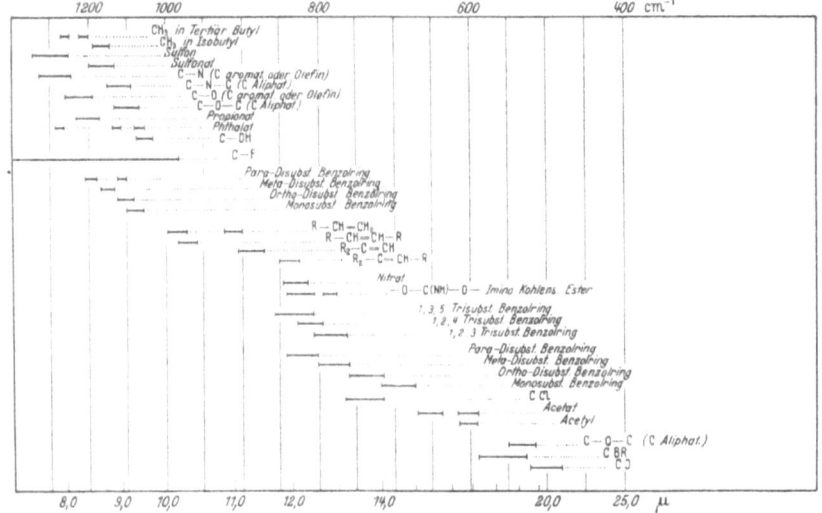

Abb. 79. Übersichtsschema zu Tabelle 26 (aus Kortüm)

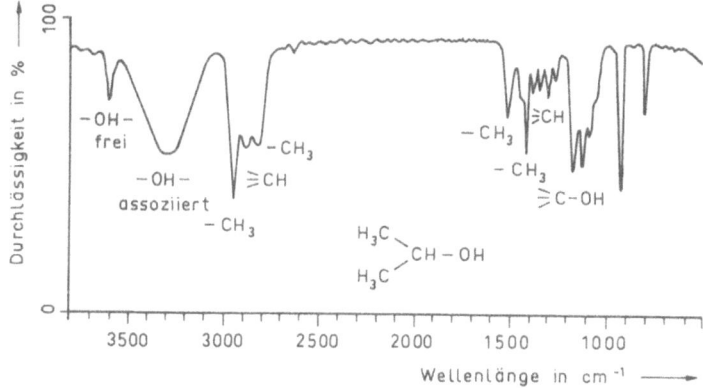

Abb. 80. IR-Spektrum von 2-Propanol

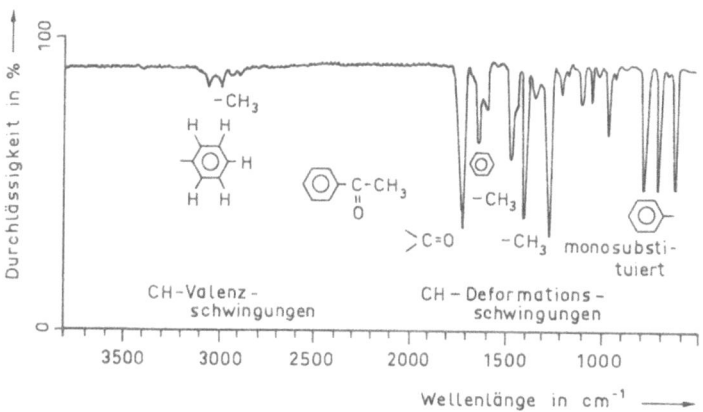

Abb. 81. IR-Spektrum von Methyl-phenyl-keton

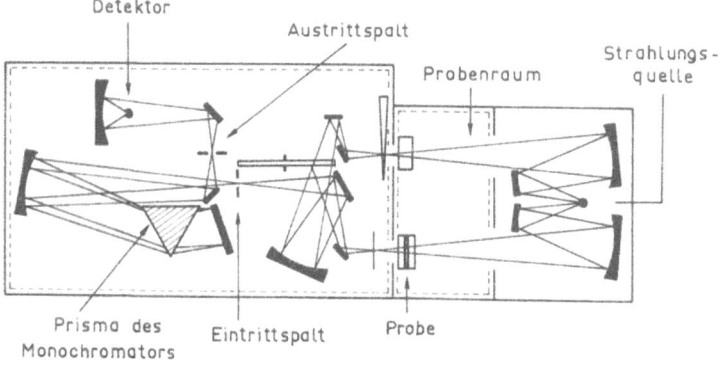

Abb. 82. Schema eines Infrarot-Spektralphotometers

5.7.3. Meßmethodik

Abb. 82 zeigt das Schema eines (Zweistrahl-)-IR-Photometers. Als Strahlungsquelle dient z.B. ein Nernst-Stift (Keramikstab), dessen Licht einen hohen IR-Anteil aufweist. Nach Durchlaufen der Probe wird das polychromatische Licht im Monochromator zerlegt und von einem IR-empfindlichen Detektor registriert. Das Verhältnis der Intensitäten des Meßstrahls I und des ungeschwächten Vergleichsstrahls I_o wird ermittelt und im Meßdiagramm gegen die Wellenzahl $\tilde{\nu}$ aufgezeichnet. Ein so erhaltenes Spektrum zeigen die Abb. 80 und 81.

Mittels IR-Spektroskopie kann eine Verbindung als Gas, als Flüssigkeit, in Lösung oder im festen Zustand untersucht werden. Flüssige Substanzen werden meist zwischen Kochsalzplatten gepreßt, die im Bereich von 4000 - 667 cm^{-1} für IR durchlässig sind. Feste Substanzen werden in einem Mörser mit Nujol (flüssiger Kohlenwasserstoff), Hostaflon oder Perfluorkerosin verrieben und die Suspension als Paste zwischen NaCl-Platten gepreßt. Man kann aber auch die Verbindung mit wasserfreiem KBr verreiben und in einer Presse zu einer durchscheinenden Pille pressen. Mit diesem Verfahren erhält man meist sehr gute Spektren, die sich ausgezeichnet als Vergleichsspektren eignen. Bei der Verwendung der bekannten Spektrensammlungen muß allerdings auf die oft unterschiedlichen Aufnahmebedingungen geachtet werden. Dazu gehören auch Aufnahmen in Lösung, wozu Lösungsmittel wie CCl_4 (820 - 720, 1560 - 1550 cm^{-1}) oder CS_2 (2400 - 2200, 1600 - 1400 cm^{-1}) verwendet werden. In Klammern sind die Bereiche angegeben, in denen das Lösungsmittel wegen zu großer Eigenabsorption nicht anwendbar ist. Beim Messen ist ferner darauf zu achten, daß zwei Küvetten verwendet werden, von denen eine mit der Probenlösung und die andere zur Kompensation mit dem Lösungsmittel gefüllt wird. Die erforderlichen Substanzmengen liegen meist im mg-Bereich, bei Mikrotechniken im µg-Bereich.

5.7.4. Anwendungen und Auswertung

Bei der Strukturanalyse von Verbindungen versucht man, aus den charakteristischen Frequenzlagen der Banden z.B. die Substanzklasse, funktionelle Gruppen oder das Substitutionsmuster (bei Aromaten) zu ermitteln. Für unbekannte Verbindungen stehen zahlreiche Spektrenkataloge zum Vergleich zur Verfügung. Für Reinheitsprüfungen ist die IR-Spektroskopie wegen der komplizierten Bandenmuster oft weniger geeignet. Pharmazeutische Anwendungen sind z.B. der Identitätsnachweis bei Steroiden. Hierzu legt man einfach das gemessene Probenspektrum und ein Vergleichsspektrum der reinen Substanz übereinander und prüft, ob sie deckungsgleich sind (gleiche Aufnahmebedingungen vorausgesetzt).

Ramanspektroskopie

Voraussetzung für das Auftreten von IR-Absorptionsbanden sind Änderungen im Dipolmoment der absorbierenden Moleküle. Ändert sich die Polarisierbarkeit, d.h. die Deformierbarkeit des Elektronensystems im Molekül, dann treten ebenfalls Absorptionsbanden auf, die Schwingungs- (und Rotations-)-Übergängen zugeordnet werden können. Diese Banden werden als Raman-Linien, ihre Diagramme als Raman-Spektren bezeichnet. Ihre Entstehung läßt sich wie folgt erklären: Monochromatisches Licht trifft auf eine transparente, gasförmige, flüssige oder feste Substanz. Es wird an einzelnen Molekülen der Substanz gestreut. Das Streulicht enthält neben der Linie des eingestrahlten Primärlichts weitere Linien von kürzerer oder längerer Wellenlänge, die man auch als Antistokessche bzw. Stokessche Linien bezeichnet.

Ein Raman-Spektrum entsteht dadurch, daß die eingestrahlten Photonen der Energie $E = h \cdot \nu_0$ mit Molekülen zusammenstoßen. Diese können die Energie $h \cdot \nu_1$ von den Photonen übernehmen, bzw. es kann umgekehrt die gleiche Energie von angeregten Molekülen abgegeben werden. Wir erhalten dann eine Streustrahlung, die man spektral zerlegen und registrieren kann. Das Spektrum enthält die Raman-Linien, die um die Raman-Frequenz $\Delta\nu = \pm\, \nu_1$ gegenüber ν_0 verschoben sind. Die Wellenzahlen liegen meist zwischen 4000 - 100 cm^{-1} und sind charakteristisch für die Schwingungen einzelner Atomgruppen. In einem Molekül mit Symmetriezentrum sind die Schwingungen, die symmetrisch zum Symmetriezentrum erfolgen, IR-inaktiv (= verboten), aber Raman-aktiv. Nichtsymmetrische Schwingungen sind Raman-inaktiv und meist IR-aktiv. Das bedeutet, daß sich beide spektroskopische Methoden ergänzen. Abb. 83 bringt zum Vergleich beide Spektren von Cyclohexen.

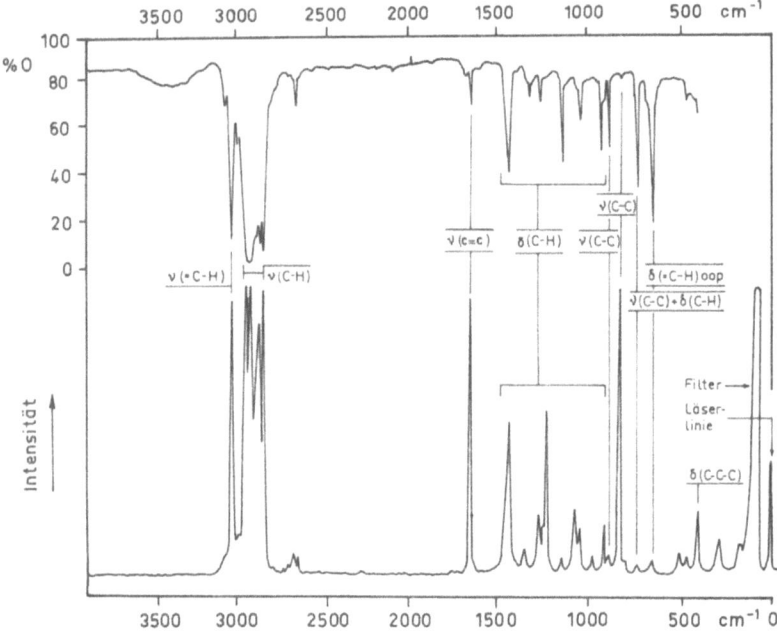

Abb. 83., IR- und Raman-Spektrum von Cyclohexen zum Vergleich

Anwendung von Röntgenstrahlen

Verschiedene spektroskopische Methoden verwenden zur Anregung elektromagnetische Strahlung kurzer Wellenlänge (Röntgenstrahlung, Abb. 66).

Röntgenfluoreszenzspektroskopie (Abb. 84)

Hierbei handelt es sich um eine Emissionsspektralanalyse, bei der Röntgenstrahlung als Primärstrahlung zur Anregung der zu bestimmenden Probe benutzt wird (Sekundäranregung, "Fluoreszenz"). Durch die Primärstrahlung werden aus den inneren Energieniveaus der Atome Elektronen herausgeschlagen. Die so durch Ionisation entstandenen Lücken werden durch Elektronen aufgefüllt, die von einem äußeren, energiereicheren Niveau auf das innere, energieärmere Niveau "springen". Die freiwerdende Energie wird als Energiequant h·ν abgestrahlt. Auf diese Weise erhält man ein Röntgenspektrum, das meist aus mehreren voneinander getrennten Liniengruppen besteht, die als K-, L-, M- usw.-Serie bezeichnet werden.

Die Wellenlängen der charakteristischen Strahlung sind entsprechend dem Mosleyschen Gesetz von der Ordnungszahl des betreffenden Elements abhängig. Sie können daher umgekehrt zu dessen qualitativer Bestimmung dienen.

Die spektrale Zusammensetzung der Strahlung wird durch Beugung an einem Kristall bestimmt, indem man diesen um einen Winkel α dreht und mit der Braggschen Gleichung

$$n \cdot \lambda = 2 d \cdot \sin \alpha \qquad n = \text{natürliche Zahl,}$$
$$d = \text{Abstand der Gitterebenen im Kristall}$$

die einzelnen Wellenlängen λ berechnet (Abb. 84). Die verschiedenen Elemente lassen sich dann mit Hilfe von Tabellen zuordnen. Die quantitative Bestimmung erfolgt über Eichkurven aufgrund der Messung der Strahlungsintensität geeigneter charakteristischer Linien des Spektrums.

Anwendung findet die Methode zur Untersuchung von Festkörpern wie Mineralien, Gläsern oder Legierungen (Metallurgie).

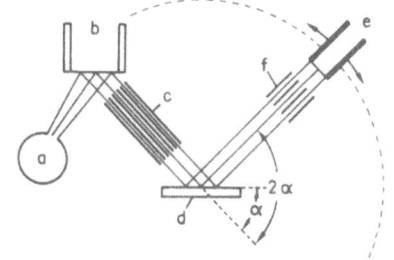

Abb. 84. Röntgenspektrograph.
a) Röntgenröhre; b) Präparatehalter; c) Soller-Blende (Kollimator); d) Kristall; e) Detektor; f) Hilfsblende, α Glanzwinkel

Elektronenstrahl-Mikroanalyse (Mikrosonde)

Bei dieser Methode werden Atome einer ebenen Probe durch einen Elektronenstrahl zum Aussenden von Röntgenfluoreszenzstrahlung angeregt. Man kann damit die räumliche Verteilung von Elementen in festen Stoffen bestimmen (zweidimensionale Flächenanalyse) und eine definierte lokale Mikroelementaranalyse vornehmen (Punktschärfe: 1 µm).

Röntgenstruktur-Analyse

Die genaue räumliche Struktur fester kristalliner Stoffe wird mit Hilfe von Röntgenstrahlung bestimmt, die an den Gitterbausteinen der Kristalle gestreut wird. Man erhält ein Beugungsbild des dreidimensionalen Atomgitters, da die von verschiedenen Gitterpunkten herkommenden Strahlen miteinander interferieren. Aus Winkellage und Intensität der Interferenzen kann man mit Hilfe mathematischer Transformationen (Fourier-Analyse) ein dreidimensionales Bild des Objekts herstellen. Grundlage der diffraktometrischen Analyse ist das Braggsche Reflexionsgesetz:

$$n \cdot \lambda = 2 d \cdot \sin \alpha.$$

Im Vergleich zur Röntgenfluoreszenzspektroskopie ist dabei λ bekannt, wenn man monochromatische Röntgenstrahlung verwendet. d wird gesucht und α nach verschiedenen Methoden experimentell ermittelt.

Als Ergebnis erhält man nicht nur die Lage der einzelnen Atome, sondern kann auch Angaben über die Elektronendichte im Kristallraum machen.

Strukturanalysen können nicht nur von anorganischen Verbindungen, sondern auch von großen biochemisch wichtigen Molekülen wie Proteinen, Nucleinsäuren etc. gemacht werden.

Photoelektronenspektroskopie (PE und ESCA)

Die Photoelektronenspektroskopie (PE) mißt die Energie von Elektronen, die eine Substanz infolge des Photoeffekts emittiert. Dieser kann z.B. durch UV-Strahlung hervorgerufen werden.

Davon zu unterscheiden ist die Auger-Elektronenspektroskopie, bei der die Energie von Elektronen gemessen wird, die aufgrund des Auger-Effektes (innerer Photoeffekt, s. Lehrbücher der Physik) nach vorangegangener Photoionisation mit Elektronen- bzw. Röntgenstrahlen (ESCA-Spektroskopie) auftreten.

Beide Verfahren werden meist in Kombination betrieben und erlauben, im Gegensatz zu anderen spektroskopischen Methoden, die Bestimmung der absoluten Lage von Energieniveaus. Sie dienen daher zur experimentellen Überprüfung von theoretischen Rechnungen, Strukturuntersuchungen, Oberflächenanalysen etc.

Für die Ionisation eines Stoffes ist eine bestimmte Mindestanregungsenergie notwendig. Abb. 85 zeigt die verschiedenen Möglichkeiten.

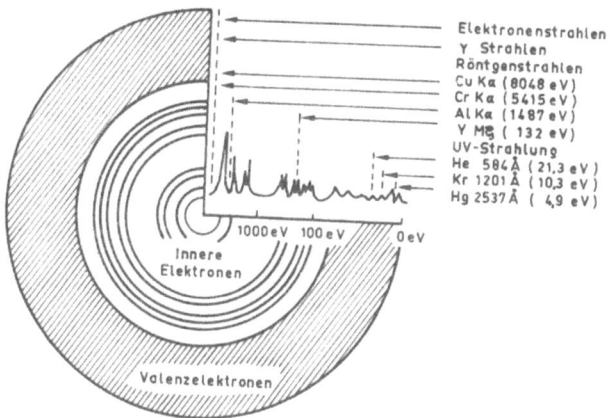

Abb. 85. Anregungsmöglichkeiten eines Elektronenspektrums bei PE und ESCA

Kernresonanzspektroskopie (NMR, nuclear magnetic resonance)

Aus Abb. 66 ist zu ersehen, daß auch Atomkerne elektromagnetische Strahlung absorbieren können. Voraussetzung für eine Absorption ist, daß die Atomkerne ein magnetisches Moment besitzen, das durch den sog. Kernspin (ähnlich dem Elektronenspin) hervorgerufen wird. Die Kerne verhalten sich daher wie kleine Magnete, wobei die Spinquantenzahl I von der Art und Anzahl der vorhandenen Nucleonen abhängt. Bringt man geeignete Kerne in ein homogenes Magnetfeld H_o, so beginnen diese zu präzedieren (s. Kreiseltheorie der Physik). Das magnetische Kernmoment hat nun verschiedene Orientierungsmöglichkeiten gegen die magnetische Feldstärke H_o, die durch I bestimmt werden. Für Kerne wie ^1H, ^{13}C, ^{15}N, ^{19}F, ^{31}P gilt I = 1/2, d.h. ihr magnetisches Moment kann nur die beiden gleichgroßen, aber entgegengesetzten Werte $+\mu$ und $-\mu$ annehmen. Das bedeutet: Die Kerne können sich entweder parallel (I = +1/2) oder antiparallel (I = -1/2) zu dem äußeren Magnetfeld H_o einstellen. Diesen beiden Orientierungen entsprechen zwei Energieniveaus mit unterschiedlicher potentieller Energie.

Der Besetzungsunterschied zwischen beiden Energieniveaus ist gering; der Überschuß im tieferen Niveau (parallele Einstellung) beträgt ca. 0,0001%. Durch Absorption von Energiequanten geeigneter Größe lassen sich die Kerne vom tieferen in das höhere Niveau "überführen", von wo aus sie wieder auf das tiefere Niveau zurückfallen (Relaxationserscheinungen). Die Resonanzbedingung ist $\omega_o = 2\pi\nu_o = \gamma \cdot H_o$, mit ν_o = Resonanzfrequenz, γ = gyromagnetisches Verhältnis (Stoffkonstante) = $\frac{2\pi |\mu|}{|I|\cdot h}$. Bei einem Magnetfeld H_o mit einer magnetischen Feldstärke von etwa 10 000 - 23 000 Oersted liegt die erforderliche Energie im Bereich der Radiofrequenzen (10 - 100 MHz).

Zur Aufnahme eines Spektrums benötigt man ein homogenes Magnetfeld, einen Radiofrequenz-Sender und -Empfänger (Abb. 87). Man kann dann das Spektrometer entweder bei konstanter Senderfrequenz betreiben (z.B. für ^{1}H mit 60, 90, 270 oder 360 MHz) und das Feld H_o etwas variieren (field-sweep-Verfahren) oder umgekehrt vorgehen (frequency-sweep-Verfahren). Die Variation der Resonanzfrequenz bzw. des Feldes H_o ist erforderlich, da Kerne des gleichen Isotops (z.B. ^{1}H) in Abhängigkeit von ihrer jeweiligen chemischen Umgebung geringe Unterschiede in ihren Resonanzfrequenzen zeigen.

Chemische Verschiebung

Die einzelnen Kerne werden verschieden stark durch die sie umgebenden Elektronenhüllen gegen das Magnetfeld.abgeschirmt und absorbieren daher bei gegebener Frequenz bei verschiedenen Feldstärken. Diese Erscheinung wird als chemische Verschiebung (chemical shift) bezeichnet. Der Unterschied ist nicht besonders groß. Er hängt von dem untersuchten Kern ab und beträgt z.B. für ^{1}H im allgemeinen nicht mehr als 1000 Hz (für ein 60 MHz-Gerät).

Zur Auswertung der Spektren hat man eine Skala mit feldunabhängigen Einheiten gewählt, wobei man die chemische Verschiebung auf das Resonanzsignal einer Standardsubstanz bezieht (= willkürlicher Nullpunkt), z.B. Tetramethylsilan (TMS) bei ^{1}H, 85% H_3PO_4 bei ^{31}P. Als Maß für die chemische Verschiebung gilt dann die Differenz der Resonanzfrequenz der Probensubstanz ν und des Standards ν_{St}, dividiert durch die jeweilige Senderfrequenz. Für Protonen ergibt sich z.B.

$\delta = \frac{\nu - \nu_{St}}{60}$ (bei 60 MHz). Die Einheit von δ ist $\frac{Hz}{MHz}$, auch als ppm bezeichnet. Die Division durch die Senderfrequenz ist notwendig, weil die chemischen Verschiebungen vom Magnetfeld H_o bzw. der benutzten Radiofrequenz abhängig sind und Geräte mit verschiedenen Radiofrequenzen verwendet werden.

Abb. 86 a und 86 b zeigen als Beispiel das ^{1}H-NMR-Spektrum von Ethanol. In Abb. 86 a erkennt man deutlich drei Resonanzsignale, die den Protonen der CH_3-, CH_2- und OH-Gruppe zuzuordnen sind. Die Protonen der jeweiligen Gruppen sind untereinander magnetisch äquivalent und absorbieren daher an der gleichen Stelle. Die Protonen der Methylgruppe sind dabei am stärksten, die der OH-Gruppe am

schwächsten gegen H_o abgeschirmt (sie absorbieren bei tieferem
Feld). Die Flächen unter den Signalen verhalten sich wie 1 : 2 : 3,
d.h. durch Integration der Flächen kann man die relative Zahl äquivalenter Protonen jeder Gruppe ermitteln.

Spin-Spin-Kopplung

Abb. 86 b zeigt das Spektrum von reinstem Ethanol mit höherer Auflösung. Man erkennt deutlich eine zusätzliche Feinaufspaltung der
Signale, die sog. Spin-Spin-Aufspaltung. Diese beruht darauf, daß
auf die betreffenden Protonen nicht nur das äußere Magnetfeld H_o
wirkt, sondern daß sich auch das Magnetfeld der Nachbarkerne aus-
wirkt. Es findet eine Wechselwirkung der Kerne miteinander statt.
Die resultierenden Spin-Kopplungskonstanten betragen meist nur
wenige Hz und sind (im Gegensatz zur chemischen Verschiebung) von
H_o *unabhängig*.

Magnetisch äquivalente *Protonen* beeinflussen sich gegenseitig nicht.
Bei der Interpretation einfacher Spektren (Spektren 1. Ordnung) gilt
für die Multiplizität Z der Aufspaltung eines Signals: Z = N + 1
(mit N = Zahl der benachbarten Protonen). Die CH_2-Gruppe führt also
zu je einem Triplett für die CH_3-Gruppe und die OH-Gruppe; diese beiden wiederum verursachen die Bildung eines Oketts für die CH_2-Gruppe
($Z_1 = 3 + 1 = 4$, $Z_2 = 1 + 1 = 2$, $Z = 2 \cdot 4 = 8$). Das ^{1}H-NMR-Spektrum von wasserhaltigem Ethanol ist etwas einfacher als das in Abb. 86 b: Die OH-
Gruppe tritt als Singulett auf, die CH_2-Gruppe als Quartett, die
CH_3-Gruppe bleibt ein Triplett. Die Ursache hierfür ist ein schneller intermolekularer Austausch des H-Atoms der OH-Gruppe mit Spuren
von Wasser im Ethanol. Beweis: Gibt man D_2O zu der Meßlösung, verschwindet das Signal der OH-Gruppe (^2_1H = D absorbiert unter diesen
Bedingungen nicht).

Messung und Anwendung

Zur Messung wird eine Lösung der Probensubstanz in einem Meßröhr-
chen in das Magnetfeld gebracht. Man benötigt etwa 0,5 - 1 ml Lösung, die ca. 1 - 25 mg Substanz enthalten sollte (abhängig von der
Stärke des Magnetfeldes). Zum Ausgleich von Feldinhomogenitäten läßt
man das Röhrchen während der Messung mittels einer Turbine rotieren.

Die Lösungsmittel sollten im Meßbereich möglichst nicht absorbieren.
Für die ^{1}H-Spektroskopie verwendet man daher deuterierte Lösungsmittel wie $CDCl_3$, C_6D_6 oder perhalogenierte Substanzen wie CCl_4, C_6F_6.

Die NMR-Spektroskopie ist ein äußerst wichtiges Hilfsmittel zur Strukturaufklärung unbekannter Verbindungen, für Konformationsanalysen, zur Bestimmung von Reaktionsmechanismen etc. Infolge der Entwicklung neuer Techniken wie z.b. der Fourier-Transform-Spektroskopie für kleinste Probenmengen und kurze Meßzeiten, oder der Aufnahme von ^{13}C-Spektren ohne Isotopenanreicherung ist sie eine wichtige Meßmethode geworden.

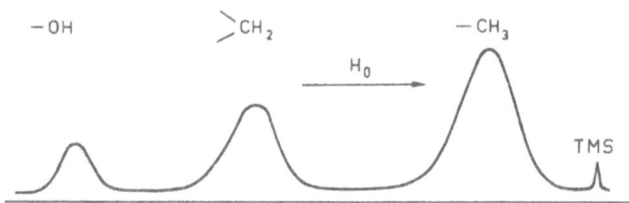

Abb. 86 a. NMR-Spektrum von Ethanol bei geringer Auflösung

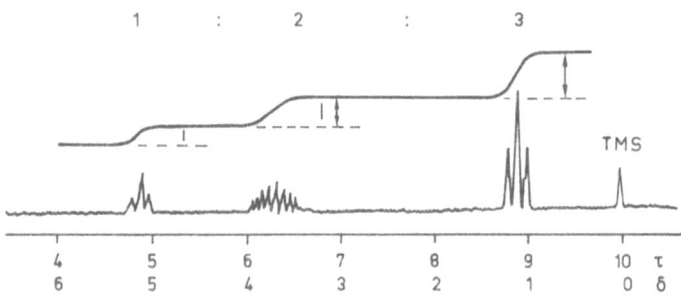

Abb. 86 b. NMR-Spektrum von reinstem Ethanol CH_3-CH_2-OH

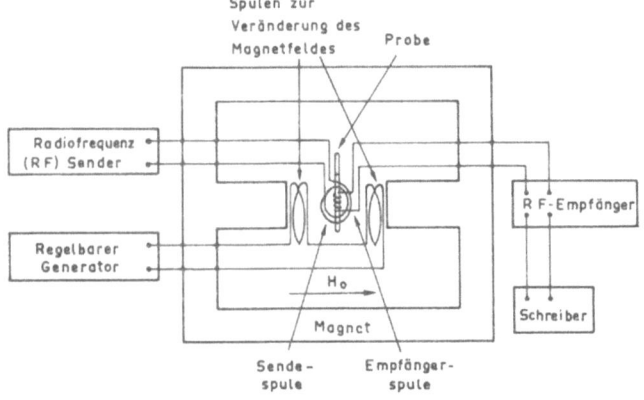

Abb. 87. Schema eines Meßgerätes für die Kernresonanz-Spektroskopie (NMR)

Elektronenspinresonanz-Spektroskopie (ESR)

Die Eigenrotation von Elektronen, der Elektronenspin, hat ein magnetisches Moment zur Folge. Dieses hat in bezug auf ein äußeres Magnetfeld mehrere energetisch verschiedene Einstellungsmöglichkeiten, denen Energieniveaus entsprechen.

Bringt man ungepaarte Elektronen in ein homogenes Magnetfeld (ähnlich Abb. 87), so können sie durch Einstrahlung geeigneter Energie zur Resonanzabsorption gebracht werden. Analog zur NMR-Spektroskopie werden dabei Elektronen aus energetisch tieferen in höherliegende Zustände angeregt und relaxieren danach. Zur Anregung von Elektronen verwendet man elektromagnetische Strahlung im Mikrowellenbereich (z.B. 9,5 GHz bei H_o = 3500 Oersted), denn das magnetische Moment der Elektronen ist etwa 1000 mal größer als das der Atomkerne.

Ebenso wie bei der NMR-Spektroskopie treten auch hier Feinaufspaltungen der Absorptionsbanden auf, die durch gegenseitige Wechselwirkung der Elektronen mit den magnetischen Momenten benachbarter Atomkerne verursacht werden. Die Lage und Struktur der Signale gestattet oft Aussagen über die Aufenthaltswahrscheinlichkeit eines ungepaarten Elektrons und seine Umgebung, z.B. in Radikalen oder Metallkomplexen.

Beachte: In diamagnetischen Verbindungen kompensieren sich je zwei Elektronen so, daß nach außen hin kein magnetisches Moment beobachtet werden kann. Die ESR-Spektroskopie ist daher auf Substanzen mit ungepaarten Elektronen wie Radikale und paramagnetische Verbindungen beschränkt.

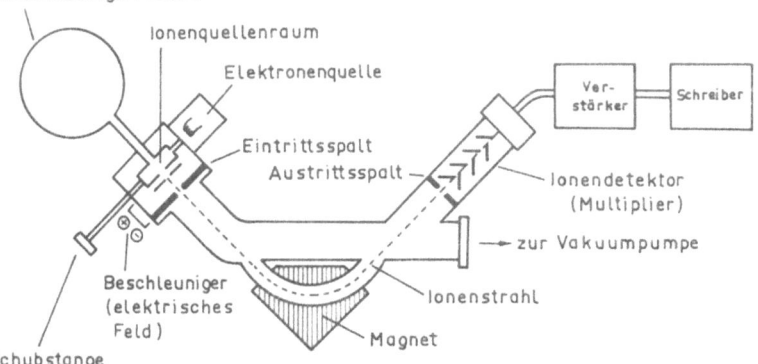

Abb. 88. Schema eines Massenspektrometers (einfach-focussierendes Gerät mit 90° magnetischem Sektor)

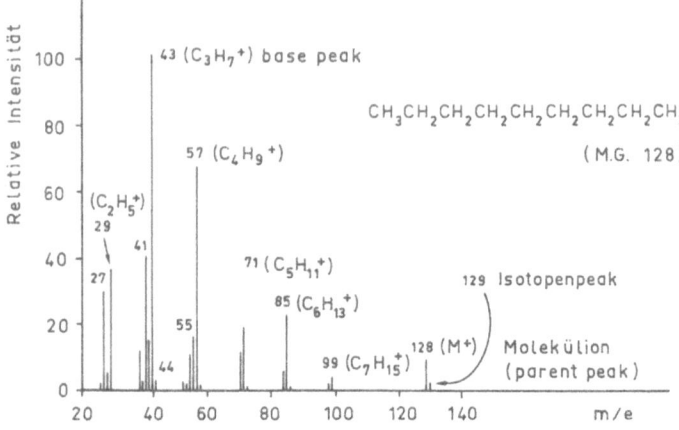

Abb. 89. Massenspektrum von n-Nonan

Massenspektrometrie

Die Massenspektrometrie ist ein analytisches Verfahren, das im Gegensatz zu anderen physikalischen Methoden nicht zerstörungsfrei arbeitet. Hierbei wird die zu untersuchende (analysenreine!) Substanzprobe im gasförmigen Zustand im Hochvakuum ionisiert und häufig in verschiedene Molekülbruchstücke zerlegt (fragmentiert). Die benötigte Substanzmenge liegt im µg-Bereich; Festkörper werden im Vakuum verdampft. Meist ionisiert man die Probe durch Beschuß mit Elektronen (aus einem Heizdraht), wodurch man ein positives Molekülion (Radikalkation) erhält. Wird dabei mehr Energie auf das Molekül übertragen als zur Ionisierung notwendig ist, dann zerfällt dieses in Bruchstücke (Fragmente). Die geladenen Partikel werden in einem elektrischen Feld beschleunigt, in einem Magnetfeld entsprechend ihrem Masse-Ladungs-Verhältnis (m/e-Wert) getrennt und danach als <u>Massenspektrum</u> registriert. Man erhält es, indem man entweder das Magnetfeld oder die Beschleunigungsspannung variiert. Die Ionen werden nach ihren m/e-Werten aufgefangen und ihre Intensität (= Ionenhäufigkeit, Ionenstrom) aufgezeichnet (Abb. 88). Es gelten die aus der Physik bekannten Gesetze, z.B. $m/e = \frac{H^2 \cdot r^2}{2\,U}$ mit H = Magnetfeldstärke, U = Beschleunigungsspannung, r = Radius der Ionenbahn. Abb. 88 zeigt das Schema eines Massenspektrometers.

Durch geeignete Wahl der Stoßenergie der Elektronen versucht man, ein möglichst charakteristisches, gut interpretierbares und reproduzierbares Fragmentierungsspektrum zu erhalten. Das Massenspektrum wird entweder tabellarisch oder als Strichspektrum wiedergegeben, wobei die Intensität des stärksten Signals (base peak) willkürlich gleich 100 gesetzt wird (Abb. 89, n-Nonan). Das Signal mit der höchsten Massenzahl ist oft der Molekülpeak (parent peak, $M^{\oplus}$). Er entspricht der Masse des Molekülions und gibt die exakte Molmasse der Substanz an. Viele Signale sind häufig von kleinen Isotopenpeaks umgeben (z.B. m/e = 129 in Abb. 89), die das Isotopenverhältnis der natürlichen Elemente wiederspiegeln (hier durch ^{13}C verursacht) und somit zur Kontrolle der Summenformel dienen können.

Neben der Verwendung des Massenspektrums zum Identitätsbeweis wird es meist zur Sturkturaufklärung benutzt. Durch geschickte Interpretation des erhaltenen Massenspektrums ist häufig eine in Verbindung mit anderen spektroskopischen Methoden sinnvolle Strukturzuordnung der Ausgangsverbindung möglich. Das Molekülion zerfällt nämlich nicht willkürlich, sondern auf dem energetisch günstigsten Weg. Man erhält daher meist ein typisches Zerfallsspektrum, das oft sog. Schlüsselfragmente enthält. Dies sind Bruchstücke hoher Stabilität, die bevorzugt gebildet werden (Stabilisierung z.B. durch induktive und mesomere Effekte) und zur Orientierung bei der Strukturaufklärung dienen. Im Spektrum des n-Nonans beispielsweise ist $C_3H_7^{\oplus}$ die häufigste Gruppe. Die Peakdifferenz von 14 Masseneinheiten zu den anderen Bruchstücken entspricht jeweils einer CH_2-Gruppe.

6. Grundlagen der chromatographischen Analysenverfahren

6.1. Prinzip und Mechanismen der Chromatographie; Kenngrößen

Chromatographische Verfahren dienen zur Trennung von Stoffgemischen, zur Anreicherung der einzelnen Komponenten und zu ihrer qualitativen oder quantitativen Bestimmung.

Allen Arten der Chromatographie ist gemeinsam, daß ein Stoffgemisch zwischen zwei Phasen verteilt wird, von denen eine ruht (stationäre Phase), während die andere beweglich ist, die stationäre Phase durchdringt und dabei das Substanzgemisch mitführt. Diese mobile Phase kann flüssig oder gasförmig sein.

Die stationäre Phase besteht entweder aus adsorptionsaktivem, feinkörnigem Material *(feste Phase)* oder aus einem mit einer Flüssigkeit beladenen Träger *(flüssige Phase)*.

Die Trennwirkung beruht auf Adsorptions-, Austausch- und Verteilungsvorgängen, die sich auch gegenseitig beeinflussen.

a) Verteilungsvorgänge

Bei der Verteilungschromatographie, deren wichtigster Vertreter die *Papier-* und die *Gas-Flüssigkeits-Chromatographie* sind, ist die Trennwirkung sehr hoch. Die Mengendurchsätze sind jedoch kleiner als bei anderen Verfahren, so daß man sie vorwiegend für analytische Zwecke einsetzt.

Ein poröser oder quellfähiger Träger (Cellulose, Kieselgur, Stärke etc.) wird mit einer geeigneten Flüssigkeit beladen (stationäre Phase, Abb. 90) und hält diese auch dann fest, wenn eine damit nicht mischbare Lösung oder ein Trägergas vorbeigeführt wird (mobile Phase). Das Substanzgemisch verteilt sich dann nach dem Nernstschen Verteilungsgesetz zwischen den beiden Phasen und wandert in Abhängigkeit von dem Verteilungskoeffizienten k mehr oder weniger schnell mit der strömenden Lösung bzw. dem Gas.

Abb. 90. Stationäre Phase
bei der Verteilungschromatographie

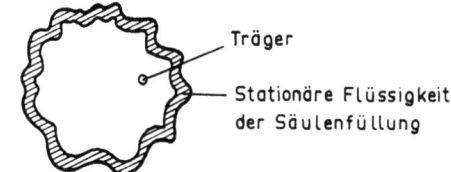

Träger
Stationäre Flüssigkeit
der Säulenfüllung

$k = \dfrac{c_1}{c_2}$; c_1 = Konzentration eines Stoffes in der Phase 1; c_2 = Konzentration desselben Stoffes in der Phase 2

Bedingt durch die Eigenschaften des Trägers spielen allerdings auch Adsorptionseffekte und ggf. ein Ionenaustausch eine gewisse Rolle. Die getrennten Substanzen reichern sich in Zonen an, die im Idealfall scharf und eng begrenzt sind und die stationäre Phase durchwandern (s.S. 427). Im Fall der Papierchromatographie können sie z.B. durch Fluoreszenz im UV-Licht sichtbar gemacht werden, sofern sie keine Eigenfarbe haben. Bei der Gaschromatographie werden sie mit geeigneten Detektoren (z.B. Flammenionisationsdetektor) erkannt.

b) Austauschvorgänge

Bei der *Ionenaustausch-Chromatographie* stellt sich ein Austauschgleichgewicht zwischen den Ionen in der Lösung und den sogenannten Gegenionen ein, die an eine feste stationäre Phase elektrostatisch gebunden und deshalb austauschbar sind. Die stationäre Phase kann ein Kunststoff mit entsprechenden funktionellen Gruppen (Kunstharzaustauscher) oder ein natürliches bzw. künstlich dargestelltes Silicat (Zeolith, Permutit) sein. Prinzipiell unterscheidet man zwischen Kationen- und Anionenaustauschern. Die Wanderungsgeschwindigkeit der Ionen wird meist durch den pH-Wert der Lösung bestimmt (mobile Phase).

c) Adsorptionsvorgänge

Adsorptionseffekte werden bei der *Dünnschicht-*, der *Säulen-* und der *Gasadsorptions-Chromatographie* zur Trennung ausgenutzt. Adsorption nennt man die Anreicherung einer Substanz an der Oberfläche des festen Füllmaterials, das als Adsorbens oder Adsorptionsmittel bezeichnet wird (= stationäre Phase). Das Lösungsmittel (oder Trägergas), die mobile Phase, darf nur schwach adsorbiert werden, da es sonst die adsorbierenden aktiven Stellen blockieren würde. Die Stärke der Adsorption hängt ab von der Aktivität des Adsorbens, d.h. seiner Affinität zum adsorbierten Stoff (dem Adsorbat), von der Eigenadsorption des Lösungsmittels und von der Löslichkeit der Stoffe in der mobilen Phase. Äußere Faktoren wie Druck und Temperatur spielen für das Trennergebnis vor allem in der Gaschromatographie eine entscheidende Rolle.

Die Lage des Adsorptionsgleichgewichts kann in weitem Umfang durch die Wahl der stationären oder mobilen Phase beeinflußt werden (innere Faktoren). Ein unpolares, lipophiles Adsorbens wie Aktivkohle verhält sich anders als die hydrophilen, polaren Adsorbentien Aluminiumoxid, Kieselgel, Calciumcarbonat, Stärke und Cellulose. Vor allem Wasser wird von diesen besonders fest adsorbiert und desaktiviert daher teilweise das Adsorbens. Beim Aluminiumoxid, das in saurer, neutraler oder basischer Einstellung (entsprechend dem pH-Wert in wäßriger Suspension) erhältlich ist, unterscheidet man nach dem Wassergehalt (0%; 3%; 4,5 - 6%; 9,5%; 13%) verschiedene *Aktivitätsstufen*. Für die Auswahl der mobilen Phase sind vor allem zu beachten: hydrophile bzw. lipophile Eigenschaften der Lösungsmittel sowie ihre Dielektrizitätskonstanten.

Die Lösungsmittel werden in einer eluotropen Reihe angeordnet (Tabelle 27). Die Reihenfolge entspricht ihrem Vermögen, eine adsorbierte Substanz vom Adsorbens zu lösen (zu eluieren, daher auch Elutionsmittel).

Tabelle 27. Eluotrope Reihe nach Trappe (gültig für Al_2O_3 und Kieselgel)

Zunahme der Elutionswirkung ↓	Petrolether Cyclohexan Schwefelkohlenstoff Tetrachlorkohlenstoff Dichlorethen Benzol Methylenchlorid Chloroform Diethylether Tetrahydrofuran	Essigester Aceton Methylethylketon n-Butanol Ethanol Methanol Wasser Eisessig Pyridin

Auswertung der Daten über Kenngrößen

Die Auswertung der Chromatogramme erfolgt so, daß die getrennten Substanzen durch bestimmte Kenngrößen charakterisiert werden. Diese sind für eine große Anzahl von Verbindungen tabelliert und können daher in vielen Fällen zur Identifizierung verwendet werden.

Im allgemeinen beziehen sich die Kenndaten darauf, wie lange eine Substanz braucht, bis sie vom Ausgangspunkt (z.B. Einlaß) zum Endpunkt (z.B. Detektor) gelangt, d.h. wie stark sie zurückgehalten wird (<u>Retention</u>), Abb. 91.

Kenngrößen bei der Gas- und Säulenchromatographie

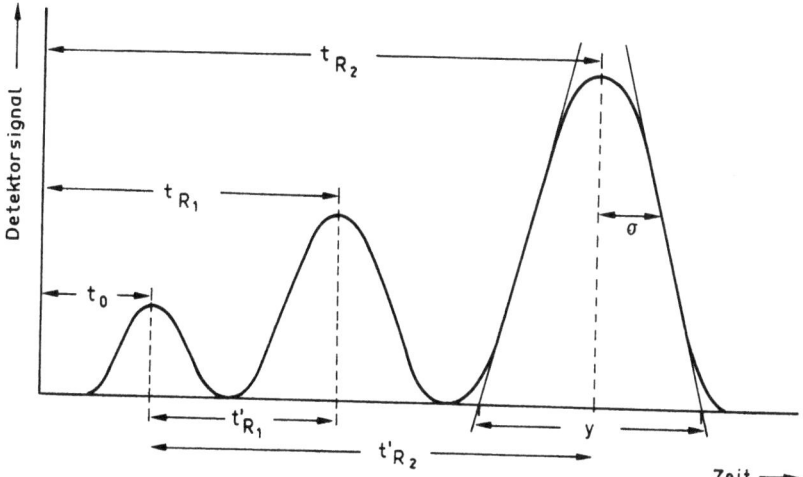

Abb. 91. Erläuterung der wichtigsten Parameter zur Charakterisierung einer Trennung. t_o = Totzeit der Trennsäule (Elutionspeak einer nicht zurückgehaltenen Substanz). t_{R1}, t_{R2} = Retentionszeiten der Komponenten 1, 2, ...; t'_{R1}, t'_{R2}, ...= effektive Retentionszeiten der Komponenten 1, 2, ...
y = Basisbreite des Peaks (Schnittpunkt der Wendetangenten mit der Null-Linie; σ = Varianz der Gauß-Kurve)

Als <u>Retentionszeit</u> bezeichnet man in der *Gas- und Säulen-Chromatographie* die Zeit, die vom Start bis zum Auftreten des Substanzminimums verstrichen ist. Sie ist um die sog. Totzeit zu verringern, die ein Flüssigkeits- oder Gasstrom (mobile Phase) benötigt, um von der Einlaßstelle zum Detektor zu gelangen. Daraus ergibt sich die effektive Retentionszeit t'_R. Bei konstanter Strömungsgeschwindigkeit strömt in dieser Zeit ein bestimmtes Gasvolumen, das sog. effektive <u>Retentionsvolumen</u> V'_R, durch die Säule.

Häufig gibt man auch nur die relative Retention in bezug auf einen
Standard an, den man der Probe zumischt (effektive Retentionszeit
t_S). Die relative Retention ist dann

$$R_{rel} = \frac{t_R}{t_S}.$$

Die Retentionszeiten können bei isothermer Arbeitsweise direkt als
Längen aus dem aufgezeichneten Chromatogramm entnommen werden, sofern der Schreiber einen konstanten Papiervorschub hat.

Kenngrößen bei der Papier- und Dünnschicht-Chromatographie

In der *Dünnschicht- und Papierchromatographie* gibt man meist die
sog. R_F-Werte an (retention factor, ratio of fronts). Sie werden
wie folgt ermittelt:

$$\boxed{R_F} = \frac{\text{Entfernung Start} \leftrightarrow \text{Substanzfleck (Mitte)}}{\text{Entfernung Start} \leftrightarrow \text{Lösungsmittelfront}}$$

Die Komponenten eines Substanzgemisches werden auch hier durch ihre
Wanderungsgeschwindigkeit charakterisiert. Zur Sicherheit läßt man
meist bei einem Chromatogramm eine bekannte Vergleichssubstanz mitlaufen, um Veränderungen der R_F-Werte z.B. durch Temperaturschwankungen, Verunreinigungen des Lösungsmittels, Inhomogenitäten der
festen Phase etc. kontrollieren zu können. Manchmal gibt man daher
zusätzlich sog. R_{ST}-Werte an. Für diese gilt:

$$\boxed{R_{ST}} = \frac{\text{Entfernung Start} \leftrightarrow \text{Probensubstanzfleck}}{\text{Entfernung Start} \leftrightarrow \text{Standardsubstanzfleck}}$$

Zusammenhänge zwischen der Struktur von Verbindungen, ihrem chromatographischen Verhalten und den R_F-Werten liefert die Martin-Beziehung:

$$\boxed{R_M} = \lg \left(\frac{1}{R} - 1\right).$$

Sie gilt hauptsächlich dann, wenn man die Dünnschicht-Chromatographie
als Verteilungschromatographie auffaßt und wenn man zu ihrer theoretischen Ableitung die entsprechenden Gleichgewichtskonstanten verwendet. Praktisch geht man so vor, daß man die Werte $\lg \left(\frac{1}{R} - 1\right)$ von
Gliedern einer homologen Reihe (z.B. Monocarbonsäuren $CH_3(CH_2)_n COOH$,
Alkohole, Ester, Amine etc.) in einem Koordinatenkreuz als Abszisse
aufträgt. Die Zahl n der homologen Bausteine oder evtl. ihr Logarithmus bildet die Ordinate. Die erhaltenen Punkte liegen meist auf

einer Geraden, aus der die Werte anderer Verbindungen der homologen Reihe vorausgesagt werden bzw. Aussagen über deren Konstitution gemacht werden können.

Charakterisierung der Trennleistung bei der Säulen-Chromatographie

Bei der praktischen Durchführung einer chromatographischen Trennung stellt man fest, daß die Zonen, in denen die getrennten Substanzen laufen, sich ständig verbreitern (s.S. 427). Die Trennleistung einer Säule wird durch die Zahl der sog. *theoretischen Böden* angegeben. Ein theoretischer Boden ist eine gedachte Ebene innerhalb einer Säule, bei der sich ein Gleichgewicht zwischen mobiler und stationärer Phase einstellt.

Der Begriff "Boden" stammt aus der Destillationstechnik: Die großen Destillationskolonnen bestehen im Prinzip aus einem langen Rohr, in dem viele Zwischenböden mit verschieden gestalteten Öffnungen scheibenartig übereinanderliegen. An jedem dieser praktischen Böden stellt sich ein Gleichgewicht zwischen Verdampfung und Kondensation ein, wobei die verschiedene Zusammensetzung der beiden Phasen durch die bekannten Phasendiagramme beschrieben werden kann.

Ähnlich wie die Dampfphase an einer Komponenten angereichert ist, kann bei der Säulenchromatographie auch die mobile Phase bestimmte Komponenten bevorzugt transportieren, so daß schließlich eine Trennung des Substanzgemisches stattfindet.

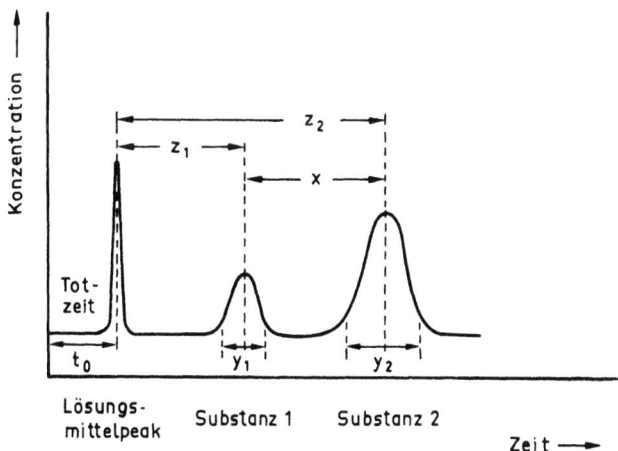

Abb. 92. Trennleistung bei der Säulenchromatographie

Erläuterung zu Abb. 92:

Die Auflösung, d.h. die Trennwirkung, ist gegeben durch

$$R = \frac{x}{(y_1 + y_2) : 2} = \frac{2x}{y_1 + y_2}$$

mit x = Strecke zwischen beiden Signalmitten,
y = Basis-Breite der Signale (Schnittpunkte der Nullinie mit den Wendepunktstangenten, vgl. Abb. 91).

Die Zahl N der theoretischen Böden einer Säule ist $N = 16 \, (\frac{z}{y})^2$
mit z = Entfernung Substanzpeak ↔ Lösungsmittelpeak (also Differenz der Elutionszeit des Lösungsmittels und der Komponenten).

Im Idealfall wäre $N = 16 \, (\frac{z_1}{y_1})^2 = 16 \, (\frac{z_2}{y_2})^2$, d.h. unabhängig von der wandernden Substanz.

Experimentelle Bestimmung der Trennleistung

Das *Höhenäquivalent eines theoretischen Bodens* (HETP: height equivalent to a theoretical plate) ist

$$H = \frac{L}{N}$$ mit L = Länge der Säule,
N = Anzahl der theoretischen Böden.

Je kleiner H, desto geringer ist die Bandenverbreiterung d und desto besser ist die Trennleistung einer Säule. Bei gegebener Säulenlänge L ist H um so kleiner, je größer N ist. Die Bandenbreite ist von N abhängig und wird vor allem durch drei Parameter A, B, C (Störeffekte) beeinflußt:

A Wanderung von Substanzen durch Poren und Kanäle unterschiedlicher Länge (Umwegeffekt). A hängt von der Partikelgröße ab.

B Molekulardiffusion; diese macht sich vor allem bei kleinen Elutionsgeschwindigkeiten bemerkbar.

C Massentransfer. Bei hohen Durchflußgeschwindigkeiten wird die Gleichgewichtseinstellung zwischen mobiler und stationärer Phase unvollständig sein.

Daraus entwickelte *van Deemter* die nach ihm benannte Gleichung
für H:

$$H = A + \frac{B}{v} + C \cdot v$$

mit v = Durchflußgeschwindigkeit, A, B, C = Konstanten.
In der Praxis wird H zunächst experimentell bei verschiedenen Durchflußgeschwindigkeiten v ermittelt und dann als Funktion von v graphisch dargestellt (Abb. 93). Man erhält einen Kurvenzug, aus dem sich die optimale Elutionsgeschwindigkeit ermitteln läßt.

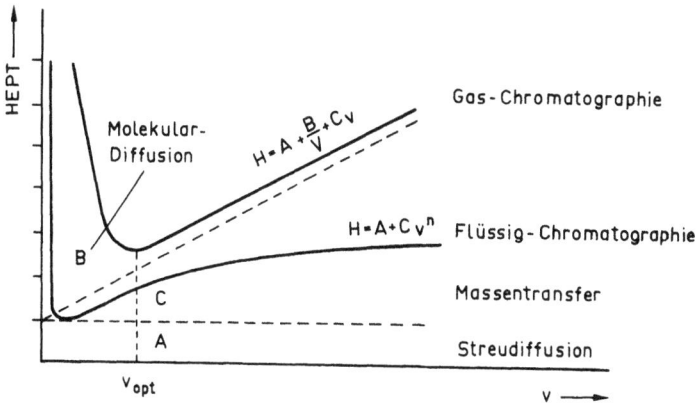

Abb. 93. Graphische Darstellung der von Deemter-Gleichung mit den Regionen der Parameter A, B, C

Zonenbildung

Der Grund für die Ausbildung von Zonen ist die statistische Verteilung der besprochenen Störeffekte; dabei verlassen die einzelnen Moleküle derselben Substanz die Säule zu verschiedenen Zeiten. Die Verbreiterung kann durch verschiedene Faktoren auf ein Mindestmaß verringert werden, z.b. durch geeignete Wahl von mobiler und stationärer Phase, Auftragen einer möglichst konzentrierten Probe etc.

Abb. 94 zeigt verschiedene Arten der Zonenbildung. Substanz 1 wird stärker adsorbiert und befindet sich größtenteils in der stationären Phase ($c_S > c_L$). Substanz 2 wurde vom Elutionsmittel weitertransportiert ($c_S < c_L$).

I zeigt den Idealfall mit eng begrenzten, scharfen Zonen und guter Trennung beider Substanzen.

II berücksichtigt die statistische Verteilung infolge Diffusion (Glockenkurve).

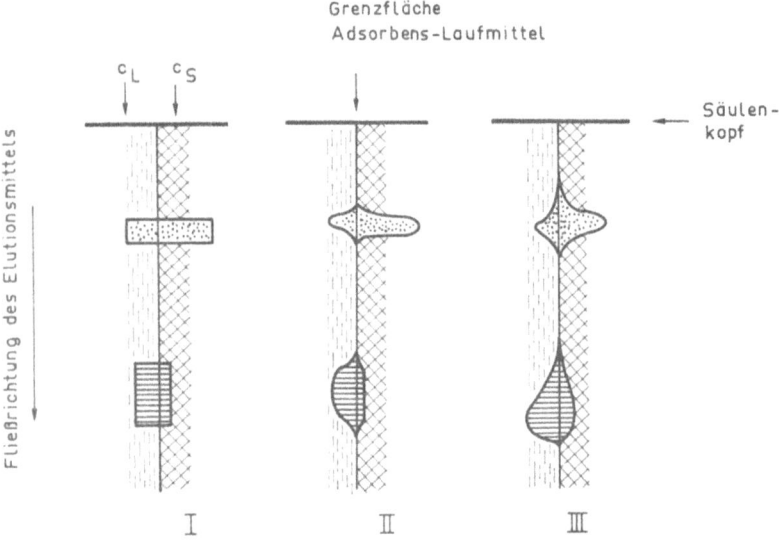

Abb. 94. Zonenbildung bei der Adsorptionschromatographie
▨ ≙ c_S = Konzentration in der stationären Phase; ▧ = Substanz 1
▦ ≙ c_L^S = Konzentration im Laufmittel; ▬ = Substanz 2

III zeigt die realen Verhältnisse: Durch die sich ständig wiederholenden Adsorptions-Desorptionsvorgänge treten Konzentrationsänderungen ein. Bei niedriger Konzentration erfolgt eine relativ stärkere Adsorption: es kommt zur Schwanzbildung *(tailing)*.

6.2. Papierchromatographie (PC)

Die Papierchromatographie verwendet als stationäre Phase reine Cellulose (ohne Leim oder Zusatzstoffe etc.) in Form von <u>Filterpapieren</u>. Die Cellulosefaser ist entweder schon mit Wasser benetzt oder man läßt das wasserhaltige, organische Laufmittel durchsickern, so daß ein Teil des Wassers vom Papier adsorbiert werden kann und mit ihm zusammen die stationäre Phase bildet. Als mobile Phase verwendet man z.B. wasserhaltiges n-Butanol, Phenol oder Kresol.

Für die einzelnen Substanzklassen wie Aminosäuren, Peptide, Zucker, Nucleotide, Phenole, Steroide usw. werden außer den reinen <u>Cellulosepapieren</u> bestimmter Saugfähigkeit und sehr gleichmäßiger Textur auch <u>Spezialpapiere</u> verwendet. Hierzu gehören acetyliertes Papier für Fettsäuren, Aromaten und Insektizide, Glasfaserpapier für schnelle Trennungen, Aluminiumoxidpapier für Carotinoide, Carboxylpapier für Aminosäuren und imprägnierte Papiere. Letztere werden u.a. für Steroide benötigt, die wegen ihrer geringen Wasserlöslichkeit nicht auf normale Weise chromatographiert werden können. Man verwendet als stationäre Phase statt Wasser meist Formamid, mit dem das Papier getränkt wird. Als mobile Phase dienen Benzol, Toluol etc., die mit Formamid gesättigt wurden.

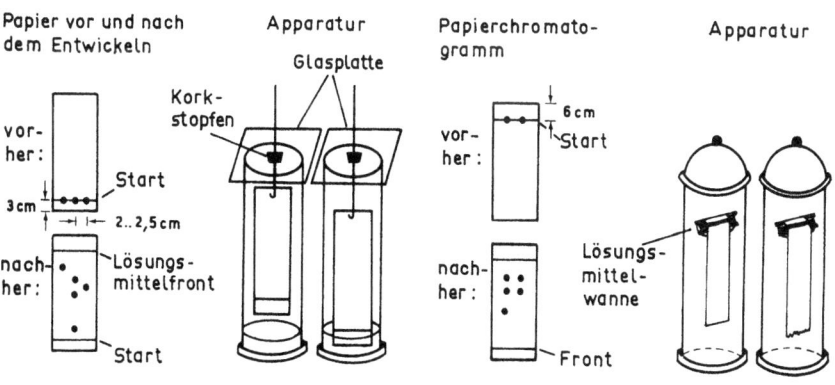

Abb. 95   Abb. 96

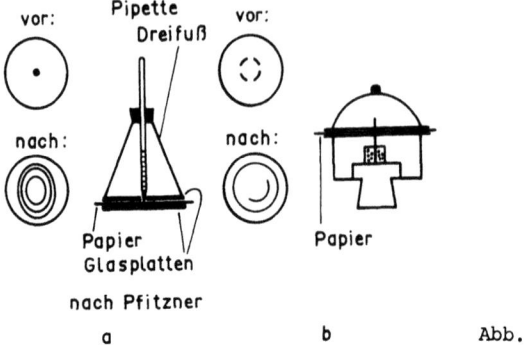

Abb. 97

Die Substanzprobe wird am sog. <u>Startpunkt</u> als möglichst kleiner Substanzfleck auf dem Papierstreifen aufgetragen und das Papier in einer <u>Trennkammer</u> in eine mit Laufmittel gefüllte Schale gehängt oder gestellt.

Bei der <u>aufsteigenden</u> Chromatographie läuft die Lösungsmittelfront nach oben (Abb. 95). Da die Schwerkraft den Kapillarkräften entgegenwirkt, nimmt die Sauggeschwindigkeit allmählich immer stärker ab, d.h. die Laufstrecke ist begrenzt.

Diesen Nachteil vermeidet die <u>absteigende</u> Methode (Abb. 96), bei der das Papier über den Rand einer Wanne herabhängt und nur mit seinem oberen Ende in die mobile Phase eintaucht. Die Trennung erfolgt schneller, da die Schwerkraft zusätzlich wirkt. Es gibt keine Begrenzung der Laufstrecke (<u>Durchlaufchromatographie</u>), jedoch muß hier evtl. auf die Angabe eines R_F-Wertes verzichtet werden.

Seltener angewendet wird die radial-horizontale Methode (<u>Zirkularchromatographie</u>). Dabei läuft die mobile Phase von der Mitte eines Rundfilters aus kontinuierlich nach außen (Abb. 97). Das Laufmittel wird von oben aufgetropft (Abb. 97a) oder mit Hilfe eines Papierdochtes von unten angesaugt (Abb. 97b).

Bei allen Verfahren darf das Lösungsmittel während der Durchführung der Trennung nicht verdunsten (Reproduzierbarkeit des Ergebnisses!). Man verwendet deshalb geschlossene Apparaturen (meist Glaskammern), deren Atmosphäre mit den Dämpfen des verwendeten Lösungsmittelgemisches gesättigt ist.

Ist die Lösungsmittelfront weit genug gewandert, markiert man sie und läßt das Papier trocknen.

Zum Nachweis der einzelnen Substanzflecken werden diese, sofern sie keine Eigenfarbe haben, mit einem Sprühreagenz besprüht, das mit den Substanzflecken Farbeffekte gibt ("Entwicklung", z.B. mit Ninhydrin bei Aminosäuren). Oft hilft es auch, das Chromatogramm im UV-Licht zu betrachten, falls die Substanzen entsprechend absorbieren. Abb.99 zeigt ein fertig entwickeltes Chromatogramm.

Quantitative Auswertung

Eine quantitative Auswertung des Chromatogramms ist möglich durch das Auswaschen der Substanz und anschließende Mikroanalyse. Hierzu muß man allerdings mehrere Chromatogramme laufen lassen, um aus einem, z.B. mit Hilfe der Sprühreagenzien, die Lage der Substanzflecken bestimmen zu können.

Man kann aber auch das Chromatogramm mit einem geeigneten Reagenz entwickeln und anschließend mit einem Spektralphotometer die Intensitäten des reflektierten Lichts bzw. der Fluoreszenz-Strahlung ausmessen *(photometrieren)*. Ein anderes Verfahren bestimmt die Durchlässigkeit des Substanzflecks im Vergleich zu einer fleckenfreien Stelle. Die einfachste Methode ist die *Bestimmung der Fleckengröße* mit einem Planimeter oder durch Ausschneiden und Auswiegen entsprechender Papierstücke der Probe und der Vergleichssubstanz. Die Genauigkeit bei diesem Verfahren beträgt etwa 10%.

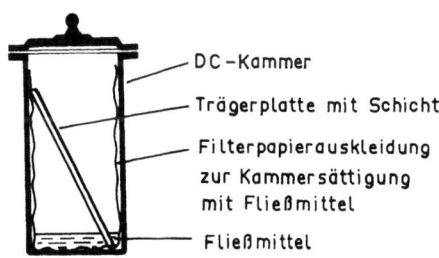

Abb. 98. DC-Kammer

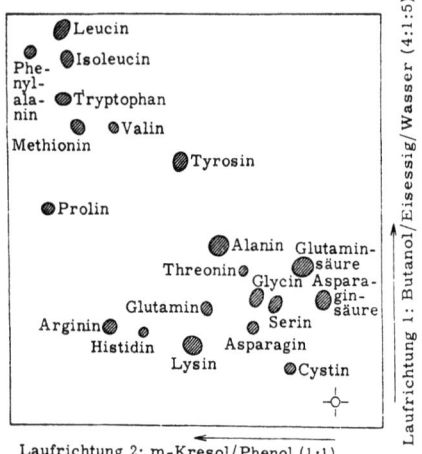

Abb. 99. Zweidimensionale papierchromatographische Trennung von 20 Aminosäuren (nach A.L. Levy und D. Chung; Analytic. Chem. 25, 396 (1953))

6.3. Dünnschichtchromatographie (DC)

Die Dünnschichtchromatographie erlaubt die Trennung größerer Substanzmengen, benötigt kürzere Trennzeiten und bringt meist eine bessere Auftrennung eines Gemischs als die Papierchromatographie. Sie ist eine Adsorptionschromatographie, bei der auch Verteilungsgleichgewichte eine Rolle spielen. Die stationäre Phase ist eine <u>Adsorbensschicht</u>, die auf Glasplatten, Aluminium- oder Kunststoff-Folien als Träger aufgebracht wird. Man kann entweder fertig beschichtete Platten kaufen oder mit Hilfe eines Streichgerätes eine 250 - 500 µm starke Adsorbensschicht selbst auftragen. Die Variationsbreite für das Adsorbens ist sehr groß. Es gibt verschiedene Adsorbentien wie Kieselgele, Aluminiumoxide, Cellulose, Polyamide etc., die teilweise mit einem Fluoreszenzindikator versehen sind. Auf derart beschichteten Platten werden bei Bestrahlung mit UV-Licht (λ = 254 nm) alle Substanzen sichtbar, die oberhalb 230 nm absorbieren (unabhängig von einer evtl. Eigenfluoreszenz).

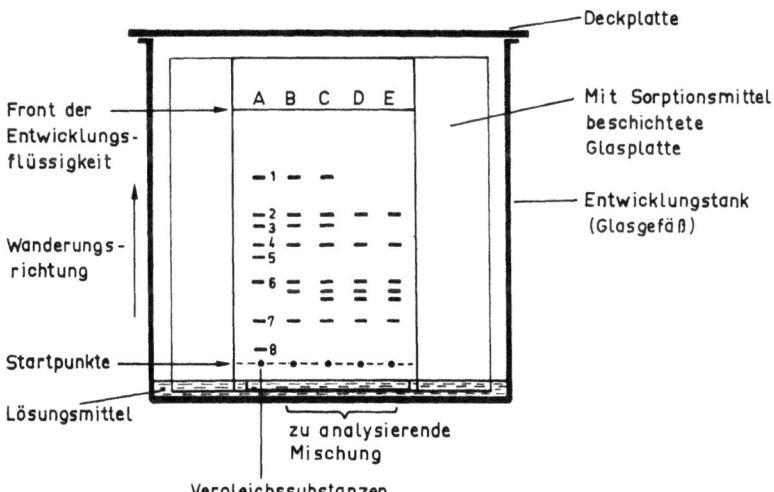

Abb. 100. Dünnschicht-Chromatographie von Acylglycerinen auf Kieselgel, das mit $AgNO_3$ imprägniert ist (wegen der Wechselwirkung mit $Ag^{\oplus}$ laufen die ungesättigten Verbindungen langsamer). A = Synthetisches Gemisch, B = Schweineschmalz, C = Kakaobutter, D = Baumwollsamenöl, E = Erdnußöl. Die Flecken sind (1) Tristearin, (2) 2-Oleodistearin, (3) 1-Oleo-distearin, (4) 6-Triolein, (7) Trilinolein und (8) Monostearin

Die Substanzproben werden, analog zur Papierchromatographie, an einem Ende einer Platte aufgetragen. Diese wird in einem Entwicklungstank, meist einem Glasgefäß, mit dem Laufmittel in Berührung gebracht (Abb. 98, 100). "Entwickeln" heißt in diesem Fall die Trennung der Probe mit Hilfe des Lösungsmittels (mobile Phase). Es können, unter Beachtung der eluotropen Reihe, die gleichen Laufmittel wie in der Papierchromatographie verwendet werden.

Die meistbenutzte Methode ist die <u>aufsteigende Chromatographie</u>, jedoch wurden inzwischen weitere Verfahren wie Mehrfach-Entwicklung, Stufentechnik, zweidimensionale Trennungen (analog Abb. 99) oder Gradienten-Techniken entwickelt, die in den bekannten Handbüchern beschrieben sind.

Die qualitative (R_F-Werte) und quantitative <u>Auswertung</u> geschieht analog zur Papierchromatographie. Auch für die Sichtbarmachung verwendet man neben UV-Licht die bekannten Sprühreagenzien, mit denen viele Substanzen charakteristische Farbreaktionen geben. Im Labor sind mit Ioddampf gesättigte Glasgefäße (Iodkammern) sehr beliebt (es bilden sich gefärbte Iod-Komplexe). Üblich ist auch das Besprühen mit Schwefelsäure und das anschließende Verkohlen der Substanzen.

Die Dünnschichtchromatographie findet als einfache, schnelle und preiswerte Standardmethode für Substanztrennungen in praktisch allen analytischen Gebieten der Naturwissenschaften und Medizin Anwendung.

Präparative Dünnschichtchromatographie

Für die Trennung größerer Substanzmengen wurden aus den analytischen Trennmethoden verschiedene präparative Trennverfahren entwickelt. Hierzu gehören die präparative Gaschromatographie, die präparative Dünnschichtchromatographie und die Säulenchromatographie.

Bevor man einen präparativen Trennversuch unternimmt, macht man meist mit einer kleinen Substanzprobe einen Vorversuch auf einer Dünnschichtplatte und wählt nach dem Ergebnis des Vorversuchs Laufmittel und Adsorbens für die Trennung in größerem Maßstab aus.

Die präparative Dünnschichtchromatographie verwendet Sorptionsmittelschichten von 1,5 - 2 mm Dicke ("Dickschichtchromatographie") und Trägerplatten von 20 - 100 cm Länge (bei 20 cm Breite). Die Entwicklungsdauer ist kürzer als bei der Säulenchromatographie. Die mit den getrennten Substanzen beladenen Sorptionsmittelschichten werden nach der Entwicklung von der Glasplatte abgekratzt und extrahiert.

Die aufzutrennende Probenmenge kann bei einer Plattengröße 20 x 20 cm bis zu 1 g betragen.

6.4. Säulenchromatographie (SC)

Für größere Probenmengen wird häufig die Adsorptionssäulenchromatographie eingesetzt. Der Trennvorgang erfolgt hierbei in einem Rohr, in dem sich eine feste stationäre Phase befindet, die von einer flüssigen mobilen Phase durchdrungen wird.*

Arbeitstechnik

Im allgemeinen verwendet man als Trennsäule ein senkrecht stehendes Glasrohr mit einem Verhältnis von Länge : Durchmesser > 20 : 1 (meist 40 : 1, bei schwierigen Trennungen z.B. auch 150 : 1). Der untere Teil des Rohres wird verengt und ist mit einem Hahn versehen, um den Lösungsmitteldurchfluß regulieren zu können (Abb. 101). Zuerst wird ein Glaswollepfropfen eingebracht, sofern keine Glasfritte eingeschmolzen ist, um ein Herausfließen des Adsorbens zu verhindern. Dieses wird meist im Elutionsmittel (Laufmittel) aufgeschwemmt und als Suspension in die Säule von oben eingefüllt. Die fertige Säulenfüllung muß frei sein von Luftblasen und Rissen und sollte möglichst gleichmäßig gefüllt sein. Sie darf deshalb auch nicht trockenlaufen, d.h. sie muß stets mit Lösungsmittel bedeckt sein. Übliche Adsorbentien sind verschiedene Aluminiumoxide und Kieselgele; für die Lösungsmittel gilt die bekannte eluotrope Reihe.

Es gibt auch fertig gepackte Säulen zu kaufen, die eine Reproduzierbarkeit der Trennung erleichtern und mehrfach verwendet werden können.

Das zu trennende Gemisch wird in möglichst konzentrierter Form, z.B. mit Hilfe einer Pipette, auf das Ende des Adsorbens aufgetragen und etwas einsickern lassen. Anschließend läßt man das Elutionsmittel vorsichtig nachlaufen und regelt die Auslaufgeschwindigkeit mit dem Hahn.

---

*Anmerkung: Auch bei anderen Verfahren wie Gaschromatographie, Ionenaustausch, und Gelchromatographie werden Säulen zur Trennung benutzt.

Die Lösung des Substanzgemisches strömt als mobile Phase unter dem Einfluß der Schwerkraft über das Adsorbens. Die einzelnen Komponenten werden je nach ihrer Affinität zum Lösungsmittel und zur stationären Phase verschieden stark adsorbiert. Sie wandern daher im Laufe der Zeit als Zonen verschieden schnell durch die Säule (vgl. Theorie S. 427). Die schwächer adsorbierte Substanz erscheint zuerst am Säulenende im Eluat. Dieses wird (z.B. mit automatischen Fraktionssammlern) in Fraktionen geeigneter Größe aufgefangen.

Für UV-absorbierende Stoffe können *Durchflußphotometer* verwendet werden, welche die einzelnen Fraktionen registrieren. Andere Substanzen müssen z.B. mittels Dünnschichtchromatographie in den einzelnen Fraktionen getrennt nachgewiesen werden.

Falls die eluierende Kraft des eingesetzten Lösungsmittels nicht ausreicht, verwendet man gemäß der *eluotropen Reihe* zusammengesetzte Laufmittelgemische *(fraktioniertes Auswaschen)*.

Anwendungsbereich

Die Säulenchromatographie wird meist zur Auftrennung von Substanzgemischen, manchmal aber auch zur Abtrennung von Verunreinigungen benutzt. Bei geeigneter Wahl von Adsorbens und Laufmittel bleiben die Verunreinigungen auf der Säule hängen, und die reine Substanz befindet sich im Eluat.

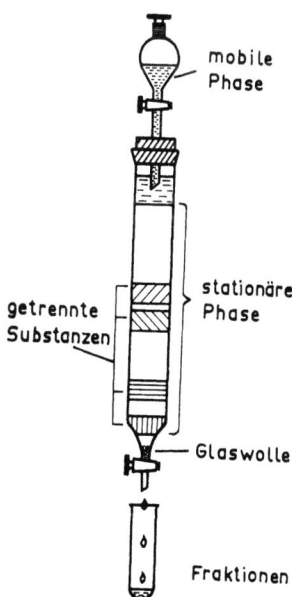

Abb. 101. Säulenchromatographie

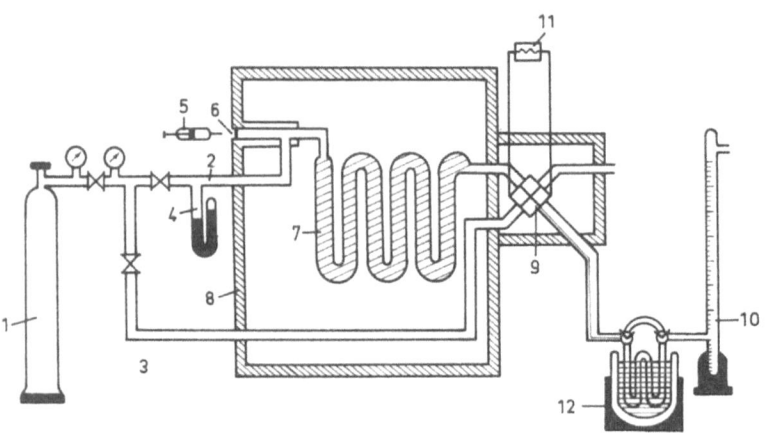

Abb. 102. Schema einer Apparatur zur Gas-Chromatographie.
1. Trägergasflasche; 2. Trägergas; 3. Vergleichsgas; 4. Manometer; 5. Proben-Injektionsspritze; 6. Proben-Aufgabevorrichtung, heizbar; 7. Trennsäule; 8. Säulenraum, thermostatisierbar; 9. Detektor (hier Wärmeleitfähigkeitsmeßzelle); 10. Strömungsmesser; 11. Schreiber; 12. Kühlfalle für präparative Gas-Chromatographie

6.5. Gaschromatographie (GC)

Die Gaschromatographie ist ein Verfahren zur Trennung von Gemischen, die gasförmig vorliegen oder vollständig verdampft werden können. Manchmal werden damit auch dampfförmige Zersetzungsprodukte untersucht. Als mobile Phase dient ein Gas (H_2, He, N_2, Ar, CO_2), das als __Trägergas__ den Stofftransport übernimmt und durch eine __Trennsäule__ (Durchmesser 1 - 20 mm, Kapillarsäulen 0,2 - 1 mm) aus Metall, Glas oder Kunststoff (Länge: 0,3 - 30 m) strömt. Die Säule enthält die stationäre Phase.

Im Falle der *Gas-Adsorptionschromatographie* ist dies ein Festkörper mit adsorptiv wirksamer Oberfläche wie Kieselgel, Aktivkohle, Aluminiumoxid.

Bei der *Gas-Flüssigkeitsverteilungschromatographie* handelt es sich um eine Flüssigkeit (Squalan, Siliconöle, Ester, Glykole etc.) auf einem indifferenten Träger (Abb. 90, S. 421). Dieser kann ein saugfähiges Füllmaterial (Kieselgur, Tone) oder die Kapillarwand selbst sein (Flüssigkeitsfilm bei Kapillarsäulen).

Arbeitstechnik (Abb. 102)

Die Substanzprobe wird in einem heizbaren __Probenkopf__ aufgegeben, darin, falls erforderlich, verdampft und vom Gasstrom durch die Säule geführt. Flüssigkeiten werden z.B. mit einer Injektionsspritze durch ein Septum in den Probenkopf gespritzt. In der Säule verteilt sich die Substanz entsprechend den Verteilungskoeffizienten zwischen Gas und Flüssigkeit und wird mehr oder weniger stark adsorbiert.

Die so getrennten Komponenten werden am Ende der Trennsäulen mit Hilfe eines __Detektors__ registriert. Die Arbeitstemperatur ($0°$ - $400°C$) richtet sich nach dem Trennproblem: Sie kann entweder konstant gehalten *(isotherme Arbeitsweise)* oder nach einem frei wählbaren Programm variiert werden. Die auswechselbaren Säulen sind daher meist in einen heizbaren __Thermostaten__ ("Ofen") eingebaut.

Mit den sog. Detektoren werden Änderungen in den physikalischen Eigenschaften der Gase gemessen, die durch mitgeführte Probensubstanzen verursacht werden, wie z.B. Änderungen der *Wärmeleitfähig-*

keit. Häufig wird auch die Ionisation der Moleküle *(Ionenstrom)* in einer H_2-Flamme gemessen (Flammenionisationsdetektor, FID). Die Meßergebnisse werden auf einem Papierstreifen als Ausschläge (Banden, Peaks) registriert.

Jede Analyse erfordert grundsätzlich Vergleichsmessungen mit einer bekannten Standardsubstanz. Auf diese Weise erhält man die relativen Retentionszeiten, die für viele Substanzen tabelliert sind.

Für die quantitative Auswertung der Chromatogramme werden meist die Flächen unter den Signalen (Peaks) integriert und miteinander verglichen. Mit Hilfe von automatischen Probengebern können reproduzierbar genau dosierte Mengen von einer (Standard-)Substanz eingegeben werden.

Die wichtigste Anwendung der Gaschromatographie liegt in der Reinheitsprüfung und Identifizierung von Stoffen. Die hohe Trennwirkung des Verfahrens ist der Grund, weshalb sie in immer stärkerem Maße auch als präparative Trennmethode verwendet wird (geringer Zeitbedarf, gleichzeitige Ausführung qualitativer und quantitativer Analysen).

6.6. Hochdruckflüssigkeitschromatographie (HPLC)

Die Hochdruckflüssigkeitschromatographie (HPLC - high pressure liquid chromatography) ist eine Methode zur schnellen Trennung von Substanzen unter milden Bedingungen und mit hoher Trennschärfe. Im Unterschied zur Gaschromatographie dient als mobile Phase eine Flüssigkeit, in der das zu trennende Gemisch löslich sein muß. Die HPLC erlaubt daher die Trennung von Verbindungen, die wegen zu *geringer Flüchtigkeit* oder *thermischer Labilität* gaschromatographisch nicht analysiert werden können.

Verwendet werden meist *Trennsäulen* aus Edelstahl mit einem inneren Durchmesser von 2 - 6 mm, um auch die Trennung von Mikromengen zu erreichen. Die benötigten Substanzmengen liegen je nach Trennproblem im Mikrogramm- bis Nanogramm-Bereich. Selbstverständlich sind auch präparative Trennungen möglich.

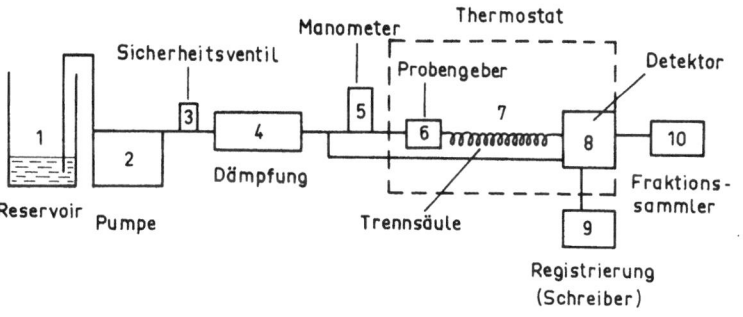

Abb. 103. Aufbau einer Apparatur für die HPLC

Als Sorptionsmittel dient ein sehr *feinkörniges Trägermaterial* (Partikelgröße etwa 10 µm, enger Korngrößenbereich), das möglichst druckstabil sein soll. Wegen des damit verbundenen hohen Strömungswiderstandes muß die Fließgeschwindigkeit der mobilen Phase durch einen hohen *Eingangsdruck* (10 - 400 bar) erhöht werden. Die Strömungsgeschwindigkeiten liegen zwischen 0,1 und 5 cm · sec^{-1}.

Die Säulen sind 20 - 100 cm lang und können auch hintereinander geschaltet werden. Die Trennzeiten pro Analyse sind ähnlich wie in der Gaschromatographie, wenn kurze Säulen verwendet werden. Die

Zahl der theoretischen Böden bei einer analytischen Säule (25 cm, Partikelgröße 10 µm) liegt bei etwa 3000.

Je nach Säulenfüllmaterial kann die HPLC eingesetzt werden zur Gelchromatographie, Ionenaustauschchromatographie, Adsorptionschromatographie oder Verteilungschromatographie.

6.7. Ionenaustauscher

Ionenaustauscher sind Substanzen, die im Kontakt mit Elektrolytlösungen Ionen aufnehmen und im Austausch äquivalente Mengen anderer Ionen (mit gleichem Vorzeichen) abgeben können. Sie sind wegen ihrer hohen Reinheit und der Möglichkeit, sie für den jeweiligen Verwendungszweck passend herzustellen, zur Lösung vieler Trennprobleme geeignet.

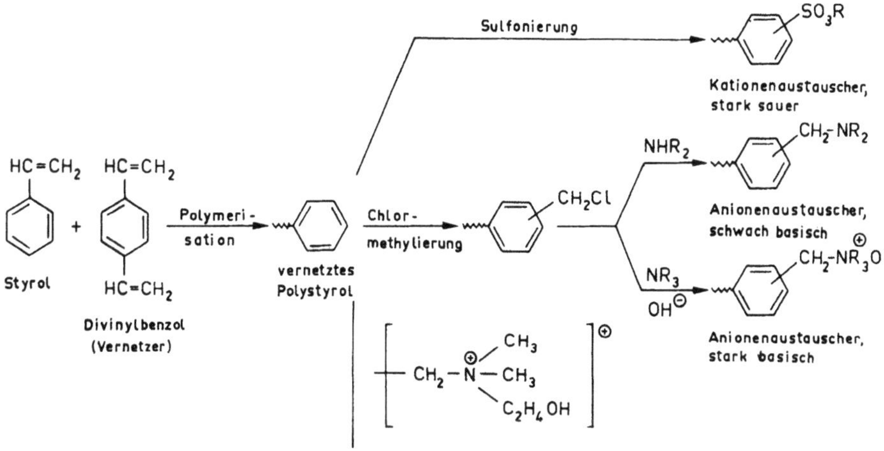

Abb. 104. Ammoniumgruppe eines stark basischen Anionenaustauschers

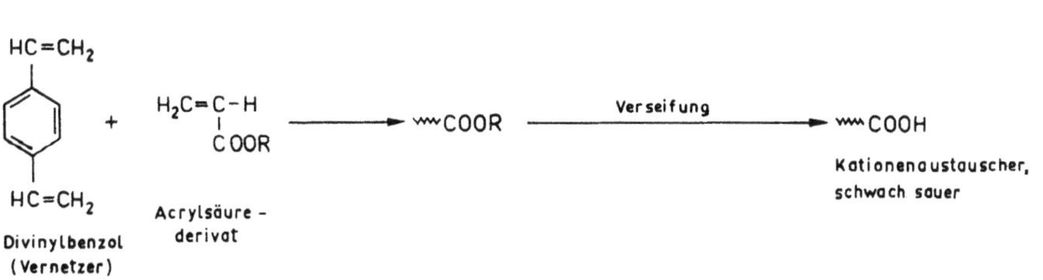

Abb. 105. Herstellung der wichtigsten Kunstharz-Ionenaustauscher

Ionenaustauscher bestehen aus einem Grundgerüst (Matrix) und aktiven Gruppen (Abb. 104 und 105). Die dreidimensional aufgebaute Matrix ist der Träger von Festionen, d.h. sie trägt eine positive oder negative Überschußladung und bedingt die Unlöslichkeit des Ionenaustauschers in den üblichen Lösungsmitteln.

Die Festionen sind fest mit dem Grundgerüst verbunden. Im Fall der mineralischen Austauscher (Zeolithe, Permutite) handelt es sich um Alkali-Alumosilicate, in deren Kristallgitter dreiwertige Metall-Ionen (z.B. $Al^{3\oplus}$) anstelle von Silicium eingebaut sind. Die dadurch hervorgerufenen negativen Überschußladungen werden durch positive Gegenionen kompensiert, die relativ frei beweglich sind und somit den austauschbaren Bestandteil der aktiven Gruppen darstellen.

Ionenaustauscher sind demnach Polyelektrolyte, die reversibel äquivalente Mengen gelöster Ionen gleicher Ladung austauschen gegen gleichsinnig geladene Gegenionen der aktiven Gruppen des Austauschers. Der Austausch erfolgt bis zur Einstellung eines Gleichgewichtszustands, der von verschiedenen Faktoren wie Selektivität des Austauschers, Ionenkonzentration, Temperatur etc. abhängt.

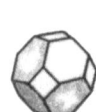
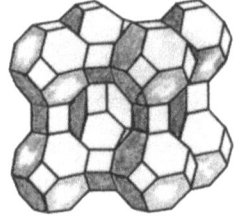

Abb. 106. Grundbaustein des Siebtyps A (Chem. Ztg. 95, T 123 (1971))

Die Na-Form des Zeolithtyps A hat die Summenformel $Na_{12}[(AlO)_{12}](SiO_2)_{12} \cdot nH_2O$ und im Strukturbild die Form eines Kubus mit je einer Öffnung definierten Durchmessers (hier 0,42 nm) in jeder der sechs Seiten (Abb. 106).

Kunstharz-Ionenaustauscher bestehen aus einem hochpolymeren, räumlichen Netzwerk aus Kohlenwasserstoffketten, an das die ladungstragenden aktiven Gruppen (Festionen) über Atombindungen fest gebunden sind (Abb. 104, 105, 107).

Im Fall eines Kationenaustauschers ist die aktive Gruppe eine anionische Gruppe (wie z.B. $-SO_3^{\ominus}H^{\oplus}$, $-COO^{\ominus}H^{\oplus}$, $-PO_3^{2\ominus}2H^{\oplus}$) mit abdissoziierbarem Kation ($H^{\oplus}$, $Na^{\oplus}$ etc.). Man unterscheidet schwachsaure Kationenaustauscher (z.B. mit Carboxylgruppen) und solche mit stark sauren aktiven Gruppen wie Sulfonsäuregruppen.

Bei den Anionenaustauschern enthalten stark basische Sorten quartäre Ammoniumgruppen ($-NR_3^\oplus$) als aktive Gruppen, die ihr Gegenion austauschen können. Schwach basische Austauscher haben Aminogruppen, die freie Säuren anlagern können, wobei die Säureanionen reversibel festgehalten werden.

Unter der <u>Selektivität</u> eines Austauschers versteht man die bevorzugte Aufnahme einer bestimmten Ionensorte. Innerhalb einer Ionenklasse bevorzugt der Austauscher das hydratisierte Ion mit dem kleineren Radius. Für stark saure Kationenaustauscher gilt z.B. folgende Reihe: $Li^\oplus < H^\oplus < Na^\oplus < NH_4^\oplus < K^\oplus < Mg^{2\oplus} < Ca^{2\oplus} < Al^{3\oplus}$. Für stark basische Anionenaustauscher gibt es eine ähnliche Reihe: $OH^\ominus < F^\ominus < Cl^\ominus < Br^\ominus < NO_3^\ominus < HSO_4^\ominus < I^\ominus$. Die Selektivität eines Austauschers für zwei Ionen A und B wird durch die Gleichgewichtskonstante K der Austauschreaktion $\nu A + \mu \bar{B} \rightleftharpoons \nu \bar{A} + \mu B$ wiedergegeben ($\bar{B}$ bzw. $\bar{A}$ sind die am Austauscher gebundenen Gegenionen):

$$K = \frac{[\bar{A}]^\nu \cdot [B]^\mu}{[A]^\nu \cdot [\bar{B}]^\mu} \qquad \nu, \mu = \text{Wertigkeit der Ionen.}$$

Beachte: K ist keine Stoffkonstante; sie hängt von der Beladung des Austauschers ab.

Das Aufnahmevermögen eines Austauschers wird als <u>Austauschkapazität</u> bezeichnet. Es entspricht der Gesamtmenge der zum Austausch zur Verfügung stehenden Gegenionen und wird meist angegeben in $mval \cdot g^{-1}$ (bezogen auf 1 g feuchten Austauscher). Bei schwach sauren oder basischen Austauschern ist die Kapazität pH-abhängig. Unabhängig von der Art und Wertigkeit der Gegenionen ist die Kapazität eigentlich nur für kleine anorganische Ionen bei Kunstharz-Austauschern.

Unter der <u>Austauschaktivität</u> versteht man den Anteil (Prozentsatz) an austauschaktiven Gruppen eines Austauschers, der in einer austauschfähigen Form ($OH^\ominus$- bzw. $H^\oplus$-Form) vorliegt. Falls die experimentell gefundene Austauschaktivität im Vergleich zur Austauschkapazität zu gering ist, z.B. durch häufigen Gebrauch des Austauschers, muß dieser regeneriert werden.

Arbeitstechnik

Die praktische Anwendung der Ionenaustauscher geschieht wie in der Säulenchromatographie in einem Glasrohr mit regulierbarem Auslauf oder analog zur Dünnschichtchromatographie durch Ausstreichen dünner

Schichten auf Glasplatten. Das Elutionsmittel, wäßrige Pufferlösungen oder organische Lösungsmittel, läßt man durch die Austauscherschicht strömen, wobei die Säule bzw. Platte stufenweise beladen wird. Vor jedem erneuten Gebrauch führt man in der Regel einen *Regenerierungsprozeß* durch. Hierunter versteht man die Zurückführung des Ionenaustauschers in seine Ausgangsform ($H^{\oplus}$-, $Na^{\oplus}$-Form etc.). Als Regenerierungsmittel dienen meist verd. Salzsäure, verd. NaOH- und verd. NaCl-Lösungen.

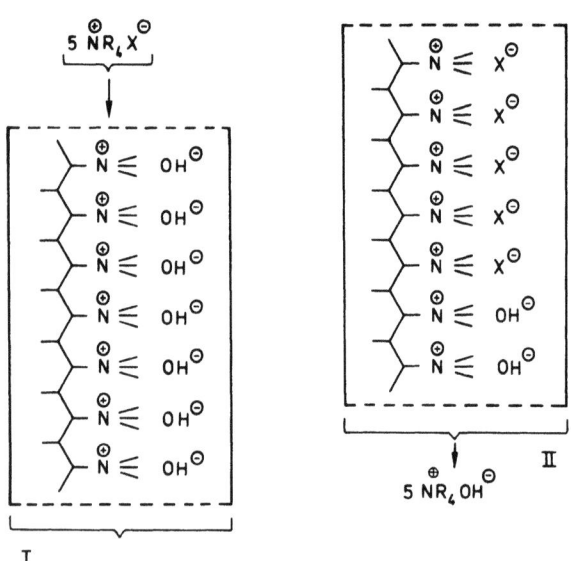

Abb. 107. Säule mit Anionenaustauscher. I. Vor dem Ionenaustausch, II. nach dem Ionenaustausch

Abb. 107 zeigt schematisch das Austauschverfahren bei der Gehaltsbestimmung eines Ammoniumsalzes. Man erkennt, daß das Anion $X^{\ominus}$ gegen die äquivalente Menge $OH^{\ominus}$-Ionen ausgetauscht wurde, die anschließend titriert werden kann. Das wird pharmazeutisch genutzt bei der Titration von Dimethylcarbamoyloxiphenyl-trimethylammoniummethylsulfat (2. Nachtrag), bei dem das Sulfat-Ion gegen $OH^{\ominus}$ ausgetauscht und dann titriert wird. Der Anionenaustauscher wird danach mit verdünnter NaOH-Lösung gespült und schließlich mit dest. Wasser bis zur Neutralität gewaschen (Regenerationsprozeß).

Ionenaustauscher werden vielseitig verwendet, so z.B. bei der Wasserenthärtung, Reinigung von Naturstoffen, für analytische Zwecke, aber auch großtechnisch, z.B. zur Gewinnung der Seltenen Erden.

6.8. Gelchromatographie

Diese vor allem in der Biochemie und Naturstoffchemie angewandte chromatographische Methode nutzt die Größenunterschiede der zu trennenden Teilchen zur Trennung aus.

Ähnliche Methoden, die Größenunterschiede ausnutzen, sind z.B. die Dialyse mit Hilfe von semipermeablen Membranen, deren Porenstruktur nur für kleine Moleküle durchlässig ist. Auch die bereits erwähnten Zeolithe, die sich synthetisch mit definierter Porenweite herstellen lassen, werden zur Trennung in der Gaschromatographie oder zum Entwässern von Lösungsmitteln (Molekularsieb, Porenweite 0,4 nm) eingesetzt.

Für die *Flüssigkeits-Molekularchromatographie* werden jedoch Produkte benötigt, die einen hohen Siebeffekt bei schwachen Ionenaustausch- und Adsorptionseigenschaften zeigen. Dazu verwendet man heute u.a. Stärke, Agargele und mit Acrylamid vernetzte Polystyrolgele. Die bekanntesten sind wohl die Dextrangele. Dextran, ein Polysaccharid aus Glucose-Einheiten, wird mit Epichlorhydrin zu einem wasserunlöslichen Makropolymer vernetzt.

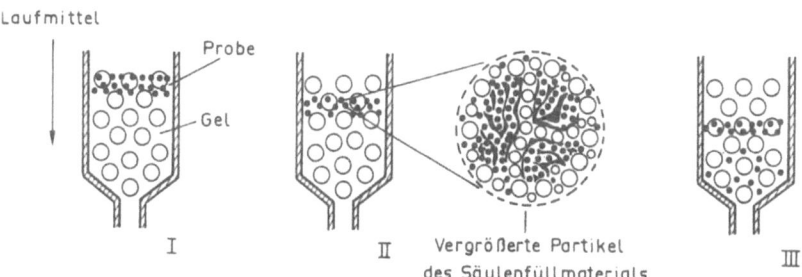

Abb. 108. Verlauf einer Gelfiltration an einem granulierten Gel

Das granulierte Gel wird in ein Chromatographierohr (Glassäule) gefüllt und das Substanzgemisch mit Molekülen unterschiedlicher Größe aufgegeben. Bei der Elution erscheinen die einzelnen Komponenten nacheinander in der Reihenfolge abnehmender Molekülgröße, d.h. die größten Moleküle (mit der höchsten Molmasse) werden zuerst eluiert (Abb. 108). Erklärt wird dieser Vorgang durch das sog. *Ausschluß-konzept*. Danach enthält das Gel *Poren* definierter Größe. Die größeren Moleküle können nicht in das Innere der Gelmatrix eindringen und werden daher vom Lösungsmittel rascher fortgeführt als kleinere diffusionsfähige Moleküle. Somit erscheinen alle Moleküle, deren Molekülgröße (und damit Molmasse) außerhalb der sog. *Ausschlußgrenze* liegt, im Eluat nach dem gleichen Elutionsvolumen, dem *Ausschluß-volumen* V_o (entspricht t_o in Abb. 91 und 92).

Kleinere Moleküle dringen unterschiedlich stark in das Gel ein. Sie können dadurch voneinander getrennt werden, wobei für jede Komponente ein bestimmtes *Elutionsvolumen* V_e zum Auswaschen aus der Säule benötigt wird.

Die Porenweite und damit die Ausschlußgrenze kann durch den Vernetzungsgrad des Dextrangels beeinflußt werden. Ein starker Vernetzungsgrad bedeutet ein geringes Quellvermögen, kleinere Porenweite und Ausschlußgrenze bei kleinerer Molekülmasse. Eine weitere Beeinflussung der Trennleistung ist über die Partikelgröße der Gelkörner möglich.

Quellmittel können außer Wasser bzw. wäßrigen Pufferlösungen auch organische Lösungsmittel sein. Um diese verwenden zu können, ist es zweckmäßig, die freien Hydroxylgruppen des Dextrangels partiell zu acetylieren.

Die Gelchromatographie läßt sich außer zu Trennungen auch zur *Abschätzung von Molmassen* verwenden, da eine Korrelation zwischen den Elutionsdaten und der Molmasse (eigentlich der Molekülgröße) hergestellt werden kann. Hierzu ist es jedoch erforderlich, für die verwendete Chromatographiesäule mit bekannten Substanzen eine Eichkurve zu erstellen. Die gefundenen Werte sind um so besser, je ähnlicher die Strukturen der Eichsubstanzen und der zu bestimmenden Verbindungen sind (Beispiel: Globuläre Proteine). Eine wichtige Anwendung dieses Verfahrens ist die Bestimmung der *Molmassenverteilung* in synthetischen Hochpolymerengemischen.

6.9. Affinitätschromatographie

Die Affinitätschromatographie (biospezifische Adsorption) ist eine Reinigungsmethode speziell für biologische Substanzen. Sie nutzt spezifische Wechselwirkungen zwischen affinen Reaktionspartnern, welche miteinander Komplexe bilden können. Ein Beispiel ist die Komplexbildung zwischen einem Enzym und seinem Inhibitor.

Bindet man einen Reaktionspartner, den sog. Effektor, an einen wasserunlöslichen Träger, erhält man ein "Affinitätsharz". Füllt man dieses in eine Chromatographiesäule und läßt die Lösung eines Substanzgemisches, welches den zum Effektor affinen Reaktionspartner enthält, durch die Säule fließen, so wird der Reaktionspartner festgehalten, und die Begleitsubstanzen laufen ungehindert durch. Durch Zerstörung des Komplexes (z.B. durch Änderung des pH-Wertes) läßt sich der affine Reaktionspartner anschließend eluieren und so rein isolieren.

Betrachten wir als Beispiel die Enzymreinigung, so können als Effektoren verwendet werden: Coenzyme, reversible Inhibitoren, gruppenspezifische Reagenzien u.a. Effektoren in der Immunologie sind Haptene, Antigene, Antikörper.

Bei den Trägern handelt es sich u.a. um die Cellulosederivate Aminohexyl-Cellulose (AHC) und succinylierte Aminohexyl-Cellulose (SAHC):

Hochporöses Grundgerüst des Trägers

$$-O-CH_2-\overset{O}{\overset{\|}{C}}-\underset{H}{N}-(CH_2)_6-NH_2$$

(AHC)

Seitenkette ("spacer")

$$-O-CH_2-\overset{O}{\overset{\|}{C}}-\underset{H}{N}-(CH_2)_n-\underset{H}{N}-\overset{O}{\overset{\|}{C}}-CH_2-CH_2-C\overset{\diagup O}{\diagdown OH}$$

(SAHC)

Die hochporösen Träger enthalten an ihren relativ langen Seitenketten funktionelle Gruppen wie $-NH_2$ und $-COOH$. Diese reagieren mit den Effektoren und bilden das Affinitätsharz. Die Seitenketten halten den Effektor vom Grundgerüst des Trägers entfernt, damit er sterisch ungehindert mit seinem affinen Reaktionspartner in Wechselwirkung treten kann.

7. Spezielle Methoden des DAB 7 und der Ph.Eur.

7.1. Physikalische Kennzahlen

7.1.1. Temperaturmessungen mit Thermometern

7.1.1.1. Fixpunkte

Die Fixpunkte der Celsius-Skala, auf die das Arzneibuch Bezug nimmt, sind definiert durch den Eispunkt des Wassers, d.h. die Temperatur eines Eis-Wasser-Gemisches, und den Siedepunkt von Wasser bei Normalluftdruck (760 Torr = 1,013 bar). Die korrekte Definition von $0^{o}C$ als "der Tripelpunkt von Wasser" kommt im Arzneibuch nicht zur Anwendung, da die äußerst geringe Abweichung vom Eispunkt (s.o.) den höheren experimentellen Aufwand bei der Bestimmung nicht rechtfertigt.

Bei der Temperaturmessung mit Quecksilberthermometern ist zu berücksichtigen, daß Glas nach seiner Herstellung über einen langen Zeitraum eine Kontraktion erfährt und dies zu einem Anstieg der Anzeige bei gleicher Temperatur führt. Um diesen Fehler auszuschließen, schreibt das Arzneibuch eine Korrektur der Anzeige vor: Durch Ablesen eines Thermometers bei der Temperatur eines Eis-Wasser-Gemisches kann die Abweichung von $0^{o}C$ in der Anzeige ermittelt werden. Dieser Wert abzüglich der im Eichschein angegebenen Eispunktskorrektur ist dann zu allen im Eichschein angegebenen Temperaturen zu addieren.

7.1.1.2. Schmelztemperatur

Die Begriffe Schmelztemperatur und Schmelzpunkt werden im Arzneibuch im gleichen Sinne verwendet. Sie bezeichnen die Temperatur, bei der ein Stoff vom festen in den flüssigen Aggregatzustand übergeht. Da der gemessene Schmelzpunkt von der Bestimmungsmethode abhängt, definiert das Arzneibuch den Schmelzpunkt entsprechend der verwendeten Methode.

Kapillar-Methode (Abb. 109)

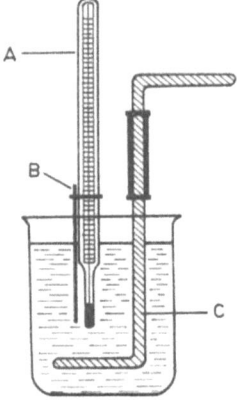

Abb. 109. Einfache Anordnung zur Bestimmung der Schmelztemperatur

Bei dieser Methode wird die Probe in eine Glaskapillare B gegeben, die mit einem Thermometer A in eine Heizbadflüssigkeit eintaucht. Ein Rührring C dient dazu, innerhalb der Heizbadflüssigkeit kein Temperaturgefälle eintreten zu lassen. Als "Schmelzpunkt nach der Kapillar-Methode" definiert das Arzneibuch die Temperatur, bei der das letzte Teilchen der Probe in der Kapillare schmilzt.

Metallblock-Methode

Zur Wärmeübertragung dient ein Metallblock, der durch ein elektrisches Heizgerät erwärmt wird. Während des Aufheizens werden in regelmäßigen Abständen einige Körner der Substanz auf den Block gestreut. Auf diese Weise kann die Temperatur ermittelt werden, bei der die Körner beim Auftreffen sofort schmelzen (T_1). Beim Abkühlen des Blocks wird eine zweite Temperatur (T_2) bestimmt, bei der die auftreffenden Körner gerade nicht mehr schmelzen. Als "Sofortschmelzpunkt" nach dieser Methode gilt die Temperatur (T), die sich aus der Formel ergibt: $T = \dfrac{T_1 + T_2}{2}$.

Hierdurch wird ein Fehler, der durch die Wärmeübertragungszeit auf das Thermometer entsteht, eliminiert. Ein weiterer Vorteil dieser Methode ist darin zu sehen, daß die Substanz sich nicht durch langsames Erwärmen zersetzen kann.

7.1.1.3. Erstarrungstemperatur

Das Arzneibuch verwendet die Begriffe Erstarrungspunkt und Erstarrungstemperatur im gleichen Sinne. Die Erstarrungstemperatur wird definiert als die Temperatur, bei der die Erstarrung einer flüssigen oder geschmolzenen Substanz während ihres Temperaturabfalls beginnt.

Zur Bestimmung wird eine Apparatur verwendet (Abb. 110), die aus 2 koaxial verbundenen, unten geschlossenen Glasrohren besteht. Oben wird die Apparatur durch eine Glasscheibe verschlossen, die Bohrungen für das Thermometer, den Rührer und für die Impfkristalle besitzt. Diese Apparatur wird in eine Kühlflüssigkeit eingetaucht und mit der flüssigen Probe gefüllt. Beim Erstarren der Probe tritt durch die plötzlich freiwerdende Schmelzwärme eine Temperaturerhöhung ein. Die höchste während des Erstarrens erreichte Temperatur wird als Erstarrungstemperatur definiert.

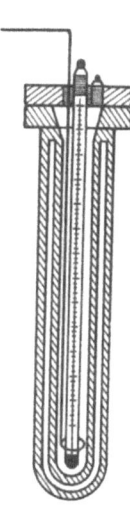

Abb. 110. Apparatur zur Messung der Erstarrungstemperatur

7.1.1.4. Siedetemperatur

Das Arzneibuch verwendet die Begriffe Siedetemperatur und Siedepunkt im gleichen Sinne. Der Siedepunkt ist die Temperatur, bei der der Dampfdruck einer Flüssigkeit 760 Torr = 1,013 bar erreicht. Zur Messung dienen 2 koaxial miteinander verbundene Glasrohre A, die unten geschlossen sind und oben eine Öffnung für die Probe und das Thermometer haben (Abb. 111). Diese Apparatur wird von einem weiten Glasrohr B umgeben. Zur Erwärmung dient ein Bunsenbrenner, der sich unter einem Drahtnetz befindet, das direkt unter dem Glasrohr liegt.

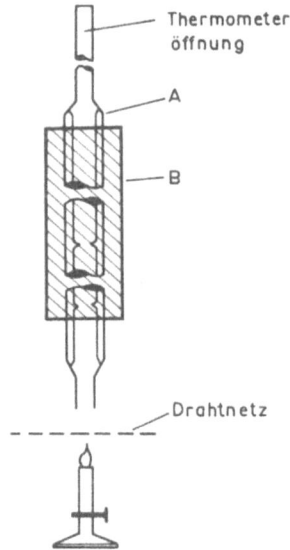

Abb. 111. Apparatur zur Messung der Siedetemperatur

Bei der Bestimmung wird die Probe im Glasrohr zum Sieden erhitzt und die Temperatur abgelesen, bei der die Rücklaufgrenze der kondensierenden Flüssigkeit die Spitze des Quecksilberfadens erreicht. Auf diese Weise entfällt die Fadenkorrektur des Thermometers.

Der Siedepunkt T ergibt sich aus folgender Formel

$$T = T_a + k(1{,}013 - b)$$

T_a = abgelesene Temperatur,
k = Korrekturfaktor des Arzneibuchs,
b = Luftdruck in bar.

Der Siedebereich ist der auf 1,013 bar korrigierte Temperaturbereich, innerhalb dessen die Substanz (oder ein bestimmter Teil davon) unter den vorgeschriebenen Bedingungen überdestilliert (EuAB).

Die Angabe eines Siedebereiches ist sinnvoll, weil für die untersuchten Substanzen infolge von Verunreinigungen und methodischen Fehlern oft kein exakter Siedepunkt angegeben werden kann.

7.1.1.5. Tropfpunkt

Zur Charakterisierung von **Fetten** und fettähnlichen Stoffen wird oft im Arzneibuch außer dem Steigschmelzpunkt und dem Erstarrungspunkt der Tropfpunkt bestimmt. Man benutzt zu seiner Bestimmung ein speziell für diesen Zweck bestimmtes Thermometer und bestimmt die Temperatur, bei der ein langsam erwärmtes Fett vom Meßgerät abtropft.

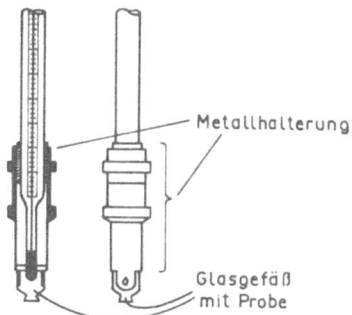

Abb. 112. Tropfpunktthermometer nach Ubbelohde

7.1.2. Dichte

Als Dichte ist der Quotient aus Masse und Volumen eines Stoffes definiert:

$$\varrho = \frac{m}{V} \; (g \cdot ml^{-1}).$$

Wenn nicht anders angegeben, beziehen sich alle Dichteangaben auf Messungen bei 20° C.

Das EuAB läßt die relative Dichte bestimmen, die als Gewichtsverhältnis gleicher Volumina der Probe und von Wasser definiert wird. Da 1 ml Wasser bei Zimmertemperatur eine bekannte Dichte hat (s. Tabellenwerke) läßt sich die relative in die absolute Dichte umrechnen und umgekehrt.

Dichtebestimmung von Flüssigkeiten

Nach dem EuAB sind drei Methoden der Dichtebestimmung möglich: die Pyknometermethode, die Messung mit einer hydrostatischen Waage und mit einem Aräometer.

Das *Pyknometer* ist ein Gefäß mit bekanntem Volumen (V), das mit der Probe gefüllt wird. Durch Bestimmung der Masse der eingefüllten Probe kann nach der Definitionsgleichung (s. oben) die Dichte ermittelt werden.

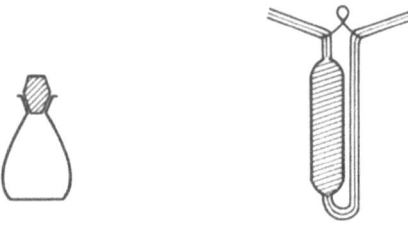

Abb. 113. Pyknometer

Bei Verwendung einer *hydrostatischen Waage* (Mohr-Westphalsche Waage) macht man sich das Archimedische Prinzip zunutze, das besagt, daß ein Körper, der in eine Flüssigkeit bzw. ein Gas eintaucht, soviel an Gewicht verliert, wie das verdrängte Flüssigkeitsvolumen (Gasvolumen) wiegt.

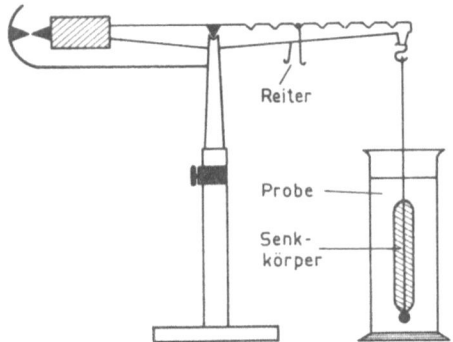

Abb. 114. Mohr-Westphalsche Waage

Aus der Zeichnung ist ersichtlich, wie durch Veränderung oder Verschieben der Reitermasse auf dem Waagebalken die Auftriebskraft m auf den Senkkörper (Auftriebskraft = Gewichtsverlust) ermittelt werden kann. Aus dieser läßt sich bei bekanntem Senkkörpervolumen V die Dichte der Probe berechnen nach: $\varrho = \frac{m}{V}$.

Auch der Verwendung einer *Senkwaage* (Aräometer, Spindel) liegt das Archimedische Prinzip zugrunde.

Eine Spindel ist an einem Ende beschwert und hat eine Dichte, die geringer ist als diejenige der zu bestimmenden Probe. Dadurch schwimmt sie in der Flüssigkeit und taucht in Abhängigkeit von der Dichte der Probe im Gleichgewichtszustand mehr oder weniger tief ein. Durch Ablesen der Eintauchtiefe läßt sich die Dichte angenähert bestimmen. Der herausragende Glashals ist oft schon mit einer entsprechenden Dichteskala versehen.

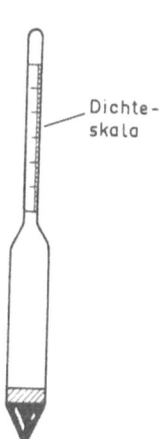

Abb. 115. Aräometer

Dichtebestimmung von Festkörpern (Wachsen) nach DAB 7

Das Prinzip dieser Arzneibuchbestimmung besteht darin, die zu untersuchenden Wachsstückchen in eine Flüssigkeit zu bringen und die Dichte dieser Flüssigkeit solange zu verändern, bis die Teilchen auf konstanter Höhe schweben. Bei diesem Gleichgewichtszustand entspricht die Dichte der Flüssigkeit derjenigen des Wachses.

Die Wachsstücke werden in ein Ethanol-Wasser-Gemisch gebracht, dessen Konzentration (38,8%) so gewählt ist, daß sie absinken. Aus einer Bürette läßt man nun Wasser hinzulaufen, bis einzelne Wachsstücke schweben. Aus einer entsprechenden Tabelle des DAB 7 kann die Dichte direkt abgelesen werden, da der Wasserzusatz bekannt ist.

Dichtebestimmung von Gasen

Die Gasdichte erfolgt mit einer Waage (ähnlich Abb. 114, Mohr-Westphalsche), deren eine Seite aus einer Glaskugel mit Manometer besteht, während die andere zur Nullpunktsanzeige dient. Die Glaskugel wird mit einer Gasprobe gefüllt und die Dichte gemäß der Gleichung $\varrho_G = \frac{\varrho_L \cdot p_L}{p_G}$ bestimmt.

ϱ_G = Dichte der Gasprobe,
ϱ_L = Dichte der Luft,
p_G = Druck der mit Luft gefüllten Glaskugel,   ⎫ wobei die Waage
p_L = Druck der mit der Gasprobe gefüllten Glaskugel ⎭ Null anzeigt

7.1.3. Viskosität

Die Viskosität ist ein Begriff, der die Zähigkeit, d.h. die innere Reibung einer Flüssigkeit, beschreibt. Sie tritt überall dort auf, wo sich benachbarte Flüssigkeitsschichten verschieden schnell bewegen.

Bei der Verschiebung einer Flüssigkeitslamelle mit der Berührungsfläche A zur Nachbarschicht ist eine Kraft F aufzuwenden, und es bildet sich ein Schergefälle (Geschwindigkeitsgefälle) dv/dy aus. dv/dy gibt an, um wieviel langsamer die Flüssigkeitsteilchen in einem bestimmten Abstand dy von der Lamelle sind, als diese selbst.

Nach Newton gilt folgende Gleichung:

$$F = \eta \cdot A \cdot \frac{dv}{dy} \qquad (I).$$

Der Proportionalitätsfaktor η wird als <u>dynamische Viskosität</u> bezeichnet. Aus (I) folgt:

$$\eta = \frac{\frac{F}{A}}{\frac{dv}{dy}} \qquad (II).$$

Da der Quotient F/A als Schubspannung bezeichnet wird, ist die dynamische Viskosität auch

$$\eta = \frac{\text{Schubspannung}}{\text{Schergefälle}} \qquad \text{(aus Gl. II).}$$

Für die Einheit im CGS-System ergibt sich

$$[\eta] = 1 \frac{\text{dyn} \cdot \text{s}}{\text{cm}^2} = 1 \frac{\text{g}}{\text{cm} \cdot \text{s}} = 1 \text{ P (Poise)}.$$

Im SI-System gilt:

$$[\eta] = 1\frac{N \cdot s}{m^2} = 1 \text{ Pa} \cdot s$$

Pa = Pascal (Druckeinheit im SI-System).
Umrechnung: 1 Pa · s = 10 P.
Die im DAB 7 gebräuchliche Einheit ist Centipoise (1 cP):
1 cP = 10^{-2} P.

Die kinematische Viskosität (ν) wird definiert als Quotient aus der dynamischen Viskosität (η) und der Dichte (ρ) des entsprechenden Stoffes:

$$\nu = \frac{\eta}{\rho}.$$

Die Einheit im CGS-System ist 1 Stoke (St), was der SI-Einheit 1 $cm^2 \cdot s^{-1}$ entspricht.

Umrechnung: 1 St = 1 $\frac{cm^2}{s}$.

Über das Meßgerät enthält das DAB 7 keine Angaben. Im folgenden Teil seien zwei wichtige Methoden aufgeführt:

Kugelfallviskosimeter (Abb. 117)

Eine Kugel mit bekanntem Radius r und bekannter Dichte ρ_K sinkt in einer Flüssigkeit der Dichte ρ_{Fl} mit konstanter Geschwindigkeit v.

Aus dem Stokesschen Gesetz und den Formeln für den Auftrieb und das Gewicht der Kugel folgt die Formel:

$$\eta = \frac{2 r^2 (\rho_K - \rho_{Fl}) \cdot g \cdot t}{9 \cdot s}$$

s = Weg der Kugel zwischen zwei Ringmarken
t = Zeit
v = s/t = Geschwindigkeit der Kugel in der zu messenden Flüssigkeit
g = Erdbeschleunigung

Da g konstant und s und r für ein bestimmtes Meßgerät konstante Größen sind, gilt: $\eta = k \cdot (\rho_K - \rho_{Fl}) \cdot t$, wobei k eine Gerätekonstante ist mit $k = \frac{2r^2 \cdot g}{9s}$.

Durch Messung von t läßt sich also die dynamische Viskosität mit Hilfe eines Kugelfallviskosimeters bestimmen.

Kapillarviskosimeter (Abb. 116)

Wird eine senkrecht stehende Kapillare von einer Flüssigkeit durchflossen, so ist die Strömungsgeschwindigkeit u.a. von der Viskosität der Flüssigkeit abhängig. Aus dem Hagen-Poiseuilleschen Gesetz und der Gleichung für den hydrostatischen Druck ergibt sich folgende Formel:

$$\eta = \frac{r^4 \cdot \pi \cdot h \cdot g}{8 \cdot l \cdot V} \cdot \varrho_{Fl} \cdot t.$$

r = Radius der Kapillare
h = Mittlere Höhe der Flüssigkeitssäule
V = Volumen der Flüssigkeit
l = Länge der Kapillare
g = Erdbeschleunigung
ϱ_{Fl} = Dichte der Flüssigkeit

Sorgt man dafür, daß bei einer bestimmten Versuchsanordnung r, l, h, V und g als konstant betrachtet werden können, vereinfacht sich die Formel zu: $\eta = k \cdot \varrho_{Fl} \cdot t$, wobei

$$k = \frac{r^4 \cdot \pi \cdot h \cdot g}{8 \cdot l \cdot V} \quad \text{ist.}$$

Die kinematische Viskosität ν läßt sich mit dem Kapillarviskosimeter ohne Kenntnis der Dichte ϱ_{Fl} ermitteln, da $\nu = \frac{\eta}{\varrho_{Fl}} = k \cdot \varrho_{Fl} \cdot \frac{t}{\varrho_{Fl}} = k \cdot t$ ist.

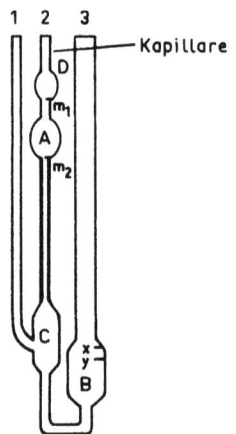

Abb. 116. Viskosimeter mit hängendem Kugelniveau

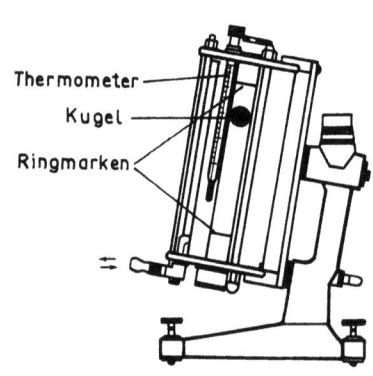

Abb. 117. Viskosimeter nach Höppler

7.1.4. Ethanolgehalt

Der Ethanolgehalt gibt den prozentualen Anteil von Ethanol in einer flüssigen Arzneizubereitung an. Die Angabe kann sowohl in Gewichtsprozent, d.h. Gramm Ethanol in 100 Gramm der Flüssigkeit, angegeben werden, als auch, wie im EuAB definiert, in Volumenprozent: Volumenteile Ethanol in 100 Volumenteilen der Flüssigkeit bei 20° C.

Zur Bestimmung des Ethanolgehaltes nach dem Arzneibuch wird die zu untersuchende Flüssigkeit mit der 4- bis 5-fachen Menge Wasser versetzt. Durch anschließende Destillation geht Ethanol mit Wasser azeotrop über (s.S. 462) und wird in einem Meßkolben aufgefangen. Da Wasser im Überschuß vorhanden ist, kann auf diese Weise das Ethanol der vorgelegten Probenlösung quantitativ in den Meßkolben überführt werden. Anschließend wird mit Wasser bis zur Meßmarke aufgefüllt, die Dichte bestimmt und aus Tabellen der Ethanolgehalt im Meßkolben abgelesen. Aus diesem Gehalt und aus dem Volumenverhältnis zwischen Meßkolbeninhalt und vorgelegter Probenlösung kann der Ethanolgehalt der Probe berechnet werden.

7.1.5. Trocknungsverlust und Trockenrückstand

Unter **Trocknungsverlust** versteht man den in Gewichtsprozent angegebenen Gewichtsverlust einer Substanz oder Droge beim Trocknen unter den jeweils im Arzneibuch angegebenen Bedingungen. Bei der Bestimmung des Trocknungsverlustes werden das in der Probe enthaltene Wasser und alle anderen flüchtigen Bestandteile erfaßt.

Das Arzneibuch verwendet bei der Bestimmung des Trocknungsverlustes verschiedene Methoden, die in den einzelnen Monographien spezifiziert sind. Der Entzug der flüchtigen Bestandteile kann auf physikalischem oder chemischem Wege erfolgen, sei es durch Druckverminderung, Temperaturerhöhung oder Trockenmittel (z.B. Phosphor(V)oxid).

Der **Trockenrückstand** dient zur Charakterisierung flüssiger Substanzen (z.B. Tinkturen). Er ist der in Gewichtsprozent angegebene Rückstand, der nach dem Verdampfen des Lösungsmittels und anschließendem Trocknen zurückbleibt.

Nach dem Arzneibuch wird die Hauptmenge des Lösungsmittels durch Verkochen entfernt, die restlichen Spuren verdampfen beim anschliessenden längeren Erwärmen im Trockenschrank.

7.1.6. Wassergehalt

Destilliert man ein Gemisch von zwei nicht miteinander mischbaren Flüssigkeiten, so liegt sein Siedepunkt niedriger als derjenige der niedriger siedenden Komponente. Der Grund hierfür ist, daß sich die Dampfdrucke beider Bestandteile addieren, wodurch der Siedepunkt (Summe der Dampfdrucke entspricht dem äußeren Luftdruck) eher erreicht wird.

Das Mengenverhältnis des aufgefangenen Destillats entspricht dem Dampfdruckverhältnis der beiden Komponenten bei der Siedetemperatur des Gemisches.

Dieses Destillationsverhalten macht sich das Arzneibuch zur Bestimmung des Wassergehaltes bei einigen Substanzen zunutze. Wasser bildet mit Toluol ein sogenanntes azeotropes Gemisch mit einem Siedepunkt von $84,1^\circ$ C. Dieses läßt sich durch Destillation nicht in seine Komponenten zerlegen. Die Zusammensetzung des Azeotrops ist Wasser : Toluol = 20 : 80 (Gewichtsprozent).

Bei der azeotropen Trocknung wird das in der Probe enthaltene Wasser mit Toluol azeotrop überdestilliert. Verwendet man eine Apparatur nach Abb. 118, so scheidet sich beim Abkühlen das Wasser in Tropfen ab. Diese sammeln sich aufgrund der größeren Dichte des Wassers im Vergleich zu Toluol im Wasserabscheider unten an. Bei Verwendung einer kalibrierten Vorlage ist eine direkte volumetrische Bestimmung des Wassergehaltes möglich.

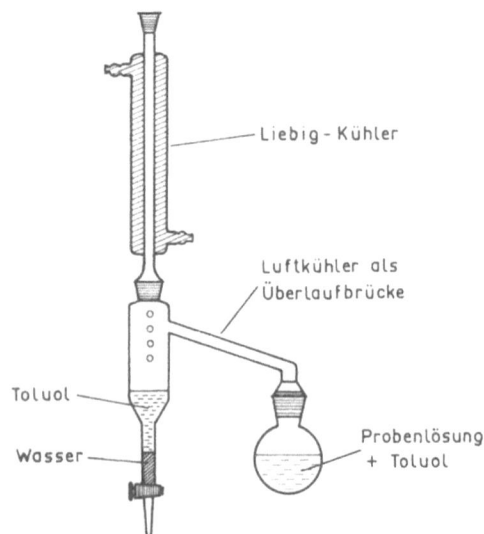

Abb. 118. Apparatur zur azeotropen Destillation

7.2. Chemische Kennzahlen

7.2.1. Asche

Bestimmung der Asche

"Unter Asche werden die in Prozent angegebenen nichtflüchtigen Anteile verstanden, die beim Verbrennen und anschließenden Glühen einer organischen Substanz oder Droge zurückbleiben" (DAB 7).

Die Bestimmung der Asche dient zur Ermittlung des Anteils an nichtflüchtigen anorganischen Bestandteilen in Drogen und anderen Naturprodukten.

Bestimmung der säureunlöslichen Asche

Zur Bestimmung der säureunlöslichen Asche wird die nach dem oben angegebenen Verfahren gewonnene Asche mit verdünnter Salzsäure erhitzt und der verbleibende Rest abfiltriert. Nach dem Auswaschen mit Wasser wird der gesamte Rückstand mit dem Filter erneut zur Rotglut erhitzt.

Die auf diese Weise gewonnene säureunlösliche Asche gibt Auskunft darüber, wieviel Staub und Sand in den Drogen enthalten sind, da die übrigen Aschenrückstände der Drogen meist säurelöslich sind.

Bestimmung der Sulfatasche

"Unter Sulfatasche werden die in Prozent angegebenen nichtflüchtigen Anteile verstanden, die beim Glühen einer mit Schwefelsäure versetzten Substanz zurückbleiben" (DAB 7).

Zur Bestimmung wird eine bestimmte Menge der Probe mit Schwefelsäure befeuchtet und anschließend bis zur Gewichtskonstanz geglüht.

Die Bestimmung der Sulfatasche dient zur Reinheitsprüfung organischer Proben. Der Vorteil dieser Methode gegenüber der Bestimmung der Asche liegt darin, daß auch Verunreinigungen durch flüchtige anorganische Salze wie Erdalkalicarbonate und Alkalichloride durch den Zusatz von Schwefelsäure in die nichtflüchtigen Sulfate umgewandelt und so erfaßt werden können.

7.2.2. Säurezahl: Definition, Bestimmung, Bedeutung

"Die Säurezahl gibt an, wieviel Milligramm Kaliumhydroxid zur Neutralisation der in 1 g Substanz vorhandenen freien Säure notwendig sind" (DAB 7).

Zur Bestimmung der Säurezahl wird die Probe in Ether/Ethanol gelöst und mit Natronlauge gegen Phenolphthalein titriert.

Die Säurezahl dient zur Identitäts- und Reinheitsprüfung von Fetten und Wachsen. Bei Wachsen ist sie wegen des hohen Anteils an freien Fettsäuren naturgemäß hoch. Bei Fetten deutet eine hohe Säurezahl auf eine fortgeschrittene Hydrolyse der Glyceride hin und ist damit ein Reinheitskriterium.

7.2.3. Buchnerzahl: Definition, Bestimmung, Bedeutung

"Die Buchner-Zahl gibt an, wieviel Milligramm Kaliumhydroxid zur Neutralisation der aus 1 g Substanz mit Ethanol bestimmter Konzentration extrahierbaren freien Säure notwendig sind" (DAB 7).

Zur Bestimmung wird die Probe mit einem Ethanol/Wasser-Gemisch digeriert und das Filtrat mit Natronlauge gegen Phenolphthalein titriert.

Die Bestimmung der Buchner-Zahl dient zur Reinheitsprüfung von Wachsen. Wachse enthalten neben freien Wachssäuren auch freie Fett- und Harzsäuren. Letztere sind im Gegensatz zu den schwerlöslichen Wachssäuren im Ethanol/Wasser-Gemisch löslich und werden bei der azidimetrischen Titration erfaßt. Die Buchner-Zahl bietet somit die Möglichkeit, Verfälschungen durch Fett- und Harzsäuren zu ermitteln. Die Differenz zwischen Buchner- und Säurezahl ist demnach dem Anteil freier Wachssäuren äquivalent.

7.2.4. Verseifungszahl: Definition, Bestimmung, Bedeutung

"Die Verseifungszahl gibt an, wieviel Milligramm Kaliumhydroxid zur Bindung der freien Säure und zur Verseifung der Ester von 1 g Substanz notwendig sind" (DAB 7).

Zur Bestimmung der Verseifungszahl wird die Probe mit einem Überschuß ethanolischer Kalilauge unter Rückfluß erhitzt und anschliessend mit Salzsäure gegen Phenolpthalein zurücktitriert.

Die Bestimmung der Verseifungszahl dient der Identitäts- und Reinheitsprüfung von Fetten und Wachsen. Durch das Kochen unter Rückfluß mit Kalilauge werden sowohl die freien Fettsäuren neutralisiert als auch die Ester gespalten und in Seifen übergeführt. Die Verseifungszahl ist ein Maß für das mittlere Molekulargewicht des Triglyceridgemisches. Hohe Verseifungszahlen deuten auf niedrige Kettenlänge der Fettsäuren hin und umgekehrt. Dies leuchtet ein, da bei großer Kettenlänge relativ weniger Carboxylgruppen je Masseneinheit vorhanden sind.

7.2.5. Hydroxylzahl: Definition, Bestimmung, Bedeutung

"Die Hydroxylzahl gibt an, wieviel Milligramm Kaliumhydroxid der von 1 g Substanz bei der Acetylierung gebundenen Essigsäure äquivalent sind" (DAB 7).

Zur Bestimmung der Hydroxylzahl wird die Probe mit einem Essigsäureanhydrid/Pyridin-Gemisch längere Zeit erhitzt. Hierbei werden acetylierbare Hydroxylgruppen vermutlich durch Acetylpyridiniumacetat (1) acetyliert. Es entstehen Pyridiniumacetat (2) und Essigsäureester (3):

$$\left[\underset{\text{(1)}}{\bigcirc\!\!\!\!\!\!\!\text{N}-CO-CH_3}\right]^{\oplus} CH_3COO^{\ominus} + ROH \longrightarrow \left[\underset{\text{(2)}}{\bigcirc\!\!\!\!\!\!\!\text{NH}}\right]^{\oplus} CH_3COO^{\ominus} + \underset{\text{(3)}}{CH_3COOR} \quad (\text{I})$$

Anschließend wird durch Zugabe von Wasser überschüssiges Acetylpyridiniumacetat hydrolysiert und es entstehen je ein Mol Essigsäure (4) und Pyridiniumacetat (5):

$$(1) + H_2O \longrightarrow \underset{(4)}{CH_3COOH} + \left[\underset{(5)}{\bigcirc\!\!\!\!\!\!\!\text{NH}}\right]^{\oplus} CH_3COO^{\ominus} \quad (\text{II})$$

Bei der sich anschließenden Titration mit ethanolischer Kalilauge gegen Phenolphthalein erfaßt man sowohl das nach (I) und (II) entstandene Pyridiniumacetat (als Kationsäure in einer Verdrängungstitration) als auch die nach (II) entstandene Essigsäure.

In gleicher Weise erfolgt ein Blindversuch gemäß Gleichung II, um
den Wirkungswert des Acetylierungsgemisches zu ermitteln. Die Differenz zwischen Blindwert und Hauptversuch ist äquivalent der Menge
an gebildetem Essigsäureester (3) und kann zur Berechnung der Hydroxylzahl herangezogen werden.

Die Hydroxylzahl gestattet eine Bestimmung der in der Probe enthaltenen acetylierbaren Hydroxylgruppen und stellt sowohl eine Identitäts- als auch eine Reinheitsprüfung dar. Die Bestimmung wird im
DAB 7 durchgeführt bei Polyethylenglykolen, Rizinusöl - hier wird
die OH-Gruppe der 12-Hydroxyölsäure erfaßt - und Menthol.

7.2.6. Iodzahl: Definition, Bestimmung, Bedeutung

"Die Iodzahl gibt an, wieviel Gramm Halogen, berechnet als Iod, von
100 g Substanz gebunden werden" (DAB 7).

Das DAB 7 verwendet zur Bestimmung der Iodzahl eine methanolische
Bromlösung, die durch Lösen von Brom und Natriumbromid nach Vorschrift hergestellt wird. Das Brom liegt hier also in einem anionischen Komplex vor:

$$Na^{\oplus} + Br^{\ominus} + Br_2 \rightleftharpoons Na^{\oplus} + Br_3^{\ominus}.$$

Hierdurch wird der Dampfdruck des Broms gegenüber einer reinen Bromlösung gesenkt und die Titerbeständigkeit erhöht.

Zur Bestimmung der Iodzahl gibt man eine überschüssige Menge der
methanolischen Bromlösung zu der in Chloroform gelösten Probe und
läßt das Gemisch längere Zeit in einem verschlossenen Iodzahlkolben
stehen. Hierbei werden die Doppelbindungen bromiert.

Anschließend gibt man Kaliumbromid im Überschuß zu und es entsteht
durch Reaktion mit überschüssigem Brom eine äquivalente Menge Iod,
die mit Thiosulfat titriert werden kann.

In einem zweiten Versuch wird ein Blindwert ermittelt, um den Wirkungswert der Bromlösung zu bestimmen. Die Differenz zwischen dem
Verbrauch im Blindversuch und Hauptversuch entspricht der verbrauchten Menge Halogen und dient zur Berechnung der Iodzahl.

Die Verwendung von Brom als Halogenierungsmittel für Olefine ist
zweckmäßig, da Br_2 etwa 10^4 mal schneller reagiert als I_2.

Die Iodzahl dient zur Identitäts- und Reinheitsprüfung von Fetten.
Sie ist ein Maß für den Gehalt an ungesättigten Verbindungen. Isolierte Doppelbindungen reagieren nach der Gleichung:

$$-CH=CH- + Br_3^{\ominus} \rightarrow -\underset{\underset{Br}{|}}{CH} - \underset{\underset{Br}{|}}{CH}- + Br^{\ominus}$$

in einer Additionsreaktion. Konjugierte Doppelbindungen reagieren meist in einer 1,4-Addition, wobei eine Doppelbindung erhalten bleibt:

$$-CH=CH-CH=CH- + Br_3^{\ominus} \rightarrow -\underset{\underset{Br}{|}}{CH} - CH = CH - \underset{\underset{Br}{|}}{CH}- + Br^{\ominus}$$

7.2.7. Unverseifbare Anteile: Definition, Bestimmung, Bedeutung

"Unverseifbare Anteile sind die nach der Verseifung der Probe aus der wäßrigen Lösung extrahierbaren, bis 105° nicht flüchtigen Anteile" (DAB 7).

Zur Bestimmung wird die Probe mit ethanolischer Kalilauge hydrolysiert, das Volumen durch Zugabe von Wasser vergrößert und mit einem organischen Lösungsmittel extrahiert. Die organische Phase wird bei 105° getrocknet. Der Rückstand in Gewichtsprozent angegeben ist der "unverseifbare Anteil".

Die Bestimmung der unverseifbaren Anteile dient zur Reinheitsprüfung eines Fettes. Diese Anteile bestehen aus Kohlenwasserstoffen, höheren Alkoholen, Mineralölen u.a. Bei Wachsen ist der Anteil der unverseifbaren Anteile naturgemäß größer als bei Fetten, da die bei der Verseifung von Wachsen entstehenden höheren Alkohole wasserunlöslich sind. Bei Fetten entstehen dagegen Seifen und Glycerin, die beide wasserlöslich sind. Deshalb bedeutet hier ein hoher Prozentsatz unverseifbarer Anteile eine Qualitätsminderung.

7.2.8. Esterzahl: Definition, Bestimmung, Bedeutung

"Die Esterzahl gibt an, wieviel Milligramm Kaliumhydroxid zur Verseifung der in 1 g Substanz vorhandenen Ester verbraucht werden und errechnet sich als Differenz aus Verseifungszahl und Säurezahl" (DAB 7).

Da die Säurezahl den Anteil der freien Fettsäuren bzw. Wachssäuren und die Verseifungszahl die Summe aus freien Säuren und veresterten Gruppen charakterisiert, folgt, daß die Differenz beider Zahlen eine Angabe für den Esteranteil einer Substanz ist.

Diese Esterzahl dient zur Charakterisierung von Wachsen.

7.2.9. Verhältniszahl: Definition, Bestimmung, Bedeutung

"Die Verhältniszahl ist der Quotient aus Esterzahl und Säurezahl".

Sie erlaubt eine Charakterisierung von Wachsen, da hier der Quotient aus Esterzahl und Säurezahl sehr konstant ist. Bei starken Abweichungen von der erwarteten Verhältniszahl kann auf Verunreinigungen geschlossen werden.

7.2.10. Peroxidzahl: Definition, Bestimmung, Bedeutung

"Die Peroxidzahl gibt an, wieviel Milliäquivalente Sauerstoff in 1000 g Substanz unter bestimmten festgelegten Verfahrensbedingungen erfaßbar sind" (nach DAB 7).

Da die Bestimmung der Peroxidzahl eine Konventionsmethode ist, schreibt das Arzneibuch auch die zu verwendende Apparatur vor (s. Abb. 119).

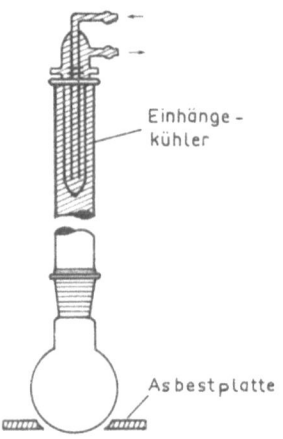

Abb. 119. Apparat zur Bestimmung der Peroxidzahl

Zu einem Eisessig/Chloroform-Gemisch, dem eine wäßrige Kaliumiodidlösung zugesetzt wurde, wird unter Sieden die Probe zugegeben und mehrere Minuten weitererhitzt. Nach Hinzufügen von kaltem Wasser zum Gemisch kann das oxidativ freigesetzte Iod mit Thiosulfat-Lösung titriert werden.

Die Peroxidzahl gibt Auskunft über den Frischezustand eines Fettes oder Öles. Beim Ranzigwerden eines Fettes entstehen durch Autoxidation Peroxidverbindungen und Hydroperoxide. Diese zerfallen weiter in Aldehyde und Säuren, die den typischen ranzigen Geruch eines verdorbenen Fettes ausmachen. Beim Zusatz von Iodid entsteht durch Oxidation elementares Iod: $R-O-O-R' + 2\ I^{\ominus} \longrightarrow R-O-R + I_2 + H_2O$.

Dieses kann unter Zusatz von Stärkelösung mit Natriumthiosulfat-Lösung titriert werden.

7.3. Nachweisreaktionen und Identitätsprüfungen

Im Europäischen Arzneibuch (EuAB) sind im Gegensatz zum DAB 7 die Nachweisreaktionen und Identitätsprüfungen nicht in den einzelnen Monographien enthalten, sondern in einem gesonderten Kapitel zusammengefaßt.

Es erschien uns daher sinnvoll, die einzelnen Nachweisreaktionen lediglich tabellarisch aufzuführen. Nähere Einzelheiten bezüglich der experimentellen Durchführung dieser Reaktionen findet man im EuAB bzw. im Kommentar zum EuAB.

Tabelle 28. Nachweise von Kationen gemäß EuAB

Kation	Reaktion	Reagenz
Aluminium	$Al(OH)_3 \downarrow$	NH_4Cl/NH_3
Ammonium	$NH_3 \uparrow$	$NaOH$
Antimon	$Sb_2S_3 \downarrow$	Na_2S
Arsen	$As \downarrow$	NaH_2PO_2
Blei	a) $PbCrO_4 \downarrow$	K_2CrO_4
	b) PbI_2	KI
Calcium	a) $CaCO_3 \downarrow$	$(NH_4)_2CO_3$
	b) $CaC_2O_4 \downarrow$	$(NH_4)_2C_2O_4$
Eisen	a) $KFe[Fe(CN)_6]$	$K_3[Fe(CN)_6]$
	b) $Fe(SCN)_3$	$KSCN$
	c) $KFe[Fe(CN)_6]$	$K_4[Fe(CN)_6]$
Kalium	a) Violette Flamme	
	b) $KHC_4H_4O_6 \downarrow$	Weinsäure
	c) $K_2Na[Co(NO_2)_6] \downarrow$	$Na_3[Co(NO_2)_6]$
Magnesium	$NH_4MgPO_4 \downarrow$	Na_2HPO_4
Natrium	a) Flammenfärbung	
	b) $Na[Sb(OH)_6] \downarrow$	$K[Sb(OH)_6]$
	c) $NaMg(NO_2)_3(C_2H_3O_2)_9$	Mg-Uranylacetat
Quecksilber	a) Hg (Amalgambildung)	Cu
	b) Hg_2O (für Hg(I)) $\downarrow$	$NaOH$
	c) Hg_2Cl_2 (für Hg(I)) $\downarrow$	HCl
	d) HgO (für Hg(II)) $\downarrow$	$NaOH$

Tabelle 28 (Fortsetzung)

Kation	Reaktion	Reagenz
	e) Hg_2Cl_2 (für Hg(II)) ↓	$SnCl_2$
	f) HgI_2 (für Hg(II)) ↓	KI
Silber	AgCl ↓	HCl
Bismut	a) Basische Salze aus HCl-saurer Lösung	HCl/H_2O
	b) $[Bi(S=C(NH_2)_2)_6]^{3\oplus}$	$S=C(NH_2)_2$
	c) Bi_2S_3 ↓	H_2S
Zink	a) $K_2Zn_3[Fe(CN)_6]_2$ ↓	$K_4[Fe(CN)_6]$
	b) $Zn(OH)_2$ ↓	NaOH

Tabelle 29. Nachweis von Anionen gemäß EuAB

Anion	Reaktion	Reagenz
Acetat	a) CH_3COOH (Geruch)	$(COOH)_2$
	b) Blauer Komplex	$La(NO_3)_3/NH_3/I_2$
Benzoat	a) C_6H_5COOH ↑ (sublimiert)	H_2SO_4
	b) C_6H_5COOH ↓ (Fp.120-124°)	HCl
	c) $[Fe_3(C_6H_5COO)_6(OH)_2]^{\oplus}C_6H_5COO^{\ominus}$ ↓	$FeCl_3$
Bromid	a) AgBr ↓	$AgNO_3$
	b) Fluorescein → Eosin	K_2CrO_4/H_2SO_4
Carbonat/ Hydrogencarbonat	CO_2 ↑	$H^{\oplus}$
Chlorid	a) AgCl	$AgNO_3$
	b) KI/Stärke → blauer Komplex	$KMnO_4/H_2SO_4$
Citrat	a) $Ca(C_6H_6O_7)$ ↓ (Wärme)	$CaCl_2$
	b) $Hg[OOC-CH_2-\underset{\underset{O}{\|}}{C}-CH_2-COO]$	$HgSO_4/KMnO_4$
Iodid	a) AgI ↓	$AgNO_3$
	b) I_2 ↑	K_2CrO_4
Lactat	a) CH_3CHO ↑ (Geruch)	$H_2SO_4/KMnO_4$
	b) CHI_3 ↓	I_2/NaOH
	c) Roter Farbstoff	H_2SO_4/Guajacol
Nitrat	a) Stickoxide ↑	H_2SO_4/Cu
	b) $FeSO_4 \cdot NO$	$FeSO_4/H_2SO_4$
Phosphat	a) Ag_3PO_4 ↓	$AgNO_3$
	b) $(NH_4)_3[P(Mo_3O_{10})_4]$	Ammoniummolybdat

Tabelle 29 (Fortsetzung)

Anion	Reaktion	Reagenz
Salicylat	a) $HO-C_6H_4-COOH \downarrow$	HCl
	b) Violetter Komplex	$FeCl_3$
Silikat	a) Kieselgel $\downarrow$	$H^{\oplus}$
	b) $H_2[SiF_6] \uparrow$	CaF_2/H_2SO_4
Sulfat	$BaSO_4$	$BaCl_2$
Tartrat	a) Violetter Komplex	$FeSO_4/H_2O_2/NaOH$
	b) Blaue Färbung	$KBr/Resorcin/H_2SO_4$

Tabelle 30. Gruppenreaktionen

Gruppe	Reaktion	Reagenz
Acetylrest	1) Säurekatalysierte Hydrolyse	
	2) Nachweis des Acetats mit	$La(NO_3)_3/NH_3/I_2$
Alkaloide	Farbiger Komplex	$K[BiI_4]$
Amine (primär, aromat.)	a) gefärbtes Azomethin (Imin)	Dimethylaminobenzaldehyd
	b) Azokupplung nach Diazotierung	HNO_2/2-Naphthol
Barbiturate	Violetter Komplex (Zwikker-Reaktion)	$Co(OOC-CH_3)_2$/Base
Ester	1) Alkalische Esterhydrolyse	KOH/C_2H_5OH
	2) Bildung einer Hydroxamsäure	$H_3^{\oplus}NOH\ Cl^{\ominus}$
	3) Gefärbter Chelatkomplex	$FeCl_3$
Penicilline	Farbreaktion (empirisch)	Chromotropsäure/H_2SO_4
Schwefel (organisch gebunden)	a) Reduktion zu $S^{2\ominus}$, Nachweis als PbS	Zn/Na_2CO_3, $Pb(OOC-CH_3)_2$
	b) Oxidation zu $SO_4^{2\ominus}$, Nachweis als $BaSO_4 \downarrow$	O_2, $BaCl_2$
Steroidhormone	Nachweis mit Dünnschichtchromatographie	
Xanthine	Roter Komplex (Murexid-Reaktion)	$H_2O_2/HCl/NH_3$

7.4. Grenzprüfungen

Grenzprüfungen sind halbquantitative Bestimmungen von Begleitstoffen. Mit Hilfe von Vergleichslösungen wird ermittelt, ob eine bestimmte Konzentration nicht überschritten wird. Auch die Grenzprüfungen sind im EuAB in einem gesonderten Kapitel zusammengefaßt. In der folgenden Tabelle sind jeweils nur die im Arzneibuch gültigen Grenzprüfungen aufgeführt. Experimentelle Einzelheiten siehe EuAB und Kommentar zum EuAB.

Tabelle 31. Grenzprüfungen auf Kationen

Kation	Reaktion	Reagenz
Ammonium	a) Färbung (Neßlers Reagenz)	$K_2[HgI_4]$
	b) $NH_3 \uparrow$	NaOH
Arsen	a) As $\downarrow$	$NaHPO_2$
	b) Bildung von AsH_3 und Nachweis als Hg_2-Arsenid	Zn/HCl $HgBr_2$
Blei in Zucker	Gefärbter Blei-Chelatkomplex	Dithizon
Calcium	$Ca(OOC)_2 \downarrow$	$NH_4^{\oplus}$-Oxalat
Eisen	a) $Fe(SCN)_3$	Br_2/KSCN
	b) $[Fe(SCH_2COO)_2]^{2\ominus}$	$HS-CH_2-COOH$ (Thioglykolsäure)
Kalium	$K_2Na[Co(NO_2)_6]$	$Na_3[Co(NO_2)_6]$
Magnesium (DAB 7, 2. Nachtrag)	Roter Komplex	Titangelb/NaOH
Schwermetalle	Als Sulfide $\downarrow$	$CH_3-\overset{S}{\underset{\parallel}{C}}-NH_2$
Zink	$K_2Zn_3[Fe(CN)_6]_2 \downarrow$	$K_4[Fe(CN)_6]$

Tabelle 32. Grenzprüfungen auf Anionen

Anion	Reaktion	Reagenz
Chlorid	AgCl $\downarrow$	$AgNO_3$
Sulfat	$BaSO_4 \downarrow$	$BaCl_2$

Tabelle 33. Weitere Grenzprüfungen des Arzneibuches

Stoff	Reaktion	Reagenz
Höhere Alkohole (DAB 7, 2. Nachtrag)	Rotfärbung	3-Nitrobenzaldehyd/H_2SO_4
CO in medizinischen Gasen	1) $I_2O_5 + 5\ CO \rightarrow 5\ CO_2 + I_2$ 2) Titration von I_2	I_2O_5
Fremde Steroide in Cortico-Steroidhormonen	Dünnschichtchromatographisch	
Sulfatasche	S. Kap. 7.2.1.	

7.5. Prüfung auf Verunreinigung

a) Sauer oder alkalisch reagierende Verunreinigungen:

Nachweis mit a) Indikatorpapier
b) Kolorimetrie mit Indiaktoren

b) Verhalten gegen Schwefelsäure:

Nachweis von Verunreinigungen durch Bildung gefärbter Reaktionsprodukte (z.T. Verkohlung)

c) Prüfung auf Baumwollsamen- und Kapoköl:

Erhitzen einer Substanzprobe mit Schwefel in Isopentanol: Rotfärbung (Halphensche Reaktion) bei Anwesenheit von Sterculsäure

d) Prüfung auf Verdorbenheit:

1) Peroxidzahl, s.S. 468
2) Kreis-Reaktion mit Resorcin/Salzsäure,
   Nachweis auf Malondialdehyd als Folgeprodukt der Autooxidation.

e) Wasserlösliche Anteile in ätherischen Ölen:

Schütteln mit Natriumchloridlösung im Meßzylinder. Beobachtung der Volumenänderung.

f) Halogenhaltige Verunreinigungen in ätherischen Ölen:

Verbrennung einer Probe. Prüfung auf Halogenide mit $AgNO_3$.

g) Fremde Ester in ätherischen Ölen:

Alkalische Esterhydrolyse der Fremdbestandteile. Ausfällung der Carbonsäuren in Ethanol als Kalisalze.

h) Fette Öle in ätherischen Ölen:

Fettfleckprobe auf Papier.

7.6. Quantitative Bestimmungsmethoden

7.6.1. Elemente (S, N, Hal)

Bestimmung von Halogenen und Schwefel durch Aufschluß nach Schöninger

Zur Bestimmung von Halogenen und Schwefel in organischen Verbindungen sieht das EuAB den Schöninger-Aufschluß vor. Die Probe wird in einem dicht verschlossenen Erlenmeyerkolben in einer Sauerstoffatmosphäre verbrannt. Zur Absorption der Verbrennungsprodukte dient im Kolben enthaltenes Wasser oder eine andere geeignete Lösung, mit der dann anschließend maßanalytische Bestimmungen durchgeführt werden.

Brom

Als Absorptionslösung dient eine schwefelsaure H_2O_2-Lsg. Bei der Verbrennung entsteht elementares Brom, welches in der Lösung zu $Br^\ominus$ reduziert wird:

$$Br_2 + H_2O_2 \rightarrow 2\ Br^\ominus + 2\ H^\oplus + O_2.$$

Das entstandene $Br^\ominus$ kann nach Volhard titriert werden.

Chlor

Bei der Verbrennung entsteht Chlorwasserstoff. Als Absorptionslösung dient Natronlauge. Nach dem Ansäuern kann das $Cl^\ominus$ nach Volhard titriert werden.

Fluor

Der bei der Verbrennung entstandene Fluorwasserstoff wird in Natronlauge absorbiert. Die Titration erfolgt mit Thoriumnitratlösung gegen Alizarinsulfonsäure. Es bildet sich Thoriumtetrafluorid:

$$Th^{4\oplus} + 4\ F^\ominus \rightarrow ThF_4.$$

Beim ersten Überschuß an $Th^{4\oplus}$-Ionen entsteht mit Alizarinsulfonsäure ein roter Farblack.

Iod

Das bei der Verbrennung entstehende elementare Iod wird in Natronlauge absorbiert und disproportioniert zu $I^\ominus$ und Hypoiodid $IO^\ominus$ (I). Anschließend oxidiert man mit $BrO^\ominus$ zu $IO_3^\ominus$, wobei das $BrO^\ominus$ zu $Br^\ominus$ reduziert wird (II). Nach Pufferung mit Kaliumhydrogenphthalat wird überschüssiges Brom (aus $BrO^\ominus$ und $Br^\ominus$) verkocht (III). Zugesetztes $I^\ominus$ komproportioniert mit dem gebildeten $IO_3^\ominus$ zu I_2 (IV), welches mit Thiosulfat titriert wird (V). Da die Hypobromid-Lösung oft geringe Mengen Iod enthält, muß ein Blindversuch durchgeführt werden.

(I) $\quad I_2 + 2\ OH^\ominus \rightleftharpoons I^\ominus + IO^\ominus + H_2O$,

(II) $\quad I^\ominus + IO^\ominus + 5\ BrO^\ominus \rightleftharpoons 2\ IO_3^\ominus + 5\ Br^\ominus$,

(III) $\quad BrO^\ominus + Br^\ominus + H^\oplus \rightleftharpoons Br_2 + H_2O$,

(IV) $\quad IO_3^\ominus + 5\ I^\ominus + 6\ H^\oplus \rightleftharpoons 3\ I_2 + 3\ H_2O$,

(V) $\quad I_2 + 2\ S_2O_3^\ominus \rightleftharpoons 2\ I^\ominus + 2\ S_4O_6^{2\ominus}$.

Schwefel

a) Bei der Verbrennung von schwefelhaltigen organischen Verbindungen entstehen Schwefeloxide, die beim Auffangen in wäßriger H_2O_2-Lsg. zu $SO_4^{2\ominus}$ umgesetzt werden. Das $SO_4^{2\ominus}$ kann mit $Ba(ClO_4)_2$-Lsg. gegen Alizarinsulfonsäure titriert werden. Mit überschüssigen $Ba^{2\oplus}$-Ionen bildet sich ein gefärbter Chelatkomplex:

$$Ba^{2\oplus} + SO_4^{2\ominus} \rightarrow BaSO_4 \downarrow.$$

b) Bei Anwesenheit von Halogen und Phosphor wird die Titration mit $Ba(ClO_4)_2$-Lsg. in stärker saurem Milieu unter Ethanolzusatz durchgeführt; der Indikator ist Naphtharson. Es muß zusätzlich ein Blindversuch durchgeführt werden.

Enthalogenierung mit Raney-Nickel

Einige Arzneistoffe (Benzoesäure, Glycerin, Phenacetin) enthalten aufgrund ihrer Darstellung in Spuren chlorierte Produkte. Zur quantitativen Bestimmung wird die organische Substanz mit Raney-Nickel in alkalischer Lösung aufgeschlossen und die gebildeten $Cl^\ominus$-Ionen werden mit $AgNO_3$-Lsg. nephelometrisch bestimmt. Vgl. S. 394.

Kjeldahl-Bestimmung von Stickstoff

Die Kjeldahl-Bestimmung erfaßt organisch gebundenen Stickstoff, der sich bei Zersetzung der Substanzprobe mit konz. H_2SO_4 zu $(NH_4)_2SO_4$ umsetzt. Hierzu ist ein Zusatz von $CuSO_4$ als Katalysator erforderlich. Reaktionsbeschleunigend wirkt sich außerdem die Zugabe von H_2O_2 aus. Das durch Alkalisieren freigesetzte Ammoniak wird mit Hilfe von Wasserdampf überdestilliert und in einer bekannten überschüssigen Menge 0,1 N Salzsäure aufgefangen. Durch Rücktitration mit NaOH wird der Überschuß an Salzsäure bestimmt. Zusätzlich muß ein Blindversuch (mit Glucose) durchgeführt werden. Beachte: Der Stickstoff in bestimmten Verbindungen, wie Pyridin- und Chinolin-Derivaten, wird oft nicht quantitativ erfaßt.

7.6.2. Wasser

Bestimmung durch Karl-Fischer-Titration, s.S. 376.

7.6.3. Funktionelle Gruppen ($-NH_2$, $-OH$)

Bestimmung primärer Amine (van Slyke-Methode), s.S. 377.

Bestimmung von Phenolen in Seren und Impfstoffen

Die Bestimmung erfolgt kolorimetrisch mit Aminoantipyrin und $K_3[Fe(CN)_6]$:

Reaktionsgleichung

4-Aminoantipyrin + Phenol $\xrightarrow[-2H_2]{Fe^{III}}$ roter Farbstoff

Bestimmung von Glykolen (s. Kap. 3.9.3.5.):

Spaltung mit $NaIO_4$ (Malaprade-Reaktion) und quantitative Bestimmung des Periodatverbrauchs (vgl. Kap. 1.2.2. und 3.9.3.5.).

8. Literaturnachweis und weiterführende Literatur

Kapitel 1

Qualitative anorganische Analyse

Ackermann, G.: Einführung in die qualitative anorganische Halbmikroanalyse. Leipzig: VEB Deutscher Verlag für Grundstoffindustrie 1968

Bock, R.: Aufschlußmethoden der anorganischen und organischen Chemie. Weinheim: Verlag Chemie, 1972

Donald, J., Pietrzyk u. Clyde W. Frank: Analytical chemistry. New York, London: Academic Press, 1974

Feigl, F.: Tüpfelanalyse. Frankfurt/M.: Akademische Verlagsgesellschaft, 1960

Fresenius, W., Jander, G.: Handbuch der analytischen Chemie. Berlin, Heidelberg, New York: Springer

Friks, J., Getrost, H.: Organische Reagenzien für die Spurenanalyse. Darmstadt: Firmenschrift E. Merck, 1975

Geilmann, W.: Bilder zur qualitativen Mikroanalyse anorganischer Stoffe. Weinheim: Verlag Chemie, 1960

Hofmann, H., Jander, G.: Qualitative Analyse. Berlin, New York: de Gruyter, 1972

Hollemann, A. F., Wiberg, E.: Lehrbuch der anorganischen Chemie. Berlin, New York: de Gruyter, 1976

Jander, G., Blasius, E.: Lehrbuch der analytischen und präparativen anorganischen Chemie. Stuttgart: Hirzel, 1973

Köster—Pfugmacher, A.: Qualitative Schnellanalyse der Kationen und Anionen. Berlin, New York: de Gruyter, 1976

Medicus, L., Goehring, M.: Qualitative Analyse. Dresden, Leipzig: Steinkopff, 1961

Müller, G.-O.: Lehrbuch der Angewandten Chemie, Bd. I. Leipzig: Hirzel, 1973

Okáč, A.: Qualitative analytische Chemie. Leipzig: Akademische Verlagsgesellschaft, 1960

Riesenfeld, E., Remy, H.: Anorganisch-Chemisches Praktikum. Zürich: Rascher, 1956

Souci, S. W.: Praktikum der qualitativen Analyse. München: J. F. Bergmann, 1967

Souci, S. W.: Ausführung qualitativer Analysen. München: J. F. Bergmann, 1971

Qualitative organische Analyse

Ehrenberger, F., Gorbach, S.: Methoden der organischen Elementar- und Spurenanalyse. Weinheim: Verlag Chemie, 1973

Firmenschrift E. Merck: Reagenzien für die organische Gruppenanalyse. Darmstadt

Firmenschrift E. Merck: 7-Chlor-4-nitrobenzofurazan (NBD-Cl). Darmstadt

Houben—Weyl—Müller: Methoden der organischen Chemie. 4. Aufl., Bd. II. Stuttgart: Thieme, 1953

Hünig, S., Musso, H.: Nachweis funktioneller Gruppen in organischen Verbindungen, Manuskript. Marburg: 1969

Organikum. Berlin: VEB Deutscher Verlag der Wissenschaften, 1977

Staudinger, H.: Anleitung zur organischen qualitativen Analyse. 7. Aufl. Berlin, Göttingen, Heidelberg: Springer 1968

Kapitel 2, 3 und 4

Gravimetrie
Maßanalyse
Elektroanalytische Verfahren

Analytikum: Methoden der analytischen Chemie und ihre theoretischen Grundlagen. Leipzig VEB Deutscher Verlag für Grundstoffindustrie, 1971

Anorganikum. Berlin: VEB Deutscher Verlag der Wissenschaften, 1967

Becke-Goehring, M., Fluck, E.: Einführung in die Theorie der Quantitativen Analyse. Dresden: Steinkopff, 1968

Biltz, H., Biltz, W.: Ausführung quantitativer Analysen. Stuttgart: Hirzel, 1955

Brdička, R.: Grundlagen der physikalischen Chemie. Berlin: VEB Deutscher Verlag der Wissenschaften, 1968

Böhme, H., Hartke, K.: Kommentar zum Deutschen Arzneibuch. 7. Ausg. 2. Aufl. Stuttgart: Wissenschaftliche Verlagsgesellschaft und Frankfurt: Govi-Verlag, 1973

Böhme, H., Hartke, K.: Kommentar zum Europäischen Arzneibuch, Bd. I, II. Stuttgart: Wissenschaftliche Verlagsgesellschaft und Frankfurt: Govi-Verlag, 1976

Cordes, J. F.: Das neue internationale Einheitensystem. Naturwissenschaften 59, 177 (1972)

Cordes, J. F.: Meßgrößen und Einheiten in der technischen Chemie. Z. Klin. Chem. Klin. Biochem. 12, 180 (1974)

Danzer, Kl., Than, E., Molch, D.: Analytik. Leipzig: Akademische Verlagsgesellschaft Geest & Portig, 1976

Firmenschrift E. Merck: Komplexometrische Bestimmungsmethoden mit Titriplex. Darmstadt

Gyenes, J.: Titrationen in nicht-wäßrigen Medien. Stuttgart: Enke 1970

Hägg, G.: Die theoretischen Grundlagen der analytischen Chemie. Basel: Birkhäuser 1950

Huber, W.: Titrationen in nicht-wäßrigen Lösungsmitteln, Frankfurt: Akademische Verlagsgesellschaft, 1964

Jander, G., Jahr, K. F., Knoll, H.: Maßanalyse. Berlin, New York: de Gruyter, 1973

Latscha, H. P., Klein, H. A.: Chemie, Basiswissen. Berlin, Heidelberg, New York: Springer 1978

Müller, G.-O.: Lehrbuch der Angewandten Chemie, Bd. II: Chemisch-mathematische Übungen. Bd. III: Quantitativ-anorganisches Praktikum. Leipzig: Hirzel, 1975

Näser, K. H.: Physikalisch-chemische Meßmethoden. Leipzig: VEB Deutscher Verlag für Grundstoffindustrie, 1970

Näser, K. H.: Physikalische Chemie. Leipzig: VEB Deutscher Verlag für Grundstoffindustrie, 1974

Näser, K. H.: Physikalisch-chemische Rechenaufgaben. Leipzig: VEB Deutscher Verlag für Grundstoffindustrie, 1978

Nylén, P., Wigren, N.: Einführung in die Stöchiometie. Darmstadt: Steinkopff, 1952

Poethke, W.: Praktikum der Maßanalyse. Zürich, Frankfurt: Deutsch, 1973

Schwarzenbach, G., Flaschka, H.: Die komplexometrische Titration. Stuttgart: Enke, 1965

Seel, F.: Grundlagen der analytischen Chemie. Weinheim: Verlag Chemie, 1970

Vogel, A. I.: Quantitative Inorganic Analysis. London, New York, Toronto: Longmans, Green and Co., 1951

Wittenberger, W.: Rechnen in der Chemie. Wien: Springer, 1955

Wittenberger, W.: Chemische Laboratoriumstechnik. Wien: Springer, 1973

Kapitel 4 (speziell)

Elektroanalytische Verfahren

Abrahamczik, E.: Potentiometrische und konduktometrische Titration. In: Methoden der organischen Chemie. Houben-Weyl, Bd. III, S.135.

Abresch, K., Claasen, I.: Coulometrische Analyse. Weinheim: Verlag Chemie, 1961

Abresch, K., Büchel, E.: Die coulometrische Analyse. Angew. Chem. 74, 685 (1962)

Ebert, H.: Elektrochemie. Würzburg. Vogel, 1972

Fachlexikon, ABC Chemie. Frankfurt/M., Thun: Verlag Harri Deutsch, 1976

Graue, G.: Coulometrie. Chem. Lab. Betr. 13 (1962)

Hamann, C. H., Vielstich, W.: Elektrochemie I. Weinheim: Verlag Chemie, 1977

Kortüm, G.: Lehrbuch der Elektrochemie. Weinheim: Verlag Chemie 1962

Koryta, J., Dvořák, J., Boháčková, V.: Lehrbuch der Elektrochemie. Berlin, Heidelberg, New York: Springer, 1975

Lohmann, F.: Die coulometrische Analyse und ihre Anwendungen. Chem. Techn. 13, 668 (1961)

Meiters, L.: Polarographie techniques. Interscience Publ. New York 1955

Neumüller, O.-H.: Basis-Römpp. Stuttgart: Franckhsche Verlagsbuchhandlung, 1977

Nürnberg, H. W.: Elektroanalytical Chemistry. London, New York: Wiley, 1974

Trobisch, K. H.: Die coulometrische Titration. Chem. Techn. 6, 649 (1957)

Vetter, K. J.: Coulometrie. In: Ullmanns Enzyklopädie der technischen Chemie, Bd. 2/1, S. 618 (1961)

Kapitel 5

Optische und spektroskopische Analysenverfahren

Zusammenfassung (s. vorstehende Literatur): Näser, K. H.; Brdička, R.; Houben-Weyl; Organikum; Ullmann; Analytikum; Danzer, Than und Molch; Böhme u. Hartke

Bergert, K.-H., Pruggmayer, D.: Möglichkeiten der instrumentellen Analytik. Darmstadt: G-I-T-Verlag, 1973

Gerson, F.: Hochauflösende ESR-Spektroskopie. Weinheim: Verlag Chemie, 1967

Günther, H.: NMR-Spektroskopie. Stuttgart: Thieme 1973
Günzler, H., Böck. H.: IR-Spektroskopie. Weinheim: Verlag Chemie, 1975
Kortüm, G.: Kolorimetrie, Photometrie und Spektroskopie. Berlin, Heidelberg, New York: Springer, 1955
Kortüm, G.: Reflexionsspektroskopie. Berlin, Heidelberg, New York: Springer, 1969
Silverstein, R. M., Bassler, G. C.: Spectrometric identification of organic compounds. New York: Wiley, 1967
Williams, D., Fleming, I.: Spektroskopische Methoden in der organischen Chemie. Stuttgart: Thieme, 1971
Zschunke, A.: Kernmagnetische Resonanzspektroskopie in der organischen Chemie. Berlin: Akademie-Verlag, 1971

Kapitel 6

Chromatographische Methoden

Analytikum: Leipzig: VEB Deutscher Verlag für Grundstoffindustrie, 1974
Brewer, J. M., Pesce, A. J., Ashworth, R. B.: Experimentelle Methoden in der Biochemie. Stuttgart: Fischer, 1977
Determann, H.: Gelchromatographie. Berlin, Heidelberg, New York: Springer, 1967
Engelhardt, H.: Hochdruckflüssigkeitschromatographie. Berlin, Heidelberg, New York: Springer, 1975
Firmenschriften u.a. von E. Merck, Darmstadt; Deutsche Pharmacia GmbH, Frankfurt; Waters GmbH, Königstein/Ts.
Kaiser, R.: Chromatographie in der Gasphase I - IV. Mannheim: Bibliograph. Inst., 1960 - 1965
Stahl, E.: Dünnschichtchromatographie. 1. u. 2. Aufl. Berlin, Heidelberg, New York: Springer, 1967
Ullmanns Enzyklopädie der technischen Chemie. München: Urban & Schwarzenberg, 1969
Wittenberger, W.: Chemische Laboratoriumstechnik. Wien: Springer, 1973

Kapitel 7

Spezielle Methoden des DAB 7 und der Ph. Eur.

Böhme, H., Hartke, K.: Kommentar zum Deutschen Arzneibuch. 7. Ausg. 2. Aufl. Kap. 3. Stuttgart: Wissenschaftliche Verlagsgesellschaft und Frankfurt: Govi-Verlag, 1973

Gerthsen, Ch., Kneser, H. O., Vogel, H.: Physik. 13. Aufl. Berlin, Heidelberg, New York: Springer, 1977

Westphal, W.: Lehrbuch der Physik. Berlin, Heidelberg, New York: Springer, 1970

9. Abbildungsnachweis

Analytikum: VEB Deutscher Verlag für Grundstoffindustrie, Leipzig
  1971   26
Christen, H. R.: Grundlagen der organischen Chemie. Aarau, Frankfurt/M.: Sauerländer-Salle 1968   66, 78
Engelhardt, H.: Hochdruck-Flüssigkeits-Chromatographie. Berlin, Heidelberg, New York: Springer, 1975   91, 103
Fachzeitschrift für das Laboratorium. Darmstadt: G-I-T-Verlag, 1973
                                                        71, 82, 88
Kortüm, G.: Kolorimetrie, Photometrie und Spektroskopie. 3. Aufl. Berlin, Göttingen, Heidelberg: Springer, 1955   69, 79
Organikum: VEB Deutscher Verlag für Grundstoffindustrie, Leipzig
  1971   95, 96, 97
Ullmann: Enzyklopädie der technischen Chemie. München, Berlin; Urban u. Schwarzenberg, 1961   63, 64, 70,
                                                              74, 75, 84
Williams, D. H., Fleming, I.: Spektroskopische Methoden in der organischen Chemie. 3. Aufl. Stuttgart: Thieme, 1975
                                                              91, 103
Wittenberger, W.: Chemische Laboratoriumstechnik. 7. Aufl. Berlin, Heidelberg, New York: Springer, 1973   69, 101, 115
                                                              116, 117

Weitere Abbildungen stammen aus den Büchern "Chemie für Mediziner" von H. P. Latscha und H. A. Klein und "Chemie für Pharmazeuten" von H. P. Latscha, H. A. Klein und R. Mosebach, beide Springer-Verlag sowie aus Vorlesungsskripten von H. P. Latscha. Sie wurden mit z.T. erheblichen Veränderungen den im Literaturnachweis aufgeführten Lehrbüchern und Monographien entnommen.

10. Sachverzeichnis

A

Abbe-Refraktometer 380
Absorption 386
Absorptionsspektroskopie 396
3-Acetamino-4-hydroxy-benzol-
  1-arsonsäure, Best. 272
Acetanhydrid, Best. 224
-,Titration in 238
Acetarsol, Best. 272
Acetat, Nachw. 30
Acetylacetonat-Ion 295
Acetylsalicylsäure, Best. 223
Adduktbildung 90
Adsorption 156
Adsorptionsbereich 404
Adsorptionsindikatoren 286,290
Adsorptionssäulenchromato-
  graphie 436
Adsorptionsvorgänge 421
Äquivalent, elektrochemisches
  321
Äquivalentkonzentration 116
Äquivalentleitfähigkeit 358
Äquivalentlösungen 167
Äquivalentmenge 116,117
Äquivalenzpunkt 165,205,206
-,pH-Wert 208
-,Potential am 259
Ätzprobe 9
Affinitätschromatographie 449
Affinitätsharz 449
Aktivität 131
Aktivitätskoeffizient 131,151
-,mittlerer 134
Aktivitätskonstante 132
Aktivitätsstufen 422
Aldehyde, Nachweis 100
Aldosen, Charakterisierung 101
Alizaringelb 171
Alkalihydroxide, Best. 219
Alkalimetrie, potentiom. 314
Alkaloide, Best. 221
Alkaloidsalze, Best. 226
Alkene, Nachw. 88
Alkine 89
Alkohole, Derivate 92
-,Nachw. 91
-,primäre 91,93

-,sekundäre 92,93
-,tertiäre 92
Alkylether, Nachw. 95
-,symmetrische, Charakterisie-
  rung 96
Alkylhalogenide, Nachw. 90
Alterung 155
Alumen, Best. 305
Aluminii sulfas, Best. 305
Aluminium, Best. 305
-,Nachw. 53
Aluminium-acetat-tartrat-
  Lösung, Best. 305
Aluminiumoxid, Aufschluß 80
Aluminiumsulfat 305
Amine, aromatische, Best. 275
-,Nachw. 96
-,primäre aliphatische,
  Charakterisierung 99
-,- aromatische, Best. 377
-,-,Charakterisierung 99
-,-,Nachw. 96,97
-,sekundäre, Charakterisie-
  rung 97
-,tertiäre Charakterisierung
  98
-,Trennung von 98,99
2-Amino-4-methylmercaptobutter-
  säure, Best. 271
Aminophenazon, Best. 240
Aminosäuren, Nachw. 105
Ammoniak, Best. 221
-,Nachw. 34
Ammonium, Nachw. 34
Ammoniumcarbonat-Gruppe 39
Ammoniumcer(IV)-nitrat-Lösung
  264
-,Einstellung 265
Ammoniumcer(IV)-sulfat-Lösung
  264
Ammoniumhydroxide, quartäre,
  Best. 219
Ammoniummolybdat 25
Ammoniumsalze, Best. 219
Ammoniumsulfid, Fällungs-
  reagenz 160
Ammoniumsulfid-Gruppe 43
Amobarbitalum natricum 215

Amperometrie 371
-,Genauigkeit 374
Ampholyt 180,181
Analyse, coulometrische 332, 333
-,optische 378
-,spektroskopische 378
Anhydride, Best. 224
Anionbasen 180
-,Best. 221
Anionen, Nachw. 8
Anionsäuren 180
-,Best. 219
Anorganische Verb., Nachw. 6
Anregungsenergie 385
Anthrachinone, Best. 357
Anthranilsäure 162
Antimon, Best. 160
Antimon-bisbrenzkatechin-disulfonsaures Natrium, Best. 271
Antimonelektrode 319
Antimon, Nachw. 70,71,87
Antipyrin, Best. 273
Antistokessche Linien 409
Aräometer 456
Arbeitselektrode 332
-,polarisierbare 344
Argentometrie, Budde 292
Aromaten, Nachw. 89
Arsen, Best., coulometr. 341
-,Nachw. 68,69,87
Arsenat, Nachw. 25
-,neben Phosphat, Nachw. 75
Arsengruppe 56,66,68
Arylalkylether, Nachw. 95
Ascaridol, Best. 273
Asche 463
-,säureunlösliche 463
Ascorbinsäure, Best. 270
Atomabsorptionsspektroskopie 393
Atommasse 123,124
-,absolute 124
-,relative 124
Atropinsulfat, Best. 227,240
Aufschluß, alkalischer 81
-,basischer 78
-,Freiberger 81
-,Lassaigne 84
-,oxidierender 80
-,Schöninger 476
-,Wurzschmitt 86
Aufschlußmethoden 77
Auger-Effekt 412
-Elektronenspektroskopie 412
Auslaufpipetten 112
Ausschlußvolumen 448
Austauschaktivität 445
Austauschkapazität 445
Austauschvorgänge 421
Auswaschen des Niederschlags 142

Autoprotolyse 181,185
Auxochrome 396,397
Avogadrosche Konstante 124
Azidimetrie, potentiom. 314
Aziditätskonstante 182
Azoviolett 242

B
Baeyersche Probe 88
Balkenwaage 107
Bandenspektrum 385
Barbiturate, Best. 215
-,-,Budde 292
Barbitursäuren, Salze von, Best. 222
Barium, Best. 159
-,Nachw. 42
Bariumchlorid, Fällungsreagenz 159
Base, korrespondierende 179
-,schwache 184
-,-,Titration 220,237,240
-,starke 183
-,-,Titration 219
-,Titration, coulometr. 340
Basenstärke 231
Basizitätskonstante 182
Bathochromie 396
Beilsteinprobe 86
Benzoinoxim 161
Benzolring, Substitutionsmuster 403
Benzylpenicillinum kalicum, Best. 271
Benzylpenicillinum natricum, Best. 271
Berliner Blau 14,29,76,84
Bettendorfsche Probe 69
Beugeschwingung 403
Bezugselektrode 253,313,332
Bicarbonatpuffer 200
Bismut, Best. 303
-,Nachw. 63
Bismutelektrode 319
Bismutgallat, basisches 303
Bismuthi subcarbonas, Best. 303
Bismutnitrat, basisches 303
Blei, Best. 159,304
-,- elektrograv. 330
-,Nachw. 59
Blei(II)-nitrat, Best. 305
Blei(II)-oxid, Best. 305
Bleisulfat, Aufschluß 78
Boden, theoretischer 425
Borat, Nachw. 28
Borax, Best. 222
Boraxperle 4
Borsäure, Best. 218
Borsäuremethylester 28
Brechungsgesetz, Schema 379
Brechungsindex 378

Broensted, Säure-Base-Theorie 178
5-(2'-Brom-allyl)-5-isopropyl-barbitursäure, Best. 292
5-(2'-Brom-allyl)-5-(1''-methyl-propyl)-barbitursäure, Best. 292
Brom, Best. 476
Bromat, Nachw. 16
2-Brom-2-ethylbutyryl-harnstoff, Best. 291
Bromid, Best. 159
-,-,Mohr 288,289
-,-,Volhard 288
-,Nachw. 11
2-Brom-3-methyl-butyryl-harnstoff, Best. 291
Bromisovaleranylcarbamid, Best. 291
Bromometrie 274
Bromkresolgrün 172
Bromkresolpurpur 172
Bromphenolblau 172
Bromthymolblau 172
Buchnerzahl 464
Büretten 113,115
Budde-Titration 292
Bunsenbrenner, Abb. 5
n-Butylamin, Titration in 241
Butylbromallylbarbitursäure, Best. 292

C
Cadmium, Best., elektrograv. 330
-,Nachw. 66
Calcein 173
Calcii aminosalicylglas, Best. 303
- carbonas, Best. 303
- chloridum, Best. 303,304
- gluconas, Best. 303,304
Calcium, Best. 303
-,Nachw. 41
Calciumchlorid, Best. 303,304
Calcium-D-pantothenat, Best. 303,304
Calciumgluconat, Best. 304
Calciumlactat, Best. 304
Calcon 173
Campher, Best. 228
Carbonat, Best. 222
-,Nachw. 27
Carbonsäure, Nachw. 102
Carbonsäureamide, Nachw. 103
Carbonsäureester, Nachw. 103
Carbonsäurenitrile, Nachw. 103
Carbonylgruppe, Nachweis 100,101
Carbromal, Best. 291
Carvon, Best. 228,229
Celsius-Skala 451

Cerimetrie 264
Chelatbildner 294
Chelatkomplexe 294
Chelat-Liganden 294,295
Chelatometrie 294
Chinaldinsäure 162
Chinalizarin 38
Chinhydronelektrode 256
Chinidinsulfat, Best. 227
Chinin, Best. 221
Chininhydrochlorid, Best. 227, 240
Chininsulfat, Best. 227
Chlor, Best. 476
Chlorid, Best. 159
-,-,Fajans 290
-,-,Mohr 288
-,-,Volhard 288
-,-,wasserfr. 240
-,Nachw. 10
Chloramin T, Best. 272
Chlorat, Nachw. 15
N-Chlor-toluol-4-sulfonamid, Natrium-Salz, Best. 272
Chrom, Nachw. 54
Chromat, Best. 159
-,Nachw. 17
Chromatogramm, quantitative Auswertung 431
Chromatographie 420
-,absteigende 430
-,aufsteigende 430,434
Chromat-Sulfat-Verfahren 39, 40
Chromeisenstein, Aufschluß 80
Chromophore 396,397
Chrom(III)-oxid, Aufschluß 80
Citral, Best. 228
Citronenöl, Citral, Best. 228
Cocainhydrochlorid, Best. 227, 240
Codein, Best. 240
Codeinphosphat, Best. 227
Coffein, Best. 240
Coulometer, chemisches 335
Coulometrie 331
-,galvanostatische 332,338
-,-,Prinzipschaltung 338
-,potentiostatische 332,333
-,-,Prinzipschaltung 334
Criegee-Reaktion 92
Cupferron 161
Cyanid, Best. 159
-,-,komplexom. 309
-,-,Volhard 287
-,Nachw. 13
Cyanide, komplexe, Aufschluß 81
Cyanoferrat, Entfernung von 30

Cyanoferrat, Nachw. 29
5-(1'-Cyclohexenyl)-1,5-dimethylbarbitursäure, Best. 279

D
Dämpfung 347
Daniell-Element 246
Dead-stop-Titration 371,374, 375
Debye und Hückel, Gesetz von 151
Deformationsschwingung 402
Depolarisator 346,351
Derivativpolarographie 355
Detektor 439
-,photoelektrischer 390
Diacetyldioxim 51,64
Diamagnetismus 417
1,2-Diaminocyclohexantetraessigsäure 296
Diammoniumhydrogenphosphat als Fällungsreagenz 159
Diaphragma 247,333
Dichte 455
-,absolute 455
-,relative 455
Dichtebest., Festkörper 457
-,Flüssigkeit 455
- Gas 457
Dielektrizitätskonstante 230
Diethylbarbitursaures Natrium, Best. 293
Diethylbarbitursäure, Best. 293
Diethylentriamin 295
Differentialpolarographie 355
Differentialtitrationsmethode 311
Differenzierung 234
Differenzpolarographie 355
Diffusionsstrom 323,349
Dihydrohydroxycodeinonhydrochlorid, Best. 227
1,3-Dihydroxy-benzol, Best. 279
1,2-Diktone, Nachw. 102
Dimedon 101
Dimercaprolum, Best. 271
Dimethylformamid, Titration in 241
Dimethylgelb 171
Dimethylglyoxim 295
-,Fällungsreagenz 163
2,4-Dimethyl-6-(sulfanilylamino)-pyrimidin, Best. 275
Dinatriumhydrogenphosphat, Fällungsreagenz 159
Diphenylamin 173,261,265
o-Diphenylaminocarbonsäure 261
Diphenylaminsulfonsäure 261

Diphenylcarbazid 66
Diphenylhydantoin, Best. 216
α,α'-Dipyridyl 76,295
Dissoziation 232
Dissoziationskonstante 152, 232,233
Dithizon 162
Drehung, spezifische 383
Dünnschichtchromatographie 421,433
-,präparative 434
Durchflußphotometer 437
Durchlaufchromatographie 430

E
EDTA 163,294
-,Titration mit 297
Einschlüsse 156
Einstellen der Lösung 168
Eisen, Best., coulometr. 341
-,Nachw. 51,52
-,reduziertes, Best. 263
Eisengruppe 46
Eisen(II)-orthophenynthrolin-Ion 261
Eisen(III)-oxid, Aufschluß 80
Eisenpulver, Best. 281
Eisen(II)-sulfat, Best. 265
Eisessig, Titration in 238, 240
Eispunkt 451
Elektroanalytik 310
Elektrochemisches Äquivalent 321
Elektrode 2. Art 253
-,elektrograv. 328
-,polarisierbare 237,321
Elektrogravimetrie 320
-,anodische Best. 330
-,kathodische Best. 329
Elektrolyse 320
-,Trennung durch 325,326
Elektrolyt, amphoterer 180
Elektromotorische Kraft 247
Elektron, angeregtes 386
-,äußeres, Anregung 386
-, inneres, Anregung 386
Elektronenabgabe 243
Elektronenaufnahme 243
Elektronendichte 412
Elektronenspektroskopie 396
Elektronenspin 417
Elektronenspinresonanz-Spektroskopie 417
Elektronenstrahl-Mikroanalyse 411
Elektroneutralität, Gesetz der 244
Elektrophotometer 390,391
Elementarsubstanzen, Nachw. 6
Elemente, Best. 476

Elemente, Nachweis der 83
Eluat 437
Eluotrope Reihe 422
Elutionsmittel 422,436
Emissions-Spektroskopie 393
Empfindlichkeit 2
Endpunkt der Titration 165
Endpunktsbestimmung, bromometr. 274
-,elektrochemische 212
-,kolorimetrisch 211,260
-,potentiometrische 310
Enole, Nachw. 93
Enthalogenierung, Raney-Nickel 497
Eosin 12
Epoxidierung 88
Erdalkalisulfate 77
Erfassungsgrenze 2
Eriochromschwarz T 173
Erstarrungstemperatur 453
ESR-Spektroskopie 417
Essigsäure, Best. 214
-,Nachw. 30
Essigsäureanhydrid, Best. 224
Ester, Best. 223
-,Nachw. 103
Esterzahl 467
Ethanol, NMR-Spektrum 416
Ethanolgehalt 461
Ether, Nachw. 95
Ethyl-cyclohexenyl-barbitursaures Calcium, Best. 293
Ethylendiamin 295
Ethylendiamintetraessigsäure, Anion der 296
Ethylendiamintriessigsäure, Anion der 296
Ethylenglykol, Best. 283
Ethylmorphinhydrochlorid, Best. 227
Extinktion 387
-,binäre Gemische 388
Extinktionskoffizient, molarer 388
Extinktionskoeffizienten, Tab. 398

F
Fällungsform 139,156
Fällungsreagenzien, anorganische 159
-,organische 161
Fällungstitration 284
-,coulometr. 341
-,Endpunktsbestimmungen 286
-,konduk. 367
-,potentiom. 313
Fajans, Titration nach 286,290
Faktor, empirischer 158
-,gravimetrischer 139,157,158, 161

Faraday 321
Faradaysche Gesetze 134,320, 321,331
Fehler, indikatorbedingter 176
-,mittlerer 136
-,parallaktischer 114
-,prozentualer 135
-,relativer 135
-,systematischer 135,166
-,zufälliger 135
Fehlerintegral, Gauss'sches 137
Fehlingsche Lösung 100
Ferroin 172,261,265
Filterarten 142
Filterpapiere 141,142
Filtrieren 141
fingerprint-Bereich 403
Flammenionisationsdetektor 440
Flammenphotometer, Bauteile 392
Flammenphotometrie 391
Flüssigkeits-Molekular-Chromatographie 447
Fluor, Best. 476
Fluorescein-Natrium 290
Fluoreszenz 385
Fluoreszenzindikator 433
Fluoreszenzspektroskopie 394
Fluoreszenzspektrum 385
Fluoride, Aufschluß 82
-,Entfernung von 10
-,Nachw. 8
Formaldehyd, Best. 271,283
Formoltitration 219
Fourier-Analyse 412
-Transform-Spektroskopie 416
Fraunhofersche Linien 386
Freiberger Aufschluß 81
Fremdionen, störende 73
Fuchsinschweflige Säure 100
Funktionelle Gruppen, Best. 478
-,Nachw. 88

G
Galvanisches Element 246,321
Gasadsorptionschromatographie 421,439
Gaschromatographie 439
Gas-Flüssigkeits Chromatographie 420
Gas-Flüssigkeitsverteilungschromatographie 439
Gauss'sche Fehlerverteilung 136
Gegenelektrode 332
Gelchromatographie 447
Gelfiltration 447
Gesamtaziditätskonstante 232, 233
Gesamtbasizitätskonstante 232, 233

Geschwindigkeitsgefälle 458
GK-Wert 2
Glaselektrode 312,317
Glasfiltertiegel 141,142,144
Gleichgewicht, chemisches
 128,129
-,dynamisches 128
Gleichgewichtskonstante 129
-,thermodynamische 132
Gleichspannungspolarographie
 343
Glühen 143
Glykolspaltung, oxidative 92
Grammäquivalent 125
Gramm-Atom 125
-Molekül 125
Gravimetrie 139
-,Anwendungsbereich 140
-,Berechnung der Analysen 156
-,Fehler 158
-,Fehler, systematischer 140
-,Fehlergrenze 140
-,Grundoperationen 140
Grenzkonzentration 2
Grenzleitfähigkeit 359
-,Tab. 364
Grenzprüfungen, Arzneibuch
 473
Grenzstromtitration 371
Grenzwinkel 379
Gruppenreagenzien 1
Gruppenreaktionen, Arzneibuch,
 Tab. 472

H
Häufigkeitsdichte 136,137
Halbmikroanalyse 3
Halbneutralisationspunkt 208
Halbstufenpotential 351
-,Bestimmung 351
Halbwellenpotential 351
Halbzelle 246
Halogene, Addition von 88
Halogenide, Aufschluß 82
-,Nachw. nebeneinander 73
-,Titr., Fajans 290
-,-,Mohr 288
-,-,Volhard 287
Halogen, Nachw. 84,85
-,organ. gebund., Best. 290
Hebelwaage 107
-,einschalige, ungleicharmige
 108
-,zweiarmige 107
Henderson-Hasselbalch-Glei-
 chung 197
Heparprobe 6
Heterokonjugation 235,236
Hexachlorophen, Best. 291
Hexacyanoferrat, Entfernung
 von 30
-,Nachw. 29

Hexamethylentetramin 46
Hexobarbital, Best. 279
Hexobarbital-Na, Best. 223
Hilfssubstanz 339
Hinsberg-Trennung 98
Hochdruckflüssigkeitschromato-
 graphie 441
Höchstkonzentration 145
Höhenäquivalent 426
Homokonjugation 235,236
Hydantoine, Best. 216
Hydrargyri perchloridum, Best.
 306
Hydrierung 89
Hydrolysentrennung 46
Hydrostatische Waage 456
2-Hydroxy-benzoesäure, Natrium-
 Salz, Best. 287
p-Hydroxybenzoesäuremethylester,
 278
p-Hydroxybenzoesäureproplyester,
 Best. 278
8-Hydroxychinolin 162
-,Fällungsreagenz 164
α-Hydroxyketone, Nachw. 102
Hydroxylamin, Nachw. mit 104
Hydroxylierung 88
Hydroxylzahl 465
Hydroxyphenyl-methylamino-
 ethanoltartrat, Best. 276
Hypoiodid, Titration mit 283
Hyposochromer Effekt 396

I
Identitätsprüfungen, Arznei-
 buch 470
Impfen 154
Indikatorelektroden 256
Indikatoren 171,176
-,metallspezifische 298
-,zweifarbige 174,175
Indikatorumschlag 174
Infrarot-Banden, Lage der 404
-Spektroskopie 402
Infrarotstrahlung 385
Interferenzfilter 400
Iod, Best. 477
Iodat, Nachw. 16
Iod-Azid-Reaktion 15,21
Iodcoulometer 336
Iodhydroxychinolin-sulfonsäure,
 Best. 273
Iodid, Best. 159
-,-,Volhard 288
-,Nachw. 12
Iodzahl 466
Ionenaustauschchromatographie
 421
Ionenaustauscher 443
-,Regenerierung 446
-,Selektivität 445

Ionenleitfähigkeit 359
Iodlösung, alkoholische, Best. 273
-,Einstellung 269
,wässrige, Best. 273
Iodometrie 260,268
-,Oxidationsmittel, Best. 269,272
-,Reduktionsmittel, Best. 268,270
Iodum, Best. 273
Ionenaktivität 134
Ionenkonzentration 132
Ionenpaar, solvatisiertes
Ionenprodukt 148,185,186,187
-,Temperaturabhängigkeit 186
Ionenstärke 132,151
Ionisation 232,412
IR-Photometer 408
IR-Spektroskopie, Anwendung 408
Irrtumswahrscheinlichkeit 137
Isoelektrischer Punkt 192
Isoniazid, Best. 280,281
Isonicotinsäurehydrazid, Best. 280,281
Isonitrilreaktion 96
Isopropylbromallylbarbitursäure, Best. 292
2-Isopropyl-5-methy-phenol, Best. 277

K
Kakodyloxid, Nachw. als 30,68
Kalignost als Fällungsreagenz 164
Kalium, Nachw. 36
Kaliumbromat, Titration mit 281
Kaliumdichromat, Titration mit 281
Kaliumhydrogensulfat-Aufschluß 80
Kaliumpermanganat, Best. 273
-,Lösung, Einstellung 263
Kaliumpermanganat, Titration mit 263
Kalomelelektrode 253,254
Kapazitätsstrom 350
Kapillar-Methode 452
Kapillarviskosimeter 460
Karl-Fischer-Titration 376
Kationbasen 180
Kationen, Einzelnachweise 34
-,Trennungsgang 34
Kationsäuren 179
-,Best. 218
Keimbildung 154
-,heterogene 154
-,homogene 154
Kenngrößen, chromatographische 422

Kennzahlen, chemische 463
-,physikalische 451
Kernresonanzspektroskopie 413
-,Meßgerät, Schema 416
Kernspin 413
Keto-Enol-Tautomerie 93
Ketone, Nachweis 100
Ketosen, Charakterisierung 101
Kjeldahl-Bestimmung, Stickstoff 478
Kobalt, Best. 160
-,Nachw. 49
Kohlenhydrate, Charakterisierung 101
Kohlensäure, Best. 217
Kohlenstoff, Nachw. 7,83
Kolorimetrie 389
Komplexbildung 149,151,152
Komplexe, Stabilitätskonstanten 153
Komplexometrie 294
-,direkte Titration 299,303
-,indirekte Titration 300
-,Rücktitration 299,305
-,Substitutionstitration 300
Komplexometrische Titration, kondukt. 367
Komplexon I 295
- II 296
- IV 296
Komplexstabilität 152
Komplexstabilitätskonstante, effektive 301
Komplexzerfallskonstante 152
Konduktometrie 358
-,Meßanordnung 360
-,Titrationskurven 363
Konformationsanalyse 416
Konzentration, ionale 132
-,wirksame 131
Konzentrationsmaße 116
Kopplung, Spin-Spin- 415
Kopplungskonstante 415
Kresolrot 172
Kristallwachstum 154
Kryolithprobe 53
Kubikmeter 117
Kümmelöl, Carvon, Best. 228
Kugelfallviskosimeter 459
Kunstharz-Ionenaustauscher 444
Kupfer, Best. 160,304
-,elektrograv. 329
-,Nachw. 64
Kupfercoulometer 336
Kupfergruppe 56,59,62

L
Lambert-Beersches Gesetz 387
Lassaigne-Aufschluß 84
Leitfähigkeit 358
-,spezifische 358
Leitfähigkeitskoeffizient 359

Leitfähigkeitstitration 359
Leitsalz 346
Leitsalze, Beispiele für 347
Leuchtprobe 71
Lewis-Base 202
-Säure 202
Licht, infrarotes 386,402
-,monochromatisches 384
-,monofrequentes 384
-,polarisiertes 381
-,-,Drehwinkel 382
-,sichtbares 386
-,ultraviolettes 386
Lichtabsorption, Gesetz der 387
Lichtemission 385
Liganden, mehrzähnige 294, 295
Linienspektrum 385
Liter 117
Lithium, Nachw. 35
Lobelinhydrochlorid, Best. 227
Lösliche Gruppe 34
-,Trennung 38
Löslichkeit 145,149,151
-,Einfluß der Temperatur 146,147
-,molare 150
Löslichkeitsbeeinflussung 150,151
Löslichkeitskurven 147
Löslichkeitsprodukt 148,149
Lösung, alkalische 187
-,neutrale 187
-,saure 187
Lösungsmittel 233
-,amphiprote 182,234
-,amphiprotische 234
Lösungsmittel, aprotische 234
-,deuterierte 415
-,Einteilung der 233
-,nichtwässrige 230
-,polare aprotische 181
-,protische 182
-,protogene 181
-,protophile 181
-,unpolare aprotische 181
-,Wirkung des 237
Lösungsmittelgemische, Titration in 239
Loschmidtsche Zahl 124
Lukas-Reagenz 91
Lumineszenz 385
Lunges Reagenz, Nachw. von Nitrit 23
Lyat-Anion 234
Lyonium-Kation 234

M
Magnesiamischung 25,26,70
Magnesii oxidum leve, Best. 304
- subcarbonas levis, Best. 304
- subcarbonas ponderosus, Best. 304
- sulfas, Best. 304
Magnesium, Best. 159,304
-,Nachw. 36
Magnesiumoxid, hochgeglüht, Aufschluß 82
Magnesiumperoxid, Best. 273
Magneson 38
Makroanalyse 3
Malaprade-Reaktion 92,282
Mangan, Best. 159,160
-,- elektrograv. 330
-,Nachw. 52
Manganometrie 260,262
Marshsche Probe 69
Martin-Beziehung 424
Maßanalyse, 165
-,Berechnung 169
Maßlösung 167
Masseneinheit, atomare 123,124
Massengehalt 122
Massenspektrometer, Schema 417
Massenspektrometrie 419
Massenwirkungsgesetz 129
-,einfache Reaktionen 130
-,gekoppelte Reaktionen 130
-,konzentrierte Lösungen 131
Maxima, polarographische 352
Menadion, Best. 266
Mercaptobenzthiazol 162
Mercurimetrie 294
Meßelektrode 256,312
Meßfehler 110
Meßkolben 111,112
Meßpipetten 111,113
Messung, polarographische, Durchführung 347
-,stromlose 312
Meßzylinder 111,112
Metallblock-Methode 452
Metallelektrode 256,313
Metall-Indikatoren 173
Metall-Metalloxidelektrode 319
Metanilgelb 171
Methionin, Best. 271
Methyl-cyclohexenyl-methyl-barbitursäure, Best. 279
Methylnaphthochinon, Best. 266
Methylorange 171
Methyl-phenyl-keton, IR-Spektrum 407
Methylrot 171
Methylthiouracil, Best. 217

Methylthymolblau 173
Mikroanalyse 3
Mikrobüretten 113
Mikrowellen 386
Mischkristallbildung 156
Mitfällung 155,156
Mittel, arithmetisches 135
Mobile Phase 420
Mohr, Titration nach 286,288
Mohr-Westphalsche Waage 456
Molalität 116
Molarität 116
Molekularmasse 124
Molekülanregung 396,402
Molekülmasse 124
Molekülpeak 419
Molekülrotation 386
Molekülschwingung 386
Molekularsiebchromatographie 447
Molenbruch 121,122
Molmassenverteilung 448
Molvolumen von Gasen 125
Molzahl 117
Moment, magnetisches 414,417
Morphinhydrochlorid, Best. 240

N
Nachfällung 156
Nachlauffehler 113
Nachweisreaktionen, Arzneibuch 470
Naphtholbenzein 172
Natrium, Best. 308
-,Nachw. 35
Natriumhydroxid, Best. 220
Natriumnitrit, Best. 264,266
Natriumsalicylat, Best. 278
Natriumtetraphenylborat, Fällungsreagenz 164
Natriumthiosulfat, Best. 271
Nephelometrie 394
Nernstsche Gleichung 250
Nernstsches Verteilungsgesetz 420
Neutralisationsreaktion 195
Neutralisationstitration 196
-,kondukt. 364
-,potentiom. 314
Neutralpunkt 205,206
Neutralsäuren 178
Newtonsches Reibungsgesetz 458
Nickel, Best. 160,163
-,Nachw. 50
Nicotinsäureamid, Best. 240
Niederschlagsbildung 153
Ninhydrinreaktion 105
o-Nitranilin 242
Nitrat, Nachw. 24
- neben Nitrit, Nachw. 75

Nitrat-Chlorid-Verfahren 40,41
Nitrierung 90
Nitrile, Nachw. 103
Nitriloessigsäure, Anion der 295
Nitrit, Nachw. 22
- neben Nitrat, Nachw. 75
α-Nitro-β-naphthol 161
Nitrosamine 99
α-Nitroso-β-naphthol 161
Nivellierung 234
NMR-Spektroskopie 413
n-Nonan, Massenspektrum 418
Normalbedingungen 248
Normalfaktor 169
Normalität 116
Normallösung 167
Normallösungen, Herstellung 167
Normalpotential 245,248,249
Normalvolumen 2
Normalwasserstoffelektrode 247
Normvolumen von Gasen 125
nuclear magnetic resonance 413
Nukleonen, Spinänderung 386

O
Okklusion 156
Osazone 101
Oxalat, Nachw. 31
Oxalat-Ion 295
Oxalsäure, Nachw. 31
Oxidation 243
-,anodische 320
Oxidationsmittel 245
-,Best., iodometr. 269,272
Oximtitration 228
p-Oxyazobenzol 242

P
Papaverinhydrochlorid, Best. 227
Papier-Chromatographie 420,429
Paramagentismus 417
pD-Wert 2
Perchlorat, Nachw. 16
Perchlorsäure, Titration mit 238,240
Periodat, Titration mit 282
Permanganat, Nachw. 18
Permutite 444
Peroxide, Nachw. 96
Peroxidzahl 468
Phenazon, Best. 273
Phenol, Best. 277
Phenole, Best. 276,478
Phenole, Nachw. 94
Phenolphthalein 172,242
Phenolrot 171,172
Phenyldimethylpyrazolon, Best. 273

Phenylethylbarbitursäure, Best. 293
Phenylethylbarbitursaures Natrium, Best. 293
Phenylhydrazin, Reaktion von 101
pH-Messung, potentiometrisch 317
Phosphat, Nachw. 25
- neben Arsenat, Nachw. 75
Phosphatpuffer 201
Phosphor, Nachw. 86
Phosphoreszenz 385
Phosphorsäure, Best. 213
Phosphorsalzperle 4
Photoeffekt, innerer 412
Photoelektronenspektroskopie 412
Photometrie 390
pH-Wert 187
-,Ampholyt 191
-,Berechnung 188
-,-,schwache Basen 190
-,-,schwache Säuren 189
-,-,starke Basen 189
-,-,starke Säuren 188
-,mehrprotonige Säuren 191
-,Messung 195
Physostigminsalicylat, Best. 227
Pilocarpinhydrochlorid, Best. 227
Pilocarpinnitrat, Best. 240
Pipetten 111,113
pK-Wert 129
Planimeter 431
Platinblech-Elektrode 312
Platin-Elektrode, rotierende 345
Poise 458
Polarimeter 381,382
Polarimetrie 381
Polarisation 324
-,irreversible 252
Polarisationsspannung 322
Polarisationsspannungstitration 368
Polarisationsstrom 322
Polarisationsstromtitration 371
Polarisierbarkeit 409
Polarisierspannung 322
Polarogramm, Auswertung 348
-,Gemische 354
Polarograph, Prinzipschaltung 343
Polarographie 343
-,Nachweisgrenzen 353
Polarographische Maxima 352
- Stufe 351
Polarovoltrie 368

Polyhydroxyverbindunge, Charakterisierung 92
Porzellanfiltertiegel 141, 142,144
Potential, Berechnung 250
-,elektrisches 247
Potentialdifferenz 247
Potentiometrie 310
-,Anwendungsbereich 313
Prisenmethode 379
Procainhydrochlorid, Best. 227
Propylthiouracil, Best. 217
2-Propanol, IR-Spektrum 407
Protolyse 178,196,236
-,Säuren 231
Protolysengleichgewicht 179
Protolyte 178
Protonenakzeptoren 178
Protonendonatoren 178
Prototropie 93
Pseudohalogenide, Halogenide, Nachw. nebeneinander 73
Puffer 197,198
-,Blut 200
Pufferbereich 199
Pufferkapazität 199
Pufferlösungen 199
Pufferungskurven 197
Pufferwirkung, maximale 200
Pyknometer 455
Pyridin-4-carbonsäure-hydrazid, Best. 280,281
Pyridinkomplexe 162
Pyrogallol 162

Q
Quecksilber, Best. 306
-,Nachw. 58,62,87
-(I)-chlorid, Best. 271
-(II)-chlorid, Best. 306
Quecksilberoxidsalbe, gelbe, Best. 306
Quecksilberpräzipitatsalbe, Best. 306
Quecksilbersulfat-Elektrode 256
Quecksilberthermometer 451
Quecksilbertropfelektrode 344

R
Raman-Linien 409
Ramanspektroskopie 409
Raney-Nickel, Best. 307
Rapidpolarographie 355
Reagenzien, analytische, Einteilung 1
-,selektive 1
-,spezifische 1
Reaktionsgeschwindigkeit 128
Redoxelektroden 256,319
Redoxgleichung 244

Redoxindikatoren 172,261
Redoxpaar, konjugiertes 243
Redoxpotential 245,247
-,Messung 247
-,pH-Abhängigkeit 251
Redoxreaktion 243,244
Redoxreihe 249
Redoxsystem 243
Redoxtitration 258
-,Berechnung 258
-,coulometr. 341
-,kondukt. 366
-,potentiom. 316
Redoxvorgang 243,245
Reduktion 243
-,kathodische 320
Reduktionsmittel 245
-,Best., iodometr. 268,270
Refraktometer, Abbe 380
Refraktometrie 378
-,interferometrische 379
Reifung 155
Reinsche Probe 68
Rekristallisation 155
Reproduzierbarkeit des Wäge-
 ergebnisses 110
Resonanzabsorption 386
Resorcin, Best. 279
Reststrom 323
Retention 423
-,relative 424
Retentionsvolumen 423
Retentionszeit 423
-,relative 440
Rhodanid, Best. 159
-,Nachw. 15
Ringprobe, Nachw. von Nitrat
 24
Röntgenfluoreszenzspektroskopie
 410
Röntgenspektrum 410
Röntgenstrahlen, Anwendung 410
Röntgenstruktur-Analyse 411
Rotationsschwingung 402
Rubeanwasserstoff 50
Rückstand, unlöslicher 77
R_F-Wert 424
R_{ST}-Wert 424

S
Saccharin-Na, Best. 240
Sättigungskonzentration 145
Säule, Trennleistung 426
Säulenchromatographie 421,436
Säure 178
-,korrespondierende 179
Säure, mehrprotonige, pH-Wert
 191
Säure, mehrwertige 184
Säure, schwache 184
-,-,Titration 204,214,241

Säuren, Stärke 231
Säuren, starke 183
-,-,Titration 204,213
Säure, Titration, coulometr.
 340
Säureamide, Nachw. 103
Säure-Base-Indikatoren 171
Säure-Base-Paare, korrespondie-
 rende 179,183
--Reaktionen 195
--Theorie, Broensted 178
---,Lewis 202
--Titrationen 178
Säurestärke 231
Säurezahl 464
Salicylaldoxim 161
Salicylsäure, Best. 214
Salpetersäure, Best. 213
Salz 178
Salzbrücke 247
Salzsäure, Best. 213
Salzsäuregruppe 56,57
Sauerstoff, Nachw. 83
Sauerstoffstufen 354
Schellbachstreifen 114
Schergefälle 458
Schiffsches Reagenz 100
Schmelztemperatur 451
Schöninger-Aufschluß 476
Schubspannung 458
Schwanzbildung 428
Schwefel, Best. 477
-,Nachw. 6,84,85
Schwefelhaltige Ionen, Nachw.
 nebeneinander 74
Schwefelsäure, Best. 213
-,Fällungs-Reagenz 159
Schwefelwasserstoff, Fällungs-
 reagenz 160
Schwefelwasserstoffgruppe 56
Senkwaage 456
Siedebereich 454
Siedepunkt 453,454
Siedetemperatur 453,454
Silber, Best., elektrograv.
 329
-,-,komplexom. 308
-,-,Volhard 287
-,Nachw. 57
Silbercoulometer 336
Silbereiweiß-Acetyltannat, Best.
 287
Silbernitrat, Fällungsreagenz
 159
Silber-Silberchlorid-Elektrode
 255
Silicat, Abtrennung 27
-,Aufschluß 78
-,Nachw. 26
Simultantitration 223,306
-,potentiom. 314,315

SI-System, Gehaltsangaben des 121
-,Konzentrationsangaben des 116
Sodaauszug 8
Soda-Pottasche-Aufschluß 78
Sofortschmelzpunkt 452
Solvatation 235
Sorbit, Best. 283
Spannungsreihe, elektrochemische 249
Spektralphotometer 400
-,Schema 399
Spektroskopie, sichtbarer Bereich 396
Spektrum, elektromagnetisches 384
Spezifische Drehung 383
Spin-Spin-Kopplung 415
Stabilitätskonstante 152,297
Standardabweichung 135,136
Standardbedingungen 248
Standardpotential 245,248
Standardsubstanz, Tetramethylsilan 414
Stationäre Phase 420
Statistik 135
Stickstoff, Best. 478
-,Nachw. 84
Stöchiometrie 123
Stoffmengeneinheit 117
Stoffmengenkonzentration 116
Stoffumsatz 128
Stoke 459
Stokes, Gesetz von 394,459
Stokessche Linien 409
Streckschwingung 403
Streuung 135,136
Stromschlüssel 247,333
Strom-Spannungs-Kurve, polarographische 348
Strontium, Nachw. 42
Strychninnitrat, Best. 227
Stufenhöhe, Bestimmung 351
Substitutionstitration 300
Sudan III 171
Sulfaguanidin, Best. 275
Sulfanilamid, Best. 275
Sulfanilamidothiazol, Best. 276
Sulfanilthiocarbamid, Best. 271
Sulfanilyl-amin, Best. 275
Sulfanilyl-guanidin, Best. 275
Sulfatasche 463
Sulfat, Best. 159
-,-,komplexom. 308
-,Nachw. 19
- neben Sulfit, Nachw. 75
Sulfid-Fällung, Aufarbeitung 44

Sulfide, Fällung der 160
Sulfisomidin, Best. 275
Sulfit, Nachw. 19,21
- neben Sulfat, Nachw. 75
Sulfochlorierung 89
Sulfonamide, N-Alkylierung 106
Sulfonierung 89
Sulfonsäure, Charakterisierung 105
Sulfonsäureamide, Charakterisierung 106
Sulfonsäurechloride, Charakterisierung 106
Summenformel, Berechnung der 127

T
Tartrat, Nachw. 32
Tastpolarographie 355
Teilchenkonzentration 116
Temperaturmessung 451
Tetraborat, Nachw. 28
Tetrabutylammoniumhydroxid, Titration mit 242
Tetracainhydrochlorid, Best. 227
Tetramethylsilan 414
Thermometer 451
Thioacetamid, Fällungsreagenz 160
Thiocyanat, Best. 159
-,-,Volhard 287
-,Nachw. 15
Thioharnstoff, Fällungsreagenz 160
Thionalid 162
Thiosulfat, Nachw. 20
Thiouracile, Best. 217
Thymol, Best. 277
Thymolblau 172
Thymolphthalein 172
Titandioxid, Aufschluß 80
Titangelb 37
Titerstellung 168
Titersubstanz 167
Titrand 165
Titration 165
-,alkalimetrische 196
-,amperom. Prinzipschaltung 372
-,azidimetrische 196
-,biamperometrische 371,374
-,chelatometrische 294
-,coulometrische 332,338
-,indirekte 300,308
-,konduktometrische 359
-,-,Meßzelle 361
-,polarographische 371
-,polaro-potentiometrische 368
-,potentiometrische, Meßanordnung 312

Titration, voltametrische 368
Titrationsendpunkte, Komplexometrie 298
Titrationsgrad 166
Titrationskurven 166
Titrator 165
Titrieren 165
Titrimetrie 165
α-Tocopherolacetat, Best. 267
Tollens Reagenz 100
Toluolsulfonsäure, Best. 213
Torsionswaage 109
Totalreflexion 379
Transmission 387
Trennkammer 430
Trennleistung 425,426
Trennungsgang 1
Trichloressigsäure, Best. 213
Tripelpunkt, Wasser 451
Trockenmittel 143
Trockenrückstand 461
Trocknen 143
Trocknungsverlust 461
Tropfpunkt 454
Tüpfelanalyse 3
Turbidimetrie 394,395
Tyndallometrie 395

U
Übersättigung 153,155
Überspannung 252,324
Ultramikroanalyse 3
Ultraviolettstrahlung 385
Umschlagsintervall 174,175
Umschlagsmethode 311
Umschlagspotential 311
Umsetzungsgrad 166
Unverseifbare Anteile 467
Urotropin 46
Urotropin-Gruppe 46
Urtitersubstanzen 167,168
UV-Spektren, Auswertung 401
UV-Spektroskopie 396

V
Valenzschwingung 402
Varianz 136
Veraschen 143
Verdrängungstitration 219,226
-,kondukt. 366
Vergleichselektrode 313
Verhältniszahl 468
Verschiebung, chemische 414
Verseifungszahl 464
Verteilungsgesetz, Nernstsches 420
Verteilungsvorgänge 420
Vertrauensbereich 136,137
Verunreinigungen, Prüfung auf 475
Viskosität 458

-,dynamische 458
-,kinematische 459,460
Vitamin-E-acetat, Best. 267
Volhard, Titration nach 286, 287
Vollpipetten 111,113
Volta-Element 246
Voltametrie 343,368
-,Titrationskurven 369
Volumengehalt 122
Volumenkonzentration 122
Volumenmeßgeräte 111
-,Reinigung 114
Vorproben 4

W
Waage, elektromagnetische 109
-,Empfindlichkeit 109,110
-,Fehlergrenze 110
-,Genauigkeit 110
-,Höchstlast 111
-,hydrostatische 456
Waagetypen 107
Wachs, Dichtebest. 457
Wägebereich 110,111
Wägefehler 108
-,relativer 110,111
Wägeform 139,156
Wahrscheinlichkeit 137
Wahrscheinlichkeitsdichte 137
Wasser, Gehalt 462
-,Härte, Best. 306
-,Ionenprodukt 185,186
Wasserstoffionenaktivität 187
Wasserstoffionenkonzentration 187
Wasserstoff, Nachw. 83
Wasserstoffperoxid, Best. 263
Wasserstoffperoxidtrennung 47
Wassertropfenprobe 9,26
Wechselstrompolarographie 356
Welle, elektromagnetische 381
Wendepunkt, Bestimmung 351
Wendepunktmethode 311
Wert, wahrscheinlichster 135
Widerstand 358
-,spezifischer 358
-,Messung 360
Wurzschnitt, Aufschluß nach 86

X
Xylenorange 173

Z
Zentrifugieren 141
Zeolithe 444
Zersetzungsspannung 322
-,Berechnung 323
Zimtaldehyd, Best. 228
Zimtöl, Zimtaldehyd, Best. 228
Zinci chloridum, Best. 305

Zinci oxidum, Best. 305
Zinci sulfas, Best. 305
Zink, Best. 160,305
-,-,in Insulin 357
-,Nachw. 55
Zinkoxid, Best. 305
Zinkstaub, Best. 267

Zinn, Nachw. 71,72
Zinn(IV)-oxid, Aufschluß 81
Zinnstein, Aufschluß 81
Zirkularchromatographie 430
Zonenbildung 427
Zweiphasentitration 226
Zwischenreagenz 340

Heidelberger Taschenbücher
Basistext Medizin
Band 166
E. Habermann, H. Löffler

Spezielle Pharmakologie und Arzneitherapie

3., verbesserte und erweiterte Auflage 1979.
37 Abbildungen, 54 Tabellen. Etwa 400 Seiten
DM 26,80; US $ 14.80
ISBN 3-540-09341-9

Heidelberger Taschenbücher
Basistext Medizin
Band 169
H.-H. Wellhöner

Allgemeine und systematische Pharmakologie und Toxikologie

Begleittext zum Gegenstandskatalog

2. überarbeitete Auflage 1976. 33 Abbildungen,
18 Tabellen. XXXII, 467 Seiten.
DM 24,80; US $ 13.70
ISBN 3-540-07826-6

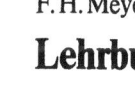

F. H. Meyers, E. Jawetz, A. Goldfien

Lehrbuch der Pharmakologie

Für Studenten der Medizin aller Studienabschnitte
und für Ärzte
Übersetzt, bearbeitet und ergänzt von B. Lemmer,
G. Wiethold, R. Saller, M. Hodgson

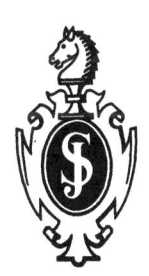

Springer-Verlag
Berlin
Heidelberg
New York

1975. 160 Abbildungen, 126 Tabellen
VI, 801 Seiten
DM 68,–; US $ 37.40
ISBN 3-540-07356-6

Preisänderungen vorbehalten

Heidelberger Taschenbücher
Basistext Pharmazie
Band 183

H. P. Latscha, H. A. Klein, R. Mosebach

Chemie
für Pharmazeuten

Begleittext zum Gegenstandskatalog GKP 1

2., überarbeitete und erweiterte Auflage.
1979. 134 Abbildungen, 41 Tabellen.
VIII, 521 Seiten
DM 24,80; US $ 13.70
ISBN 3-540-08989-6

Dieses Buch dient als Lernhilfe für Pharmaziestudenten wie auch zur Information und Studienerfolgskontrolle von wissenschaftlich-pharmazeutischen Assistenzberufen. Es enthält in enger Anlehnung an den Gegenstandskatalog GKP I das geforderte chemische Grundwissen. Die logische Reihenfolge der Lehrinhalte (Lernziele) macht in einigen Fällen eine Änderung der im Gegenstandskatalog angegebenen Reihenfolge notwendig, doch ist die Koordination mit dem Katalog durch Stichworthinweise und Zuordnungstabellen stets gewährleistet. Lesern, die sich über den Rahmen des Buches hinaus informieren wollen, wird ein Verzeichnis der verwendeten Literatur geboten.

Examens-Fragen Chemie
für Pharmazeuten

Bearbeitet von H. P. Latscha, G. Schilling, H. A. Klein

1977. VIII, 215 Seiten
DM 18,–; US $ 9.90
ISBN 3-540-08021-X

In der vorliegenden Fragensammlung wird das im „Gegenstandskatalog für den ersten Abschnitt der Pharmazeutischen Prüfung"

(GKP 1) geforderte chemische Grundwissen vorausgesetzt, wie es z. B. das Buch Latscha/Klein/Mosebach „Chemie für Pharmazeuten" ein Begleittext zum Gegenstandskatalog vermittelt. Die meisten Fragen sind so ausgewählt, daß sie in der vorgesehenen Zeit von 90 Sekunden ohne Hilfsmittel wie z. B. Rechenschieber beantwortet werden können. Ebenso wie in der Prüfung sind auch hier schwierige Fragen vorhanden. Dies gilt besonders für die Fragentypen C und D. Zu den meisten Lernzielen ist wenigstens eine Frage gestellt. Die Fragen sind wie bei den im Examen verwendeten Aufgabenheften nach Fragentypen geordnet. Ihre Reihenfolge ist dabei zufällig. Aus drucktechnischen Gründen wurden die Kapital „Allgemeine Chemie" und „Anorganische Chemie" getrennt von dem Kapitel „Organische Chemie" behandelt. Am Schluß der Fragensammlung befindet sich die Lösungstabelle.

Preisänderungen vorbehalten

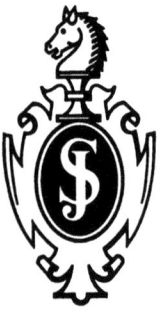

Springer-Verlag
Berlin
Heidelberg
New York

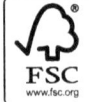

MIX
Papier aus verantwortungsvollen Quellen
Paper from responsible sources
FSC® C105338

If you have any concerns about our products,
you can contact us on
ProductSafety@springernature.com

In case Publisher is established outside the EU,
the EU authorized representative is:
Springer Nature Customer Service Center GmbH
Europaplatz 3, 69115 Heidelberg, Germany

Printed by Libri Plureos GmbH
in Hamburg, Germany